George Devereux zum 75. Geburtstag

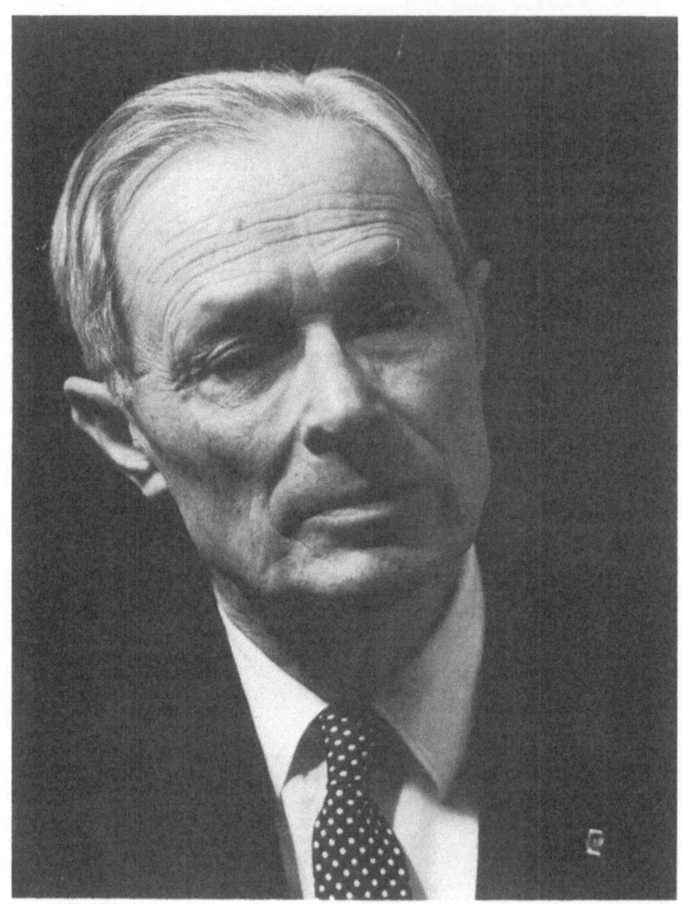

George Devereux

# George Devereux zum 75. Geburtstag.
# Eine Festschrift

Herausgegeben im Auftrag der
Arbeitsgemeinschaft Ethnomedizin
von

Ekkehard Schröder und Dieter H. Frießem

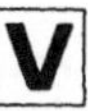

Springer Fachmedien Wiesbaden GmbH

© Springer Fachmedien Wiesbaden 1984
Ursprünglich erschienen bei Friedr. Vieweg & Sohn Verlagsgesellschaft mbH, Braunschweig 1984.



ISBN 978-3-528-07920-8     ISBN 978-3-663-19640-2 (eBook)
DOI 10.1007/978-3-663-19640-2

# Inhalt

# Vorwort

Am dreizehnten September 1983 feierte George Devereux seinen 75. Geburtstag. Die Idee, ihn zu diesem Anlaß mit einer Festschrift zu ehren, entsprang dem regen Kontakt zwischen dem Jubilar und jenen Mitgliedern unserer Arbeitsgemeinschaft, denen er als „Georg" verständnisvoller Freund und kritischer Diskussionspartner zu bleiben angeboten hatte.

Im Kreise dieser Arbeitsgemeinschaft sprach George Devereux erstmals im Mai 1977 in Heidelberg auf deren dritter internationaler Fachtagung und warnte mit seinem damaligen Referate über das, was er „die Verunsicherung der Geisteskranken" nannte, im Rahmen des Gesamtthemas „Familienkonzepte in ihrer Bedeutung als Elemente für die soziale Sicherung" vor Idealisierungen fremdethnischer Sachverhalte. In seinen dortigen Diskussionsbeiträgen klangen spontan auch Leitmotive seines bewegten Lebens als Ethnologe, klinischer und freier Psychoanalytiker und Altertumswissenschaftler an, die im ersten Beitrag dieser Sammlung weiter verdeutlich werden.

Ausgehend von den „exakten", nomothetischen Wissenschaften der Mathematik und Physik am Anfang seines Studiums ist George Devereux schließlich zum Vater der Methodik der Ethnopsychoanalyse geworden, einer Arbeitsrichtung, welche generalisierende und individualisierende Verfahren i.S. Rickerts, Methodenkritik und Praxis gleichermaßen miteinander vereint. „Angst und Methode", sein mittlerweile in fünf Sprachen erschienenes, bereits während seiner Lehrjahre als Feldforscher konzipiertes Hauptwerk, hat erst spät seine Wirkung zu entfalten begonnen, ein rezeptions- und wirkungsgeschichtliches Unikum, allenfalls vergleichbar mit den Wegen und Umwegen, die Elias' „Prozeß der Zivilisation" genommen hat. Indessen ist George Devereux, an Interessen seiner von den besten Traditionen europäischen Bildungsbürgertums geprägten Jugendjahre anknüpfend, längst auf dem Feld der Gräzistik tätig geworden und hat hier schon wieder mehrere Monographien und eine Vielzahl von Untersuchungen vorgelegt. Im Zusammenhang mit Baubo, jener Figur der altorphischen Demetersage, welcher er eine weit ausholende Einzeldarstellung gewidmet hat, stehen auch die Titelvignetten dieser Festschrift.

George Devereux ist bis heute ein unermüdlicher Arbeiter geblieben, und dies trotz seiner angegriffenen Gesundheit. Auf die Auswertung und Veröffentlichung seiner nunmehr fünfzig Jahre zurückliegenden Feldaufzeichnungen bei den Sedang sind wir alle gespannt.

Die Herausgeber dieser Sammlung wünschen George Devereux im Namen der Arbeitsgemeinschaft Ethnomedizin und all jener, die — zum Teil als seine persönlichen Freunde — zu deren Gelingen beigetragen haben, noch viel Elan, wissenschaftliche Neugierde und Anregung, den Lesern aber Entdeckerfreuden.

Ekkehard Schröder
Dieter H. Frießem

Saarbrücken und Stuttgart,
im Juni 1984

curare Sonderband 2/84, 10–31

# „Ich habe das Recht, ich zu sein und kein anderer!"

## Ein Gespräch zwischen George Devereux und Ekkehard Schröder, geführt am 31. Januar 1984 in Antony bei Paris

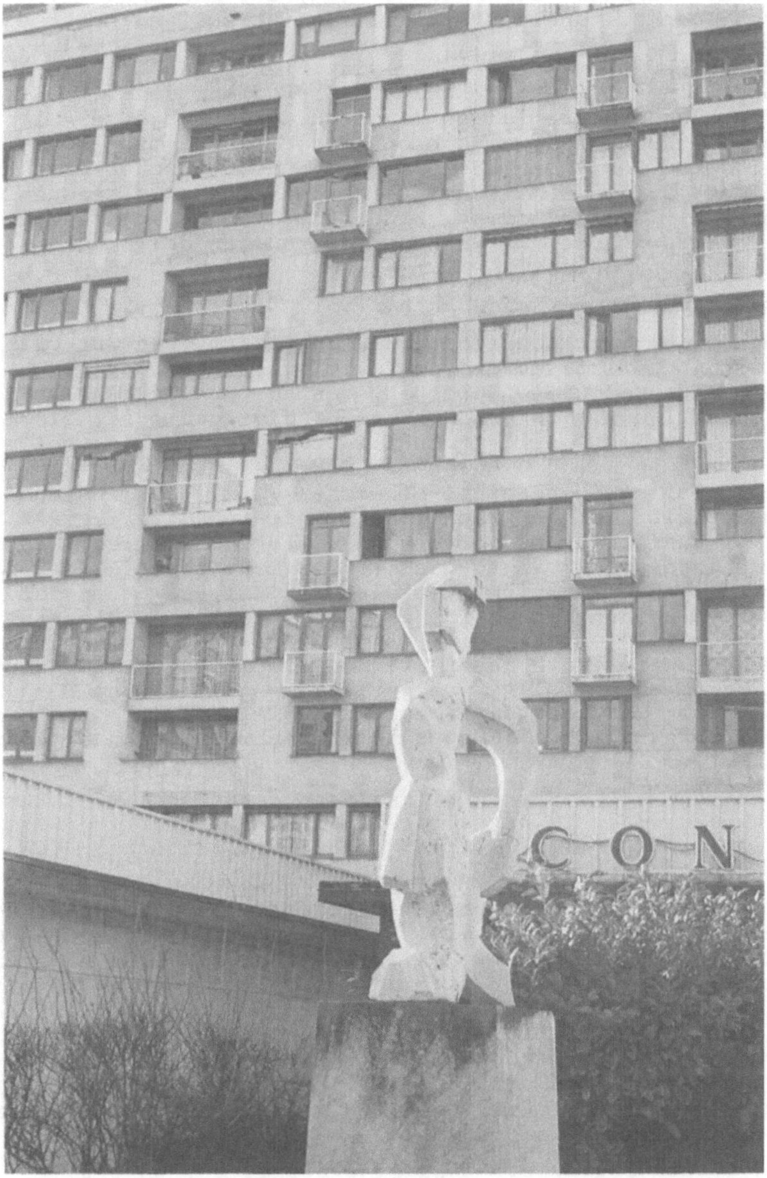

Am Square Gabriel Fauré in Antony, dem Domizil Devereux' seit seiner Rückkehr nach Frankreich, hier gesehen von „La Concorde" aus an einem kleinen Platz mit Geschäften für den täglichen Bedarf.

Friedr. Vieweg & Sohn Verlag, Braunschweig/Wiesbaden

*Ekkehard Schröder: In Deutschland haben sich die Völkerkundler der letzten Jahrzehnte bemüht, aus der alten Ethnographie eine Ethnologie zu machen. Besonders wurde dabei der Kulturrelativismus aus Amerika rezipiert und wird auch heute nicht gering eingeschätzt. Du selbst hast Dich von dieser Arbeitsrichtung distanziert.*

<u>George Devereux</u>: Ich habe ihn nie angenommen, weil ich glaube, daß das Wichtigste am Menschen nicht seine kulturelle Zugehörigkeit ist, sondern seine Eigenschaft als Angehöriger der Spezies Mensch. Bevor man Komantsche, Japaner oder Franzose ist, ist man erst mal Mann, Frau, Mensch. Der kulturelle Relativismus ist bar jeglicher ethischer Perspektive, er setzt eine ethische Neutralität voraus. Als ich als Student in Berkeley bei Kroeber diskutierte, äußerte ich mich entsprechend meiner Meinung abschätzig über die widerliche Sitte des Stierkampfes. Der spätere Paläontologe McCown entgegnete, dies sei weder eine widerliche noch eine nicht widerliche Sitte, sondern eben eine Sitte. Diese Position bringt mich aus dem Häuschen. Ein Kulturrelativist muß ja wohl sämtliche Ethik abschaffen, Gefangenentorturen, Marterpfahl, Kannibalismus, Kindestötungen, homosexueller Mißbrauch von jungen Knaben z.B. in Neuguinea und anderswo; das soll dann alles in Ordnung sein?

*Dich stört das Ausklammern der persönlichen Werte?*

Ja, wenn ich nicht mehr schreiben kann oder darf, was Gut oder Böse ist, dann ist jede Sitte in diesem Verständnis eben gut. Da habe ich bereits 1940 eine Definition gegeben, was kulturell pathologisch ist und was sich übrigens ganz genau an die individuelle Pathologie anpaßt. In jedem Fall ist etwas dann pathologisch, wenn es bei allen menschlichen Handlungsversuchen sich nicht verbessert, ja geradezu trotz Bemühungen, es zu bessern, schlimmer wird. Wie kann man Gut und Böse beurteilen, ohne persönliche Standorte aufzurichten? Nun, wenn Du etwas ausrichten und erreichen willst  und alles, was Du dazu tust, das Gegenteil bringt, dann ist es wohl eben falsch, dann befindet sich derjenige in einem Teufelskreis. Alles was er tut, dient u.U. nur der Vermeidung eines für ihn noch größeren Übels; so z.B. der Agoraphobiker in meiner Heimatstadt, der, ursprünglich sehr angesehen, wegen seiner sich ausbreitenden Agoraphobie - was immer er damit auch abwehren wollte - Arbeit, Ansehen, Wohnung, Geld usw., kurz alles verlor und letztlich mit einer kleinen Rente sich in einem Café durch tägliches Kartenspielen ein paar Groschen dazuverdiente.

*Georg, kannst Du aus Deiner Erinnerung ein Beispiel bringen, wo Dir die Konsequenzen einer kulturrelativistischen Einstellung besonders drastisch erschienen, wo vielleicht die neutrale Haltung eines Beobachters Schaden angerichtet hat?*

Ja, einmal mit Róheim; dieser hat mir erzählt, daß er einmal dabei war, wie eine Person in Melanesien begraben wurde, die andere und auch ich selbst für tot hielt. Ich fragte ihn, warum er nicht interveniert  habe. Die Person war ja nicht tot, ließ aber alles mit sich geschehen und machte mit. Róheim antwortete, er sei da als Ethnologe, um die Sitten und Gebräuche zu studieren und nicht zu stören. Er wollte sich von solchen Betrachtungen keineswegs beeinflussen (1) lassen. Ich habe ein sehr ausgeprägtes Gefühl für Gut und Böse. Es ist vielleicht nicht dasselbe, was andere Leute für Gut und Böse halten, aber ich kämpfe dafür.

*Gibt es bei Deiner Feldarbeit etwa eine Situation, in welcher Du Dich entscheiden mußtest, als Mensch zu handeln und Du nicht Beobachter bleiben konntest?*

Schon in "Angst und Methode" rede ich über das langsame Totschlagen von Opferschweinen in Indochina (2). Man braucht aber nur einen großen Stock zu nehmen und zuzuschlagen, und das Tier ist sofort tot. Als ich selbst opfern mußte, nahm ich den größten Knüppel, den ich finden konnte, und ein Schlag genügte.

*Wie kam das an?*

Ganz gut. Schau, das langsame Töten war ja nicht Sitte, sondern nur Schlamperei. Die Regel forderte es nicht. Es war nicht so, wie bei den Kikuyu, wo traditionell das Böse ausgetrieben wurde, indem eine Ziege ganz langsam Zentimeter für Zentimeter geschlachtet wurde, ihr Knochen für Knochen zerbrochen wurden.

*Ich bin bei den Kikuyu nicht so bewandert, aber stammt dies aus den Zeiten den Mau-Mau, wo sehr unterschiedliche Interpretationen und Darstellungen an die Öffentlichkeit gelangten?*

Die Mau-Mau sind auch nicht einfach plötzlich aus der Wand gesprungen. Es gibt natürlich Leute, die meinen, daß der Eingeborene immer Recht hat und der Weiße immer Unrecht.

*Ja, diese Leute gibt's.*

Ich forderte von Niemandem, daß er sich vor mir niederkniet, weil ich Weißer bin. Ich bin daher nicht bereit, mich auf die Knie zu begeben, weil ein anderer schwarz ist.

*Georg, es gibt vielleicht noch andere Beispiele, bei denen eine Stellungnahme etwas schwieriger ist. Unser gemeinsamer Freund Michel Erlich z.B. war bei dem Brauch der Infibulation in Djibouti als Beobachter und Arzt involviert. Wie soll sich ein Feldforscher verhalten, wenn er die Infibulation innerlich ablehnt?(3)*

Michel lehnt sie ja ab, und er selbst hat niemanden infibuliert. Er hat desinfiziert und repariert, gerettet, was zu retten war, so schonungvoll und schmerzlos wie möglich.

*Der europäische Ärztinnenbund hat erst in diesen Tagen (4) dazu aufgerufen, Genitalmutilationen zu verweigern, wenn an einen Arzt ein solcher Wunsch herangetragen wird. Es ist schon denkbar, daß auch hier in Europa ein Arzt in den Konflikt gerät, einen ihm fremden rituellen Akt durch sein Handwerk zu vollziehen. Das wäre vielleicht schmerzfreier, vielleicht auch hygienischer, was uns ja so wichti ist; aber er würde zum anderen einen Ritus unterstützen, der von uns in der Regel nicht gut gefunden wird.*

Weißt Du, er sollte sich schämen, da irgendwie mitzumachen.

*Kannst Du mir Episoden schildern, wo Du besonders mit Deinen Kollegen in diese Diskussion um den kulturellen Relativismus verstrickt warst?*

Ich habe schon sehr früh meine Meinung deutlich kundgetan. Seit Kriegsende habe ich kaum mehr Kontakt zu den amerikanischen Anthropologen gehabt. Es gab gar keine Gelegenheit. Ich finde, daß die Anthropologie die Kultur, die doch eigentlich ein Lebenszeichen des Menschen ist, zu sehr verdinglicht hat. Ich habe aber überhaupt nichts dagegen, wenn über 'höhere' oder 'niedrige' Kulturen gesprochen wird, über gute und schlechte, über moralisch hoch- und niedrigstehende. Die Mohave z.B., die materiell eine wirklich äußerst primitive Kultur hatten, besaßen eine umfangreiche Mythologie und hatten moralisch gesehen eine ausgesprochen hohe Kultur, wenn man Moralität nicht zwischen den Beinen rechnet, sondern sie als ein Verhalten der Mitmenschen untereinander zur gegenseitigen Hilfe in guten und vor allem schlechten Tagen betrachtet und als ein Verhalten, seine eigene Persönlichkeit zu entwickeln. Das beste von dem, wie man sich

Friedr. Vieweg & Sohn Verlag, Braunschweig/Wiesbaden

benehmen soll, habe ich von den Mohave und von Hunden (5) gelernt.
Was höhere und niedere Kultur ist, kann auch rein zahlenmäßig anhand
der Anzahl der Kulturitems, der Kompliziertheit der Verschachtelung
des vorhandenen Kulturmaterials und der Hierarchisierung der Zusammenhänge festgestellt werden. Natürlich muß man berücksichtigen, daß
bei einigen Völkern vieles ganz einfach und vor allem nicht produk-
tiv ist. Aber die Mohave z.B. und die alten Australier haben eine unglaublich reiche Mythologie. Bei den Australiern gibt es die unwahr-
scheinlich komplizierten Verwandtschaftssysteme. Aber ich glaube,
für die Fähigkeit zur Bewältigung des Alltags, der laufenden Probleme, der Welt, dafür gibt eine gute Kultur Mittel und Wege in die
Hand, eine schlechte führt zur Erstarrung. Z.B. die hyperorthodoxen
Juden  in Israel, die die Staatsbürgerschaft ablehnen, sämtliche
Steuern verweigern und mit Steinen auf Leute werden, die am Samstag
Auto fahren, das sind Menschen, die eigentlich nur überleben, weil
Sie Narrenfreiheit erhalten.

*Da fällt mir Dein Satz ein, daß das Wesen der kulturellen Normalität
nicht in der Anpassungsfähigkeit als solcher, sondern darin zu suchen
ist, daß eine Fähigkeit zur sukzessiven Neuanpassung vorhanden ist(6).*

Ja. Diese orthodoxen Juden könnten sich unter anderen Voraussetzungen überhaupt nicht behaupten, wenn sie Steuern zahlen müßten usw.
Aber wie verrückt sind die anderen, die es erdulden?

*Gerade in unserer komplexen Gesellschaft ist es doch wesentlich, daß
kleinere Gruppen auch auf Kosten der Mehrheit in gewissem Sinne so
bleiben können und dürfen, wie sie sind.*

Ich habe in einer Novelle von Kipling über einen Inder gelesen, der
sämtliche westliche Karrieren durchlaufen hat, mehrfach Ehrendoktor
ist, in Amt und Würden und in Indien in einem teilsouveränen, von
einem Radja regierten Staat Ministerpräsident war, und der als Ausdruck aller Modernität gepriesen wird. Er ließ Spitäler und Schulen
bauen usw., aber im Alter von sechzig Jahren verschwindet er und
wird ein wandernder Bettelheiliger. Dieser rettet vielleicht seine
Seele; aber ich frage: was ist mit den anderen, für die er verwant-
wortlich war und ist, für die er Schulen und Häuser baute? Man ist
einfach seinen Mitmenschen etwas schuldig!

*Georg, in Frankreich und Deutschland gibt es heute zahlreiche Arbeits-
lose, zu anderen Zeiten war der Prozentsatz gering. Wie damals, behaupten heute noch viele, daß der, der nur wolle, auch Arbeit findet. Ein Argument...*

... das einfach idiotisch ist!

*Und trotzdem gibt es aber auch die kleine Gruppe, die von den Solida-
ritätsleistungen der Gesellschaft ohne Gegenleistung profitiert. Für
mich ist es in einer solchen komplexen Gesellschaft selbstverständlich, daß diese kleinen Gruppen - weshalb auch immer sie sich so verhalten - toleriert werden. Dies ist meine persönliche Wertung.*

Warum soll eine kleine Gruppe, wie die von Ulrike Meinhoff und Bri-
gitte Mohnhaupt...

*Georg, ich weiß, Du bist über unsere BRD wohlinformiert und ein re-
gelmäßiger Leser des 'Spiegels', der auf Deinem Bett liegt, aber auf
diesen Fall paßt vielleicht eher Dein Begriff z.B. der idiosynkratischen Entwicklung (7). Ich finde Deinen Standpunkt, sich nicht nur
neutral zu verhalten, sondern Entscheidungen zu treffen und Grenzen
zu setzen, beispielhaft. Nur bleibt immer noch offen, wie man sich
über diese Grenzen einigt und wie der Maßstab hergestellt wird, an
denen man sie mißt. Du schreibst an anderer Stelle in Deinen Büchern,
daß der Rassismus in unserer Kultur eine geduldete, wenn auch nicht
für gut befundene Projektion darstellt (8), die aber in einer Situa-*

*tion wirtschaftlicher Probleme, wie der jetzigen, u.U. neubelebt wird und jetzt in Deutschland gegenüber den Türken oder hier in Frankreich im Quartier Barbès zu verabscheuungswürdigen Erscheinungen führt, einer Ausgrenzung, die nicht unbedingt von allen mitgetragen werden darf.*

Die Verantwortlichen hätten zuvor überlegen müssen, was passiert, wenn einmal die Wirtschaft darniederliegt. Man kann sich schon fragen, wie man auf menschwürdige Weise die Ausländer zur Heimreise bewegen kann. Heuchlerisch ist es jedoch, zu behaupten, man handle nach dem Gesetz , z.B. bei der Asylpraxis. Wenn der Bogen dabei zu sehr überspannt wird, muß das Gesetz eben verändert werden. Es ist eine Scheußlichkeit, wenn ein Tscheche, der über die Grenze geflüchtet ist, von bayrischen Autoritäten am gleichen Tag wieder ausgeliefert wird, also nicht einmal von Bundesautoritäten. Das ist unmenschlich. Mann kann andererseits nicht unter dem Aspekt der Familienzusammenführung den Zuzug von immer mehr Ausländern billigen.

*Du sprichst von Menschenwürde. In Deutschland regiert eine Partei, die glaubt, familienfreundlicher als andere Parteien zu sein. Aber gerade diese Partei hält in der Praxis nicht so viel von der Idee einer intakten Familie. Es soll für Gastarbeiterfamilien ein Schnitt gemacht werden zwischen Kindern bis zum 6. Lebensjahr und Kindern, die etwas älter sind. Für mich ist das ein Widerspruch. Wo bleibt da die Menschenwürde für die Türken?*

Man hätte eben ein geringeres Wirtschaftsvolumen früher akzeptieren müssen. Natürlich tun mir die Türken in der jetzigen Situation sehr leid, und man muß ihnen helfen.

*Auch wenn das Problem ein hausgemachtes sein sollte, entschieden werden muß in der jetzt bestehenden Lage.*

Ja, aber man muß den Fehler jetzt irgendwie eindämmen. Ich bin nicht davon überzeugt, daß die Familienzusammenführung so imperativ ist, wie dargestellt.

*Ich sehe aber auch einen Zusammenhang dieses Problems mit den Auswüchsen der Asylantenbehandlung und dem Problem des Rassismus, denkt man z.B. an den Tod der Asylanten in der vergangenen Silvesternacht in Berlin. Es gibt leider genügend Beispiele, die an einen schlimmen Polizeitstaat erinnern. Wenn jeder Beamte nach seinen eigenen Wertvorstellungen, möglicherweise unbewußt, handelt, und dabei am Ende solche Entwicklungen herauskommen, so ist das für mich eine sehr ernste Lage. Aber vielleicht führt uns der Komplex der Ausländer in Deutschland doch etwas vom Thema ab. Ich möchte daher noch einmal auf die 'guten' und 'schlechten' Gesellschaften zurückkommen.*

Ich ziehe vor, 'krank' zu sagen oder 'dysfunktional', d.h. Begriffe, die das Gegenteil dessen erreichen, was sie erstreben.

*Du zitierst das Beispiel der Tonkawa-Indianer von Linton,(9) die als einzige in jenem Gebiet einen Kannibalismus betrieben hätten. Es ist extrem; aber gibt es für Dich näherliegendere, also hautnahe Beispiele?*

Soll ich ein Beispiel von Dysfunktionalität in einer modernen Gesellschaft bringen oder in einer primitiven?

*Von beiden bitte!*

Von den Sedang kann ich folgendes Beispiel erzählen. Diese sind vollkommen besessen, Reichtümer zu erwerben. Sie sind bestrebt, von anderen Bußgelder einzunehmen. Ein Geschenk, etwas für umsonst, ist dort fast undenkbar. Der Verkehr mit ihnen war anfangs sehr gefährlich. Kurz bevor ich ankam, wurde noch ein französischer Kolonialbeamter mit Pferd und Begleitgendarm in Stücke gehauen. Nach meiner Abreise wurde ein Fort eingenommen. Es gab laufend Reibereien zwischen der Gendarmerie und einem dieser Dörfer. Ungefähr in der Mitte meines Aufenthaltes kommt eines schönen Tages aus einem anderen Dorf ein kranker Mann zu mir. Ich wollte ihm eine Arznei geben. Er wollte sie nicht annehmen, da er kein Geld zur Bezahlung hatte. Die Leute aus meinem Dorf fingen an zu lachen und erklärten ihm, sie sei umsonst. Er hatte wohl davon gehört, jedoch er konnte es nicht so richtig glauben. Als ich dann nach eineinhalb Jahren wegging, sagten einige zu mir: Als Du ankamst, dachten wir, Du seist verrückt. Obwohl Du schon reich warst, hast Du Deine große Seele nicht dazu benutzt, die Kleinen um Dich herum mit Füßen zu treten, uns zu billigem Verkauf und teuerem Einkauf zu zwingen. Du hast uns freundlich behandelt und geholfen, und so langsam fingen wir an zu verstehen, daß es möglich ist, gut zu sein, auch wenn man reich ist. Im Dorf gab es z.B. einen älteren Witwer mit Kindern, der keine nahen Verwandten mehr hatte. Dem erlaubte man es ausnahmsweise, im Familienlanghaus zu wohnen anstattt im Jung- (und Alt)gesellenhaus. Über diesen machte man sich oft lustig, weil er sehr hilfsbereit war. Nachdem ich einige Zeit da war, machte man sich nicht mehr über ihn lustig. Wenn bei den Sedang ein Selbstmord geschieht, wird sogleich gefragt, wen man dafür als Schuldigen mit einem Bußgeld belegen kann. So sind diese Leute. Es ist aber möglich, durch Beispiel, durch kompetentes Handeln sie zu einer anderen Auffassung zu bringen. Das andere Beispiel ist mir im Moment entfallen.

*Georg, Du bringst das Beispiel (10) eines Mannes, der in einer heutigen Gesellschaft mit den Tendenzen dieser nicht einverstanden ist, sich aber äußerlich anpaßt, weil er glaubt, innerlich...*

... frei bleiben zu können. Man kann so eine Komödie spielen.

*Beispiele gibt es genug: Ein Franzose während der Résistance, ein Deutscher während des Dritten Reiches in der 'inneren Emigration', ein vielleicht demokratisch Gesinnter im heutigen Rumänien, - und Du meinst, daß dieser irgendwann das System internalisiert und ein fanatischer Vertreter desselben wird, oder daß er z.B. ein Michael Kohlhaas werden könnte?*

Ja, Michael Kohlhaas ist ein treffendes Beispiel. Ich weiß nicht, ob Du das Buch des General von Gersdorff gelesen hast: Soldat im Untergang (11). Ich habe dieses Buch, ich weiß nicht wie viele Male, gelesen. Er ist der einzige Schriftsteller, dem ich je einen Dankesbrief geschrieben habe. Kurz vor seinem Tode konnte ich ihn in München noch besuchen. Der Mann war zutiefst und kompromißlos gegen Hitler eingestellt. Er hatte vor, sich selbst mit Hitler in die Luft zu sprengen. Und wenn dieser damals fünf Minuten länger geblieben wäre, wäre er in die Luft geflogen. Gersdorff exponierte sich viele Male entsprechend. Und trotzdem: Obwohl er sah, daß der Krieg in Wirklichkeit bereits verloren war, und es nur den Soldaten und der Bevölkerung darauf ankam, ihn möglichst rasch zu beenden, so zeigte er als Offizier doch allerlei Geschick, seine Truppen vor jeglicher Gefangennahme zu bewahren, was das Kriegsende auch beschleunigt hätte. Es gelang im sogar, ohne die blasseste Hoffnung auf eine Wende, durch kluges Organisieren von Panzern, an einem 'offlag' die amerikanischen Befreier zurückzuschlagen. Das ist doch irgendwie sinnlos.

*Georg, gibt es nicht noch einen dritten Weg, einen zwischen 'Fanatiker werden' und etwa 'auszusteigen'. "Aussteiger" ist ja heute ein bedeutsames Wort geworden. Wenn der Offizier Gersdorff sich damals in der Kirche hätte gefangennehmen lassen, wäre er ja so ein "Aussteiger" gewesen und zwar auf einer ganz anderen Ebene als jene, die ihn zum Gegner des Regimes machte. Vielleicht gibt es so etwas*

*wie eine letzte Loyalität sich selbst gegenüber, die ihm in diesem
Fall ein "Aussteigen" unmöglich gemacht hat. "Aussteigen" oder sogar die Fronten spektakulär zu wechseln, wäre vermutlich viel einfacher gewesen.*

Damals war er schon gefangen und er hatte selbst schon vorher versucht, Marschall von Kluge zu einem eigenmächtigen Waffenstillstand
mit den Engländern und Amerikanern zu überreden.

*Wenn er sich aber dem Kollektiv, dem er angehörte, sehr verbunden
fühlte, dieses andererseits als in einem Teufelskreis steckend erlebte, dann war eine Herauslösung aus diesem wahrscheinlich nicht
so einfach. Vielleicht wäre es sogar etwas "Idiosynkratisches", in
seiner Situation die Fronten zu wechseln. Wenn seine ethnische Identität fest verwurzelt war, er vielleicht dann in seiner Haltung so
etwas wie Pertinenz (12), wie Du es nennst, sah und daran also glaubte, mittelfristig etwas Sinnvolles zu bewirken, dann konnte er nicht
einfach nur seine Haut retten.*

Aber am Ende mußte er ja sowieso gefangen genommen werden. Er war
übrigens der, der die scheußliche Metzelei in Katyn aufdeckte, wo
die Russen die Offiziere der Polen hingeschlachtet hatten. Er hat
diesen Fall aufgedeckt.

*Dysfunktionales in komplexen Gesellschaften beispielhaft zu disku-
tieren, scheint mir gar nicht so einfach zu sein. Der Kodex des sozialen Umgangs etwa ist bei den Australiern sehr komplex, diese sind
aber zahlenmäßig gering. Andere komplexe Gesellschaften sind zahlenmäßig sehr groß: Die Deutschen, die Franzosen. In der Bundesrepublik
wohnen etwa 56.000 000 Deutsche und 4.500.000 Ausländer. Gibt es Deiner Meinung nach eine ethnische Identität der Deutschen?*

Ich würde sagen: ja. Wenn wir Lokaltypen einbeziehen, hier also die
Leute von Marseille, die dickköpfigen Bretonen, die Kampfhähnchen
aus der Gascogne, also D'Artagnan (13), dann gibt es solche schon.
Aber ich würde z.B. sagen: In Amerika sind von 20 Mädchen 19 misera-
bel schlecht im Bett, aber die 20., die ist ausgezeichnet. Und in
Europa - ich habe auch in Deutschland 1928 ein Jahr lang gelebt und
in Frankreich ein Vierteljahrhundert -  da sind sogar die Durch-
schnittsmädchen gute Partnerinnen. Und ich gehe noch weiter: Wenn in
Amerika ein Mädchen gut ist, so ist sie meistens italienischer Herkunft; das scheint irgendwie eine Atmosphäre zu bewirken. Gewisse
Denkarten gehören schon zur ethnischen Identität. Gersdorff z.B.,
von dem wir gerade sprachen, ist ein ausgezeichnetes Beispiel, wie
man ein deutscher, ein preußischer Edelmann im besten Sinne sein
kann.

*Der Begriff der ethnischen Identität stammt nicht direkt von Dir,
aber Du machst ihn spezifisch nutzbar, indem Du darauf hinweist, daß
aus dem Stratum dieser ethnischen Identität bestimmte Verhaltensweisen abgeleitet werden können, die verschiedene Arten von Störungen
wiederum repräsentieren, sozial sanktionierte Störungen in Deinem
Sinne, wie die Schamanenkrankheit oder der Amok, und dann eben die
idiosynkratischen Störungen: also Dein Beitrag, mit dem Du die Ethnologie in ihren Einsichten bereichern möchtest. Kannst Du ein Beispiel dafür geben, wie die Einsichten der Psychiatrie die Erkenntnisse der Ethnologie erweitern?*

Ich lese gerade von M.L. West, einem erstklassigen englischen Gräzi-
sten, ein Buch über die Dichtung der Orphiker. Dieses Buch ist wissenschaftlich tadellos, aber menschlich total öde. West hat sich nie
gefragt, was die von ihm besprochenen Leute zum Mystizismus treibt,
zu Spekulationen über Zwitterwesen und was weiß ich alles. Ihn interessieren nur vier Stränge der Tradition über die Geburt der Götter und Hinweise in den Bruchstücken der Orphiker hierzu.  Hätte er

Friedr. Vieweg & Sohn Verlag, Braunschweig/Wiesbaden

die Psychiatrie benützt, hätte er einen großen Wurf landen können.
Alte Geschichte ist ja auch Ethnologie. In meinem alten Aufsatz über
Psychoanalyse und Geschichte (14), der in meinem nächsten Buch nach-
gedruckt wird, berichte ich, wie die Spartaner ihren Hörigen anbieten,
daß diejenigen, die sich im Krieg ausgezeichnet haben, freigelassen
werden. Diese werden aufgefordert, sich zu einem bestimmten Zeitpunkt an einem bestimmten Tag an einem bestimmten Ort zu versammeln.
Zweitausend marschierten darauf jubelnd mit Kränzen um die Tempel,
dann aber verschwanden sie spurlos: Die Spartaner haben sie alle
heimlich niedergemetzelt. Als tapfere Leute hätten sie ein Risiko
dargestellt. In der Analyse dieses Vorganges beweise ich, wie weit
die Erniedrigung des Anderen die Zerstörung des Erniedrigers mit
sich bringt, also daß die Psychiatrie die verheerenden Konsequenzen
der brutalen Ausbeutung, Ungleichheit und Leibeigenschaft erklärt.

Ich möchte noch etwas anderes Wichtiges sagen: Die Anthropologie kann
sehr viel zur klinischen Praxis beitragen. Es ist mir mehrmals passiert, daß mir Patienten etwas gesagt haben, was ich erst im Lichte
dessen, was ich einst in irgendeiner Eingeborenenhütte gehört hatte
oder in einem Ethnographiebuch gelesen hatte, verstanden habe.

*In 'Normal und Anormal' diskutierst Du ja eingehend die klinische
Relevanz Deiner Betrachtungsweise.*

Ich habe im Jahre 1938 angefangen, klinisch zu arbeiten, ausgenommen die Zeit, in der ich noch Feldforschungen betrieb. Leider geht
das meiste meiner Feldforschung auf meine präpsychiatrische Zeit
zurück. Aber ich bin gerade durch meine Feldforschungen zu einer
psychiatrischen Perspektive gezwungen worden.

*Über die Feldforschung bist Du also zur Psychiatrie gekommen. Gibt
es hier ein Schlüsselerlebnis?*

Nicht direkt, aber ich habe mich immer dafür interessiert, vor allem für den konkreten Fall. Dies wurde von Mauss stets betont und
für wichtig gehalten: 'wer, wie, wo, wann und warum'. Und ich fand
dann immer wieder persönliche Daten, die irgendwie einer weiteren Bearbeitung bedurften. Ich war nach den Mohave in Indochina und erfuhr
dort, daß Géza Róheim etwa ein Jahr vor mir bei den Nachbarn und ewigen Verbündeten der Mohave war und über diese Yuma in einer Sonder-
nummer des 'International Journal of Psycho-Analysis' einen Aufsatz
geschrieben hatte (15). Ich besorgte mir ein Exemplar über jemanden,
der Róheim kannte, und ich las es dann in Indochina. Ich war sprach-
los, ja entsetzt; Róheim schrieb so schrecklich schlecht. Er macht
riesige Sprünge, und wenn man die Theorie der Psychoanalyse nicht
auswendig kennt, kann man die Lücken dort selbst nicht füllen. So
klingt es manchmal absolut verrückt. Jedoch, obschon dies mich eigentlich der Psychoanalyse gegenüber schrecklich feindselig einstellte,
hatte ich eine Ahnung, worum es ging. Als ich nach Amerika zurück-
kam, fing ich an, unheimlich viel über Psychiatrie nachzulesen, jedoch absichtlich nicht echte Psychoanalytiker wie Freud. Jemand, von
dem ich viel gelernt habe, war ein englischer Psychiater, der ein
großer Ethnologe geworden ist: W.H.R. Rivers. Von dem habe ich viel
gelernt. Er war pro Freud, aber nicht Analytiker. Ich habe mich mit
der dynamischen Betrachtung der Psychiatrie angefreundet und dann
1938 bei den Mohave deren Sitten, Glaubenssysteme und Gebräuche im
Zusammenhang mit Geisteskrankheiten untersucht. So bin ich durch die
Mohave zu Freud gekommen. Die Mohave hatten so viele Ideen, die mit
den Freudschen zusammenpaßten.

Und mir fällt noch etwas ein. Ich war damals ein junger Bursche von
15 oder 16. Ich hatte einen Bruder. Der war auch ein sehr guter
Schüler, aber nicht schwermütig wie ich, sondern eher oberflächlich.
Er war sehr beliebt, ich war es ganz und gar nicht. Er machte sich

eines Abends über mich lustig, und mein Vater sagte ihm darauf, - es war eine der ganz seltenen Gelegenheiten, wo jemand etwa  f ü r mich sagte -, er sagte: 'ein leeres Faß klingt schöner als ein volles'. Ich habe darauf meinen Bruder und mich verglichen, ihn als den der Öffentlichkeit Zugewandten gesehen und mich als den Privaten. Damit habe ich Riesman das mit dem von-innen und von-außen-Motiviert- und Orientiert-Sein mehr als 20 Jahre vorweggenommen. Als mein Buch herauskam, war ich fast 45. Aber ich hatte schon als Gynmasiast ein Gefühl für psychologische Typen.

*Hattest Du einmal die Idee, Medizin zu studieren?*

Als es mir nach meinem Doktorat so schlecht ging und ich keinen Posten bekommen konnte, als Kroeber mir eher  ein Bein stellen wollte, um mich zu behindern, schlug mir ein sehr eng befreundetes Ehepaar dies vor. Der Mann war Chirurg. Er operierte mir übrigens nach dem Krieg mein rechtes Knie. Sie wollten mir das notwendige Geld vorstrecken. Da ich aber schon 27 Jahre alt war, war die Idee, erst mit 35 Jahren einen Abschluß zu haben nicht so erfreulich. Ich hatte mich wohl richtig entschieden. Ich tat es nicht.

*In Deinem ursprünglichen Beruf als Ethnologe bist Du auf den Bereich der Krankheit, des menschlichen Leidens gestoßen und dabei hängen geblieben. Du hast die ethnologischen Erkenntnisse dieses Bereichs mittels psychiatrischer Sichtweisen erweitert. So sagst Du, Schamanenrituale z.B. sind eigentlich, bezogen auf den Alltag, etwas sehr Seltenes. Ethnologen stürzen sich aber auf diese und vergessen dabei, daß es tatsächlich etwas sehr Seltenes ist.*

Ja, es ist die Suche nach dem Exotikum. Man könnte genauso gut darauf achten, wie die Leute im Alltag leben, wie sie sich kleiden, wie und was sie essen. Eine kluge Ethnologiestudentin, Schülerin von Boas, der über die Kwakiutl intensiv geforscht hatte, berichtete mir einmal, daß sie etwas ganz Banales habe herausfinden wollen, eine Art Speisezettel oder -folge. Es war in Boas riesigen Werken über die Kwakiutl nirgends zu finden.

*Georg, bei Deinem neuen Ansatz der Ethnopsychiatrie, so wie Du ihn uns darstellst und anbietest, könnte es sein, daß die Ethnologie einen gewissen Mißbrauch betreiben könnte, indem sie ihre Gegenstände zu rasch, zu schnell und zu oft medikalisiert. Könntest Du Dir hierin eine mögliche Gefahr vorstellen?*

Ja, dazu kann ich wohl etwas sagen. Ein Spaßvogel könnte sogar behaupten, die Psychiatrie müsse entmedikalisiert werden. Nur unter ganz besonderen Bedingungen, also quasi "handgeprüft", dürften Ärzte zur psychoanalytischen Ausbildung zugelassen werden. Sie müßten dann so weit wie möglich von klinischer Arbeit weggehalten werden, weil dann so oft so etwas wie ein dummer Organizismus herauskommt. Doch ist diese Gefahr derzeit im Schwinden, jedoch steigt dafür ein großes neues Risiko mit der heutigen sogenannten Soziobiologie herauf. Mit dem Blick auf die Gene  wird dieser wieder auf das Organische alleine verkürzt. Die Leute fürchten sich anscheinend vor den Psychologen.

*Du meinst also im Sinne einer Abwehrstrategie?*

Ja. Ich habe früher lange geglaubt, daß es nur ärztlicher Egoismus war, die Psychologen nicht zur psychoanalytischen Ausbildung zulassen zu wollen. Aber ich sehe jetzt ein, daß dies zu einem großen Teil auf eine allgemeine Furcht vor den Psychologen zurückzuführen ist.

*Du meinst, weniger Standes-und Statusdenken als vielmehr eine Angst vor dem Psychologischen, gewachsen auf unserem ethnischen Stratum?*

*Ein Teil unserer ethnischen Identität also, die besagt: Vor der Psychologie muß man sich hüten?*

Es ist doch z.B. sehr interessant, wie total unpsychologisch die Sedang und wie psychologisch die Mohave sind. Ich habe so etwa 20 Selbstmordfälle bei den Sedang. Der einzige irgendwie psychologisch motivierte Fall ist nicht einmal ein richtiger, sondern eher ein Märchen. Die Mohave dagegen sind sehr empfindlich für psychologische Vorgänge. Die Spartaner waren nicht psychologisch, die Athener waren es. Weil Sophokles den Ödipus geschrieben hat, glaubt man immer, daß dieser der große Psychologe gewesen war. Tatsächlich aber war er es nicht, Äschylos war hier viel größer, und der eigentliche Psychologe war Euripides. Bei Sophokles gibt es in allen seinen Schriften nur einen einzigen Traum, wogegen in fast jedem Stück von Äschylos ein Traum vorkommt, und bei Euripides lassen sich drei finden (16).

*Georg, kannst Du mir etwas aus der Zeit erzählen, als Du noch viel jünger warst?*

Weißt Du, ich glaube, für mich wäre es gut gewesen, und ich wäre glücklich gewesen, wenn es keine Weltkriege gegeben hätte, wenn ich in einer Kleinstadt Professor gewesen wäre an einer guten Uni wie Göttingen, Jena oder Tübingen, und wenn ich mit den Nachbarn zweimal pro Woche hätte Streichquartett spielen und so ganz still hätte leben können. Ich war gezwungen, viel zu gehetzt zu leben. Es ist jetzt das erste Mal in meinem Leben, daß ich hier 20 Jahre am selben Ort bin, 20 Jahre in denselben Wänden lebe. Dies war nicht einmal in meiner Kindheit der Fall, da wohnte ich zwar 18 Jahre in derselben Stadt, jedoch unter zwei Fahnen und in zwei Wohnungen.

*Als ich das letzte Mal hier war, erzähltest Du mir, daß Du jetzt gelegentlich von Lugosch träumst, daß Du bestimmte Straßen wieder gesehen hast und sie entlanggelaufen bist.*

Es ist komisch, aber mir fallen heute überraschenderweise immer wieder viele kleine Ereignisse aus meiner Kindheit ein. Das ist, finde ich, ein ganz klares Zeichen des Älterwerdens, des Altern.

*Sind das für Dich schöne Wiedersehen?*

Nein, nein, das gab es nicht. Das einzige, was in meiner Heimatstadt gut war - außer dem Essen - war das Schwimmen im Fluß. Ich war sehr unglücklich in Lugosch. Ich erzähle Dir eine Geschichte. Ich war damals acht Jahre alt, und ich sagte zu meiner Cousine - sie war damals 10 Jahre alt -:"Niemand liebt mich". Sie antwortete sehr geniert: "Aber Dein Vater ist doch stolz auf Dich!" Mein Lehranalytiker hat mich einmal während der Analyse gefragt, wie ich trotz meiner Mutter nicht ganz entgleist bin. Dann haben wir nachgerechnet. Erstens hatte ich eine gute alte  ungarische, trockene Amme; ich erinnere mich noch heute genau an ihren Geruch. Im 11. und 12. Lebensjahr hatte ich eine Gouvernante, die war ein Engel. Mit 13 hatte ich das erste Erlebnis mit einer Frau, ich war gerade zur Strafe zu Hause alleine geblieben. Es war eine wundervoll, das Körperliche in einer liebevollen, zärtlichen, wohlwollenden Weise zu erleben. Seitdem hat die Sexualität für mich etwas Heiliges.

*Es war eine frühe Initiation für Deine Generation.*

Nicht, - ja doch!

*Georg, als Du damals von Lugosch weggingst, wußtest Du da schon, daß es ein Weggehen für immer sein sollte?*

Ja, doch. So lange ich mich erinnere, hatte ich nur einen Wunsch, weg, weg, weg.

*Von Lugosch ja, aber wäre es für Dich auch denkbar gewesen, sonstwo in Rumänien oder in Ungarn zu wohnen?*

Nein, es mußte Frankreich sein.

*Wie kommst Du gerade auf Frankreich?*

Der Ursprung meiner Familie, und meine Liebe zur französischen Literatur, der Haß meiner Mutter auf die Franzosen und ihre Leidenschaft für alles Deutsche; es war einfach das Gegenteil von dem, was meine Mutter sagte.

*Für Deine Mutter war damals das Deutsche eine wichtige Sprache.*

Sie war so total k.u.k.-kleinbürgerlich in ihrer Einstellung. Ihre Welt war das Österreich-Deutschland der braven Kleinbürger, das der Untertanen. Eine ganz komische Sache: mein mütterlicher Großvater, Sohn eines kleinen Krämers, war so arm, daß er bereits mit 10 Jahren von der Schule gehen und arbeiten mußte. Der Urgroßvater hat die eigene Cousine geheiratet. Der Großvater war mit 18 Jahren fähig, den eigenen Vater zu pensionieren, damit dieser nicht wieder Pleite machte. Großvater hatte zwei Töchter, und von diesen beiden stammen bisher 5 Universitätsprofessoren ab.

Erst haben wir alle ungarisch gelernt. Jedoch vom vierten bis sechsten Lebensjahr hatten wir nur deutsch sprechen dürfen. Als ich in die Schule kam, fing ich wieder mit ungarisch an. Ich sprach und schrieb aber tadellos deutsch. Vor 1932 habe ich pseudonym Gedichte und Novellen in deutsch veröffentlicht. In 'Angst und Methode' erzähle ich über meinen deutschen Aufsatz von 1937 in der Zeitschrift für Ethnologie über die Mohave-Vaterschaft (17).

*Wo sind diese Professoren jetzt?*

Alle in Amerika, alle Mathematiker und Physiker.

*So hast Du ja auch einmal angefangen.*

Ich hörte auf, z.T. aus Krach mit meinen Eltern. Mich beschäftigte die damalige Diskussion in der Physik um die Theorie der Strahlungen. Das mit der komplementären Sichtweise kam erst kurz darauf mit Heisenberg auf. Aber mein ursprünglichster Wunsch war, Musiker zu werden. Ein Überbein auf dem rechten Handrücken hinderte mich daran. Ich habe es zwar mehrmals zerbrochen, aber dann machte ein Kleinstadtchirurg damit eine große Schweinerei, und seither sind zwei der Finger für einen Virtuosen nicht perfekt genug. Und mit Kompositionen allein wollte ich nicht Hungers sterben.

*Aber Ethnologie sichert doch auch keine Fettöpfe!*

Das war auch reiner Zufall. Ich wollte mein Elternhaus loswerden, schnell etwas erlernen und ging 1928 für ein Jahr nach Leipzig. Ich absolvierte dort die deutsche Buchhändlerlehranstalt und fand danach einen Job in einem Pariser Verlag. Dann bekam ich Typhus und lag fast zehn Wochen im Pasteurspital. Man hat mich dann gegen meinen Willen nach Hause geschleppt. Ich fürchtete, die Rumänen würden mich zurückhalten für den Militärdienst. Daher habe ich vorher in Paris nachgeschaut, bei welchem höheren Studium man die wenigsten Stunden pro Woche belegen kann. Für mich waren das Kurse in Malaiisch an der Schule für orientalische Sprache. Weil ich zu Sprachen eine gute Beziehung habe, schrieb ich mich dort ein. Ich absolvierte die drei Jahre Malaiisch in eineinhalb Jahren, und da ich in der Zwischenzeit viel über die Malaien gelesen habe, dachte ich, ich könnte vielleicht versuchen, das Universitätsdiplom in Ethnologie zu machen, ohne je einen Kurs besucht zu haben. Ich ging zu Mauss und fragte ihn deswegen. Er hat mich kurzerhand rausgeschmissen, es sei eine Frechheit. Bei Lévy-Bruhl ging es mir ähnlich. Dann ging ich zu Rivet; der hat mich auch ausgeschimpft, mir jedoch den Rat gegeben, von anderen Studenten die Skripten über die Vorlesungen auszuleihen. Dies tat ich und bestand das Diplom als Zweiter. So wurde ich Eth-

Friedr. Vieweg & Sohn Verlag, Braunschweig/Wiesbaden

nologe, der bevorzugte Schüler meiner Professoren und hatte innerhalb eines Jahres ein Rockefellerstipendium.

*Wenn dieses Malaiisch schon ein Zufallsprodukt war, so scheinst Du aber dabei Feuer gefangen zu haben!*

Ja, aber Karl May hat auch was damit zu tun. Dort siehst Du noch etwa 30 Bände Karl May.

*Hat er auch über Malaya einen Roman geschrieben?*

Nein, Malaiisch habe ich ausgewählt, weil die Frequenz der Stunden günstig war. Es war aber keine schlechte Wahl, denn Malaiisch ist eine schöne Sprache. Die Literatur im Malaiischen ist sehr interessant.

*Was hat Dich eigentlich bewogen, nach Beendigung Deiner Forschungen bei den Sedang Moi in den USA zu bleiben?*

Zu dieser Zeit erließ die französische Regierung nach einem Riesenskandal (18), bei dem ein Nichtfranzose u.a. in einen Pfandleihhausbetrug verwickelt war, an welchem hohe Beamte und Minister beteiligt waren, ein Richter ermordet wurde usw., die Bestimmung, daß sämtliche nicht seit mindestens zehn Jahren naturalisierte Ausländer keinerlei bezahlte Arbeit erhalten. Dies ereilte mich, obwohl ich bereits eine schriftliche Zusage für eine Stelle im Musée de L'Homme hatte. Auch zeichnete sich damals 1934 bereits die Möglichkeit eines kommenden Krieges ab. Kaufen wollte ich nicht nur einen Besenstil. Nur in Amerika hatte ich nähere Bekannte, und so ging ich dorthin zurück.

*Georg, Du wirst ja in den letzten Jahren erfreulicherweise vermehrt rezipiert, vor allem deswegen, weil Deine Schriften als wesentliche Anregung dazu verstanden werden, das Fremde besser verstehen zu lernen. Dabei läßt sich aber auch die Tendenz beobachten, daß bei hiesigen Ethnologen das Fremde häufig mit Vorschußlorbeeren bedacht wird, daß in ihm oft etwas Beispielhaftes, Besseres vermutet und erwartet wird, das auf uns zurückwirken könnte. Andererseits kann man beobachten, daß die Erforschung und Erfahrung des Fremden mit gewissen Skrupeln, ja fast Schuldgefühlen einhergeht. Zumindest wird die Begegnungssituation gründlich reflektiert.*

Ich glaube, es ist etwas sehr Schönes, das Fremde, die anderen Leute also verstehen zu wollen. Du kannst davon ausgehen, daß die anderen Leute sich darüber freuen. So bat mich z.B. eine meiner Mohave-Informantinnen, die uralte Enkelin des letzten noch unabhängigen Häuptlings, doch alles genau aufzuschreiben, da ihre eigenen Enkel ihr nicht mehr zuhören wollen. Diese hat sich riesig gefreut, als ich es tat. Als ich jetzt im Jahre 1981 die Mohave noch einmal anläßlich eines Vortrages an der Berkeley-Universität besuchte, wurde ich ausdrücklich eingeladen, bei den Mohave einen Vortrag über deren eigene Sitten und die früheren Tage zu halten.

*Georg, dies ist bestimmt eine erfreuliche und schöne Art des Kontaktes zu anderen Leuten, trotzdem bleibt das Phänomen der Skrupel heutiger Kollegen im Raume stehen.*

Dann sollen sich diese Kollegen doch einmal analysieren lassen.

*Nun, es gibt wohl die Erfahrung, daß ethnologische Erkenntnisse mißbraucht werden, so daß hier eine gewisse Scheu schon ihre Berechtigung haben kann. Es gab ja gerade in Amerika eine ethnologische Auftragsforschung, die z.B. den Japanern galt und der amerikanischen Kriegsführung dienen sollte.*

Stimmt, ich selbst habe an dieser Forschung während des Krieges kurz teilgenommen. Dies war damals auch legitim, die Japaner waren eine gefährliche, gegnerische Kriegspartei. Aber es gibt noch einen anderen Punkt: Man muß eben auch an seine eigene Sache glauben. Als ich damals im Krieg als amerikanischer Offizier in China im Einsatz war, beauftragte mich mein Oberst, einen noch in China ansäßigen französichen Vichy-Konsul aufzusuchen und ihn zur Kollaboration zu bewegen. Ich erwiderte dem Oberst, daß ich nach eigener Entscheidung glaube, für eine gute Sache zu kämpfen. Wenn ich jetzt versuchen soll, im gegnerischen Lager nach käuflichen Sympathisanten zu fahnden, dann stellt sich mein bisheriges Tun als Offizier für eine mir gut erscheinende Sache nicht mehr als solche dar, dann werde ich ein Bandit. Das tue ich nicht. Der Vorgesetzte deutete die Möglichkeit des Befehls an, doch ich blieb bei meinem Standpunkt. Auch der Hinweis, daß auf Befehlsverweigerung im Kriegstheater Erschießen drohe, änderte meinen Standpunkt nicht. Der Oberst ging darauf um den Tisch, schüttelte mir die Hand und drückte mir seine Schätzung vor meiner Haltung aus. Gewissensbisse hatte ich keinerlei bei meinem Tun.

*Georg, wenn Du auf einen Ethnologen triffst, der deutlich die Tendenz zeigt, im Fremden etwas u.U. Besseres zu vermuten, z.B. eine heile Dorfgemeinschaft, der meint, ein Medizinmann behandle besser als unsere Ärzte, da in einer ganzheitlichen Weise, seine Patienten, wie würdest Du mit so einem Kollegen ins Gespräch kommen?*

Anscheinend weiß er dann ja schon alles! Ich würde ihn auf Maimonides hinweisen, der an seinem Arbeitsplatz eine Tafel hängen hatte, auf der stand: 'Herr, lehre meine Zunge heute zu sagen, ich weiß nicht!'

*Georg, es könnte auch sein, daß Du selbst als Kronzeuge für eine Methodologie zitiert wirst, die sich derart vorsichtig und vielleicht doch unbewußt voreingenommen ihrem Gegenstand nähert. Gerade im Bereich der transkulturellen Psychiatrie wird ja oft unter dem Aspekt einer Kritik an unseren Methoden das therapeutische Vorgehen anderer Völker beispielhaft untersucht.*

Dann hat der eben z.B. nicht in 'curare' gelesen, was ich über die Verunsicherung der Geisteskranken in verschiedenen Ethnien geschrieben habe (19).

*Gehen wir also davon aus, daß z.B. die Idee der "intakten" Dorfgemeinschaft in Afrika oder der "besseren", weil-sogenannt-ganzheitlichen Heilmethode eines Medizinmannes einer Projektion hierzulande entspricht, so würden wir uns in diesem Moment freilich zu Hause befinden. Die Beschäftigung mit Ethnologie überhaupt ist ja vielleicht ein Ausdruck dysfunktionaler Entwicklungen bei uns zu Hause. Gibt es nun für Dich sinnvolle und echte Motive, sich mit Ethnologie zu beschäftigen, und was wäre für Dich ein Scheinmotiv?*

Im Jahre 1931 spazierte ich mit dem damaligen Goncourt-Preisträger Henri Fauconnier (20), der über sein Leben in Malaya den Roman 'Malaisie' geschrieben hatte. Mir wurde damals gerade das Rockefellerstipendium zugesagt. Er fragte mich, was ich eigentlich von meiner Expedition erwarte. Ich antwortete ihm: ich will herausfinden, auf wieviel Saiten meine Seele mitvibrieren, mein Herz mitschwingen kann. Ethnologie ist eine Erforschung der eigenen Grenzen und der Grenzenlosigkeit.

*Dieses persönliche Motiv und Bekenntnis als Forscher und Mensch.*

Wie kann ich den anderen kennen, wenn ich mich selbst nicht richtig kenne?

*Manche geben vor, daß es dem anderen nützen soll, daß es ihm etwas bringen soll, um legitimiert zu sein.*

Schon das Kennen, die Beachtung der Person, das Zuhören, auch das Erkennen im biblischen Sinne, also alles, was die Leute einander nä-

Friedr. Vieweg & Sohn Verlag, Braunschweig/Wiesbaden

her bringt,ist gut. Freud zitiert Schopenhauer, die Leute seien wie
Stachelschweine: wenn sie sich in einer eiskalten Nacht aneinander
schmiegen, dann stechen sie sich blutig, wenn sie auseinandergehen,
dann krepieren sie vor Frost. (22)Ich glaube, die Lösung liegt darin,
möglichst viele Stacheln zu ziehen. In einem meiner ganz frühen psychoanalytischen Aufsätze über die Mohave-Oralität behaupte ich, daß
das Kind die Fähigkeit habe, die minimalsten Liebesbeweise zu ampli-
fizieren, also das Streicheln schon wie einen Kuß und eine Umarmung
zu erleben. Ich glaube, daß diese Kapazität in allen Menschen vorhanden ist. Ich hätte bestimmt als Kind und Bursche ohne diese jedenfalls nicht überleben können, wenn ich nicht aus sehr wenig sehr viel
hätte machen können.

*Georg, hast Du ethnologische Kollegen gekannt, die beim Durchmessen
des Fremden sich selbst bewußt kennengelernt haben?*

Dies ist sehr schwer zu sagen; Gewisse sicher, aber einige haben
psychologisch überhaupt nichts dazugelernt. Lowie, der sanfte und
höfliche Mann, war ganz besessen von den tollkühnen Crow-Indianern
(21). Diese gehörten nun wahrlich zu den kämpferischsten der Prärie-
indianer. Für Lowie stellte dies wohl einen Sektor seines Lebens dar,
den er sich selbst nur erträumen konnte. Lowie besuchte Margret Mead
1956, z.Zt. des englisch-ägyptischen Krieges, und sie kamen auf diesen Krieg zu sprechen. Lowie meinte, auch wenn er die arabische Kultur sehr schätze, so stehe er hier eher auf der prowestlichen, isra-
elischen Seite  und fügte dazu, ihr Kriegszug ähnele derart einem der
Crow! Es gibt schon Erlebnisse, wo wir eine gewisses Wir-Gefühl entwickeln, z.B. die Mohave, das sind für mich "wir", die Sedang, das
sind "sie", obwohl ich dort offiziell ein Stammesmitglied bin.

*Georg, die Sedang Moi und die Mohave haben in Deinem Leben einen sehr
unterschiedlichen Stellenwert, kannst Du dazu etwas sagen?*

Bei den Mohave fühlte ich mich sofort zu Hause, bei den Sedang mußte ich mich langsam einarbeiten. Ich wurde am Ende angenommen. Bei
den Sedang schickte man mir am Ende eine Delegation, die fragte, ob
ich nicht ein Mädchen schwängern röchte. Sie möchten gern ein Kind
von mir bei sich haben. Ich habe hierzu natürlich nein gesagt, weil
ich nicht wollte, daß ein Kind von mir bei den Sedang erzogen wird.
Aber mit einzelnen wenigen Sedang konnte ich mich voll und ganz als
Mensch befreunden. Bei den Mohave hätte ich mich mit jedem befreunden
können, als Mohave und als Mensch. Dort ging es für mich sofort. Als
ich unangesagt nach Jahren plötzlich zu den Mohave zurückkehrte und
meine frühere Informantin und Helferin Agnes suchte, antwortete einer
mir barsch, daß Agnes nicht zu Hause sei. Sie sei wegen des Todes
ihres Schwiegervaters jetzt im Trauerhaus und nehme an den Trauer-
feierlichkeiten für ihren Schwiegervater teil. Ich bat ihn, ihr an
meiner statt und in meinem Namen mein Beileid zu übermitteln. Er erkannte mich an meinem Namen und sagte mir, vor dem Trauerhaus zu
warten. Agnes kam herausgestürmt, umarmte mich und sagte, wenn ihr
heute etwas hätte Freude machen können, so sei es mein Kommen.

*Georg, Du erwähnst öfters voller Verehrung Deinen Lehrer Mauss, vor
allem in Hinblick auf sein Dir vermitteltes didaktisches Vorgehen.*

Lukes aus Oxford  arbeitete 1971 an einem Buch über Durkheim und
Mauss (23), und er fragte mich nach meinen Erinnerungen zu Mauss als
Lehrer. Ich konnte ihm zwar keine Details berichten, jedoch einen
allgemeinen Eindruck schildern. Es war mit Mauss so, als ob plötzlich in einem dunklen Zimmer das Licht angeschaltet wird.

*Und was bedeutet Dein anderer Lehrer, Lévi-Bruhl für Dich?*

Ich habe bei ihm nie einen Kurs besucht, sondern ihn gelegentlich in der
Bibliothek getroffen. Er war ein sehr netter, freundlicher, alter Herr.

Friedr. Vieweg & Sohn Verlag, Braunschweig/Wiesbaden

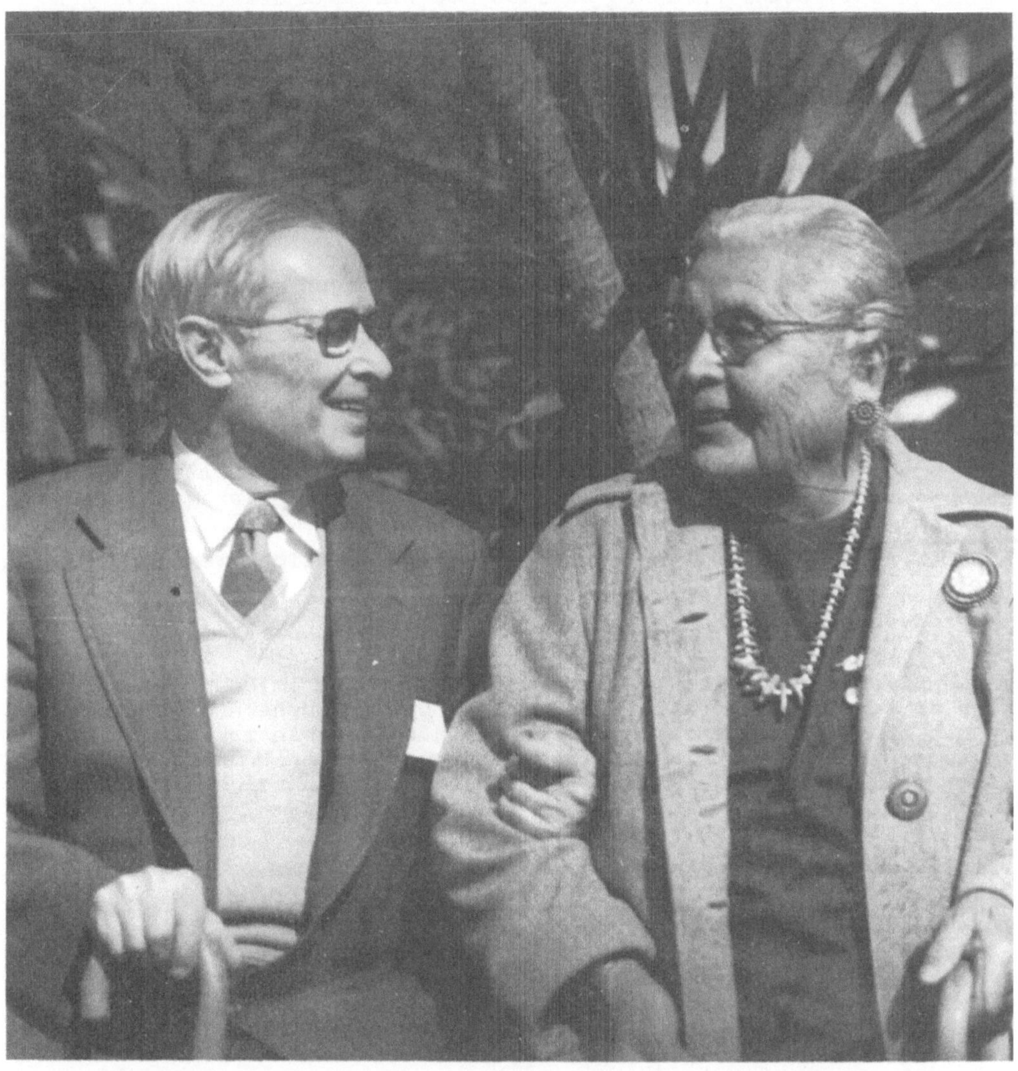

George Devereux zusammen mit Agnes Savilla, geb. White, im Jahre 1974
auf dem Weltkongreß der Ethnologen in Mexico-City.

*Georg, in Deinen verschiedenen Aufsätzen über normal und anormal und krank und gesund erwähnst Du auch die Beatniks der 50er und frühen 60er Jahre in den USA. Diese schneiden bei Dir ja schlecht ab (24).*

Ja, ich glaube, als Beruf Taugenichts zu sein ist nichts, gehört sich nicht.

*Nun, sie haben sich selbst vielleicht als Taugenichtse verstanden, aber sie haben doch z.B. eine produktive Literatur geschaffen...*

Nennst Du das Literatur?

*Als Oberschüler hat sie mich beeindruckt..*

Mich nicht, Kerouac, Ginsberg und die Truppe sagen mir nichts. Ich halte es mit Goethe: "Das kranke Zeug will mir nicht munden, Autoren sollten erst gesunden" (25). Es ist eine komische Sache: Bevor ich Analytiker wurde, interessierte ich mich sehr für Romane, in denen Leute kompliziert waren und halb verrückt und schauderhafte Dinge vorgingen. Seit ich Psychoanalytiker bin, interessieren mich Kafka, Proust und andere  dieser Gattung überhaupt nicht mehr.

*Auf der Suche nach Deiner eigenen Person hast Du also wohl eine Phase durchgemacht, in der Du Dich mit psychisch komplizierten Menschen beschäftigt hast?*

Ja, aber nach meiner Analyse nicht mehr, nur beruflich.

*Georg, Du hast einmal erzählt, daß Du nach Begegnungen in Deinem langen Leben verschiedentlich in literarischen Zeugnissen auftauchst, z.B. bei Klaus Mann.*

Ich weiß von zwei Stellen: Klaus Mann:"Treffpunkt im Unendlichen" und Peter de Mendelssohn:"Paris über mir". In beiden Büchern (26) werde ich mit meinem Hund genau beschrieben, in beiden bin ich pleite, bin ich konservativ und enthusiastisch, ein Apostel der Ordnung, der Liebe, der Dichtung, der Leidenschaft und von Frankreich. In beiden Romanen erhalte ich am Ende Besuch bzw. ein Telegramm, wo bei mir gesagt wird: "Danke, Du hattest recht!"

*Hast Du Dich in beiden Romanen wiedererkannt?*

Ja, kein Problem, man hat es mir ja offen gesagt. Sogar mein Hund war genau beschrieben, ein großer, schöner schottischer Collie.

*Georg, ich komme noch einmal auf die Beatniks zurück. Diese versuchen ja in irgendeiner Art und Weise Handlungsanweisungen für ein anderes, vielleicht besseres, auf jeden Fall nach ihrem Selbstverständnis humaneres Leben zu geben. Sie haben sich mit sehr viel Fremden beschäftigt, so mit Zen-Buddhismus, haben eine Innenschau betrieben und auch ihr Drogengebrauch sollte ihnen helfen, über die eigenen Träume und Grenzen besser Bescheid zu wissen.*

Ich bin der Ansicht, daß über Drogen keine bessere Selbsterkenntnis gewonnen werden kann. Ich zitiere hier einen Opiumesser, nämlich Baudelaire, den ein junger Dichter einmal fragte, ob er besser dichten würde, wenn er Opium äße. Baudelaire antwortete, Opium kann nicht mehr aus einem herausholen, als was schon in einem ist.

*Das haben die Beatniks auch nicht anders gemeint. Inwieweit ihr Weg, die eigenen Grenzen besser zu erkennen, ein in Deinem Sinne dysfunktionaler Weg war oder ist..*

Ich glaube, Drogen erweitern nichts, sondern stumpfen ab. Ich weiß nur von meiner Nichtreaktivität auf Opium. Ich habe einmal in einer mir sehr befreundeten, jedoch wesentlich älteren Gruppe welches gerauch, und ich habe nichts, aber auch gar nichts gespürt.

Friedr. Vieweg & Sohn Verlag, Braunschweig/Wiesbaden

*Dem würde vermutlich leicht widersprochen werden. Viele sagen ja, daß man den Umgang mit der Droge erst erlernen müsse, und einmal sei keinmal.*

Warum soll ich mich damit kaputtmachen, es war ja schon schlimm genug mit den Zigaretten! Ich glaube, daß alle Drogen auf Kosten der Erotik gehen. Und das ist sehr teuer bezahlt.

*Und beziehst Du da das Rauchen auch mit ein?*

Ja, Atemnot.

*Die auch von Dir untersuchten Schamanen benützen ja in einigen Kulturen Drogen.*

Nicht bei den Mohave, nicht bei den Sedang.

*Georg, wärest Du denn als Feldforscher bereit gewesen, mit dem Genuß von Ayahuasca Erfahrungen zu sammeln, wenn Du in der entsprechenden Gesellschaft in Peru Deine Feldforschungen gemacht hättest?*

Nein, ebenso wenig, wie ich z.B. bei den Sedang gekochte wilde Ratten aß.

*Deine Identität wird von solchen Neugierden berührt?*

Ich finde, ich habe das Recht, ich zu sein und nicht ein anderer. Ich kann den anderen aber deswegen trotzdem oder eben darum verstehen.

*Georg, in der Schamanismusdiskussion tendierst Du eher dazu, zu sagen, daß der Schamane krank ist.*

Kurz und bündig: ja.

*Du meinst weiter, ein Schamane wird nicht geheilt, weil er zu keiner Einsicht kommt.*

Stimmt.

*Heißt bei Dir Heilung immer, daß man zu einer Einsicht kommen muß?*

Ja, und daß wenn kein Rückfall in die Heilung 'hineingeschrieben' ist, wenn sie also nicht schon vorher durch einen möglichen Rückfall risikobelastet ist.

*Das ist eine sehr strenge Definition von Heilung.*

Ja, schau, ich benütze ja das Beispiel der Syphilis. Eine Syphilis ist geheilt, wenn es erneut zu einem Primärinfekt kommen kann (27).

*In unserem Alltag müssen wir uns aber sehr häufig mit Remissionen begnügen.*

Das macht mich auch nicht zufrieden.

*Von vornherein sind viele Psychotherapieformen bei uns zudeckend konzipiert, nicht aufdeckend angelegt. Ihr primäres Ziel ist es demgemäß nicht, Einsicht zu vermitteln.*

Das ist keine Therapie, das ist Kurpfuscherei. Daß aus dem Unbewußten während einer einsichtsorientierten Therapie ein psychotisches Erleben plötzlich aufbricht, ist natürlich nicht Ziel der Aufdeckung. So berichtete mir mein ehemaliger Lehranalytiker, daß bei ihm eine normal neurotische Patientin plötzlich zu halluzinieren anfing, der Penis ihres Vaters sei in ihrer Vagina. Er hat damals natürlich nicht weiter daran herumanalysiert, sondern sie sofort aufgefordert, sich aufzusetzen. Dieser plötzliche Riß im Unbewußten hätte natürlich andernfalls tragisch enden können. Die eigentliche große Kunst der Therapie ist, jemanden in den Zustand zu setzen, für eine Einsicht bereit und fertig zu sein, d.h. den Patienten "für sich selbst" fertig zu machen.

Friedr. Vieweg & Sohn Verlag, Braunschweig/Wiesbaden

*Bei der mühevollen Therapie von Süchtigen kommt es häufig nur zu kleineren Remissionen, auch zu Rückfällen, obwohl der Patient häufig sogar durchaus einsichtig ist.*

Ich glaube, man muß wirklich einsehen, daß Remissionen etwas Unstabiles sind. Natürlich ist dies ein großes Problem, besonders bei Manisch-Depressiven z.B., wo ja fast nichts Erfolg hat.

*Meinst Du denn, daß es für manisch-depressive Patienten überhaupt eine Psychotherapieform gibt, die in Deinem Sinne Heilung bewirkt?*

Ich bin nicht ganz sicher, ob es nicht auch ein organisch interpretierbares Manisch-Depressivsein gibt. Rein psychologisch gesehen müßte ich sagen, daß dies möglich ist.

*In der Kontroverse um die organische Genese wird häufig als Beweis angeführt, daß es einen auf der ganzen Welt konstanten Prozentsatz von Erkrankten geben soll.*

Ich weiß, daß wiederholt von einem festen Schwellenwert von Irren in allen Gesellschaften gesprochen und dies z.T. als Beweis angeführt wird. Dem hielt ich schon vor 30 Jahren entgegen, daß es auch ein Beweis dafür sein kann, daß eine Gesellschaft nicht überleben kann, wenn dieser Wert überschritten wird. Ich selbst bin zutiefst davon überzeugt, daß es in der Geschichte Gesellschaften gegeben hat, die sich so heruntergewirtschaftet haben, daß sie nicht mehr existieren konnten, z.B. die griechische im letzten Drittel des Krieges zwischen Athen und Sparta.

*Georg, rein methodologisch arbeitest Du mit dem überkommenen psychiatrischen Vokabular in allen seinen Schattierungen und geschichtlich gewachsenen Nuancen. Dieses beinhaltet auch ein Konzept organischer Genese.*

Ja, das ist richtig, ich benütze es, aber trotzdem hat man z.B. für die Zwangsneurose keine hirnorganische Basis finden können. Doch, es ist nicht wichtig, welche Worte man verwendet, wichtig ist, w i e die Worte und das Vokabular verwendet werden.

*Georg, Du weist ausdrücklich darauf hin, daß die Ethnologie auch mit Hilfe der psychiatrischen Perspektive Einsichten gewinnen kann. Die Psychiatrie wird aber heute vielfach heftig kritisiert, z.T. gerade wegen ihren verschiedentlich vertretenen organischen Konzepte. Dieser "Traum" ist aber doch noch nicht ausgeträumt.*

Na und, ich habe dazu eine Geschichte aus meiner Heimatstadt. Dort gab es zur Jugendzeit meines Vaters zwei junge Freunde, zwei rechte Gigerl, wie man damals sagte, die zusammen auf Bälle gingen, die gleichen Mädchen poussierten usw. Eines Tages tippte der eine dem anderen mit einem ganz kleinen Stöckchen scherzhaft an den Kopf, worauf dieser an einem Schädelbruch verstarb. Zufällig fand man nun bei ihm ein abnorm dünnes Schädeldach. Da er zuvor noch nie auch nur einen leichteren Schlag auf den Kopf erhalten hatte, wußte man dies nicht. Dieser kleine Schlag also genügte, um einen Schädelbruch zu verursachen. Natürlich kann man jetzt sagen, daß das "organisch" gewesen ist, jedoch kann auch das Organische nur auf dem entsprechenden Prüfstand nachgewiesen werden. Hierbei ist allerdings eine Katastrophe passiert.

*Georg, ich stelle die Frage deshalb, weil Du als ein sehr umsichtig formulierender Methodologe hierzu vielleicht eher zwischen dem "Traum" von der organischen Ursache und der radikalen Ablehnung eines solchen Gedankens mit Deinem Konzept der Pluridisziplinarität einen Weg aufweisen kannst. Warum sollen also der "Organiker" oder sogar der zuvor erwähnte "Soziobiologe" nicht auch eine Perspektive beitragen können, die zur Beschreibung eines Phänomens relevant sein kann?*

Friedr. Vieweg & Sohn Verlag, Braunschweig/Wiesbaden

Du nennst schon das richtige Schlüsselwort, nämlich a u c h . Diese haben aber Totalansprüche. Ich bin gegen alle Absolutheitsansprüche, ob hier bei diesem Beispiel, oder auch bei Freud, überall. Ich habe keine Totalansprüche.
Ekkehard, jetzt will ich Dir auch einmal eine Frage stellen: Was hälst Du von der Akupunktur?

*Wenn ich den vielen Erfahrungsberichten aus der langen Geschichte dieses Heilverfahrens in China und den neueren Ergebnissen unserer Kliniken, z.B. in Wien, Glauben schenken darf, dann muß an dieser Therapie doch etwas daran sein.*

Gibt es Heilung durch Akupunktur?

*Zumindest fühlen sich Patienten häufig besser, es gibt Remissionen. Dein Begriff von Heilung ist mir hier zu streng gefaßt.*

Mir kommt die Akupunktur sehr sehr suspekt vor.

*Was macht Dich so skeptisch bei der Akupunktur?*

Es gibt keine rationale Erklärung. Wie sind die Leute auf die Akupunkturpunkte gekommen? Wer hat sie ihnen geoffenbart, etwa die Gnadengöttin Kuan-Yin (28).

*Mir scheint, die Akupunktur ist weniger eine Offenbarungsmedizin als eine empirische.*

Wie kommt man aber dazu, Nadeln zu verwenden, die Haut mit Nadeln zu stechen. Ich glaube, am Anfang der Akupunktur stand irgendeine verschrobene Theorie.

*Georg, ich habe noch eine aktuelle Frage. Heutige Kandidaten der Psychotherapie müssen im Laufe ihrer Ausbildung in der Regel so etwas wie eine Selbstdiagnose stellen, sich den jeweils gebräuchlichen Begriffen zuordnen. Wie würde denn D e i n e Antwort bezüglich einer Strukturdiagnose von Dir selbst lauten?*

Jemand hat einmal gesagt, der Titel eines jeden Psychotherapiebuches sollte lauten: How to be more like me.
Ich bin eher ein Pessimist und ein Skeptiker, aber auch ein Mensch, der genießen und sich freuen kann, auch wenn er nicht an die Dauer der schönen Dinge glaubt.

---

ANMERKUNGEN

(1) Vgl. *Angst und Methode in den Verhaltenswissenschaften,* Kap. VII, Fall 44.

(2) Ebd., Kap. VI, Fall 36 bzw. Kap. VIII, Fall 59.

(3) Siehe auch diese Festschrift, Michel ERLICH, S. 223-230.

(4) Vgl. DÄB (Deutsches Ärzteblatt) 80 (1983), S. 71 (Heft 45): Deutscher Ärztinnenbund gegen Beschneidung an Mädchen.

(5) Vgl. Arthur SCHOPENHAUERs *Antistrophe* zum 74. Venezianischen Epigramm von Goethe: "Wundern darf es mich nicht, daß manche die Hunde verleumden: Denn es beschämet zu oft leider den Menschen der Hund". (Sämtliche Werke, ed. Löhneysen, Bd. V, S. 773).

Friedr. Vieweg & Sohn Verlag, Braunschweig/Wiesbaden

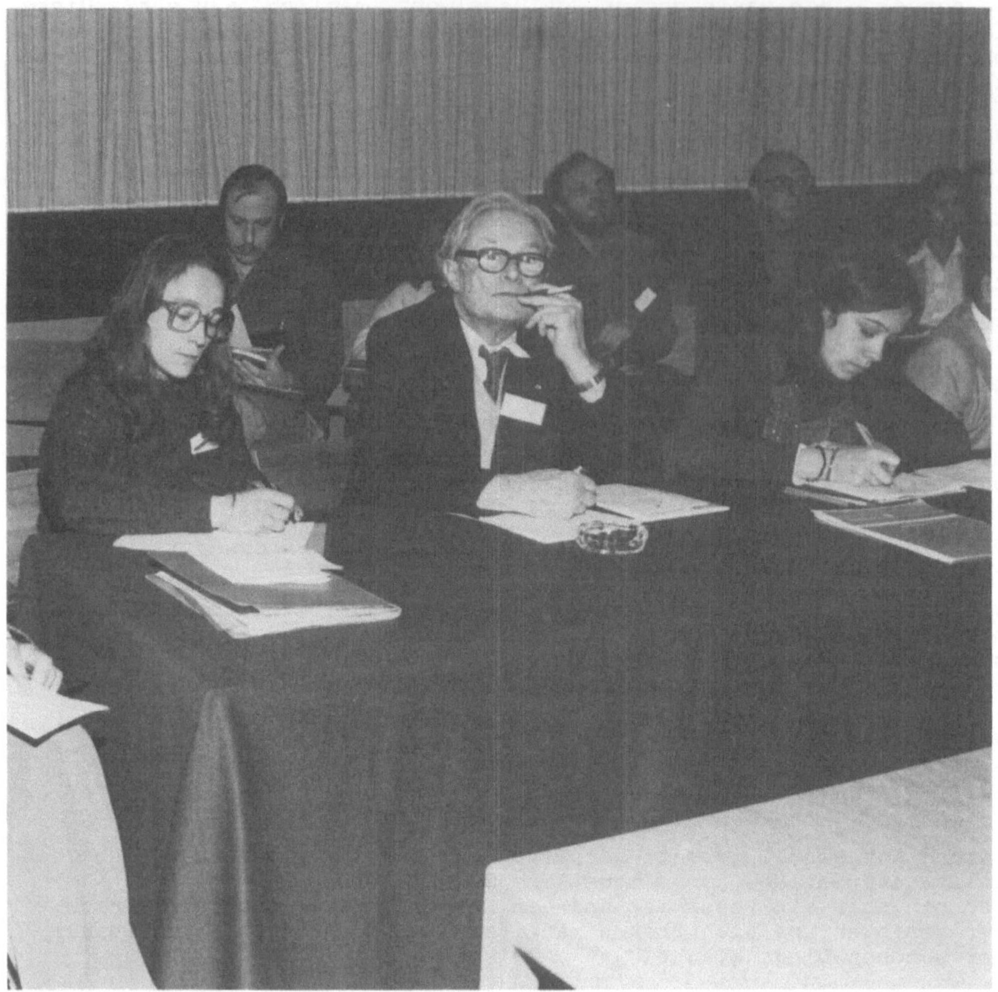

George Devereux diskutiert hier in Göttingen auf der vierten internationalen Fachkonferenz Ethnomedizin (8.–10.12.78) seine erstmalig vorgestellten Baubostudien. Während dieser Konferenz mit dem
Thema „Traditionelle Gynäkologie und Geburtshilfe" wurde er zum Ehrenmitglied der Arbeitsgemeinschaft Ethnomedizin ernannt.

---

(6) Vgl. z.B. *Normal und anormal*. Aufsätze zur allgemeinen Ethnopsychiatrie,
Kap. I, S. 120.

(7) Sinngemäß z.B. ebd., Kap. I, S. 117f.

(8) Vgl. Normal und Anormal: Die Schlüsselbegriffe der Ethnopsychiatrie, in W.
W. MUENSTERBERGER: *Der Mensch und seine Kultur*. München: Kindler 1974, S.88.

(9) Mündliche Mitteilung von LINTON, vgl. *Normal und Anormal*, Kap. I, S. 21.

(10) Ebd. S. 22.

(11) GERSDORFF, Rudolf Christoph Frhr.v.: *Soldat im Untergang*. Frankfurt/Main usw.:
Ullstein, 1977.

(12) Der Begriff der 'Pertinenz' wird ausführlich in dem Kap. XI "Zeit: Geschichte versus Chronik" in *Ethnopsychoanalyse* diskutiert.

Friedr. Vieweg & Sohn Verlag, Braunschweig/Wiesbaden

(13) Held des Romans *Die drei Musketiere* von Alexandre DUMAS Père, ein verwegener junger Mann aus der Gascogne.

(14) Vgl. DEVEREUX G. 1965. *La Psychanalyse et l'Histoire: une application à l'histoire de Sparte*. Annales 20:18-44. Auch Hinweis in *Normal und Anormal*, Kap.I, S. 21.

(15) Psycho-Analysis of Primitive Cultural Types. Ebd. 13 (1932), 1-224.

(16) Vgl. *Dreams in Greek Tragedy, an Ethno-Psycho-Analytical Study,* Berkeley and Los Angeles: University of California Press 1965, deutsch *Träume in der griechischen Tragödie*. Frankfurt: Suhrkamp 1982.

(17) Der Begriff der Vaterschaft bei den Mohave-Indianern. Ebd. 69 (1937) 72-78.

(18) Gemeint ist wahrscheinlich der Skandal um den betrügerischen Finanzier Alexandre Stavisky, in den radikale Abgeordnete verwickelt waren, und der von der Rechten 1932/33 zur Agitation gegen die Regierungsmehrheit genutzt wurde.

(19) Vgl. *Die Verunsicherung der Geisteskranken*. Ebd. 2 (1979), 215-220.

(20) Französischer Essayist und Erzähler, 1879-1973, der 1930 für seinen einzigen Roman *Malaisie*, eine Darstellung der Welt der Kautschukplantagen (Fortsetzung: *Malaisie II*), den Prix Goncourt erhielt.

(21) Vgl. *Angst und Methode*, Kap. XVII, Fall 298, S. 236f.

(22) FREUD, G. W. III, S. 110

(23) LUKES St. M.: *Emile Durkheim. His Life and Work. A Historical and Critical Study*. 1973. Vgl. ders.: *Marcel Mauss,* in Int. Enc. of the Social Sciences, vol. 10(1969).

(24) Vgl. Hinweise auf Literatur Nr. 70, auf S. 80 in Normal und Anormal: Die Schlüsselbegriffe der Ethnopsychiatrie, in MUENSTERBERGER W. (Hg.): *Der Mensch und seine Kultur*. München: Kindler 1974.

(25) *Zahme Xenien*, I, 149f.

(26) MANN Klaus 1932. *Treffpunkt im Unendlichen*. Roman; MENDELSSOHN Peter de (d.i. Carl Johann Leuchtenberg) 1932. *Paris über mir*. Roman.

(27) Vgl. *Normal und Anormal*, S. 45. Frankfurt: Suhrkamp 1974.

(28) Als Göttergestalt in den frommen Volksglauben der Chinesen integrierter Bodhisattva, der Avalokiteshvara, der in China als Kuan-yin (gespr. Gwan-yin) zu einer gnadenreichen Madonna geworden ist (nach v. GLASENAPP, die nichtchristlichen Religionen, Filex 1. Frankfurt: Fischer 1957).


Für die Hilfe zu den Anmerkungen sei Dieter Frießem gedankt.

Friedr. Vieweg & Sohn Verlag, Braunschweig/Wiesbaden

# I.
# Normal und anormal

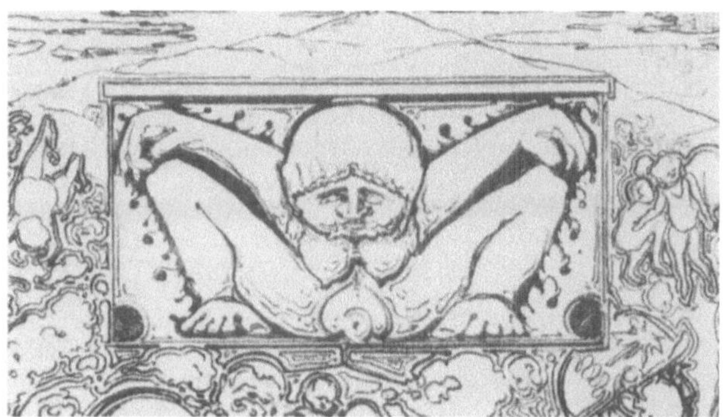

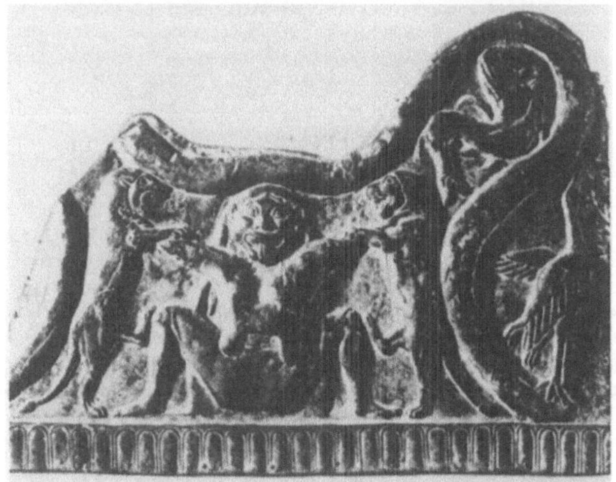

Friedr. Vieweg & Sohn Verlag, Braunschweig/Wiesbaden

# Devereux und die Psychiatrie.
## Gedanken beim Wiederlesen von „Angst und Methode"
### Dieter H. Frießem*

Devereux' 'Angst und Methode' (DEVEREUX 1976) ist ein in jeder Hinsicht bemerkenswertes Buch. Es behandelt Grundfragen einer jeglichen "Verhaltenswissenschaft", will aber keine umfassende Theorie einer solchen liefern (363), es erörtert über weite Teile wissenschafts- und erkenntnistheoretische - Devereux spricht, hier in der französischen Denktradition stehend, lieber von epistemologischen - Fragen und zieht dabei nicht nur Parallelen, sondern sieht sich in-eins mit gewissen Theoremen der Quantenphysik. Die Psychoanalyse als durchaus orthodox gehandhabte, therapeutische Operation wird von einem "unerbittlichen klassischen Freudianer" (121) auf eine unortho-doxe Weise erhellt, als hätte es ein Lehrbuch der Psychoanalyse für Nichtanalytiker zu schreiben gegolten. Der Ethnologie, Ethnographie und Kulturanthropologie wird, auf breiter Felderfahrung fußend, Blei-bendes ins Stammbuch geschrieben. Schließlich präsentiert uns der Autor quasi unter der Hand 440 "Fälle", psychotherapeutische und eth-nographische Erfahrungen nämlich, mitunter aber auch anderweitige, oft amüsante Erlebnisse, Anekdoten, Zitate und immer wieder Beispie-le aus der antiken, vor allem der griechischen Literatur, wobei er - vielleicht seine einzige Schwäche - hier offenbar mit dem Anspruch auftritt, nicht nur jeweils ein Exemplum, vielmehr eine über Zeit und Raum hinweg gültige Erklärung gegeben zu haben. All diese Dimen-sionen verschränken sich miteinander, weil Devereux eben keine "rein theoretische Untersuchung zur Epistemologie der Verhaltenswissenschaf-ten (behavioral science)" (13) verfassen, sondern "sich selbst über den Sinn und den Wert seiner Tätigkeit als Wissenschaftler Rechen-schaft ab(zu)legen" (ebd.) wollte, und dies unter Thematisierung sei-ner "eigenen blinden Flecke, Ängste, Hemmungen und dergleichen" (14).

Der Psychiater und die Psychiatrie können aus diesem Buch selten direkt, wohl aber auf Umwegen, zwischen den Zeilen und auf dem Wege des Transfers etwas lernen. Jeder mag bei diesem Verfahren andere Lesefrüchte ernten. Die eigenen seien hier ebenso unsystematisiert ausgebreitet, wie sich das Buch selbst einer Systematisierung ent-zieht. Überhaupt kann man sich fragen, ob Devereux' Buch nicht als Einführungslektüre für jeden empfohlen werden sollte, der auf dem Gebiet einer "Verhaltenswissenschaft" wissenschaftlich oder praktisch tätig werden möchte. Sicherlich vermag auch der Anfänger von Devereux' Überlegungen und Beispielen zu profitieren, auch wenn sich der kom-plizierte wissenschaftstheoretische Hintergrund, auf welchen der Autor seine Einsichten projiziert, ihm nur zum Teil erschließen soll-te. Andererseits ist das Buch Frucht und Niederschlag eines jahrzehn-telangen, auch analytisch-psychotherapeutischen Bemühens. Es eröff-net deshalb gerade erst beim Wiederlesen immer neue Aspekte, die vor einer Erstarrung in unreflektierter Praxis bewahren mögen. Das mit-unter monomaniach anmutende Insistieren des Autors, der seinen Gegen-

---

* Georges Devereux in Verehrung und freundschaftlich-familiärer Verbundenheit zum 75. Geburtstag gewidmet. - Die in Klammern gesetzten Zahlen beziehen sich auf die unten zitierte Ausgabe von 'Angst und Methode'. - Eine in wissenschaftskri-tischer Absicht geschriebene Betrachtung (DÖRNER 1982) ist dem Verfasser erst nach Fertigstellung des Manuskripts bekanntgeworden.

stand in wiederholten Anläufen einkreist, bis er sich ihm stellt und
Einsichten vermittelt, schreckt dann nicht mehr ab, wenn das Bewußtsein für die Relativität all jener, inzwischen ubiquitär gewordener
Aussagen auf den Gebieten der Psychologie, Psychiatrie und Soziologie einmal geschärft ist, die handlich verkürzt und modisch aufge-
macht sich als Überbau für ein vagierendes Engagement anbieten. Auch
das hat Devereux, wenn er einmal von "wissenschaftliche(n) Moden und
Vorlieben" (1975) spricht, gewußt, und man vergegenwärtige sich, was
er vom Lebensalter als einem Faktor der Gegenübertragung (224ff.)
schreibt: Grund genug, die Lektüre seines Buches in größeren Zeitab-
ständen immer wieder erneut aufzunehmen.

Es ist Devereux' zentrale These, daß "verhaltenswissenschaftliche
Daten... Ängste (erregen), die durch eine von der Gegenübertragung
inspirierte Pseudomethodologie abgewehrt werden". (18) Die Gültigkeit dieser Aussage in Zweifel zu ziehen ist witzlos, steht und fällt
sie doch mit vielen anderen psychoanalytischen bzw. von diesem Theo-
riegebäude abgeleiteten Sätzen. Zwar mag sich das "aliter" einer
fremden Kultur dem Ethnologen ebenso angsterregend darstellen wie
das schizophrene dem Medizinstudenten und jungen Assistenzarzt. Man
muß sich indes fragen, ob ärztliche Ausbildung und Tätigkeit, die
ja nicht primäre, vielmehr von den Therapiezielen abgeleitete Erkennt-
nisinteressen beinhalten, dererlei Angstmechanismen nicht schon früh
umbiegen, kanalisieren und in ihren Auswirkungen mitigieren, ganz
zu schweigen von den Sozialisationswirkungen eines hochprofessiona-
lisierten Berufsstandes, dessen Aspiranten sich hierzulande nach
vielfältigen sozialen und psychischen Bedingungen auslesen, unter
denen das von Schmidbauer kreirte "Helfersyndrom" (SCHMIDBAUER 1977)
- vielleich im Gegensatz zu paramedizinischen semi-professions -
eine nach den Erfahrungen des Verfassers nur marginale Rolle spielt.
Das, was Devereux "die affektive Verstrickung des Menschen mit dem
Phänomen, das er untersucht" (25) nennt, und von der er meint, daß
sie "ihn oft an einer objektiven Einstellung hindert" (ebd.), mag für
den "psychoanalytischen Prozeß" gelten, in diesem Ausmaß jedoch gewiß nicht für das ärztlich-psychiatrische Handeln, welches sich gerade auch jener Distanzierungs- und emotionalen Restriktionstechni-
ken bedient, die nicht nur nach Talcott Parsons' Typologie der "Arzt-
rolle" (PARSONS 1958) zu einem heute oftmals nur mangelhaft eingeübten, bereits der Antike bekannten (HIPPOCRATES 1962) ärztlichen Ver-
haltenskodex gehören. Dies gilt auch für den Umgang mit dem psychisch
Kranken, zumal mit dem Psychotiker, dessen Krankheitsdynamik in hohem Maße zu einer Verselbständigung seiner Symptomatik beiträgt. Devereux' Satz: "Der Verhaltensforscher muß lernen zuzugeben, daß er
n i e m a l s  ein Verhaltensereignis beobachtet, wie es in seiner
Abwesenheit 'stattgefunden haben könnte'" (29) hat hier jedenfalls
nur beschränkte Gültigkeit, wohl aber in der forensischen Psychiatrie, ein Umstand, auf den schon Kurt Schneider mit Nachdruck hingewiesen hat (SCHNEIDER 1961). Auch Devereux' Fußnote zu diesem Satz
("Gerichtshöfe wie Verhaltenswissenschaftler pflegen dieses Problem
zu ignorieren". [365] ) verweist auf dessen Nähe zur "Wahrheitsfin-
dung", wobei allerdings auch der Jurist von einem operationalen und
nicht von einem ontologischen Wahrheitsbegriff ausgeht (Reichsgericht 1940).

Einer gesonderten Betrachtung bedürfen jene Verhaltensweisen, die
Devereux "professionelle Abwehrstrategien" (109ff.) nennt. Berücksichtigt beispielsweise die psychiatrische Theorie "den  w e n i -
g e r  angsterregenden Teil in angemessener Weise" (119), um dann
als eine derart "segmentäre Theorie (...) die Erforschung des anderen - stärker angsterregenden - Teils der Fakten zu verhindern" (ebd.)?
Die - für den Psychoanalytiker ohnehin nicht sehr bedeutungsvolle -

nosographische Trennung der Psychosen von den Neurosen gewiß nicht,
oder sollte hier die Abwehrstrategie zutage treten, schwere und
schwerste psychische Alterationen einem einfühlenden Verstehen zu
entziehen? Oder: Hat sich die deutsche, schulmedizinische Schizophre-
nietheorie seit Kurt Schneider etwa an den sicherlich beeindrucken-
den, mitunter auch durchaus angsterregenden Symptomen der katatonen
Erregung, der kaum prognostizierbaren Impulshandlungen oder den ins
Auge springenden Ausdrucksstörungen festgemacht? Mitnichten! Stattdessen hat sie unermüdlich die formalen und inhaltlichen Denkstörun-
gen und Sinnestäuschungen analysiert; oder sollte der "egozentrische"
Wahn des Schizophrenen den Psychiater stärker ängstigen als der kollektive "Wahn" in Gesellschaft und Politik?

Ärztlich-psychiatrisches Handeln mag allerdings dann Opfer einer
Abwehrstrategie geworden sein, wenn es jenem von Devereux so benannten und mit Beispielen belegten kulturellen und ethnischen Relativismus (112ff.) verfällt. Hierzu gehören ein scheinliberales "Ausagie-
renlassen" des dem Psychiater anvertrauten psychotischen, und namentlich manischen Patienten unter Überschreitung der Schamschranken ebenso wie ein Stilisieren des suizidgefährdeten Patienten zum "privile-
gierten Suizidär" (AMERY 1976), der aus freier Willensentscheidung
heraus seinem Leben in einer fragwürdigen Gesellschaft ein Ende set-
ze. Therapeutischer Nihilismus mag einstens aus der Begrenztheit des
diagnostischen und therapeutischen Arsenals erwachsen sein. Heute indes ist er Ausfluß normativer Desorientierung, von Resignation oder
schlicht Unkenntnis, die sich am Ende gar aufgeklärt zu geben versucht.

Wesentliches vermag Devereux zur Problematisierung der Mechanismen, denen die Diagnosestellung in der Psychiatrie, der "diagnostische Prozeß" also, unterliegt, beizutragen, sofern es gelingt, seine
hier zumeist ethnographischen Beispiele auf die Ebene der Psychiatrie
zu transponieren. Dies beginnt mit der Frage nach der Datenerhebung,
die ja in der Psychiatrie gemeinhin in Gestalt von Anamneseerhebung
und Exploration vonstatten geht. Insbesondere das letztgenannte Verfahren, von Jacob als Königsweg psychiatrischer Untersuchung beschrieben (JACOB 1962), steht auf den ersten Blick am allerwenigsten im
Verdacht, den Patienten - wie Devereux es nennt - zu "degradieren"
(47). Der Umstand jedoch, daß der Psychiater, der seinen Patienten
exploriert, bereits eine Vorentscheidung darüber getroffen hat, was
er in diesem "gegebenen Kontext als r e l e v a n t" (52) ansehen
wird, verleiht auch der Exploration ein Moment jener Hinterhältig-
keit, die man am ehesten noch mit einer kriminalpolizeilichen Ver-
nehmung verbindet. Insofern mag sich so mancher erstmals mit der psychiatrischen Untersuchung konfrontierte Patient, der ein vorwiegend
körperlich-neurologisches Examen erwartet, tatsächlich um eine Erwartung gebracht sehen und hierdurch stärker verunsichert sein, als
der durch mannigfache apparative Untersuchungen zum "Objekt der Medizin" (DEPPE 1969) gemachte. Dererlei "Patientenverhalten" wird man
ebensowenig vorschnell etwa als "Flucht ins Somatische" und dergleichen abtun dürfen, wie umgekehrt das Bedürfnis des Patienten nach
einer "Aussprache", wie sie der niedergelassene Arzt nicht immer bieten wird, nur selten Ausfluß von Wichtigtuerei, vermehrter Selbstbe-
zogenheit, Hypochondrie oder einfach Geschwätzigkeit ist. Für diese
jedenfalls an sich schon schillernde und damit nicht einfach zu ana-
lysierende Arzt-Patient-Beziehung liefert Devereux nicht nur eine
"Rahmenanalyse" (GOFFMAN 1980), er betrachtet - in Analogie zu quan-
tenphysikalischen Aussagen - vielmehr die Interdependenz und Rezipro-
kität (40ff.) von Beobachter und dessen Gegenüber - und übersieht dabei die gerade in der ärztlichen Untersuchung bewußt angelegte Asym-
metrie der Beziehung. Gleichwohl sind seine Analysen zur "Gegenüber-

tragung in der Verhaltenswissenschaft" (64ff.) und zur "ausgelösten
Gegenübertragung" (267ff.), worunter er "die Reaktionen (versteht),
die ihm (d.i. der Verhaltensforscher) von seinen Objekten listig un-
tergeschoben werden und die er dann unwissentlich, seinem Persönlich-
keitsbild entsprechend, weiter ausbildet " (267), Kabinettstücke
der Verhaltensanalyse.

Die in "Angst und Methode" geleistete analytische Kärrnerarbeit
vermag darüber hinaus auch die psychiatrische Diagnose und Nosologie
zu relativieren, und dies in Ansehung "der dem Verhalten inhärenten
Komplexität" (26) und der von ihm gesehenen Notwendigkeit, sowohl
biologische als auch psychologische und soziologische Variablen gleichermaßen zu untersuchen (38). Daß dies heute von einer Hand nicht
mehr geschehen kann, ist eine Frage der Forschungsorganisation (HÄF-
NER 1983), die in diesem Rahmen unerörtert bleiben kann. Devereux
jedenfalls schwebt offenbar Multiprofessionalität bzw. "die systematische Anwendung der verschiedenen Bezugsrahmen (...), denen das Verhalten des gesamten oder eines Teils des Organismus zugeordnet werden kann" (39) vor, während "ein Phänomen (...) für eine bestimmte
Wissenschaft nur dadurch zum Datum (wird), daß man es in den Begriffen der charakteristischen intervenierenden Variablen dieser Wissenschaft erklärt". (38) Sein Standpunkt ist ebenso souverän wie selbstverständlich. Seine Beherzigung hätte so manches definitorische Hick-
hack der 70er Jahre um den Krankheitsbegriff oder um abweichendes
Verhalten, psychische Behinderung usw. vermieden. Aus dieser seiner
Einstellung rührt wohl auch Devereux' Hellhörigkeit und Offenheit
der Sprache und Nomenklatur des Patienten gegenüber her, welche heute der Begriffsapparat der Soziolinguistik und der Medizinsoziologie
einzufangen versucht. "Manchmal können die Einsichten von Primitiven
und sogar von Patienten unmittelbar übernommen werden und als Rohda-
ten wie auch als begriffliche Instrumente verwendet werden". (152)
Tatsächlich sind beispielsweise verschiedene Begriffe aus der Sprache der Drogenkonsumenten für ihre Einstellung der Droge gegenüber,
für Art und Verlaufsform des Rausches Teil der psychiatrischen Fach-
terminologie geworden oder werden zumindest für wissenswert erachtet,
um die Angaben des Patienten überhaupt zu verstehen und einzuordnen.

In diesen Kontext ist Devereux' Feststellung, "daß die divergen-
ten kulturbedingten Erfahrungen von Therapeut und Patient sich bei
interkulturellen psychiatrischen Diagnosen als Haupthindernisse für
eine adäquate diagnostische und therapeutische Kommunikation erweisen" (207), nur ein Grenzfall, der - wenn auch nicht in einem Ausmaß
wie in den Vereinigten Staaten, woselbst Devereux seine hier als Belege verwendeten Erfahrungen gesammelt hat - auch hierzulande im Umgang mit ausländischen Patienten immer deutlicher hervortritt und
durch ethnopsychiatrische Kurse, wie er sie abgehalten hat, nur abge-
mildert, nicht aber überwunden werden kann.

Devereux' kritischer Blick gilt schließlich auch der Tendenz zur
Quantifizierung des Beobachtungsmaterials und dem damit auch heute
noch  - zumindest unbewußt - verbundenen "Trugschluß (...), daß reines
Quantifizieren ein Datum wissenschaftlich m a c h e". (27) Er sieht
die Gefahr, hierbei gerade jene "Daten, die sich nicht auf Anhieb
quantifizieren lassen" (ebd.), zu ignorieren, und zwar "selbst wenn
sie von schlagender Bedeutung sind". (ebd.) Das ist alles andere als
platte Positivismuskritik, vielmehr aus dem Bestreben geschrieben,
um "Verständnis für die menschliche und psychische Realität der Test-
person" (117) zu werben, die auch im wissenschaftlichen Bericht nicht
"sterilisiert", sondern "lebendig werden" müsse (ebd.). Die Zeitauf-
wendigkeit der Anwendung, Auswertung und Dokumentation von psychologischen Tests, auf welche diese Zitate gemünzt sind, hat deren An-

wendung in der Psychiatrie glücklicherweise Grenzen gesetzt, und es
mag in diesem Zusammenhang erwähnenswert sein, daß nach einem Jahrzehnt quantifizierender deutscher Psychiatrie eine der letzten Arbeiten eines jüngst verstorbenen Psychiaters der - Intuition bei der
psychiatrischen Diagnostik Hirnkranker galt (SCHRAPPE 1982).

Devereux' 'Angst und Methode' ist bei allem wissenschaftstheore-
tischen Anspruch - anläßlich des Erscheinens des Buches im Jahre 1967
selbst vielleicht ein Zugeständnis an eine wissenschaftsgläubige Le-
serschaft - zugleich stets Konfession und humanitäres Dokument eines
Psychoanalytikers, der zuzugeben wagt, daß "ein vernünftiger Gelehrter, der bereit ist, sich in die Menschen einzufühlen und Angst ertragen kann, oft mit den Problemen genauso gut fertig werden kann
wie ein analysierter Feldforscher". (126) Sein Menschenbild, welches
Patriarchalismus wie modernen Feminismus gleichermaßen zurückweist
(213f.), hält angesichts des Fehlens einer die westliche Gesellschaft
tragenden Ideologie (163) ohne jegliche Mystifizierung an der Würde
des Objekts seiner Untersuchung fest: "Ich glaube, daß der Mensch
nicht vor sich selber gerettet werden muß. Es genügt, wenn er er
selbst sein kann. Die Welt hat Menschen nötiger als 'Humanisten'"
(21). Er bekräftigt damit den Emanzipationsanspruch der Aufklärung,
in deren Gefolge, vermittelt durch Kant (KANT 1965) und Marx (MARX
1970), auch Sigmund Freud steht (LENK 1972). Sich ausdrücklich auf
Marx berufend, hat der Psychoanalytiker Mitscherlich (MITSCHERLICH
1963) im westlichen Deutschland der 60er Jahre diesen Emanzipations-
gedanken einzulösen versucht. In einem historischen Moment, in welchem der Markt der Waren und Ideen uns Opium nicht nur als "geistiges
Aroma" (MARX a.a.O., S. 378), sondern als die Individualität zerstö-
rende Substanz vorrätig hält, stellt Devereux' Analyse, auch wenn sie
sich auf die Dynamik der Interaktion beschränkt, und die der Aufklärung innewohnende Dialektik (HORKHEIMER/ADORNO 1947) noch nicht in
ihr Blickfeld gerät, ein mächtiges Stück Rationalität dar, die nicht
nur allein im realen Nachvollzug in Forschung und Praxis sich zu entfalten vermag.

## LITERATUR

AMERY J. 1976. *Hand an sich legen*. Stuttgart.

DEPPE H.-U. 1969. Zum "Objekt" der Medizin. *Das Argument* 10 (50, 3): 284.

DEVEREUX G. 1976. *Angst und Methode in den Verhaltenswissenschaften*. Frankfurt/M.,
Berlin, Wien: Ullstein ( dort  Nr. 3289, vergr.; Neuaufl. Frankfurt: Suhrkamp, i.
Vorber.).

Friedr. Vieweg & Sohn Verlag, Braunschweig/Wiesbaden

DÖRNER K. 1982. Psychiatrie als Wissenschaft. *Sozialpsychiatr. Informationen* 12 (71/72): 43-59, insbes. 52ff. Rehburg.-Loccum.

GOFFMAN E. 1980. *Rahmen-Analyse. Ein Versuch über die Organisation von Alltagserfahrungen.* Frankfurt/M.:

HÄFNER H. (Hrsg.) 1983. *Forschung für die seelische Gesundheit.* Springer: Berlin, Heidelberg, New York.

HIPPOCRATES 1962. De decenti habitu 1-3, 5, 11, 12, 16-18, in *Der Arzt im Altertum.* Hrsg. v. W. Müri, München.

HORKHEIMER M. und Th. W. ADORNO 1947. *Dialekt der Aufklärung.* Amsterdam:

JACOB H. 1962. Wandlungen, Möglichkeiten und Grenzen der klinisch-psychiatrischen Exploration, in *Randzonen menschlichen Verhaltens.* Festschrift f. H. Bürger-Prinz, Stuttgart.

KANT I. 1965. Beantwortung der Frage: Was ist Aufklärung? (1784), in *Polit. Schriften.* Hrsg.v. O.H.v.d. Gablentz. Köln und Opladen.

LENK K. 1972. *Marx in der Wissenssoziologie.* S. 184ff. Neuwied und Berlin.

MARX K. 1970. *Zur Kritik der Hegelschen Rechtsphilosophie.* Einleitung (1844). Zur Judenfrage (1844), in Karl Marx/Friedrich Engels, Werke, Bd. 1, S. 370, 388, 391. Berlin (Ost).

MITSCHERLICH A. 1963. *Auf dem Weg zur vaterlosen Gesellschaft.* S. 459. München.

PARSONS T. 1958. Struktur und Funktion der modernen Medizin, in *Probleme der Medizin-Soziologie.* Hrsg. v. R. König u. M. Tönnesmann. Köln u. Opladen (= Sonderh. 3 d. Kölner Zeitschr. f. Soziologie u. Sozialpsychologie).

Reichsgericht 1940. Sammlung der Entscheidungen des Reichsgerichts in Zivilsachen 162: 223 (zu § 104 Ziff. 2 BGB).

SCHMIDBAUER W. 1977. *Die hilflosen Helfer. Über die seelische Problematik der helfenden Berufe.* Hamburg.

SCHNEIDER K. 1961. *Die Beurteilung der Zurechnungsfähigkeit.* Stuttgart.

SCHRAPPE O. 1982. Intuition und psychiatrische Diagnostik bei Hirnkranken. *Nervenheilkunde* 1: 167-171.

Friedr. Vieweg & Sohn Verlag, Braunschweig/Wiesbaden

# Ethnopsychiatrie im Inland. Norm-Probleme im Hinblick auf die Kultur- und Subkultur-Bezogenheit psychiatrischer Patienten

## Wolfgang Blankenburg

DEVEREUX (1974:126ff.)schreibt, es sei "ungerecht und unvernünf-
tig..., vom Psychiater zu verlangen, er solle ein Experte auf dem
Gebiet der Ethnographie... werden". Man könne von ihm nicht erwarten,
daß er die "Kultur" eines jeden Patienten im Detail studiere, den er
diagnostizieren und behandeln muß. DEVEREUX sucht daher nach "Mitteln",
die es erlauben, auch solche Patienten zu diagnostizieren und zu behandeln, die einer ihm weitgehend unbekannten Kultur angehören. Diese Mittel glaubt er weder der Psychiatrie noch der Ethnographie entnehmen zu können, wohl aber einer Ethnologie, die nicht mehr auf diese oder jene Kultur bezogen bleibe, sondern auf ein generalisierbares
res "Konzept der Kultur, betrachtet als erlebte Erfahrung, d.h. als
Art und Weise, wie ein Individuum im Zustand seelischer Gesundheit
ebenso wie im Zustand psychischer Störung seine Kultur lebt und be-
greift." Mit anderen Worten: es geht nicht nur um einen "Kulturbe-
griff", wie DEVEREUX formuliert, sondern um die besondere Art und
Weise der Kulturbezogenheit des Menschen wie seiner Krankheiten (1).
Diese ist nicht in jeder Kultur  von Grund auf eine je andere. Es
handelt sich vielmehr nur um Metamorphosen  ein und der selben Grundstruktur; einer Grundstruktur, die ein einheitliches Modell für die
verschiedenartigsten Abwandlungsformen hergibt. DEVEREUX (1976:266)
fordert, " die Fähigkeit, jedes kulturelle System einfach als Exemplar
eines generischen und charakteristisch menschlichen Phänomens - der
Kultur per se - anzusehen".

"Wie ein Individuum... seine Kultur lebt": Nicht zufällig wird hier in der Übersetzung das Verb "leben" entgegen dem Sprachgebrauch transitiv verwendet. Die
transitive Verwendung bedeutet, daß "Kultur" als intentionales Korrelat von mensch-
lichem "Leben" aufgefaßt wird. Dies verweist auf die Unmittelbarkeit der damit
ins Auge gefaßten Beziehung, die gleichwohl keine schlichte Identität anzeigt, sondern ein Moment des Hervorbringens (d.h. einer ständigen, wenn auch noch so geringen Kreativität) in der Konstitution von Welt und Selbst einschließt. Somit
verweist dieser Ansatz auf jene Verbindung von Lebensphilosophie, Hermeneutik,
konstitutiver Phänomenologie und Sozialwissenschaften, die mit den Namen Dilthey,
Simmel, Husserl, Merleau-Ponty, Gurwitsch, A. Schütz (um nur einige zu nennen)
verknüpft ist. Aus ihr schöpft die Weiterentwicklung der Verstehenden Soziologie
wie auch die ethnographische und ethnomethodologische Forschung. Für jenes inten-
tionale Korrelat von "leben", das DEVEREUX "Kultur" nennt, prägte SCHÜTZ (1981)
in einer seiner frühen Schriften den Begriff "Lebensformen". Soweit die Sozialwissenschaften in ihrem weiteren Fortgang von der Phänomenologie E.Husserls beeinflußt wurden, bürgerte sich mehr und mehr der Terminus "Lebenswelt" ein (LIPPITZ 1978).
Dieser Begriff dürfte sich zu einem guten Teil mit dem traditionelleren der "Kultur",
den DEVEREUX verwendet, decken, wenn er auch auf einen anderen Begründungsanspruch
verweist. Letzterer bedeutet, daß nicht ein bestimmtes Realitätsmodell - bei DE-
VEREUX ist es das psychoanalytische - vorausgesetzt wird, sondern in einer offe-
neren Weise nach der Verschiedenheit (wie auch nach dem Einheitgebenden) von "multiple realities" (SCHÜTZ 1962) gefragt wird; sei die Verschiedenheit dieser multiple
realities nun psychologisch, psychopathologisch, ethnologisch, religionssoziolo-
gisch, auf einen auch für uns realen Kern hin(2) oder wie sonst auch immer zu interpretieren. Daraus erhellt; daß die Sache, um die es in der Ethnopsychiatrie DEVE-
REUX' und in diesen phänomenologisch orientierten Richtungen der Sozialwissen-

schaften und der Psychopathologie geht, ein und derselbe ist. Nur der theoretische Bezugsrahmen ist je ein anderer. Was die Thematisierung der Beziehung zwischen Psychiatrie und Ethnologie bzw. Kulturanthropologie angeht, muß man DEVE-
REUX die Rolle eines der bedeutendsten Bahnbrecher zuerkennen.

In der Gegenwart hat die Entwicklung dahin geführt, daß die ethnographischen und
ethnologischen Methoden in einer konzentrischen Bewegung von der Beschäftigung mit
cross cultural research (unter Bevorzugung sog. "primitiver" Gesellschaften) gleichsam aus der Fremde zurückkehren in heimische Bereiche und dort kleinere "Wir-Gemein-
schaften", wie z.B. Familien und am Ende sogar - biographischen orientiert - das
einzelne Individuum, zum Thema machen. Die Individualität wird dabei als Schnittpunkt unterschiedlicher realitätskonstituierender Prozesse betrachtet, wobei freilich der intersubjektiven Konstitution in einer besonders akzentuierten Weise Beachtung geschenkt wird. Diese Bewegung hat inzwischen (mit einiger Verspätung) auch
die Psychopathologie erreicht,  eine Entwicklung, die der Autor (1983) kürzlich unter dem Titel "Lebenswelt-Bezogenheit des Menschen und Psychopathologie" herausgearbeitet hat.

Die Ethnopsychiatrie (3) hat es mit den Beziehungen zwischen intersubjektiver Konstitution von Realität (innerhalb bestimmter ethnischer
Gruppierungen) und psychischen Störungen zu tun. In einseitiger Ak-
zentuierung kann man mit manchen Soziologen als Aufgabe der Ethnologie die Aufdeckung der "social construction of reality" ansehen.
"Reality" meint in diesem Zusammenhang sowohl die Realität des draus-
draußen (in der Welt) Begegnenden sowie des der Reflexion sich
erschließenden eigenen Selbsts als auch die Realität des (zwischen
Selbst und Welt vermittelnden) Leibes.

Daß eine so verstandene Ethnopsychiatrie heute nicht wenige Psychiater interessiert, hat nicht allein theoretische, sondern auch
ganz pragmatische Gründe. Die durch die modernen Verkehrsbedingungen
ermöglichte Mobilität der Bevölkerung unseres Erdballs führt dazu,
daß der Psychiater, ohne sich dazu ins Ausland begeben zu müssen, in
zunehmendem Maße mit ethnopsychiatrischen Fragen konfrontiert wird.
Man kann zu Recht von einer *Ethnopsychiatrie im Inland* (4) sprechen.

Es ist ein Verdienst von DEVEREUX, bei seinem Studium psychischer
Auffälligkeiten im Rahmen unterschiedlicher ethnischer Gruppierungen
nicht den so naheliegenden Parolen des Kulturrelativismus verfallen
zu sein. Trotz stetem Bemühen um die Herausarbeitung der Spezifität
verschiedenartiger soziokultureller Systeme mit ihrer Prägung und
Bevorzugung ganz bestimmter Deviationstypen, verlor er nie die Frage
nach der generellen Funktion der Kultur als solcher - wie überhaupt
für das Leben, so auch für die psychopathologischen Abwandlungsmöglichkeiten des Menschen - aus dem Auge. Vielleicht sollte man weniger von "universal culture patterns", als vielmehr von "universal
patterns of enculturations" sprechen, die ihren Niederschlag in den
verschiedenen kulturspezifischen Ausformungen und Überformungen der
Psychopathologie finden. DEVEREUX (1974) differenziert "sakrale"
(z.B. "schamanische") Störungen, "ethnische" Störungen, "typische"
Störungen und "idiosynkratische" Störungen, wobei erst letztere sich
als auf das beziehen, was früher im engeren Sinn als Gegenstand der Psychopathologie betrachtet wurde. Spannend werden die Probleme dort,
wo die Trennbarkeit dieser verschiedenen Störungstypen fraglich wird
oder Überlagerungen verschiedener Störungstypen das Bild prägen.

Wenn DEVEREUX allerdings in allen diesen Fällen - nicht nur bei den idiosynkratischen, sondern auch bei den in der jeweiligen Kultur verankerten Abwandlungs-
typen (wie dem des Schamanen) in ein und demselben Sinn die gleiche Vokabel "Störung" verwendet - "Störung" also nicht allein auf seiten des einzelnen Individuums,
sondern auch auf seiten der soziokulturellen Struktur ganzer ethnischer Gruppen sieht,
die ein solches "gestörtes" Individuum als Pendant der eigenen Gestörtheit bräuch-
ten, um sich selbst im Gleichgewicht erhalten zu können (eine beachtliche Vorweg-
nahme späterer Konzeptionen der Antipsychiatrie) - dann kann man fragen, ob hier
bei aller Reflektiertheit nicht letztlich doch ein allzu festgelegtes Realitäts-

konzept - nämlich das eines aufgeklärten Psychoanalytikers des 20. Jahrhunderts -
als absoluter Maßstab rangiert; als ein Maßstab, der in seiner Gültigkeit zu wenig in Frage gestellt wird.

Fragte Freud nach den "Triebschicksalen" in der Kulturentwicklung
(bekanntlich sah er in den Trieben als quasi mythischen Mächten sowohl die verborgenen Träger als auch die vergewaltigten Opfer dessen,
was wir Kultur nennen) - so DEVEREUX (1974) komplementär dazu nach
den "Kulturschicksalen", d.h. nach den "Schicksalen der kulturellen
Materialien in der psychischen Krankheit"; also dort, wo die Natur
in Form psychischer Krankheit gegen ihre Fron  revoltiert, etwa in
der Art, daß Primärprozesse gegenüber Sekundärprozessen die Oberhand
gewinnen, in sie einbrechen,  dabei nicht selten in deren Gewand
sich kleidend, wobei dann die "kulturelle Materie" ihre eigene Struktur verliert und zum bildsamen Stoff wird.

Zu den kulturellen Materialien gehört unter anderem auch alles
das, was die "Normalität" des Normalen fundiert und absichert (5). Eine
der Bestimmungen, die man den normierenden, "Normalität" hervorbrin-
genden Prozessen zusprechen kann, ist: daß sie das Chaos - "l'être brut et
sauvage"  (MERLEAU-PONTY) - bewältigen und aus ihm die für uns bewohn-
bare, durchstrukturierte, "vereinbarte" Welt werden lassen (6). Unter
diesen "Materialien" - man könnte auch von "Instrumenten" sprechen -
gibt es solche Zeichen- und Regelsysteme, die sehr unmittelbar in
dieser Funktion erkennbar solche Ordnungs- und Abgrenzungsaufgaben
übernehmen, und andere, die ihre archaische Herkunft aus Primärpro-
zeßhaftem nicht verleugnen, aber - zwar nicht durch ihren Inhalt,
wohl aber durch ihre formale Struktur, nämlich ihren Bild-Charakter,
der zum "uneigentlichen", d.h. bloß metaphorischen Umgang einlädt -
die Umsetzung in Realität obsolet erscheinen lassen.

"Kulturelle Materialien" der zuletzt genannten Art begegnen uns
in Märchen, Mythen, religiösen Überlieferungen, gegenwärtig in bildlichen Ausdrücken, Metaphern usw., in allem "uneigentlich" Gemein-
tem und zu Verstehenden. Sie bilden eine wichtige Quelle unseres
sprachlichen Ausdrucksvermögens, stellen Material bzw. Instrumente
für unsere Verdeutlichungstendenzen zur Verfügung, wobei sie dieser
ihrer Funktion gerade dadurch gerecht werden können, daß sie nicht
dazu aufrufen, "wörtlich" genommen oder gar in reale Handlungen umge-
setzt zu werden (etwa in Till-Eulenspiegel-Manier oder in der Weise
schizophrener Konkretismen).Wo derartiges geschieht, haben wir es
mit besonders schwerwiegenden Verstößen gegen die ungeschriebenen
Gesetze der "Normalität" zu tun.

Eine Schwierigkeit, vor der wir stehen - darauf wurde vom Autor
(1974) früher schon einmal hingewiesen - ist die, daß wir im Hinblick
auf den Normbegriff die Frage nach dem Entwurfshorizont, innerhalb
dessen etwas als normal oder abnorm zu gelten hat -  d.h. die Frage
nach dem Subjekt - nicht ausklammern können. Und zwar ist es eine
doppelte Einbeziehung des Subjekts, die sich als notwendig erweist:
1. dort, wo der Normbegriff der Forschung in Frage steht,ist es vor
   allem das Subjekt des Forschers mitsamt seinen soziokulturell mit-
   bedingten Vorstellungen von 'normal' und 'abnorm', was einzubeziehen ist. Es ist eine Frage, ob DEVEREUX seinen eigenen, von
   der psychoanalytischen Theorie her bestimmten Normbegriff hinreichend in Frage gestellt hat.
2. Nicht minder wichtig und methodisch am Ende noch schwieriger ist
   die Erfassung und Einbeziehung des Subjektcharakters des beforsch-
   ten Gegenstandes "Mensch" selbst, der als solcher im Hinblick auf
   seine Normalität bzw. Abnormität zur Debatte steht. Hier ist i.S.
   von MÜLLER-SUUR (1950) nicht nur an die Individualnorm zu denken,
   sondern auch an die "kollektive Werdensnorm", die die "individuelle Werdensnorm" beeinflußt.

Friedr. Vieweg & Sohn Verlag, Braunschweig/Wiesbaden

Das Verhältnis zwischen einer notwendigen Relativierung der Psychopathologie im Hinblick auf einen  bestimmten soziokulturellen Hintergrund (über dessen mögliche "Pathologizität" wir uns aus unserer beschränkten Perspektive heraus nicht zu rasch ein festes Urteil anmaßen sollten) und dem notwendigen Festhalten an kulturübergreifenden Strukturmerkmalen psychischer Gesundheit ist nicht leicht zu bestimmen. Fraglich ist vor allem der Rückbezug auf eine allen Kulturen gleichermaßen zugrunde liegenden Realität des Alltags als Basis der Normalität schlechthin. *Was* in der jeweiligen Gesellschaft als "Realität" des Alltags" gilt, ist sicher bis zu einem gewissen Grade kulturabhängig und somit kulturrelativ. Aber *daß* überhaupt eine solche "Realität" als Prüfstein angesetzt wird, dürfte eine kulturübergreifende Bedingungen menschlicher Existenz sein. NATANSON (1963) unterschied eine *Daß*-Eigenschaft der Norm von ihrem inhaltlichen Was ("*Was*-Eigenschaft" derselben). So kann man auch das Daß-Sein einer Alltagsrealität, die in den verschiedenen Kulturen recht verschieden aussieht, von deren je spezifischer Kulturbestimmtheit unterscheiden. Realitätsbezogenheit (7) wird man nirgendwo ganz vermissen. Allerdings gibt es wohl nicht nur verschiedene Arten, sondern auch verschiedene Intensitäten von "Realitätsbezogenheit", verschiedene nicht nur von Mensch zu Mensch, sondern vor allem auch von Kultur zu Kultur.

Damit der Bezug zur Empirie deutlich wird, sei kurz auf Beispiele aus der einheimischen Ethnopsychiatrie im klinischen Alltag verwiesen. So wie es DEVEREUX ( 1974:122ff.) mit seinen beiden Acoma-Indianern tat - zwei Halbbrüdern, die wegen Mordes angeklagt auf dem Elektrischen Stuhl hingerichtet werden sollten -, möchte auch ich mit einem Beispiel aus meiner forensischen Praxis beginnen:

Der 56-jährige, aus dem Irak stammende, seit über zehn Jahren als Gastarbeiter in einer hessichen Kleinstadt lebende Araber W. hatte an einem Weihnachtsabend seine glaubhafterweise über alles geliebte 9-jährige Tochter auf eine grausam anmutende, rituelle Weise getötet und sodann als "ein heiliges Opfer" unmittelbar vor Beginn der Mitternachtsmesse des Heiligen Abends angesichts der versammelten Gemeinde am Altar "dargebracht"; d.h. er trug das (mit fünf eigens zu diesem Zweck hergerichteten Nadeln ins Herz gestochene) tote Mädchen auf seinen Händen bis vor den Altar und legte es dem Pfarrer zu Füßen, danach ein Gebet verrichtend, bis er von ihm bekannten Mitgliedern der Gemeinde weggeführt und der Polizei übergeben wurde.

Vorausgegangen war die mehrjährige Entwicklung eines Eifersuchtswahns, der anfangs unschwer aus einer Identitätsdiffusion zwischen islamisch-arabischer und christlich-europäischer Kultur,  speziell aus der Dissonanz zwischen mitteleuropäischer und islamischer Eheauffassung verstehbar schien, sich später aber unabgrenzbar in religiöse und politische Bereiche ausweitete; sogar der deutsche Bundespräsident, dem dann eine der fünf Nadeln zugedacht war, wurde einbezogen. Streckenweise war es nicht leicht, vorderasiatische Fabulierfreudigkeit und Wahn voneinander zu trennen.

Erstaunlicherweise plädierten zwei der drei Gutachter nur für § 21 StGB. Sie interpretierten den offenkundigen Opfer-Charakter dieser Handlung von mitteleuropäischer Denkweise her lediglich als einen verbrämten Racheakt. Die Richter folgten dieser Interpretation und unterstellten - anstatt des von W. beschworenen Opfermotivs - ebenfalls allein "Rache" als ein die Tat zum Mord qualifizierendes "niedriges Motiv" und verurteilten ihn zu 15 Jahren Freiheitsstrafe. Erst als W. während der Strafverbüßung denjenigen Menschen, der ihm am nächsten stand, der sich am intensivsten um ihn bemühte, zu dem er selbst emotional den besten Kontakt zu haben schien, den Anstaltspfarrer, bei einer seelsorgerlichen Unterredung mit Benzin  übergoß und in Flammen aufgehen ließ (derart, daß dieser, für sein weiteres Leben schwer entstellt), nur mit knapper Not dem Tod entging, ordnete die Justiz eine erneute Begutachtung an. Ich stellte die Diagnose einer zwar ethnisch bzw. soziokulturell unterlegten, gleichwohl paranoiden Psychose; sie wurde nunmehr von den Richtern akzeptiert und führte dazu, daß der § 20 StGB zur Anwendung kam (bei gleichzeitiger Einweisung in eine geschlossene Psychiatrische Anstalt gem. § 63 StGB).

Obwohl hier sicher eine individuelle Pathologie vorlag - ein zugezogener Landsmann versicherte mir, daß auch für einen Araber die Motivation dieses Mannes wie auch manche seiner sonstigen Gedankengänge nicht nachvollziehbar seien -, blieb der soziokulturell-kulturgeschichtliche Hintergrund aufdringlich genug: die Notwendigkeit eines großen Opfers zur Sühnung (oder Abwendung) übergroßen Unheils ist ein altes, weit zurückreichendes Menschheits-Idol. In früheren Kulturen dienten dazu nicht nur Tier-, sondern auch Menschenopfer. Das teuerste Opfer war das des eigenen Kindes. Davon ist nicht nur in griechischen Sagen die Rede, sondern auch im Alten Testament (vgl.Ri 11,30-40) (8). Der Weg führt von der dort berichteten Jephthah-Geschichte zu Abraham, der seinen Sohn Isaak opfern soll, Gehorsam beweist, aber im letzten Moment vom Engel auf Geheiß Gottes anstelle seines Sohnes einen Widder zum Schlachten hingelegt bekommt. Der Übergang vom Menschenopfer zum Tieropfer wird noch heute mancherorts gefeiert (9).

Die Abraham-Isaak-Legende (Forderung nach dem Opfertod des einzigen Kindes und alsdann Erlaß dieses Opfers) gehört zu jenen "kulturellen Materialien" (DEVEREUX), die die mythischen und religiösen Überlieferungen durchziehen und einen besonderen Stellenwert in der Menschheitsgeschichte einnehmen. Es wäre möglich, ikonographisch in der Kunstgeschichte (z.B. bei Rembrandt), literatur-, religions- und philosophiegeschichtlich (Kierkegaard, Kolakowski) wie auch tiefenpsychologisch (Freud, Jung) dem weiter nachzugehen. Was kann den Menschen dazu führen, so tief verankerte Prinzipien, in denen sich Natur (Brutpflegeverhalten) und Kultur (Ethos der Elternliebe und der Väterlichkeit) miteinander verbinden, durch eine höhere Macht in Frage gestellt zu sehen ?

Noch entschiedener auf Abraham sich beziehend, handelte der 49-jährige P., Angestellter eines Zoologischen Instituts (Ameisen-Spezialist), als er seinen zweijährigen Sohn tötete als Sühne für die Greueltaten der Nationalsozialisten an den Juden (die Fernsehsendung "Holocaust" war vorausgegangen), aber auch als Sühne für eine eigene Wahntat, die vermeintliche Tötung eines Menschen, der aus einem Fernsehprogramm nach einem Umschalten der Kanäle verschwunden war (10). Nach der Tat telefonierte er mit seiner Frau, die Nachtdienst in einer Klinik hatte. Er: "Ich habe jetzt endlich Frieden mit den Juden geschlossen." Sie: "Das ist ja schön" (ihr war sein vorheriger Antisemitismus vertraut). Daraufhin er: "Es ist etwas Fürchterliches passiert." Sie: "Was hast Du denn gemacht?" Er: "Du kennst doch den Abraham mit dem Sohn ... unser Dominik ist im Himmel ... ich hab' es so gemacht, wie der Abraham nicht." Nach der Tat hatte er sich mit seiner im Hause befindlichen Schußwaffe umbringen wollen, dann aber gedacht, daß das im Hause zu großen Lärm machen würde. Stattdessen veranstaltete er - "damit etwas geschähe" - "ein Scherbengericht", indem er Flaschen zerschlug und kleine Scherben in die Toilette warf; erst danach rief er seine Frau an.

In beiden Fällen wurde im Rahmen einer paranoiden Psychose aus dem überlieferten Stoff ("kulturellen Material") ein schauerlicher, makabrer Tathergang. Transkulturelle Vergleiche liegen nahe. Ein archaisches Motiv (Menschenopfer zur Sühnung geschehenen Unrechts oder Abwendung bevorstehenden Unheils) gewinnt konkretistisch Gestalt. Die weitere psychologische, tiefenpsychologische, ethnologische und anthropologische Deutung würden den Rahmen dieses Beitrags sprengen.

Probleme einer "Ethnopsychiatrie im Inland" begegnen uns insbesondere auch dort, wo es um die Differentialdiagnose zwischen Aberglauben und Wahn (11) geht. Dazu folgendes Beispiel (12):

Ein 32-jähriger Bauernsohn wurde von seinem Vater in die Klinik gebracht. Er hatte eines Abends im Gebet vor einer Mutter-Gottes-Statue in einer Grotte nahe

dem Dorf, wo er wohnte, "gesehen", wie die Mutter Gottes sich zu ihm hinüberneig-
te; "sich verstaltete", wie er sagte. Und dann flog eine Biene von ihr zu ihm her-
über. Das hatte etwas zu bedeuten. Ein jeder, der sich in der Natur auskenne, wisse doch, daß Bienen zu so später Stunde nicht mehr unterwegs seien. Mit natürlichen
Dingen könne das nicht zugegangen sein. Seit dieser Zeit glaubte der Bauernsohn, er
sei - durch diesen Vorgang - zum neuen Christus, zum Sohn der Mutter Gottes geworden. Er besorgte sich sieben Flaschen geweihten Wassers, um damit den "Bösen" aus
dem Stall zu vertreiben. Danach spürte er in sich selbst die Kraft, Wunder zu wirken. Er goß Wasser in den Tank seines Autos in dem Wahn, es werde Benzin daraus,
wie einst zu Kanaan Wasser zu Wein. Dies, wie eine Reihe ähnlicher "Taten", veranlaßte den Vater, seinen Sohn zur Aufnahme in die Klinik zu bringen. - Dieser
sei "geisteskrank", glaube, Christus zu sein, und tue unsinnige "verrückte" Dinge.
Aber - und deshalb ist dieser Fall hier von Interesse - als die Rede auf den Stall
kam, wurde der Vater verlegen. Sein Sohn sei zwar "geisteskrank", er "spinne",
jedoch das mit dem Stall habe seine Richtigkeit. Da treibe der "Böse" tatsächlich
sein Unwesen. Man sähe es daran, daß den Pferden immer über Nacht Zöpfe in die
Mähnen geflochten würden. Das sei ein sicheres Zeichen. So stünde es schon im 6.
oder 7. Buch Mosis. Er selbst, der Vater, habe schon einmal die ganze Nacht im
Stall zugebracht, um dem "Bösen" dort aufzulauern. Aber dabei erging es ihm wie
im Märchen: Gegen Mitternacht befiel ihn eine undwiderstehliche Müdigkeit, er
schlief ein, und als er aufwachte - siehe da - der Zopf war in der Mähne.

Der Vater des Patienten, um den es hier geht, war nicht geisteskrank. Er hatte keinen Wahn. Er lebte wie die anderen Dorfbewohner
in dem heimischen Aberglauben seiner Gegend und machte die entsprechenden "Erfahrungen", die dazu gehörten. Er wußte sich mit den übrigen Dorfbewohnern einig in dem Wissen um solche Dinge. Ebenso wie
sein Nachbar war er überzeugt, daß die Krankheit, die er durchaus in
einem medizinisch-psychiatrischen Sinne als "Geisteskrankheit" verstand, seinem Sohn durch eine alte "Wahrsagerin" im Ort "angehext"
worden sei. - Der Sohn war dagegen in seiner Wahnwelt völlig isoliert. Er ließ sich darüber in keine Diskussion ein, kämpfte nicht
darum, wie es Paranoiker tun. Im Verlauf einer längeren neurolepti-
schen Behandlung mit Gesprächstherapie schien der Wahn zwar nicht
korrigiert, aber gründlich desaktualisiert. Der Patient wurde entlassen. Daheim arbeitete er wieder auf dem Hof mit, wie früher, nur
ein wenig stiller und zurückgezogener. Vom Wahn war nicht mehr viel
wahrzunehmen, bis er an einem Karfreitag in jener Grotte in einer
kreuzigungsähnlichen Weise erhängt aufgefunden wurde. Die Christus-
Identifikation hatte sich demnach schließlich doch durchgesetzt.
Warum bezeichnen wird das eine als Aberglauben, das andere als
Wahn? - Von den Inhalten her gesehen ist beides auf den ersten Blick
kaum zu unterscheiden. Man könnte vermuten, Prüfstein sei, ob die
zwischenmenschliche Kommunikation erhalten bleibe oder nicht. In der
Berufung auf das "6. oder 7. Buch Mosis" (13), das die Wahrsagerin in Verwahrung haben sollte, und in dem Glauben an die Verhexung seines Sohnes durch diese Frau war sich der Vater mit den übrigen Dorfbewohnern einig; auch darin, daß der "Böse" im Stall sein Unwesen treibe.
Der Vater fiel nicht heraus aus einer intersubjektiv konstituierten
"Wir-Gemeinschaft" i.S. HUSSERLs. Dagegen stand der Sohn mit seiner
Überzeugung, durch einen Wink der Marien-Statue und durch die Biene,
die von ihr zu ihm geflogen sei, Christus geworden zu sein, allein
da. Aber der Unterschied bliebe selbst dann bestehen, wenn der Vater
sich einen "privaten" Aberglauben zugelegt hätte, und der Sohn im Rahmen einer "symbiontischen Psychose" (SCHARFETTER 1970) etwa mit seinem
Bruder zusammen einen "konformen Wahn" (v. BAEYER 1979) geteilt hätte. Einen privaten Aberglauben - es gibt Menschen, die sehr gerne
einem solchen frönen - bleibt prinzipiell kommunikabel, und das heißt
in seiner Vorstellungswelt intersubjektiv konstituiert. Der Aberglaube ist prinzipiell weitergebbar; das Private besteht gerade darin,
daß etwas, was gleichsam zur Weitergabe provoziert, für sich zurück-
behalten, geheimgehalten bleibt. Dagegen ist es etwas ganz anderes,

wenn ein Schizophrener seinen Wahn für sich behält: Er hat vielleicht
gelernt, daß die Anderen mit seinen Wahngedanken nichts anfangen können, oder er hält es aus anderen Gründen, evtl. auch weil die Stimmen
es ihm "verbieten", nicht für tunlich, sein wahnhaftes Überzeugtsein
kundzutun ; doch liegt das auf einer anderen Ebene. Er hält nicht
etwas zurück, was per se kommunikationsträchtig wäre. Dies verhält
sich beim Aberglauben ganz anders; er fasziniert, trägt alle Kenn-
zeichen eines Faszinosums. Das bedeutet: er ist prinzipiell, auch
wenn er nicht weitergegeben wird, kommunikabel oder sogar kommunika-
tionsstiftend und wenn nicht kultur-, so doch subkultur-stiftend,
und zwar in der Regel sogar mehr als es irgendwelche gängigen Vor-
stellungsinhalte sonst sind.

Wahn und Aberglauben stehen sich also in dieser Hinsicht diametral
gegenüber, so wenig sie sich auch sonst manchmal hinsichtlich ihres
konkreten Inhalts unterscheiden mögen.

Das Gesagte gilt nicht nur für Wahnphänomene. Es gibt diesen Unterschied auch bei Halluzinosen und illusionären Verkennungen, wie
wir noch sehen werden. Gelegentlich kann sogar ein abnormes Bedeu-
tungserleben, das sich unmittelbar mit einer Wahrnehmung verbindet
und somit eigentlich die Kriterien einer Wahnwahrnehmung erfüllt,
sich nicht, wie dies im Fall der schizophrenen Wahnwahrnehmung charakteristisch ist, als intersubjektivitätsfremd und kommunikationsfeind-
lich erweisen, sondern als "zündend", was ganz entschieden gegen den
schizophrenen Charakter eines solchen Bedeutungserlebens verstößt.

Nicht daß eine Bedeutung sehr unmittelbar mit einer Wahrnehmung
verbunden wird, ist etwas Pathologisches, sondern nur daß diese Bedeutung als im hohen Maße "abnorm", "widersinnig", "befremdlich" empfunden wird und offenbar noch weniger in Frage gestellt zu werden
vermag, als dies bereits schon bei den ganz normalen Bedeutungen, die
wir mit Wahrgenommenem (z.B. Gesehenem) verbinden, der Fall ist.(14) Die Art
der Abnormität muß aber weiter differenziert werden. Das Abnorme ist
hier nicht gleichbedeutend mit dem Ungewöhnlichen. Es gibt höchst
ungewöhnliche und in diesem Sinne "abnorme" Bedeutungssetzungen, die
es nicht bleiben, sondern "Schule machen". Die Abnormität kann also
keineswegs statistisch errechnet werden. Auch nach den bisherigen
Denk- und Vorstellungsgepflogenheiten widersinnige, ja völlig dis-
parat erscheinende Bedeutungssetzungen brauchen für die Zukunft nicht
"abnorm" zu bleiben. Wie läßt sich dieser Unterschied begrifflich
hinreichend fassen? Kreative Bedeutungssetzungen sind nicht intersubjektiv begründet, wenn man damit lediglich die Verwurzelung im Gängigen, im Netzwerk der "vereinbarten" Welt, meint. In dem strengen
Wortsinn von "intersubjektiver Konstitution" zeigen solche Bedeutungssetzungen aber ein hohes Maß von Intersubjektivitäts-Bezogen-
heit. Dies, wenn man unter "Intersubjektivität" nicht die Summe oder
die Quintessenz von ausgesprochenen oder unausgesprochenen Vereinbarungen versteht, nicht die Geläufigkeit des Geläufigen, sondern die
Kommunikabilität als Möglichkeit, und zwar nicht unbedingt schon rea-
lisierte Möglichkeit. Im Einzelfall kann sich die Kommunikabilität
einer außergewöhnlichen Bedeutungssetzung erst post festum erweisen . Und dennoch liegt der Unterschied nicht allein in etwas
der Bedeutung, formal gesehen, Äußerlichem. Bedeutungssetzung heißt,
etwas als etwas verstehen bzw. nehmen. Die Als-Struktur kann unterschiedlichen Charakter tragen. Das "als" reicht von der rein abstrak-
ten, vielleicht nur spielerischen, hypothetischen Setzung bis zur
Seinsidentität. Hier fehlen bis heute die notwendigen begrifflichen
Differenzierungen. Sie sind aber außerordentlich wichtig, wenn sich
Kulturphänomene, insbesondere auch Subkulturphänomene einerseits und
Wahnphänomene andererseits wechselseitig durchdringen, wie das über-

all dort der Fall ist, wo man es nicht mit einer einzigen großen Ver-
ständigungsgemeinschaft zu tun hat, aus der ein Wahn ganz isoliert
herausfällt, sondern wenn man es mit "mutiple realities" zu tun hat,
die sich infolge besonderer soziokultureller Bedingungen ineinander-
schieben.

Ein Feld, in dem sich Psychopathologie und disparate Enkulturatio-
nen in besonderer Weise überschneiden, ist das der Erlebnisabwandlungen im Rahmen von spiritistischen, mediumistischen u.ä. Subkulturen. Sicher werden Dekompensationen psychopathologischer Art auch
hier durch individuelle Persönlichkeitseigenheiten - häufig sind es
hysterische Reaktionsbereitschaften - begünstigt. Aber der induzie-
rende Charakter des Ambiente darf darüber nicht unterschätzt werden.
Ob diesen Strömungen selbst das Prädikat "pathologisch" zugesprochen
werden sollte, wie dies DEVEREUX (1974) offenbar vertritt, ist mit
Zurückhaltung zu beurteilen; immerhin wird man die Bedeutung der In-
Frage-Stellung jener Konzeption von Realität, die wir als Maßstab
anlegen, nicht unterschätzen dürfen. Auch ob solche Strömungen generell als pathogen anzusehen sind oder nur im Hinblick auf Menschen,
die bestimmte Voraussetzungen mitbringen, möchte ich offenlassen.
Zwei Beispiele seien angeführt:

(1) Ein 46-jähriger Spätaussiedler aus dem Sudetenland wurde wegen eines akuten
psychotischen Syndroms stationär aufgenommen. Er entstammte - ohne Psychosenbe-
lastung in der Familie - einem pietistisch-mystischen Milieu, wie es in Böhmen
und Schlesien bis in die Zeiten des Jakob Böhme zurückverfolgt werden kann. Über
längere Zeit hatte er sich im Rahmen dieser Tradition mit Traumgesichten, Pendeln,
Wasseradern-Aufspüren u.ä. befaßt; er glaubte,diesbezüglich einige Fähigkeiten zu
besitzen und zu einem guten Zweck für Freunde und Bekannte fruchtbar gemacht zu
haben. Eines Tages kam er auf den Gedanken, mit Hilfe dieser Fähigkeiten beim Lot-
to-Spielen die Gewinnzahlen zu "erpendeln", um zu Geld zu kommen. Als er sich dazu anschickte - noch bevor er Erfolg oder Mißerfolg feststellen konnte -, kam
"der Böse über ihn", wie er dies selbst interpretierte. Er erlebte einen mehrere
Tage anhaltenden Ausnahmezustand psychotischen Gepräges, in dem er teils bedroh-
liche, teils verhöhnend-kommentierende "Stimmen" vernahm, aber auch Fratzen auf
sich zukommen "sah", sowie mißgestaltete Tiere mit riesigen, geifernden Mäulern,
die nach ihm schnappten usw. Für eine toxische Genese der Psychose bestand kein
Anhalt. Auf ihrem Höhepunkt habe er Wirklichkeit und "Höllenspuk", wie er das
nannte, nicht mehr auseinanderhalten können; letzterer sei für ihn vorübergehend
*die* Wirklichkeit schlechthin gewesen. Die Darstellung von dem, was er erlebt hatte, erinnerte an Hieronymus-Bosch-Bilder oder auch an die "Versuchung des Hl. Antonius" vom Isenheimer Altar - Bilder, die der Patient selbst nicht kannte. Bei
unserem Patienten klang das Zustandsbild innerhalb weniger Tage restlos ab. In
den nächsten Jahren (Katamnesendauer: 4 Jahre) kam es zu keinem Rezidiv.

Solche Fälle werden in den Kliniken der BRD nur vereinzelt beobachtet. Sie sind von schizophrenen Psychosen abzugrenzen (ICD 298.8).
Der gesamte Kontext ist ein anderer, so schwer es auch sein kann,
einzelne isolierte Symptome (wie "Stimmen" und coenästhetische Sensationen) von schizophrenen begrifflich abzugrenzen. Bei Völkern
der nichtzivilisierten Welt dürfte derartiges wesentlich häufiger
vorkommen. Eine wichtige Voraussetzung für solche psychotischen Syndrome mag das Fehlen der festen ich-stützenden Konturen eines von
den Naturwissenschaften mitgeprägten Weltbildes sein. Das Feld des
Für-"möglich"-Gehaltenen ist wesentlich weiter. Dabei geht es nicht
sosehr um ein fixiertes Weltbild als vielmehr um das diesem zugrunde
liegenden Welt- und Selbstverhältnis. Korrespondierend zu einem solchen (an unserem Maßstab gemessen: "aufgelockerten") Weltverhältnis
erweist sich die Ich-Struktur als labilisiert.

Daß aber auch die Technik derartige Einbrüche in unserer Realitätskonzeption zeitigen kann, belegen Erfahrungen, die wir in jüngster Zeit mit Mitgliedern eines "Vereins für Tonband-Stimmen-Forschung e.V." machten. Dabei handelt es sich um Menschen, die im Anschluß an den Skandinavier Jürgenson glauben, unter bestimmten Bedingungen mit Hilfe von Tonband-Geräten die Stimmen von Verstorbenen hörbar machen zu können. In Einzelfällen kann ein solches Hören von "Stimmen" sich von der Bindung an das Laufen-Lassen eines Tonband-Gerätes ablösen; illusionäre Projektionen aus dem Unbewußten (wie wir in psychopathologischer Sicht sagen würden) gehen fast nahtlos in eine Halluzinose über. In einem Fall wurde eine solche "Ablösung" vom Apparat von der "Tonband-Stimme" sogar vorher angekündigt.

(2) Die jetzt 59-jährige Frau G.St., Hausfrau, kam mit einer hartnäckigen "nernösen Störung", die sich im Anschluß an die von ihr und ihrem Mann betriebene "Tonbandstimmen-Forschung" eingestellt hatte, zur stationären Aufnahme. Ebenso wie ihr Mann hatte sie, entsprechend den Veröffentlichungen auf diesem Feld, beim Ablaufenlassen von Tonbändern in einem eigentümlichen "Sing-Sang" die "Stimmen" von Verstorbenen aus ihrer Familie "gehört". Auch der Ehemann, Angestellter eines meteorologischen Instituts, der sich zunächst nur, um den "Schwindel" aufzudecken, damit befaßt hatte, war schließlich fest davon überzeugt, es handele sich um "Stimmen" von "Geistern", die uns "haushoch überlegen" seien. Bei genaueren Nachforschungen ließ sich sogar nicht leicht entscheiden, wer wen induziert hatte. Anfangs völlig fasziniert von dieser Erweiterung ihres Erlebnis- und Erfahrungsumkreises (wobei die Stimme des verstorbenen heißgeliebten Vaters eine beträchtliche Rolle spielte) bekam Frau St. wie auch ihr Mann späterhin wegen dieser ihrer Verbindung zu den "Geistern" religiöse Skrupel, worauhin dieselben begannen, sie vor dem Einschlafem mit "elektrischen Schlägen" zu traktieren, was sie nicht wenig beeinträchtigte. Die "Stimmen" hörte sie nun auch unabhängig vom Laufenlassen eines Tonbandes; allerdings nur einzelne Namen, nicht - wie sie ambivalent, fast ein wenig neidisch berichtete - ganze Sätze gleich einer anderen Frau, die Mitglied dieses Vereins war. Die Beschwerden nahmen zu, nachdem die "Geister" (nur zu einem Teil erfolgreich) von einem "geistlichen Heiler" exorziert worden waren und der verbliebene Rest sich dafür um so ärger an ihr rächte. - Die einzelnen Symptome (Akoasmen, "Stimmen", Coenästhesien) waren für sich isoliert nicht ohne weiteres von einer schizophrenen Symptomatik abzugrenzen. Die durchweg erhaltene Intersubjektivitätsbezogenheit (wie sie z.B. im Neid auf die Kollegin, die noch mehr erlebt hatte als sie selbst, zum Ausdruck kam) wie auch die ganze Art ihres Umgangs mit ihrem eigenen Erleben, mit sich selbst und mit anderen, sprach jedoch eindeutig gegen die Diagnose einer Schizophrenie.

Daß es sich dabei um Phänomene handelt, die eher jenen der (von uns heute als "hysterisch" gedeuteten) mittelalterlichen Epidemien psychopathologischen Gepräges als endogenen Psychosen ähneln, ist evident. Gerade das Ansteckende daran - das selber Fasziniertsein und (für andere dafür empfängliche Menschen) Faszinierende - unterscheidet diese Erlebnisabwandlungen von solchen schizophrener Art. Es muß allerdings offen bleiben, ob eine solche Auflösung der Konturen des Realitätsbewußtseins in Einzelfällen auch einmal eine schizophren weiterlaufende Psychose induzieren kann, ähnlich wie wir es bei manchen anfangs als Drogen-Psychose imponierenden, später schizophrenes Gepräge zeigenden Psychosen annehmen. Hier dürfte es weiterführen, nicht von starren nosologischen Festlegungen auszugehen, sondern von den stets auch soziokulturell mitgeprägten Abwandlungsmöglichkeiten des geistig, seelisch und vor allem auch leiblich (z.B. neurochemisch) vorstrukturierten Selbst- und Weltverhältnisses. Diese Abwandlungsmöglichkeiten und deren Bedingungen freizulegen, wäre Aufgabe einer nicht nur die biologischen Voraussetzungen, sondern ebenso die soziokulturelle Vorgeschichte des Menschen berücksichtigenden dynamischen Psychopathologie.

Friedr. Vieweg & Sohn Verlag, Braunschweig/Wiesbaden

Worauf verweisen diese Beispiele? Darauf, daß die individuelle Psychopathologie des einzelnen Patienten auf dem Hintergrund der grossen und kleinen Umbrüche und "Verwerfungen" innerhalb der Menschheitsgeschichte mit ihrer Konstitution von "multiple realities" zu sehen ist.

Jeglicher Bezug auf "die" Realität muß zunächst einmal in Frage gestellt werden. Das bedeutet nicht, daß einem Kultur- oder sonstigen -relativismus das Wort geredet werden sollte, ebensowenig wie DEVEREUX das tut. Aber um die "multiple realities" nicht einer Prokrustes-Prozedur zu unterwerfen, sondern in einer tatsächlich gewinnbringenden Weise auf eine neue - die für das heutige wissenschaftliche Weltbild am Ende des zwanzigsten Jahrhunderts Gültigkeit beanspruchende "Realität" als Spezialfall in sich enthaltende - übergreifende Realitätskonzeption beziehen zu können, müssen wir die Mannigfaltigkeit fremder "realities", wie sie für andersartige Kulturen und Subkulturen bestehen, zunächst einmal ernst nehmen.

Erfahrungen, die auf diesem Wege gemacht werden, motivieren, die Methoden der ethnographischen und ethnologischen Feldforschung - vom Studium der früher sog. "Natur"völker - zurückzutransponieren in heimische Bereiche und sie auf Subkulturen verschiedener Bevölkerungsgruppen, professioneller Arbeitsplätze und schließlich einzelner Familien anzuwenden; also dahin, wo in Kleingruppen oder Familien unterschiedliche Entwürfe von Realität sich aneinander reiben und ein Zutage-Treten psychopathologischer Symptomatik vielleicht nicht verursachen, aber doch begünstigen.

Um dem mit hinreichender Sensibilität nachgehen zu können, ist es erforderlich, daß der Untersucher seinen eigenen Begriff von Realität, sein eigenes Weltbild, in Frage zu stellen vermag und die Angst, die das - wie DEVEREUX (1976) eindrucksvoll gezeigt hat -,erzeugt in ein sensibles Organ für die Wahrnehmung andersartiger Selbst- und Weltkonzeptionen auszubauen und damit auch an einem erweiterten Verständnis für Realität überhaupt zu arbeiten.

Hier ergeben sich mannigfaltige Anknüpfungspunkte an die daseinsanalytische Erforschung differenter Weisen des In-der-Welt-seins in der Psychiatrie. Die Ethnopsychiatrie kann uns lehren, den unterschiedlichen, miteinander interferierenden Wurzeln divergenter Selbst- und Weltkonzeptionen genauer - und d.h. mit mehr Differenzierungsvermögen - nachzugehen.

Man kann dem Titel *Ethnopsychiatrie im Inland* nach alldem durchaus einen inhaltlichen Sinn beilegen. Dann denkt man in erster Linie an die Sozialisations- und Enkulturationsprobleme - an die Überschneidungen und Interferenzen zwischen verschiedenen soziokulturellen Einflüssen - z.B. bei Immigranten (speziell Gastarbeitern der 1. und 2. Generation) oder, wie in den zuletzt genannten Beispielen, an die Überschneidung von offizieller Kultur und Subkultur. Man kann aber den Begriff "ethno-"(15), einer in den letzten beiden Jahrzehnten zunehmenden Gepflogenheit folgend, auch im Sinne eines bestimmten methodischen Ansatzes verstehen, ohne etwa fremde Kulturen zu erforschen. Dies ist im Umkreis von Richtungen wie "ethnography", "ethnomethodology", "ethnoscience" der Fall. Diese Strömungen der modernen Soziologie, Kulturanthropologie und Soziolinguistik befassen sich schon seit langem nicht mehr nur mit sog. "primitiven" Gesellschaften und Kulturen. Sie sind vielmehr dazu übergegangen, die methodischen Ansätze, die sich bei der Erforschung fremder soziokultureller Verhältnisse (insbesondere in der Feldforschung) bewährt haben, in mehr oder weniger abgewandelter Form auf die Erforschung der so-

Friedr. Vieweg & Sohn Verlag, Braunschweig/Wiesbaden

ziokulturellen Verhältnisse auch im Inland anzuwenden. Die Psychiatrie nimmt dabei insofern eine gewisse Mittelstellung ein, als bei vielen psychiatrischen Patienten (spez. Schizophrenen) die Selbstverständlichkeiten ("basic rules") des eigenen soziokulturellen backgrounds außer Kurs gesetzt zu sein scheinen - und damit eine gewisse "Fremdheit" vorliegt. Im übrigen ist es aber nicht der Sachbezug, sondern die Übernahme der Perspektive, was in diesem Zusammenhang die Verwendung der Vorsilben "ethno-" verständlich macht. So etwa, wenn von der "ethnographischen" Untersuchung einer Familie oder einer Klinikstation gesprochen wird.

Wodurch ist diese Perspektive charakterisiert?

Erstens durch eine innere Distanz zu den zu untersuchenden Denk- und Lebensgepflogenheiten, die bei der Beforschung fremder Kulturen vorgegeben, bei der Erforschung der eigenen Selbstverständlichkeiten im Inland jedoch erst noch errungen werden muß (16); zweitens durch die Neutralität, insbesondere Wertneutralität, gegenüber dem, was da untersucht wird ("ethnomethodologische Indifferenz"); drittens durch die Interpretation der aufgedeckten Strukturen als - nicht so sehr konditionierte oder gar ererbte, sondern eigens konzeptionalisierte Verhaltensmuster ("arrangements", "Konstruktionen von Wirklichkeit"); als Konzeptionalisierungen, denen arbeitshypothetisch zunächst einmal Absichtlichkeit und weit mehr "Methode" unterstellt wird, als dies seitens der heteronomieorientierten Empirie geschieht, und vielleicht auch mehr als dies am Ende faktisch der Fall ist.

In diesem Sinne kommen in der modernen Sozialpsychiatrie eine Reihe von "ethno"wissenschaftlichen Ansätzen zum Zuge auch da, wo es nicht um die Analyse von fremden soziokulturellen Einflüssen auf die Psychopathologie geht, sondern um die Aufdeckung der Bedeutung zuvor nicht reflektierter soziokultureller Prägungen der eigenen Kultur bzw. Subkultur.

<u>ANMERKUNGEN</u>

(1) Vgl. BASTIDE (1973), BATESON (1981), BECKER-PFLEIDERER (1977), DEVEREUX (1974, 1976, 1978), FRIESSEM (1977, 1979), MEAD (1972), SCHRÖDER (1977). Die Kulturbezogenheit menschlicher Krankheiten (nicht nur psychiatrischer, sondern auch psychosomatischer Erkrankungen) wird besonders prägnant von. M. MEAD (1972) betont. "Kultur" wird dabei nicht "als ein Geflecht äußerer Belastungen und Katastrophen gesehen, ... Kultur ist vielmehr Hauptelement in der Entwicklung des Individuums, das sich in einer Struktur, einem Funktionstypus und Reizmuster niederschlägt, die sich grundsätzlich von denen anderer Gesellschaften unterscheiden".

(2) Gemeint ist damit die Tatsache, daß bestimmte, zunächst absonderlich anmutende Ansichten, die in bestimmten Ethnien vorherrschen, keineswegs immer nur allein soziologisch, psycho(patho)logisch, psychoanalytisch o.ä. zu interpretieren sind, sondern - wie DEVEREUX (1976: 149 selbst hervorhebt - mitunter auch "Substantielles" enthalten, d.h. auf zuvor nicht gekannte faktische Sachzusammenhänge (z.B. Heilmittelwirkungen, psychologische Gesetzmäßigkeiten) aufmerksam machen.

(3) Grundlegendes zur Ethnopsychiatrie findet man abgesehen von DEVEREUX und den schon genannten Autoren bei HOFER (1979), PARIN (1978), PFEIFFER (1971), SARTORIUS (1979), WULFF (1978).

(4) Folgende Anekdote mag das, was hier mit "Ethnopsychiatrie im Inland" im Blick ist, beleuchten: Die 57-jährige Patientin A.P. sah - ohne daß ihr ein bestimmter Anlaß hierfür bewußt war - seit dem 1.12.82 bei Tag und bei Nacht "kleine rote Männerchen", die auf sie zukamen und sie anlachten, ohne etwas dabei zu sagen; eine toxische Genese konnte ausgeschlossen werden. Als die Diskus-

sion darüber entbrannte, ob es sich hier um eine atypische Schizophrenie,
eine hysterische Neurose oder eine Psychopathie handele, meinte der nach der
Diagnose befragte Oberarzt lakonisch: "Nein, das ist etwas Osthessisches".
Ebenso wichtig wie eine medizinische Diagnose oder sogar noch wichtiger schien
in diesem Fall der Hinweis auf den soziokulturellen Kontext dieses Erlebens.

(5)  Vgl. MÜLLER-SUUR (1950), KUNZ (1954/55), BLANKENBURG (1974), HUPPMANN (1975),
     TÖPFER (1977), GRATHOFF (1979), TELLENBACH (1980), KNOLL (1984) und viele an-
     dere. Ein Großteil der kaum noch übersehbaren Literatur leidet daran, daß
     Norm und Normalität nicht hinreichend scharf voneinander getrennt werden. Vor
     allem trägt der die Unterschiede nivellierende Begriff "abweichendes Verhal-
     ten" zur Unklarheit bei. Normwidriges Verhalten muß nicht notwendig "un-nor-
     mal" sein.

(6)  M. MEAD (1972) hat bereits betont, daß ein Verständnis der basalen menschli-
     chen Normalität nicht ohne Berücksichtigung der kulturellen Dimension mög-
     lich ist.

(7)  Der Begriff "Realitätsbezogenheit" ist verführerisch – so als ob wir, die
     darüber urteilen, schon genau wüßten, was  d i e  Realität ist. Davon kann
     nur bedingt die Rede sein. Die  e i n e  für uns alle verbindliche Realität
     (Welt) ist für den Wissenschaftler eine das Erkennen motivierende Idee, eine
     Antizipation, nicht mehr.

(8)  Vgl. den von TELLENBACH (1976) herausgegebenen Band "Das Vaterbild in Mythos
     und Geschichte" und darin vor allem den Beitrag von L. PERLITT "Der Vater im
     Alten Testament".

(9)  Herrn Dipl. Psych. U. Ertel verdanke ich den Hinweis, daß das noch heute in
     Pakistan kultisch gefeierte "Eid"-Fest auf dieses frühgeschichtliche Ereignis
     zurückgehen soll.

(10) Einen Hinweis auf diesen Parallelfall entnahm ich der Presse. Herr Oberarzt
     Dr. Danke (Würzburg) gewährte mir sodann auf Anfrage freundlicherweise Ein-
     blick in sein ausgezeichnetes Gutachten über P., dem ich die folgenden Ein-
     zelheiten entommen habe.

(11) Vgl. W.BAEYER (1979), HAENEL (1983) u.a.          (12) BLANKENBURG (1972).

(13) Hinweise auf diese okkulte Schrift finden sich (PEUCKERT) erst seit Anfang des
     letzten Jahrhunderts: "Die große Mosesbibel, das ist das sechste und siebente
     Buch Mosis oder der magisch-sympathetische Hausschatz – Mosis magische Gei-
     sterkunst, das Geheimniß aller Geheimnisse. Wortgetreu nach einer alten Hand-
     schrift...". Berlin: Bartels 1832.

(14) K. Schneiders These der "Zweigliedrigkeit" als eines Spezifikums der Wahn-
     wahrnehmung darf als widerlegt angesehen werden (BLANKENBERG 1965).

(15) Zum Bedeutungswandel dessen, was "Ethno-" in den Termini Ethnographie, Ethno-
     logie, Ethnoscience, Ethnomethodologie meint, vgl. BERMANN (1974), PSATHAS
     (1976) u.a. Wenn man mit BERREMAN (1968) die Tätigkeit des Ethnographen qua
     Feldforschers in der "Praxis, unter den Leuten zu leben, die man studiert, sie
     selbst, ihre Sprache und Lebensweise durch intensive und nahezu kontinuierliche
     Interaktion mit ihnen in ihrem alltäglichen Leben kennenzulernen...", sieht,
     dann versteht es sich fast von selbst, daß man auch von der "Ethnographie
     einer Familie" (HILDENBRAND 1983) – und zwar auch einer einheimischen – spre-
     chen kann. Freilich verdünnt sich der Begriff "Ethnographie" dabei fast auf
     Beschreibung – "dichte Beschreibung" (GEERTZ 1983) – von dem, was durch teil-
     nehmende Beobachtung gewonnen werden kann.

(16) Ein beliebtes Kunstmittel, um das Selbstverständliche der alltäglich Orien-
     tierung zu verfremden, ist daher denn auch die Fiktion eines
     Besuchers von einem fernen Planeten (vgl. WIEDER 1976). Die beiden Silben
     "ethno-" bezeichnen hier nicht nur das Bewußtsein des Alltagsmenschen im Kon-
     trast zum wissenschaftlichen Soziologen-Bewußtsein, sondern auch den schein-
     bar "exotischen" Charakter, den das uns Vertraute und nur allzu Selbstver-
     ständliche durch diesen Verfremdungs-Effekt bekommt.

Friedr. Vieweg & Sohn Verlag, Braunschweig/Wiesbaden

## LITERATUR

BAEYER W. v. 1979. *Wähnen und Wahn.* Stuttgart: Enke.

BASTIDE R. 1973. *Soziologie der Geisteskrankheiten.* Köln: Kiepenheuer & Witsch.

BATESON G. 1981. *Ökologie des Geistes.* Frankfurt/M.: Suhrkamp.

BECKER-PFLEIDERER B. 1977. *Kranksein in fremden Kulturen.* MMG 2:129-139.

BERGER P., LUCKMANN Th. 1967. *The Social Construction of Reality.* New York: Anchor Books.

BERGMANN J.R. 1980. *Der Beitrag Harald Garfinkels zur Begründung des ethnomethodologischen Forschungsansatzes.* Diss. Konstanz 1974.

BLANKENBURG W. 1965. Differentialphänomenologie der Wahnwahrnehmung. *Nervenarzt 36,* 285-298

BLANKENBURG W. 1972. Anthropologische Probleme des Wahns, in *Wahn.* Hrsg.v. W. SCHULTE und R.TÖLLE. Stuttgart: Thieme.

BLANKENBURG W. 1974. Ein Beitrag zum Normproblem, in *Die Wirklichkeit des Unverständlichen.* Hrsg.v. J.M. BROEKMAN und G. HOFER. Den Haag: Nijhoff.

BLANKENBURG W. 1983. Phänomenologie der Lebensweltbezogenheit und Psychopathologie, in *Sozialität und Intersubjektivität.* Hrsg. v. R. GRATHOFF und B. WALDENFELS. München: Fink.

BLANKENBURG W., HILDENBRAND, B., BEYER B., KLEIN D., MÜLLER H. 1983. *Familie und alltagsweltliche Orientierung Schizophrener.* Abschlußbericht eines DFG-Projekts. Marburg.

DEVEREUX G. 1974. *Normal und anormal. Aufsätze zur allgemeinen Ethnopsychiatrie.* Frankfurt/M.: Suhrkamp.

DEVEREUX G. 1976. *Angst und Methode in den Verhaltenswissenschaften.* Frankfurt-Berlin-Wien: Ullstein.

DEVEREUX G. 1978. *Ethnopsychoanalyse.* Frankfurt/M.: Suhrkamp.

DUERR H.P. 1982. Die Angst vor dem Leben und die Sehnsucht nach dem Tode. Habilitationsvortrag an der Gesamthochschule Kassel (1981). In ders. *Satyricon.* Berlin: Kramer.

FRIESSEM D.H. 1977. *Das Krankheitsverhalten und seine ethnischen Variationen.* In SCHRÖDER E. (Hg.) s.d. Wiesbaden.

FRIESSEM D.H. 1979. Transkulturelle, vergleichende und Ethno-Psychiatrie, in *Kritische Stichwörter der Psychiatrie.* München: Fink.

GEERTZ C. 1983. *Dichte Beschreibung. Beiträge zum Verstehen kultureller Systeme.* Frankfurt/M.: Suhrkamp.

GURWITSCH A. 1977. Die mitmenschliche Begegnung in der Milieuwelt. Hrsg. u.eingeleitet v. A. METRAUX: *Phänomenolog.-psycholog. Forsch.* Bd. 16, Berlin-New York: de Gruyter.

HAENEL T. 1983. Aberglaube, Glaube, Wahn. *Schw.Arch.f.Neurol., Neurochir.u. Psychiat.* 133, 295-310.

HOFER G. 1979. Ethno-Psychiatrie, in *Psychiatrie der Gegenwart.* Hrsg. v.K.B. KISKER et al. Band I/1, Berlin-Heidelberg-New York: Springer.

JÜRGENSON F. 1980. *Sprechfunk mit Verstorbenen.* München:Goldmann TB 11727

KNOLL M. 1984. Extrem Normal - Paradoxie und Hoffnung einer psychiatrischen Freiheitsethologie. In diesem Band, S.53-62

LIPPITZ W. 1978. Der phänomenologische Begriff der "Lebenswelt" - seine Relevanz für die Sozialwissenschaften. *Z.f.philos. Forschung* 32, 416-435.

MERLEAU-PONTY M. 1964. *Le visible et l'invisible.* Paris: Gallimard.

**Friedr. Vieweg & Sohn Verlag, Braunschweig/Wiesbaden**

MÜLLER-SUUR H. 1950. *Das psychisch Abnorme*. Berlin-Göttingen-Heidelberg: Springer.

MÜLLER-SUUR H. 1966. Über die kulturelle Bedingtheit des Begriffs der Normalität. *Sozialpsychiatrie* 1: 138-141.

NATANSON M. 1963. Philosophische Grundlagen der Psychiatrie, in *Psychiatrie der Gegenwart* 1/2, 1. Aufl., Berlin-Göttingen-Heidelberg: Springer.

OFFER D., SABSHIN M. 1974. The Concept of Normality, in *American Handbook of Psychiatrie*, 202-213. Ed. S. ARIETI. New York: Basic Books[2].

PARIN P. 1978. Ethnologie und Psychiatrie, in *Der Widerspruch im Subjekt*, ders. Frankfurt/M.: Syndikat.

PFEIFFER W.M. 1971. *Transkulturelle Psychiatrie*. Stuttgart: Thieme.

PSATHAS G. 1976. *Ethnotheorie, Ethnomethodologie und Phänomenologie*, in WEINGARTEN et al. (Hg.) s.d. Frankfurt/M.: Suhrkamp.

SARTORIUS N. 1979. Crosscultural Psychiatry, in KISKER K-P. et al.: *Psychiatrie der Gegenwart* Bd. I/1, 711-737. Berlin-Heidelberg-New York: Springer.

SCHARFETTER C. 1970. *Symbiontische Psychosen*. Bern: Huber.

SCHRÖDER E. (Hg.). 1977. *Faktoren des Gesundwerdens in Gruppen und Ethnien*. Wiesbaden:Steiner

SCHÜTZ A. 1961-66. *Collected Papers*. Vol. I-III. The Hague: Nijhoff.

SCHÜTZ A. 1981. *Theorie der Lebensformen*. Frankfurt/M.: Suhrkamp.

SCHÜTZ A., LUCKMANN Th. 1979. *Strukturen der Lebenswelt*. Frankfurt/M.: Suhrkamp.

TELLENBACH H. (Hg.). 1976. *Das Vaterbild in Mythos und Geschichte*. Stuttgart-Berlin-Köln-Mainz: Kohlhammer.

TELLENBACH H. 1980. Normalität, in *Psychologie des 20. Jahrhunderts*, Bd. X. Hrsg. v.U.H.PETERS. Zürich: Kindler.

TÖPFER S. 1977. Normalitätszuschreibung: theoretisch-methodologische Überlegungen. Unveröffentlichter Forschungsbericht. Konstanz.

WEINGARTEN E., SACK F., SCHENKEIN J. 1976. *Ethnomethodologie. Beiträge zu einer Soziologie des Alltagshandelns*. Frankfurt/M.: Suhrkamp.

WIEDER D.L., ZIMMERMANN D.H. 1976. *Regeln im Erklärungsprozess. Wissenschaftliche und ethnowissenschaftliche Soziologie*. Frankfurt/M.: Suhrkamp.

WULFF E. (Hg.). 1978. *Ethnopsychiatrie. Seelische Krankheit – ein Spiegel der Kultur?* Wiesbaden: Akademische Verlagsgesellschaft.

Friedr. Vieweg & Sohn Verlag, Braunschweig/Wiesbaden

# Über Wunderlinge, Sonderlinge, Käuze – zu ihrer Funktion in der Gemeinschaft und zur Konnotation der Begriffe

### Werner F. Bonin

> Vorher "existierte der Aufsässige nur im Zustand der Utopie, des Traums, der Fiktion, vielmehr er existierte gar nicht, was viel besser ist; es war ihm gelungen, sich ein kleines sehr komfortables Nichts zu schaffen, wo er wie eine Maus im Käse lebte. Dieses Glück gibt es nicht mehr; man hat ihn gestellt und identifiziert, so eindeutig, wie man eine arithmetische Regel beweist, er ist gezwungen, er selbst zu sein".
> Th. GAUTIER: *Auf der Suche nach dem Anderswo*, Bd. I, Berlin 1983, S. 51.

Das Folgende sei als Miszelle verstanden, die Fragen anreißt, nicht als Untersuchung einer präzisen Frage. Ausgangspunkte waren die beiläufige Bemerkung eines Psychiaters an einem baden-württembergischen Landeskrankenhaus. Sinngemäß sagte er, die Patienten seien nicht mehr das, was sie einmal waren, sie hätten keine Einfälle, keine Phantasie, keine Originalität mehr. Das wurde vor etwa 2o Jahren so dahingesagt; noch älter ist die andere Anmerkung, auch sie stammt von einem Arzt: Justinus Andreas Christian KERNER. Zu Unrecht ist er als Dichter bekannter denn als Arzt: Die seine Studien zum Thierischen Magnetismus belächeln, übersehen die psychiatrie-historische Bedeutung des Mesmerismus, und sie übersehen den Autor der ersten großen monographischen Fallbeschreibung der Psychiatrie (*Die Seherin von Prevorst*, 1829). In KERNERs *Bilderbuch aus meiner Knabenzeit* steht diese Episode:  "Während wir den weinbegrenzten Berg hinanstiegen, begegneten uns viele schöngeputzte Damen und Herren; man sagte uns, es sei der Wochentag, an welchem auf diesem Berge große Konversation und Tanzbelustigung in dem weiten Saale des obenstehenden Gebäudes stattfinde. Als wir in den Saal traten, fanden wir ihn auch von Tanzenden erfüllt. Auf einmal stand alles still; eine hohe Mannesgestalt, den Leib nachlässig und malerisch nur mit einem Tuch umschlungen, und auch das Haupt zur Hälfte in ein Tuch gehüllt, war eingetreten. Dieser Mann war ein Wahnsinniger, wie man mir in späterer Zeit erklärte, man hieß ihn den "Salzburger", auch den "Josephle". - Über seinem Herkommen und Schicksale lag ein Schleier, und man wußte nur soviel aus seinen irren Reden, daß er einmal eine hohe Stelle zu Salzburg oder im Salzburgischen bekleidete, daß er dort widrige Schicksale erfahren, namentlich Freundestreubruch, unglückliche Liebe, und daß er geisteszerrüttet nach Schwaben und in die Wälder des württembergischen Unterlandes geriet, in welchen er sich nun in einem irren, halbwilden Zustande umhertrieb. Nachts und zur Winterszeit kam er in die Dörfer, wo er oftmals in den Backöfen, die vor den Ortschaften standen, übernachtete.

Hier und da ging er in ein Pfarrhaus, nahm aber nie Geldgeschenke, sondern notdürftig Nahrungsmittel an. Mit den Geistlichen sprach er lateinisch und griechisch und spielte auf dem Klavier wunderliche Phantasien. Sein Gang zeigte Grazie und Würde, so auch die Art, mit der er Haupt und Körper mit geschenkten Tüchern umhüllte und auch oft sich mit Blumen bekränzte. Wollte man ihn fragen über sein Herkommen, seine Schicksale, so wurde er einsilbig oder sprach in irren, unverständlichen Reden. Ungezogene Knaben eines Dorfes, die ihn einmal verfolgten, hatten ihm ein Auge ausgeworfen, was er mit einem turbanartig um den Kopf gewundenen Tuch verdeckte.

Friedr. Vieweg & Sohn Verlag, Braunschweig/Wiesbaden

Er suchte immer die tiefste Waldnacht, aus der ihn nur Hunger oder auch Musik,
hörte er sie aus der Ferne, locken konnten. Es war eine Zeit, wo die Polizei derlei Menschen noch nicht auffing.

Es war auf diesem Berge eine Warte, ein hoher Turm mit einem Knopfe aus Eisen-
blech, in den man durch Treppen und ein Türchen eingehen konnte, und dieser Knopf
war so groß, daß, wie man sagte, sieben Schneider in ihm ungehindert arbeiten
konnten. Sonst hatte der Turm kein Gemach und keine Bewohner. Schon seit mehreren
Nächten hatte der Wahnsinnige in diesem Turmknopfe seine Schlafstätte genommen.
Die Musik, die von dem Berge in den nahen Wald tönte, hatte ihn aus demselben ge-
lockt. Er war in den Saal getreten in dem beschriebenen Aufzuge, den man schon
an ihm gewohnt war. Alles hielt zu tanzen inne, er aber hatte sich einem sehr
lieblich scheinenden Mädchen in blauem Kleide genähert, soll still vor sich in-
gesagt haben: "ja! ja! ein solches Kleid trug sie!" bot ihr den Arm zum Tanze,
sie sträubte sich nicht, man kannte ihn schon, da tanzte er mit ihr voll Grazie
und Rhythmus, während die ganze Gesellschaft das Paar umstand, ein paarmal auf
und nieder, führte sie zur Mutter, von der er sie genommen, Dank murmelnd, und
verschwand dann wieder so unerwartet und schnell aus dem Saale, als er hereinge-
kommen war (KERNER o.J.: 123f.).

Geschrieben wurde das um 1846; und der Autor blickt zurück auf
"e i n e   Z e i t ,   w o   d i e   P o l i z e i   d e r l e i   M e n -
s c h e n   n o c h   n i c h t   a u f f i n g " (allerdings Kinder
nach "derlei Menschen" mit Steinen warfen).

Als Nichtkliniker will ich nicht in Diagnosen dilettieren; überdies dürften Jugenderinnerungen, auch wenn der sich Erinnernde Klini-
ker ist, nur bedingt zur Diagnose taugen. - Weitere Lektüre zeigt,
daß KERNER offenbar ein Faible für absonderliche Menschen hatte. Im
gleichem Buch liest man von dem Kapellmeister, der sich "die große
Poli" nannte (S.  71f.), von den Abenteuern des skurrilen Professor
Maier (S.  84ff., 1o9f.), dem Humor des Kutschers Matthias (S.  87f.),
vom Konditor Bechtlin (S. 161), nach dessen selbstersonnenem theo-
sophischen System der Mensch, nachdem er die vier Elemente durch-
schritten hat, zum Licht erweckt, nächst Gott, der in der Sonne seinen Sitz hat, in den Sternen seine künftige Wohnung nehmen wird -
KERNER sollte übrigens bei ihm, in seiner Eigenschaft als Konditor,
in die Lehre gehen: d.h., man nahm seine Ideen als unbedenkliche
Schrulle. Weiter  liest man vom Schneidermeister Noä (S. 175-177),
der die Leihbücherei die kreuz die quer gelesen und mit seiner seltsamen Bildung, die auch Kant einschloß, verwunderte und schließlich
"zu besserer Verwahrung und Versorgung" ins Irrenhaus Zwiefalten
kam und dort starb. Im Ludwigsburger Irrenhaus lernte KERNER jenen
Mann kennen, der kurz vor seinem Tod sein Testament schrieb, in dem
er dem Fürsten von Thurn und Taxis seine Gebeine zu Stockknöpfen und
Billardkugeln vermachte (S.178). Ohne daß die Aufzählung vollständig wäre, seien noch erwähnt: der dicke Brunnenmacher Kämpf, der Pe-
rückenmacher Fridolin oder jener Stiftungspfleger, der, verarmt,
kein Pferd mehr halten konnte und dennoch im Spazierengehen so tat,
als säße er zu Pferde, schließlich das "Jakobele", das einen Dünger-
haufen, größer als sein Haus, betreute, und der Totengräber Hartmayer,
der an einer Flugmaschine arbeitete und schließlich überzeugt war,
mit ihr schon geflogen zu sein.

Man sieht, KERNER sammelte, zumindest in der Erinnerung, dergleichen Leute. Was aber besagt der Satz von jener Zeit, da die Polizei
derlei Menschen noch nicht auffing? (KERNER verstand im übrigen
"auf-" im Sinne von "einfangen", nicht als "auffangen" eines Menschen, der sonst ins Unglück gestürzt wäre). Sollen wir soziale Toleranz oder Indolenz vermuten? Es gab Anstalten, KERNER kannte sie
seit seiner Jugend. Daß die Tollhäuser und "Bedlamiten" zu den Se-
henswürdigkeiten der Städte gehörten, gefiel auch damals nicht jeder-

mann, obschon manche Stimme die Einrichtung als solche lobte. Gottfried KELLER: "Es gab damals bei uns zu Lande noch keine besonderen
Anstalten für solche Kranke (i.e.: "erst schwermütig, dann schlimmer"), die Irren wurden, wenn sie nicht tobten, in den Familien behalten und lebten langehin als unselige dämonische Wesen in der Erinnerung (KELLER 1978: 178). Absichtlich zitiere ich hier und im folgenden gern Schriftsteller; zum einen werden sie von den Wissenschaftshistorikern gern übersehen, zum anderen darf ich mit Devereux
sagen: "... Poeten haben viele der Entdeckungen der Verhaltensforschung antizipiert" (DEVEREUX o.J.: 151). Jedenfalls scheint KELLER
hier aus psychohygienischen Gründen für die Sequestration "solcher
Kranker" zu plädieren, unverhüllt lobt er den Mechanismus dessen,
was später Verdrängung heißt.

Jacques ATTALI, dessen Ausführungen zur kannibalischen Ordnung
ich mir keineswegs alle zu eigen machen kann, überschreibt einen
Abschnitt seiner historischen Untersuchung mit "Der Polizist  als Therapeut" und zitiert darin einen Kommissar Lemaire, der im XVIII. Jahrhundert das Polizeiwesen als "die Wissenschaft, die Menschen zu regieren" definierte; überflüssig zu erwähnen, daß auch demokratische
Polizeiminister des XX. Jahrhunderts dieser Lehre uneingestanden anhängen. - Das Bedauern, das ich aus KERNERs Bericht heraushöre,
zielt, wie mir scheint, darauf, daß den Polizisten zu viele Klienten zugewiesen wurden, darunter. solche, die auch nicht in die Hand
des Arztes gehören, sondern die man am besten in akzeptanter Atmosphäre in Ruhe läßt.

Und damit sind wir bei der nicht neuen Frage, ob es bei "normal"
und "anormal" ein Tertium gibt. DEVEREUX hat normal/anormal als
"Grundbegriffspaar" der Psychiatrie bestimmt, das hindert jedoch
nicht, daß auch Psychologie und Soziologie sich dieses Schlüssels
bedienen. Bei (mindestens!) drei Bezugssystemen aber muß die Frage
nach dem Tertium dreimal beantwortet werden. Gleichviel, in allen
Fällen fragt sich: heißt normal durchschnittlich? Alle drei Disziplinen verneinen das, was sie - zurecht - nicht hindert, irgendwann
doch statistische Daten in die Diskussion zu bringen. Weiters stellt
sich die Frage, ob ein bipolares Modell möglich und $\overline{na}$ skalierbar
ist:

$$x \underline{\hspace{8cm}} x$$
$$n\ (ormal) \hspace{6cm} a\ (\ normal\ )$$

Nur beiläufig, und nicht um das Problem zu komplizieren, sondern
um der historischen Redlichkeit willen, sei darauf verwiesen, daß
die Parapsychologie seit Max DESSOIRs Vorschlag aus dem Jahr 1889
(wiederabgedruckt DESSOIR 1917:V) eine triadische Relation zum Modell hat: "normal" - "anormal" - "paranormal" (bei DESSOIR noch
'durchschnittlich' - 'pathologisch' - 'paranormal'). Für diese Beziehung lassen sich mehrere graphische Modelle denken:

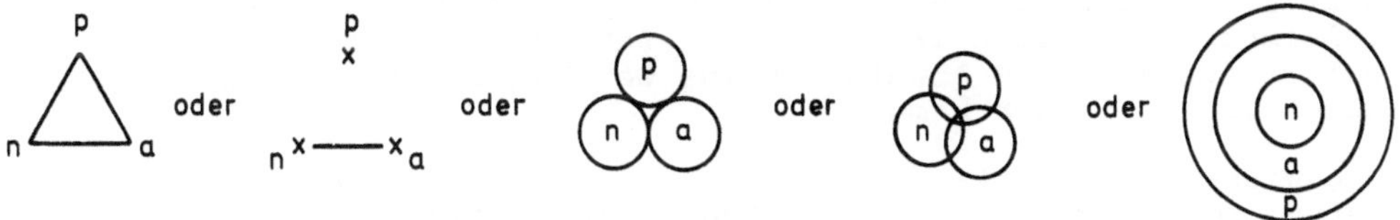

So auch bei unserem Gegenstand:

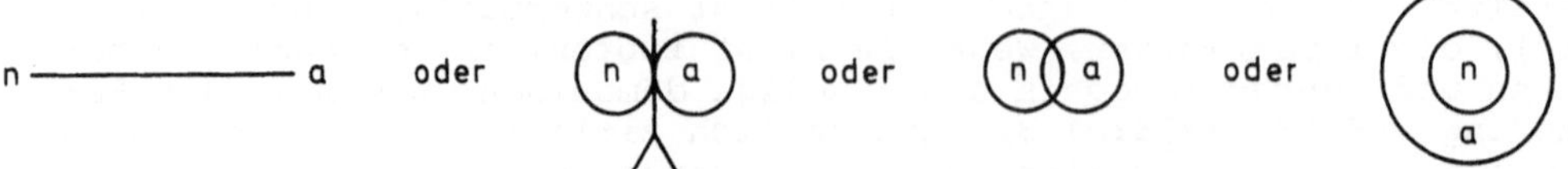

      Ist die Grenze, DEVEREUX spricht von "locus", etwas ohne Ausdeh-
nung oder ein Areal? Charles BLONDEL ging übrigens von einem Wesens-
unterschied und keiner graduellen Differenzierung zwischen normal
und anormal aus. Die Skizzen sind nur Vorschläge; selbstredend müssen sich Modelle nicht herkömmlicher Veranschaulichung fügen. Vor
allen Modellen gilt aber als Ausgangspunkt, daß normal und anormal
Begriffe *einer* Ebene sind. DEVEREUX hat am Beispiel "Anpassung" auf
die Konfusion verwiesen, die eintritt, wenn ein Begriff aus anderem
Bezugssystem gleichsam als gleichberechtigt hinzugefügt wird. Nicht
nur, daß die Kategorie der Anpassung untauglich wird, wenn man an
kranke Gesellschaften und soziale Neurosen denkt, wo der Rebell und
nicht der Adaptierte der Gesunde ist, noch deutlicher wird es bei
Ruth BENEDICT, wo sich kulturelle und psychiatrische Normalität/Ab-
normalität heillos mengen. Aufgrund dieser vorfindlichen Mißverständ-
nisse könnte man erwägen, ob eine disziplinäre Zuteilung von Begriffs-
paaren hilft, z.B. 'pathologisch' für die Psychiatrie zu reklamieren,
'anormal' der Soziologie (und Ethnologie) vorzubehalten.

      Ein Gegenstand unserer Überlegungen aber sind die Wunderlichen,
Sonderlinge, Käuze. Wo ist ihr locus? An der Grenze zwischen normal
und anormal? Wandelt er sich, ist, was heute an Wunderlichkeit noch
normal ist, morgen anormal oder umgekehrt? Ist er im soziologischen
Bezugsrahmen ein anderer als im psychiatrischen?

      Vielleicht ist es richtig, einiges aus der Geschichte des Begriffs-
paares normal/anormal und seiner Ideologie zu rekapitulieren: Die Geschichtlichkeit der "Verrücktheit" wurde von DEVEREUX konstatiert
und von FOUCAULT und anderen weiter exemplifiziert. Über den "sozialen Nutzen" der Devianz gibt es reiche Literatur (vgl. ERIKSON, GOFF-
MANN, SZASZ u.a.m.) mit dem Tenor, der Abweichler erlaube es der
eigentlichen sozialen Wir-Gruppe sich zu definieren und so zu stabi-
lisieren. Dabei ist der Abweichler im Gegensatz zum ganz Anderen
(der je nach Ort und Zeit Europäer, Türke, Neger, Heide oder wie
auch immer heißen mag) allemal noch der Gruppe zugehörig. So braucht
z.B. das Christentum wie jede Religion mit Dogmatik (es gibt auch
Religionen ohne, man denke an den Hinduismus) seine Ketzer zum Überleben, Atheisten taugen dazu nicht. Und manche islamische Theologen
gingen gar so weit, die Mystik - die zumindest partielle Identität
von Ketzerei und Mystik muß hier nicht dargetan werden - als den "inneren Islam" zu bezeichnen. Das erschwert die Suche nach einem Modell. Selbstverständlich läßt sich ein Zentrum nur mit Peripherie
denken; werden aber die Abweichler ins Zentrum geholt, muß man wohl
dreidimensionale Bilder bemühen.

      In gewisser Weise entspricht das Verhältnis Gläubiger/Ketzer dem
von Herrn und Knecht (vgl. Hegel, "Phänomenologie"); seine hierarchische Ordnung ist vordergründig, beide werden von "einer schlauen
Angst verwaltet" (Attila JOSZEF).

Friedr. Vieweg & Sohn Verlag, Braunschweig/Wiesbaden

Nähert man sich mit dem Rüstzeug der Komplexen Psychologie dem
Verhältnis Normale/Anormale (wobei anormal nicht als psychiatrischer
Fachausdruck verstanden wird, sondern als Etikett der "Normalen" für
"die Anderen"), so kann man den Abweichler als *Schatten* sehen, als
eine Exteriorisation des Überichs des Normalen, Bild seines schlechten Gewissens und damit Träger einer sozialen Funktion, nämlich der
des Sündenbocks (3. Mose 16,22, vgl. auch Luk. 18,11). Gegen solche
Projektionen ruft FOUCAULT (1977:7) Dostojewski zum Zeugen an: "Man
wird sich seinen eigenen gesunden Menschenverstand nicht dadurch beweisen können, daß man seinen Nachbarn einsperrt" - versucht wird es
trotzdem.

Die Abweichung bietet also dem Nichtabgewichenen eine Stabilisie-
rung seines Selbstbildes. Aber das ist keine bewußte oder unbewußte
Verhaltensmotivation für den, der da abweicht. Soziologisch gesehen
entspricht das Normale der Norm. Da Kulturen je eigene Normsysteme
haben, kann bei gleicher Deskription interkulturell etwas normal und
nicht normal (was nicht pathologisch heißt) sein. Und weil sich Normsysteme wandeln, gilt das historisch auch intrakulturell. Es gibt
nicht nur Verschiebungen im Nichtnormalen (z.B. kann aus dem inkar-
nierten Bösen der psychisch Kranke werden), sondern auch die Veränderung vom gestern Normgerechten zum heute Anomalen - womit das
Anormale etwas anders akzentuiert ist. PARSONS sieht als Gründe der
Abweichung den Widerwillen gegen die Internalisierung der Wertorien-
tierungen der Gemeinschaft oder das Unvermögen, sie zu verinnerli-
chen. Ist der künftige Abweichler passiv, wird er indolent gegen
Sanktionen, aktiv kann er zum Rebell werden. Eine andere Form der
Reaktionsbetrachtung zeigt den Devianten, der die Wertorientierun-
gen der Gemeinschaft und damit die Gemeinschaft selbst flieht, und
jenen, der um den Preis der eigenen Persönlichkeit hyperkonform die
Orientierung völlig in sich aufnimmt. Die letztgenannte Form kann
kaum der Abgrenzung der sich als normal Verstehenden dienen (obwohl
das Satiriker hoffen), die anderen Formen wohl. Aber Abgrenzung allein - etwa als gedankliche Operation - ist nicht möglich, sie muß Gestalt annehmen. Voraussetzung dazu ist die kulturspezifische Qualität der Abweichung, nur sie kann kulturspezifisch bewertet werden.
Es leuchtet ein - und ERIKSON hat es am Beispiel der Puritaner exemplifiziert -, daß sich bei sotaner Lage die Gemeinschaft am besten
ihre Abweichler selber produziert. Die Rolle der benötigten Agenten
füllen je nach Gesellschaft Priester, Politiker, Polizisten, Ärzte
("Heilen bedeutet dasselbe wie herrschen", ATTALI 1981: 15) oder andere. Ihre paradoxe Aufgabe ist die Lösung des Problems: wie bekämp-
fe und wie befördere ich die Devianz. Dazu gehört auch die Interpretation ihrer Ätiologie, beispielsweise ist die Hypothese eines sata-
nischen Eingriffs (Besessenheit) wie die einer neurobiologischen Ursache psychischer Störungen geeignet, die Gesellschaft zu exkulpie-
ren. Das Arzt/Patient-Verhältnis ist so gesehen nicht dyadisch sondern triadisch, und zwar figuriert der Arzt nicht bloß als Delegier-
ter (Gesellschaft → Arzt → Patient), sondern steht in einer anderen
Relation:

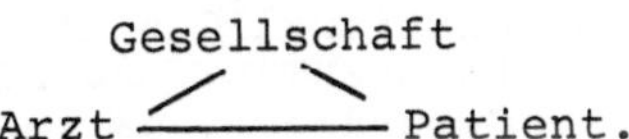


In ihr liegen Implikationen für die Diagnose.

Der Abweichler (funktional Gestörte, Delinquente, u.U. auch Kranke, Arme, Alte usw.) wurde in Europa schon früh sequestriert. Gegen
Umbringen sprachen nicht nur humanitäre Überlegungen, was immer das
sein mag, und Überlebsel eines Tabus, Blut zu vergießen, sie wären
dadurch auch der Abgrenzungsfunktion entzogen worden (vgl. auch FOU-
CAULT 1976). Formen der Sequestration waren und sind Exilierung, In-

Friedr. Vieweg & Sohn Verlag, Braunschweig/Wiesbaden

ternierung, Aufnahme (Einweisung) in bestimmte Institutionen wie
Klöster, Bünde, Hausarrest, in Europa vielleicht in Nachahmung der
seit dem XII. Jahrhundert bekannten Leprosorien auch die Hospitalisierung (Carcerierung) und die Einweisung in Gefängnisse, Zucht-
und Arbeitshäuser, Korrektionsanstalten u. dergleichen. FOUCAULT zufolge lebten im Paris des 17. Jahrhunderts 2o - 3o% der Bevölkerung
in solchen Anstalten. Dabei überwogen die sozial Schwachen; nicht
nur weil sich z.B. Bettler qua Bettler schon für das Asyl (doppel-
deutig heißt das auf deutsch 'Freistätte') qualifizierten, sondern
auch, weil die  'dort oben' die Regeln der Diagnose artikulier-.
ten. Den hinter den Abgesonderten abgeschlossenen Türen komplementär dürfen die nachts verschlossenen Stadttore gesehen werden: Nicht
nur Reminiszenzen an Fehden und fiskalische Gründe determinierten
die Selbsteinschließung, man darf tieferliegende Abwehren vermuten.
Im übrigen sind die Einweisungen heute in Altersheime, Erziehungs-
heime, offene und geschlossene Anstalten, Krankenhäuser, betreute
Wohngemeinschaften, Obdachlosenasyle, Emigrantenlager, Vollzugsan-
stalten usf. auch erklecklich. Allein in Frankfurt wurden 1982 vor
dem Amtsgericht 135o Zwangseinweisungsverfahren entschieden (1o% Ab-
lehnungsquote; maximale Dauer der vorläufigen Einweisung:zwei Monate).

     Den Verachteten, Abgeschobenen, nicht nosologisch sondern meta-
phorisch gebraucht: Irren, erwuchsen schon früh Anwälte, deren Altruismus im Einzelfall nicht hinterfragt werden soll. KERNER ist
schon genannt. Mit aufklärerischem Impetus hat der seinerzeit bekannte Autor von Ritter- und Räuberromanen (die Wirkungen bis hin
zur gothic novel zeigten) Christian Heinrich SPIESS (1755-1799) auf
die mögliche subjektive Unschuld des Verbrechers verwiesen; er be-
stritt, daß der Suicid notwendig Gottlosigkeit voraussetze, und be-
schrieb den Wahnsinnigen nicht als Produkt des eigenen Versagens;
Gesellschaft und Schicksal können zumindest mit schuld sein. Psycho-
hygienisch erhoffte sich SPIESS, daß die Lektüre der Krankenberich-
te (SPIESS 1966) den Leser vorm Abgleiten in den Wahn schütze. An
ihm, dem Autor, bestätigte sich die Hoffnung nicht; der schon immer
etwas wunderliche SPIESS - er hatte sich einen künstlichen Friedhof
anlegen lassen, nie ließ er sich portraitieren - starb zerrüttet
nach Anfällen von Tobsucht.

     Die Gesellschaft durch den Wahnsinn anzuklagen, hat Tradition
(die ihrerseits auf satirische Elemente der griechischen Komödie,
auf Erasmus' 'Lob der Torheit' und Brants 'Narrenschiff' zurückgehen mag): Aufklärung und Romantik trugen dazu bei, von Nietzsche
bis Artaud spannt sich ein Bogen, Dadaismus und Surrealismus schlugen in diese Kerbe. Die Effekte solchen Bemühens entsprechen nicht
unbedingt den Intentionen ihrer Urheber: Wohliges Grausen packte
manchen Bürger des XVIII. Jahrhunderts bei der Vorstellung, vielleicht läge im Wahn eine letzte Freiheit (= Perseveration des numi-
nosen Aspekts des Wahns), und daß die unselige "Genie-und-Wahnsinn"-
Diskussion immer wieder rezidiviert, gehört ebenfalls in diesen Kontext. Zur Heroisierung des funktional Gestörten sei auf das Beispiel
Hölderlin und seine Interpreten BERTAUX und FOUCAULT verwiesen: Der
eine attestiert dem Dichter Gesundheit, der andere ruft ihn zum Zeugen einer Epistemologie des Wahns herauf. Die Entdeckung des psychisch
Kranken als Urheber eines authentisch ästhetischen Produkts muß
ebenfalls hier erwähnt werden. An KRIS' Arbeit zu Franz Xaver Mes-
serschmidt sei erinnert und betont, daß hier und in vielen anderen
Fällen das Werk nicht durch die Störung wurde, sondern trotz ihrer.
Ob es in Fällen wie Adolf Wölfli (anormal im psychiatrischen Sinn),
Friedrich Schröder-Sonnenstern (der vor größere diagnostische Schwierigkeiten stellt) oder des Lyrikers Ernst Herbeck - der seit Jahren

von dem Psychiater Leo NAVRATIL betreut,unter den Pseudonymen "Alexander" und "Herbrich" publiziert, anders ist, wage ich nicht zu sagen. Gewiß jedoch ist die jeweilige künstlerische Potenz nicht Effekt der Störung, allenfalls, daß sie sich infolge des Leidensdrucks artikuliert. Was aber hier interessiert, ist die Rezeption dieser Werke: Sie ist nicht vom "interesselosen Wohlgefallen" diktiert, sondern auch vom Voyeurismus, dem Grausen, das für manche den Wahn begleitet, und der Reaktion auf die narzißtische Kränkung, die der Abweichler für die Gemeinschaft bedeutet. Als artistische Leistung ist ein Gedicht Alexanders und z.B. ein dadaistisches ohne Ansehung der Urheber vergleichbar, und jedes ist qualitativ bewertbar. Spätestens in der Rezeption aber wird deutlich, daß die Leser und Interpreten zwischen dem Kranken und dem Künstler vom Fach unterscheiden und sich damit in die genannte Tradition stellen. (Zur Verdeutlichung: Kein mit dem Munde oder den Zehen gemaltes Bild eines Doppelarmamputierten wurde je als Beitrag zur aktuellen Kunst diskutiert).

Der genannten narzißtischen Kränkung kann die Gesellschaft durch Reaktionen begegnen, die ihr narzißtische Zufuhr bringen; vorstehend wurden Beispiele aufgezählt. Die sadistischen Behandlungsvorschläge Johann Christian REILs (1759-1813), der als Schocktherapie Alpträume inszenierte, wie die misanthropisch-masochistische Idealisierung des Leidens des zeitgenössischen Guido CERONETTI (1983) gehören hierher.

Die vorstehenden Exkurse scheinen mir notwendig, um jetzt zu den Wunderlichen, Merkwürdigen, Käuzen, Sonderlingen und ihren Bizarrerien (beiläufig: aus baskisch für "bärtig") zu kommen. DEVEREUX hat den Gegensatz zwischen ethnischer und idiosynkratischer Neurose/Psychose herausgearbeitet. Bei der ethnischen Psychose oder Neurose ist der zugrundeliegende Konflikt der Konflikt der Mehrheit der Normalen - nur heftiger empfunden. Die neurotisch-psychotischen Symptome sind keine Erfindungen des Kranken; er findet sie, indem er vom Angebot der Gesellschaft Gebrauch macht. Bei den ethnischen Neurosen und Psychosen ist der soziale Nutzen (Abgrenzungsfunktion, Rache für narzißtische Kränkung, Altruismus, Möglichkeit der Sentimentalität - die nach WINNICOTT larvierte Aggression ist - Projektionen usw. usf.), da es sich um ein einheitliches Bezugssystem handelt, leichter vorstellbar. Bei den idiosynkratischen Störungen liegen kulturdystone Traumata zugrunde. Seien sie nun statistisch häufig oder nicht, die Kultur hält weder Abwehren noch Symptome bereit: Der Leidende muß improvisieren. Dazu greift er selbstredend ins kulturelle Arsenal; dennoch ist die sich attackiert fühlende Gemeinschaft sich ihrer Empfindungen und Reaktionen unsicherer als beim definierten System der ethnischen Neurose oder Psychose. Tentativ seien die Käuze, Sonderlinge und Merkwürdigen den idiosynkratisch Reagierenden zugeordnet, ohne nach normal/anormal im psychiatrischen Sinn zu fragen. Ist ihre Zahl nun in den letzten ein/zweihundert Jahren gewachsen oder nicht, hat die Toleranz ihnen gegenüber zu- oder abgenommen?

Psychische Störungen sind kein Wohlstandsleiden. Die moderne Gesellschaft verlangt, wie schon Pierre JANET erkannte, von jedem einzelnen immer mehr psychische Energie. Mit dem Komplexerwerden des sozialen Lebens steigt die Zahl psychischer Störungen. Wenn die (ethnischen) Neurosen und Psychosen kulturdeterminiert sind, und zwar was die statistische Streuung als auch die Nosographie angeht, dann scheint schlüssig, daß epochale Wechsel zu mehr oder weniger und zu anderen psychischen Störungen führen  (ob es darüber hinaus diachron und transkulturell ein konstantes Grundvorkommen funktionaler Störungen gibt, soll hier nicht diskutiert werden), also darf von zeittypischen Leiden gesprochen werden. Zumal die psychiatrischen Denkmodel-

**Friedr. Vieweg & Sohn Verlag, Braunschweig/Wiesbaden**

le sich nicht nur an der Klinik orientieren, sondern auch kulturdeterminiert sind. Zu Ende des vorigen Jahrhunderts war die Hysterie
zeittypisch, ein betont psychisches Leiden, das auf psychischer Ebene
agiert, offenbar nicht leicht somatisiert, aber den Körper als
Ausdrucksorgan braucht: arc de cercle, Scheintod usw. Man hat den
Ärzten der Salpêtrière vorgeworfen, sie hätten, bewußt oder unbewußt, die Große Show mit ihren Patienten inszeniert, man nahm auch
an, das hysterische Verhalten sei eine Imitation der epileptischen
Symptomatologie bis hin zum Grand mal - die die Patienten kannten.
Das scheinbare Extinktwerden der Hysterie wurde als medizinischer Fortschritt erklärt und aus der Verbesserung der Epilepsietherapie, die
den Hysterikern ihr Anschauungsmaterial nahm.

Die meisten zeitgenössischen Psychiater kennen die große Hysterie nur noch aus dem Lehrbuch. Daß sie noch immer und z.B. auch mitten in Paris existiert, darauf hat DEVEREUX verwiesen (1974: 76, 78),
und der in der Bundesrepublik praktizierende Simeon Todorow - dem ich
auch andere hier eingegangene Hinweise verdanke - hat bestätigt, daß
sie wieder bei Patienten, die aus mediterranen Ländern stammen, zu
beobachten ist. Das vorübergehende Verschwinden der Hysterie läßt
sich also nicht oder zumindest nicht allein durch verhindertes Mo-
dell-Lernen noch durch medikamentöses Ruhigstellen erklären - letz-
teres kam zu spät in Schwang - sondern durch kulturelle Wandlungen,
kulturelle Erziehung.

Das typische moderne Fehlverhalten, der Hysterie vor 19oo vergleichbar, sehen manche Autoren in den Depressionen. Für DEVEREUX
ist es die Schizophrenie. Eine ihrer notwendigen Voraussetzungen
sieht er in starken Prozessen der Wandlung, z.B. der Akkulturation;
in "wahrhaft primitiven" Gesellschaften (im Englischen und Französischen bekanntlich nicht pejorativ gebraucht) fehlt, DEVEREUX zufolge
die Schizophrenie. (Beiläufig: Der Buddhismus gilt als "Beschützer
der Schizophrenie", weil er durch das Angebot der Askese und der Re-
alitätsflucht den Schizoiden fixiert; zum Komplex Akkulturation und
geistige Störung vgl. auch PFEIFFER und STAEWEN/SCHÖNBERG). DEVEREUX
diagnostiziert sogar schizophren imponierende larvierte Hysterien
und manisch-depressive Störungen, "denn schizophren sein ist in unserer Gesellschaft die 'schickliche' Art, verrückt zu sein" (DEVE-
REUX 1974: 24o).

Nach dem labeling approach ist jeder wunderlich oder ein Sonderling, den die Leute so nennen. Abgehoben wird aber auf eine recht
disparate Gruppe. Da Kauz, Sonderling und dergleichen keine präzisen,
geschweige denn klinische Begriffe sind, kann also jeder, wo immer
er im Spektrum von normal bis anormal steht, das Etikett tragen. Und
wer auf dem Land auffällt, muß nicht in der Stadt komisch wirken und
umgekehrt. Dennoch halte ich es für wünschenswert und möglich, das
durch Sonderling, Wunderlicher, Kauz, sonderbarer Heiliger und vergleichbare Wörter abgesteckte Begriffsfeld etwas zu präzisieren -
vor dem für eine Miszelle etwas umfangreich entfalteten Hintergrund.

Wenn eines der genannten Etiketten gebraucht wird, so oft mit dem
Zusatz "gutmütig", "harmlos", "hilflos", "eigenbrötlerisch", "rührend". Obschon also der Einzelgänger der Gemeinschaft gegenübersteht,
werden in unserem Fall offenbar seine Marotten und Bizarrerien nicht
als dezidiert sozialfeindlich empfunden. Aggressiv reagiert die Gemeinschaft auf den Sonderling noch am ehesten durch Gelächter.

Die Literaten, die den Sonderling als Topos aufgegriffen haben -
was nach der antiken Komödie erst wieder in der Neuzeit mit dem wieder beginnenden psychologischen Interesse möglich war - lassen ihn

oft unpersönlich, sieht man von den Höhepunkten seiner Darstellung, Sterne und Jean Paul, ab. Die Motive der Autoren sind neben der Selbstrechtfertigung (z.B. E.T.A. Hoffmann) oft Sozialkritik, später Philisterkritik und Zeitkritik (mittelst Vertretern einer vergangenen Epoche - vgl. H.v. Doderer oder F. v. Herzmanovsky-Orlando). Pädagogische Interessen oder die Sehnsucht nach der heilen Gemeinschaft führen dazu, daß der Sonderling, hier Überlebsel des Entwicklungsromans, gelegentlich im Laufe der Handlung bekehrt wird (z.B. findet der Misogyne eine Braut). Sozialschädlich werden die Sonderlinge in der Literatur selten gezeichnet; der durch Kompensation sozialnützliche Sonderling ist noch seltener, er begegnet z.B. bei Wilhelm Raabe; den Sonderling als den besseren Menschen führt E.T.A. Hoffmann vor. - Daß der Sonderling in der Literatur "beim Volk" Toleranz und Intoleranz ihm gegenüber wesentlich beeinflußt, bezweifle ich.

Die Typen des Sonderlings in der Belletristik (vgl. KIENER, MEYER) sind in etwa: Weiberfeind (häufiges Trauma: unglückliche Jugendliebe) mit Spielarten zwischen Hagestolz und Blaubart, Pedant (Haarspalter, Umstandskrämer, häufig: Schulmeister), Bibliomane, Sammler, zerstreuter Professor (lächerlicher Gelehrter), unglücklicher Freier, Schwärmer, reiner Tor, Picaro, Bürgerschreck, Geiziger, Polterer (mit weichem Kern), Abergläubischer, Menschenfeind (Menschenscheuer, Einspänner), Exzentriker, Aussteiger, Relikt aus vergangener Zeit. Der weibliche Sonderling ist in der Schönen Literatur selten. Gottfried KELLER schreibt zwar: "Die Frau Marianne war aber die seltsamste Käuzin von der Welt, wie man um ein Königreich keine zweite aufgetrieben hätte" (a.a.O.: 141), die Geschichte handelt aber vom originellen Einfall eines Mannes. Gelegentlich begegnen das Mannweib (man denke an Grimmelshausens und Brechts Mutter Courage; in der Kolportage spielt die verkleidete Kriegsheldin oder Piratin eine gewisse Rolle, z.B. bei Robert Krafts Roman "Wir Seezigeuner", 19o7), die Geizige, die Frau mit dem Sauberkeits-Tic, die Hexe und die wunderliche alte Tante, die von der Familie geschnitten, an Kindern wiedergutmacht, was Eltern versäumten.

Der Blick in die Schöne Literatur führt also nicht recht weiter. Vielleicht, weil sich der Sonderling, die *rara avis*, der Typisierung entzieht und deshalb nicht zum topos werden kann. Vom Wort her - Luther hat es übrigens in die deutsche Sprache zur Kennzeichnung des Sektierers eingebracht - meint Sonderling eben den Einzelnen, Abgesonderten, positiv: den Besonderen. "In der modernen Gesellschaft ist die wahre Individualität - der kostbarste und sozial (sic!) wertvollste Aspekt des Menschen - eher die Ursache von Schwierigkeiten als von Gratifikationen; statt belohnt zu werden, wird sie bestraft" (DEVEREUX 1974: 262) - und sei es auch nur mit dem Stigma des Sonderlings. (Vgl. dazu LANDMANN 1971: 115-126 / "... der Einzelne ist tot"). Nun ist nicht jeder auf Individualität bedachte ein Original. KELLER gedenkt "... eines Narren..., der über dem Laster, immer etwas anderes vorstellen und sein zu wollen, als man ist, verrückt geworden war" (a.a.O.: 121f.). Und DEVEREUX fährt fort: "Nebenbei gesagt, sind viele 'Rebellen', die Individualität zu beweisen glauben, indem sie sich abweichend verhalten, nur Konformisten 'außerhalb des Kontexts', die sich nicht von sich aus, sondern nur in Opposition zu ihrem Milieu behaupten". Selbstverständlich ist der Sonderling nicht der letzte aufrechte Einzelne, und der Preis, den er für die übermäßige Vergrößerung eines Persönlichkeitszuges zahlt, bedeutet zugleich eine partielle Entindividualisierung. Seine Bizarrerie ist nicht so reich, wie es Romantik und Surrealismus glaubten. - Ein Sonderling, den ich in meiner Kindheit kannte, ein akademisch gebildeter Herr aus "gutem Haus", hatte die harmlose Gewohnheit, beim An-

blick von Kindern Daumen und Zeigefinger beider Hände als Kreise vor
die Augen zu halten und "Guck, guck!" zu rufen, was ihm den Namen
"Onkel Guck-guck" eintrug. Sommers pflegte er anschließend einen bun-
ten Blumenstrauß zu pflücken und uns Kindern zur Freude zu verspei-
sen. Sein Leben wurde dadurch allenfalls relativ bereichert, eine
Bereicherung für unser Leben aber war er unstreitig.

Wo ein nicht-autoritärer Charakter offenbar ungesunde Normen seiner Kultur nicht akzeptiert, ist das ohne Frage ein Zeichen von Gesundheit. Erhält er das Etikett Sonderling, so ist das ein Euphemis-
mus für Volksschädling oder dergleichen; jedenfalls gehört er nicht
zu den Sonderlingen, die hier interessieren. Sonderlinge im Sinne
unserer Überlegungen sind Menschen mit Störungen, einem dominieren-
den Symptom (oder wenigen Symptomen), in der Regel ist die Störung
idiosynkratischer Natur, und auch die angewandten Abwehren und Reaktionsbildungen entstammen nicht dem kulturell offerierten set - während die Species Sonderlinge, die in der Belletristik begegnet, eher
den ethnischen Neurosen zuzuschlagen ist. Der soziale Nutzen des Sonderlings ist unter einem Aspekt jedenfalls geringer als beim Patienten, der an einer ethnischen Neurose/Psychose leidet: Für das Abgren-
zungsbedürfnis der anderen taugt er nicht, das von ihm ausgehende
Irritierende ist, da weniger leicht klassifizierbar, größer.

Schließlich die Toleranz gegenüber dem Sonderling: Ich fürchte,
sie hat zumindest in Deutschland abgenommen: Seine ökologischen Nischen sind, trotz der sogenannten "Subkultur", geringer geworden,
seine Abweichung wird schneller auffällig als manche tiefliegende
Störung, d.h., er wird schneller dem Arzt und der medikamentösen Behandlung zugeführt. Und während absonderliche Moden, ein merkwürdi-
ger Starkult, die Heroisierung von Fußballern und Schlagersängern und
die Allüren dereirender Politiker sich, von den Medien getragen,breiter
sozialer Akzeptanz erfreuen, läßt man den Sonderling höchsten in Ruhe, wenn er sich in die Kunst flüchtet. Nicht jedem aber steht von
der Provenienz her dieser Weg offen, überdies wird das teilweise
blockierte Kreativitätspotential ihn dort auch nicht reüssieren lassen. Dem Spleen die Freizeit zu widmen, wenn dies denn möglich war,
ist heute ebenfalls schwieriger. Zur allgemein beklagten entfremde-
ten Arbeit gesellt sich die noch nicht recht erkannte Entfremdung
der Freizeit durch Fernsehen, kommunales Vereinsleben, Sportwesen,
Animateure, Meinungsmacher. Individualität *und* Abweichung haben
es schwerer.

Noch eine historische Reminiszenz ist hier einzublenden: Das Verhältnis von Religion und Abweichung: Nietzsche konstatierte, daß man
früher ins Kloster floh, und einem heute nur noch der Wahnsinn als
Zuflucht bleibt: das Irrenhaus - ein säkularisiertes, profaniertes
Kloster? Daß in Islam und Christentum die Heiligen der Gemeinschaft
"ein Ärgernis" sind, anders gesagt: sie leben kulturdyston, wurde
schon erwähnt. Auch bei den indischen saddhus kommt mancher unter,
den man hier hospitalisierte. Es war, wenn ich mich recht erinnere,
der selige Suso (Seuse), der sich mit Abwaschwasser und Läusen ka-
steite; Franz von Assisi, aus reichem Hause stammend, verwarf das
beati possidentes, lebte einige Jahre als Einsiedler, predigte den
Aussätzigen (historisch: Devianten) und, der Legende zufolge, den
Vögeln. Das türkische *deli* wird mit "tollkühn" und "verrückt" übersetzt; mancher *Heilige* trägt es gleichsam als Bestandteil des Namens
(vgl. den säkularisierten "sonderbaren Heiligen" im Deutschen). Auch
bei den Mitgliedern eines etwas verrufenen Derwischordens, der prinzipiell Gebote mißachtete, sprach man von *kalender*, zu unrecht, falls
die übliche Übersetzung "Sonderling" für "kalender" korrekt ist: Sowohl der Gruppenzusammenschluß als auch diese Art sozialnegativer

Rebellion sind für den Sonderling untypisch. Deshalb können die zur Zeit florierenden gruppenkonformistischen rigiden "Jugendreligionen" zwar Abweichler aber keine Sonderlinge anziehen.

Abschließend noch einmal zum "Nutzen" des Sonderlings und des Abweichlers überhaupt: Daß ihm die Alienation nicht zum Vorteil gereicht - sieht man von der Funktion der Überlebenstechnik ab -, Einbuße an Realismus bedeutet, ist evident. Auch vom Prestige des romantischen Helden, das einigen wenigen Devianten (sei es ein Räuberhauptmann, sei es ein Kranker) zugesprochen wird, oft erst postum, dürfte er wenig profitieren. Den "sozialen Nutzen" aber nur in der Selbstdefinitionsmöglichkeit der Gemeinschaft zu sehen, weigere ich mich. D.W. WINNICOTT (1896-1971) spricht in anderem Zusammenhang von der "Delinquenz als Zeichen der Hoffnung" (WINNICOTT 1967). Der fast vergessene, respective von seinen Kollegen verdrängte, Arzt und Tiefenpsychologe Otto GROSS (1877-192o) hat lebenslang um die Randständigen und "Degenerierten" gekämpft - das "Salz der Erde" wie er sie nannte. SPIESS' aufklärerische Hoffnung, daß die Lektüre der "Biographien der Wahnsinnigen" den einzelnen Leser vorm Abgleiten ins psychische Leiden schützen könne, glauben wir heute nicht länger, und vielleicht war es seinerzeit schon eine Rationalisierung des Voyeurismus. Eine andere Frage aber ist, ob die Gemeinschaft, wenn sie "die anderen" als Teil ihrer Gruppe sieht, sich nicht vor sozialer Pathologie schützt. Biblisch gesprochen: "Er schuf den Menschen ihm zum Bilde" (bei Buber und Rosenzweig: "Machen wir Menschen in unserem Bild nach unserem Gleichnis!"), daß er den Abweichler zum abschreckenden Zerrbild schuf, daran scheint der Erzähler jenes Abschnitts der Genesis nicht gedacht zu haben.

## LITERATUR


ALLPORT G.W. 1951. *Treibjagd auf Sündenböcke*. Berlin u. Bad Nauheim: Christian Verlag.

ATTALI I. 1981. *Die kannibalische Ordnung*. Frankfurt/M. u. New York: Campus.

BASAGLIA F. 1971. *Die negierte Institution*. Frankfurt/M.: Suhrkamp.

BASTIDE R. 1973. *Soziologie der Geisteskrankheiten*. Köln: Kiepenheuer u. Witsch.

BENEDICT R. 1949. "Anthropology and the abnormal", in *Personal character and cultural milieu*. Ed. by D.G. Haring. Syracuse: University Press.

BERTAUX P. 1978. *Friedrich Hölderlin*. Frankfurt/M.: Suhrkamp.

BINSWANGER L. 1956. *Drei Formen mißglückten Daseins: Verstiegenheit, Verschrobenheit, Maniriertheit*. Tübingen:Niedermeyer

BLONDEL Ch. 1914. *La conscience morbide*. Paris: Alcan.

CERONETTI G. 1983. *Das Schweigen des Körpers*. Frankfurt/M. : Suhrkamp

DESSOIR M. 1917. *Vom Jenseits der Seele*. Stuttgart: Enke.

DEVEREUX G. 1974. *Normal und anormal*. Frankfurt/M.: Suhrkamp.

-- o.J. *Angst und Methode in den Verhaltenswissenschaften*. München: Hanser.

ERIKSON K.T. 1978. *Die widerspenstigen Puritaner*. Stuttgart: Klett-Cotta.

FOUCAULT M. 1976. *Überwachen und Strafen*. Frankfurt/M.: Suhrkamp.

-- 1977. *Wahnsinn und Gesellschaft*. 9.-12.Tsd. Frankfurt/M.: Suhrkamp.

GOFFMAN E. 1974.*Asyle*. Frankfurt/M.: Suhrkamp.

-- 1975. *Stigma*. Frankfurt/M.: Suhrkamp.

GROSS O. 19o9. *Über psychopathische Minderwertigkeiten*. Wien und Leipzig:Braunmüller.


Friedr. Vieweg & Sohn Verlag, Braunschweig/Wiesbaden

JANET P. 1929. *L'evolution psychologique de la personnalité*. Paris: Chahine.

KELLER G. 1978. Züricher Novellen, in *Werke, Zürcher Ausgabe*, Bd. V., Zürich: Diogenes.

KERNER I. o.J. Das Bilderbuch meiner Knabenzeit, in *Sämtliche Werke*. 8 Bücher in 2 Bänden. Buch I: 3-2o5. Kiel u. Leipzig: Lipsius u. Tischer.

KIENER Th. 1942. Studien über die Gestalt des Sonderlings in der Erzählungsliteratur des ausgehenden 18. Jahrhunderts. Phil. Diss., Frankfurt/M.(Masch.)

KRIS E. 1977. *Die ästhetische Illusion*. Frankfurt/M.: Suhrkamp.

LANDMANN M. 1971. *Das Ende des Individuums*. Stuttgart: Klett.

MEYER H. 1943. Der Typ des Sonderlings in der deutschen Literatur. Diss., Amsterdam. Neuausgabe München 1963

NAVRATIL L. 1977 (Hrsg.). *Alexanders poetische Texte*. München: dtv.

PARSONS T. 1953. *Interrelations between social environment and psychiatric disorders*. New York: Milbank Memorial Fund.

-- 197o. *The social system*. London: Routledge.

PFEIFFER W.M. 1971. *Transkulturelle Psychiatrie*. Stuttgart: Thieme.

REIL J. Ch. 18o3. *Rhapsodien über die Anwendung der psychischen Curmethoden auf Geisteszerrüttungen*. Halle.

SPIESS Ch. H. 1966. *Biographien der Wahnsinnigen*. Neuwied u. Berlin: Luchterhand.

STAEWEN Ch. u. F. SCHÖNBERG, 197o. *Kulturwandel und Angstentwicklung bei den Yoruba Westafrikas*. München: Weltforum Verlag.

SZASZ Th. S. 1974. *Die Fabrikation des Wahnsinns*. Olten u. Freiburg i.Br.: Walter.

WINNICOTT D.W. 1967. Delinquency as a sign of hope. *The Prison Service Journal* 7, 27.

Friedr. Vieweg & Sohn Verlag, Braunschweig/Wiesbaden

# Extrem normal – Paradoxie und Hoffnung einer psychiatrischen Freiheitsethologie

**Michael Knoll**

> Der Verrückte ist Grenzfall unseres-
> gleichen (KISKER 1976)

## I. Der beobachtende Psychiater

Wir haben uns im psychiatrischen Alltag daran gewöhnt, in a n g s t - b i n d e n d e r   D i s t a n z   zum Patienten mindestens am Anfang unserer Beziehung den Beobachterstatus des Psycho-Pathologen einzunehmen, der einem Objekt von subjektiver Qualität Symptome und Diagnosen zuordnet, die in emotionaler Enthaltsamkeit definiert und vom Konsens einer Psychiater-Gemeinschaft getragen werden. Wir machen so in der Regel aus dem uns anvertrauten Subjekt ein Objekt in psychopathologischer Hinsicht und entziehen uns zugleich – auch zum Selbstschutz – Lust und  Leid  der unmittelbaren, katastrophalen Wucht einer Psychose, eben jenes negativ-sozialen Geschehens, in dem "die Verrückten... sich uns in schauriger Entfremdung entziehen und uns zugleich die Ahnung der Möglichkeit unseres eigenen Verrücktwerdens entdecken" (KISKER 1976:47).

Dem Wissen um eben diese "katastrophalen", also nicht in den bestimmenden Griff zu bekommenden Wechselwirkungen fügt sich im Anschluß an eine von H. EY begründete Tradition einer "Pathologie de la liberté" (1975) G. DEVEREUX' produktive Paradoxie einer "Schizophrenie ohne Tränen" (DEVEREUX 1974: 230ff.). DEVEREUX beschwört in seinen Schriften zur Schizophrenie den Patienten als einen im Feld der Starken, Unauffälligen zum Randständigen Gewordenen, der ineins mit dieser Passion und quer dazu seinen 'label' quasi selbst ergreifen und sich anheften können soll: "Kurz, der Patient, der sich mit der Maske der Schizophrenie aufputzt, statt sich damit zu begnügen, ein kulturell 'exzentrischer' Hysteriker oder Manisch-Depressiver zu sein, erweist sich als Konformist, denn Schizophrensein ist in unserer Gesellschaft die 'schickliche' Art, verrückt zu sein. Es versteht sich von selbst, daß diese Anpassung an das schizophrene Modell, wie wir sagten, weitgehend durch die fundamental schizoide Struktur der ethnischen Persönlichkeit des modernen Menschen begünstigt wird" (DEVEREUX 1974: 240).

Schizophrenie ist im Denken DEVEREUXss offenkundig nicht in vorderster Linie ein objektiv gegebener Tatbestand, etwa für den beobachtenden Pathologen, nicht eine natürlich oder schicksalhaft auf den Plan getretene Krankheit mit einem Eigenleben, das ängstigt und auf Distanz gehen läßt, sondern vielmehr noch ein Prozeß, der die Frage nach "Autonomie f ä h i g k e i t  öder - u n f ä h i g k e i t  des Kranken" (BLANKENBURG 1982: 38) entschieden aufhebt in eine Dialektik von Sich-ausliefern und Ausgeliefertsein:

Sowohl das Bild der erstarrten Maske, die aber lebendig ergriffen und aufgesetzt sein will, als auch der Prozeß der Anpassung, der aktiv Sich-anpassen und passiv Angepaßt-Werden vereint, heben sich schon immanent auf und lassen in DEVEREUXss Denken die Möglichkeit mindestens  e i n e s  Freiheitsgrades für Patient und Therapeut offen, die Möglichkeit des Rückgängigmachens des historischen, an sich selbst negativen Momentes der stattgehabten Ausgliederung, Auslieferung, Anpassung. Wer sich mit einer Maske aufputzt, muß sie prinzipiell auch wieder ablegen können, wer sich angepaßt hat, muß das prinzipiell – auch wenn er "mehr Angst aushalten" (PARIN u. Goldy

Friedr. Vieweg & Sohn Verlag, Braunschweig/Wiesbaden

PARIN-MATTHEY 1978: 417) muß als in der entlastenden Anpassung - wieder rückgängig machen können. Folgerichtig ist für DEVEREUX "in unserer Gesellschaft... die Schizophrenie, alles in allem, die große Heuchlerin und
die große Heuchelei. Sie kann sich als monosymptomatische Hysterie tarnen oder
sogar Formen des psychopathischen Verhaltens annehmen, besonders unmittelbar vor
und nach einem akuten schizophrenen Anfall. Sie liefert auch die Symptome (Masken)
einer Vielzahl anderer psychischer Störungen, die in unserer Gesellschaft ganz
einfach die Symptome der 'Mode'-Krankheit, mithin der Schizophrenie, entlehnen
(DEVEREUX 1974 : 242).

Die Heuchelei läge darin, daß b e i d e , Patient und Therapeut
g e b a n n t zu starren gelernt haben auf Symptome an einem hierdurch bereits verobjektivierten Subjekt, statt in der Maskenhaftig-
keit selbst und dem kollektiv drängenden Prozeß zur Maskenhaftig-
keit den darin gebundenen historischen Prozeß zu sehen, der die Maskierung zurückbindet in eine Gemeinschaft (vgl. KNOLL 1983: 48), die
mit der F a v o r i s i e r u n g des S p a l t u n g s d e n -
k e n s zur Bewältigung des Alltags eben z u g l e i c h das extreme Modell der Schizophrenie e r s o n n e n hat. Damit steht
für den zukünftigen Patienten eine definierte, in bestimmten Situationen e n t l a s t e n d e Rolle zur Verfügung: "Er handelt so, weil
das ethnische Segment seiner Persönlichkeit kulturell strukturierte, schizophreno-
gene Konflikte enthält"(DEVEREUX 1974: 236). Im Prozeß dieser kulturellen
Vorstrukturierung des Schizophrenwerdens nun spielt der Psychiater
alles andere als nur die Rolle des Beobachters, im Gegenteil, seiner
"praekonditionierten" (DEVEREUX 1974: 235) und eben auch praekonditio-
nierenden Tätigkeit ("Die Gegenseitigkeit ist die Logik des Umgangs".
v. WEIZSÄCKER 1957 : 179) paßt sich der zukünftige Patient laufend an: "Es ist leicht nachzuweisen, daß die begrifflichen Modelle der psychischen Störungen nicht nur Fachleuten - Heilkundigen und Diagnostikern - sondern
auch Laien und sogar und vor allem denjenigen bekannt sind, die im Begriff stehen,
psychotisch zu werden. Daher meine Überzeugung - und dies ist eine meiner Grund-
hypothesen -, daß die Kenntnis dieser Modelle ganz entscheidend die Symptombildun-
gen des potentiellen Psychotikers beeinflußt" (DEVEREUX 1974: 297).

Diese vom Psychiater im allgemeinen nicht wahrgehabten L a i -
e n k e n n t n i s s e in Bezug auf seine Begriffsmodelle leiten
sich dabei nach DEVEREUX "direkt von jenen her, die in der unmittelbar
vorhergehenden Epoche bei den Fachleuten Geltung hatten" (DEVEREUX
1974: 299), sie helfen mit, eine bestimmte, extreme Rolle zu struk-
turieren und damit als "Schizophrenie" übernahmefähig zu machen.

Anders also als in der Vorstellung eben unserer diagnostischen
Kompetenz findet nach DEVEREUX in jeder sozialen Wirklichkeit zwischen zukünftigem Patienten und seinem sozialen Feld ein quasi-diag-
nostischer Prozeß statt, der permanent t r a i n i e r t wird:"Die Übung des
geforderten Rollenverhaltens an sich vermehrt die narzißtische Befriedigung und
erhöht das Selbstwertgefühl" (PARIN 1978: 423) einerseits, deshalb ist beim Ablegen einer Rolle ein erhöhter Aufwand zu treiben, andererseits sind nach erfolgter
Ich-Veränderung qua Rollenidentifkation bestimmte "Ansprüche des Es und...der Aus-
senwelt im Einklang'" (ebenda). Es "ist eine direkte Befriedigung von Es-
Wünschen möglich"(ebenda), und eben dies bedingt die außerordentliche
Stabilität und Rigidität einmal angepaßten Verhaltens.

Auf das psychiatrische Feld bezogen, haben wir damit explizit so-
zialpsychiatrische Prozesse im Blick, die sich allerdings nicht nur
in medizinischen, sondern vorgängig in einer der "k u l t u r e l -
l e n K a t e g o r i e n" (DEVEREUX a.a.O.: 160, 313) des Verrückt-
seins abspielen, in der sehr sicheren und unbarmherzigen S e l b s t -
d i a g n o s t i k des Patienten und/oder seines sozialen Feldes, und
dies in der Form "etwas stimmt nicht bei mir", "etwas stimmt nicht
bei dir" auf zunächst unbestimmte Weise.

Friedr. Vieweg & Sohn Verlag, Braunschweig/Wiesbaden

Anders aber  als etwa für KISKER, für den dieser sozial-psychiatrische Zustand  t h e r a p e u t i s c h e  Möglichkeiten offenhält(1), ist für DEVEREUX die Psychiatrie das Feld affirmativ  z u s c h r e i b e n d e r  "Singularitäten" innerhalb der "Verteilungskurve des Verhaltens" (DEVEREUX: 271f.). Eine Singularität ist nach DEVEREUX gerade  k e i n  Ent-setzen aus aller Kategorialität, keine bleibende "Einsamkeit der Abwegigen" (KISKER 1976: 27), sondern die definitive Zuschreibung eines Verhaltens als (wiedererkanntes) psychotisches Verhalten. "Die Diagnose wird unter Bezug auf die Konformität mit einem marginalen Modell von 'Singularitäten des Verhaltens', und nicht im Hinblick auf eine Abweichung von der Norm formuliert. Dies wird explizit durch die primitive Psychiatrie und implizit durch die moderne Psychiatrie bestätigt. Wo das Verhalten von der Norm abweicht, ohne deshalb mit einem klar definierten psychiatrischen Begriffsmodell übereinzustimmen, dort wird der Abweichende eher als Krimineller oder Zauberer denn als 'Verrückter' behandelt" (DEVEREUX: 307). Aufgabe des Psychiaters ist es also, von der Erwartungshaltung seiner Sozietät her gesehen, auf eine Verdachtsdiagnose hin ein definitivdefinierendes "ja-verrückt" hinzuzufügen.

Für DEVEREUX steht nicht die  N o r m a b w e i c h u n g  im Zentrum des schizophrenen wie des diagnostischen Prozesses, sondern die auch  a k t i v e ,  wenn nicht bewußte, so doch zögernd gewollte Erfüllung und Übernahme eines maskenhaft bereits vorstrukturierten, vorgezeigten sozialen Modells "psychiatrisch" abweichenden Verhaltens.

S i n g u l a r i t ä t e n  des Verhaltens sind also sekundär d e f i n i e r t e  Singularitäten, auf den Begriff gebrachte Patienten, dies unter der Voraussetzung, daß "vor den Hallen der Psychiatrie" (KISKER 1976: 3) ein Wissen um solche Begriffe existiert, und damit natürlich auch beim zukünftigen Patienten.

Der DEVEREUXsche  Gedankengang läßt sich an diesem Übergang von schizophrenem Vorfeld zu manifester Schizophrenie(2) nun nur dann plausibel schließen, wenn wir mit DEVEREUX den Freiheitsbegriff im Sinne der  W a h l  "der Verrücktheit als einer menschlichen Möglichkeit" (KISKER a.a.O: 47) in unsere Perspektive integrieren: Wir müssen in dem Prozeß des zum Patienten Werdenden wenigstens ein Moment postulieren, in dem ein "Wägen" (HOFER) gegeben ist, in dem der einsamer Werdende  s o  oder  a n d e r s  sich anpassen wollen kann, indem er "sich als Urteilender zu sich selbst verhält" (HOFER 1959: 107) und sich "in den Fall" (ebenda) bringt  o d e r  n i c h t. Welchen konkreten "Modus der Verwirklichung" (ebenda), welches konkrete Modell, welche entlastende Rolle zu verwirklichender Anpassung der noch nicht zum Patienten Gewordene wählt, diese  W a h l  können und wollen wir ihm als Therapeuten nicht abnehmen, eben weil im erkannten Moment dieser Wahl (erkannt im Rahmen einer historisch verfahrenden Analyse seines Daseins) der einzig realistische Umkehrpunkt im Sinne seiner Veränderbarkeit gegeben ist.

Erreichbar ist dieser Punkt dem Patienten wohl nur durch den Rückgang auf die  u n b e s t i m m t e ,  emotional gestimmte und eben noch nicht kategorialisierte Singularität, und dies in Begleitung von Therapeuten, die ihrerseits "den Wahn des Gesunden, denjenigen nämlich, immer im Besitz der Realität zu sein", haben "fallen lassen" (BENEDETTI 1982: 53), die also im Sinne von BAEYERs gelernt haben, in der Psychose "ein gescheitertes Begegnenwollen" (BAEYER 1955: 373) des Patienten zu sehen.
Einem solchen "psychotisch-destruktiven" (ebenda) Begegnenwollen wäre das Moment der "rätselhaften Potenz der Selbstzerstörung" (ebenda) durch den Rückgang auf den seinerzeit  e n t l a s t e n d e n

Augenblick der Anpassung der Singularität an das Schizophreniemodell
der Gemeinschaft und durch die gemeinsame Bewältigung der gesteiger-
ten Angst (PARIN) zu entreißen, das Begegnen w o l l e n  wäre zu
wandeln in reale Begegnung als einem Moment erkannter Freiheit des
Patienten (selber verrückt werden zu können), der eine  U n f r e i -
h e i t(3) des  T h e r a p e u t e n  (selber normal sein zu müssen) korrespondierte.

Dies hieße mit dem Gewicht  u n s e r e r  Sprache, dem Patienten die "Psychose als Maskierung existentieller Fehlentscheidungen
erscheinen (zu) lassen"(BAEYER 1954: 418), und hierzu gehört wohl
nicht nur therapeutische Überzeugungskraft, sondern ineins damit
die ständig abwägende Reflexion, welcher Grad an wahrhafter Begegnung dem Patienten überhaupt zumutbar (4) ist.

## II. Der beobachtete Psychiater

Häufig lesen wir in psychiatrischen Arztbriefen den Satz: Nunmehr
ist an dem bereits früher geäußerten Verdacht einer schizophrenen
Psychose leider nicht mehr zu zweifeln. Ich selber habe solche Sätze diktiert, ohne die Lust des sauber ("messerscharf") beobachtenden Psycho-Pathologen spüren zu können, ohne das Gefühlsleben wahrzunehmen, das solche Prozesse wissenschaftlichen Aufräumens begleitet, ohne also auch die Lernprozesse, die jeder Patient und jedes
soziale Umfeld im Kontakt mit der auch reagierenden psychiatrischen
Institution macht, in die Reflexion heben zu können.

Dieser Mangel selbstbewußt-unbewußten Psychiaterdaseins entwickelt
sich in einem bestimmten Selbstverständnis, in dem des teilnehmen-
den  B e o b a c h t e r s ,  dessen statthabende Beobachtung das
zu beobachtende Feld unberührt sein lasse. Faktisch ist es aber natürlich so, daß die Tatsache der Beobachtung sehr wohl das Verhalten
der Beobachteten verändert, daß zum Beispiel Psychiater mit ihrem
Auftreten ihrerseits  b e o b a c h t e t  w e r d e n , und dies von
hochsensiblen Patienten und deren Gruppe (5).

Wenn wir uns zum Beispiel eine jugendliche Patientin vorstellen,
die nach ihrem ersten großen Liebeskummer den verlorenen Schatz mit
Hilfe suicidaler Handlungen und Drohungen zurückzwingen will, die
im Landeskrankenhaus bei der 1. Aufnahme noch im Krankenwagen ele-
ganz die Beine übereinanderschlägt und mit Augenaufschlag bestätigt,
ja, sie werde sofort den nächsten Selbstmordversuch starten, sie könne ohne den Liebsten nicht leben und wolle ohne ihn auch nicht leben,
so sollten wir nicht vergessen, wie einem solchen Menschen nach der
ersten frontalen Begegnung mit halluzinierenden Wahnkranken auf der
geschlossenen Station der Schrecken ins Gesicht geschrieben stand,
der diesen Menschen an die Glaswand schlagen ließ:

In solchen emotional hochgradig aufgeladenen Situationen fertigt
nun der Psychiater seinen Aufnahmebefund an, und es bedarf eigentlich nur geringer Empathie, zu ahnen, wie tief seine Fragen nach Datum und Ort, nach Stimmen und anderen Symptomen ersten Ranges, nach
Vitalstörungen und Geschlechtsverkehr in den Patienten eindringen
und (primärprozeßhaft) abgewandelt werden. Desgleichen wird der zum
Patienten Werdende sehr genau spüren, ob er solchen Fragen im Moment
entsprechen kann oder nicht, ob er seine Singularität also neu kommunikabel machen kann (dies erwartet er vom Fachmann!) oder nicht,
ob er ein guter, weil in des Psychiaters Denksystem passender Patient
sein wird, oder ob er seinen Arzt irritiert. Die Anpassungsprozesse
jedenfalls, die beim Patienten während und nach dem Aufnahmegespräch
und bei Wiederaufnahmen längst wirksam sind und die Patient und Therapeut nach der Regelhaftigkeit der herrschenden Psychiater-Kommuni-
kation prägen und Anpassung beiderseits  e r z w i n g e n , wollen

Friedr. Vieweg & Sohn Verlag, Braunschweig/Wiesbaden

nicht beide im Moment verwirrter Sprachlosigkeit in der unbestimm-
ten Singularität verharren, sie sind komplex und zum gegenwärtigen Zeitpunkt kaum durchschaubar (6). Auf jeden Fall aber werden unsere Fragen, unsere Gestik, unser Behagen und Unbehagen auch bei den Antworten fest eingebettet sein in eine das künftige Verhalten des Patienten mitsteuernde Erinnerung, und wen wundert es, wenn bei Wiederaufnahmen "klassische" psychopathologische Symptome sich herauszukri-
stallisieren beginnen: Das sind dann nicht einfach beobachtete
Fakten, sondern zugleich Anpassungsleistungen auf der Basis unserer
sehr bestimmten Erwartungen - etwa vom Wesen endogener Störungen.

Unsere Patienten sind - gerade auf uns selbst bezogen - l e r n -
f ä h i g (7), sie beobachten ihre Welt und uns genau und hochsensi-
bel; sie v e r f ü h r e n   u n s  Zug um Zug zu der immer bestimmter werdenden Aussage von einem "ja , Sie haben ganz recht gehabt,
Sie sind krank" zur erwarteten, definierenden Affirmation "Ja-verrückt".

Machen wir uns nun klar: V o r  den Hallen der Psychiatrie hat
jede Gruppe, jede Gesellschaft ihrer Minoriät  eine oder mehrere
Möglichkeiten zur devianten "Statusveränderung" (DEVEREUX 1974
300) angeboten, und v o r g ä n g i g  ist längst ausgehandelt,
wer unter die Kategorie der Singularität fällt, wer überhaupt in der
Lage ist, das allgegenwärtige schizoide Modell unseres alltagsweltli-
chen Umgangs auszuweiten zu einer manifesten Psychose (8). D a n n
erst werden  w i r  nach Erklärung und Diagnose (letztlich also nach
einer Sinngebung) gefragt - und dies nicht freundlich, sondern meist
mit massivem Druck der Ordnungskräfte. Und schließlich spielen wir
mit in einem Prozeß, der dem nun bereits zum Patienten Gewordenen
eine in jedem Fall  n e u e  I d e n t i t ä t  verpaßt.

"Der Kranke kann es nicht ertragen, so zu sein, wie er ist: er
will vielmehr so sein, wie er gerade nicht ist", heißt es in einem
Text von TELLENBACH und KIMURA; daß dies "das Gegenteil zum Freisein"
(TELLENBACH/KIMURA 1974: 564) sei, diese u n s e r e  Hinsicht auf
"freies Verhalten" wäre in jedem einzelnen Fall im Moment des Akzep-
tierens "verrückter Freiheit" und im Rückgang auf das Wägen v o r
dem Fall (HOFER) erst noch zu vermitteln - uns selbst und dem Patienten. "Ein Wagnis bedeutet dergleichem immer", denn es ist nicht
im voraus zu wissen, "von welcher Art jenes D r i t t e , Neue ist,
das in der Begegnung seinen Anfang nimmt" (TELLENBACH 1961: 4).

### III. Der befreite Psychiater

Der befreite Psychiater ist natürlich eine Utopie. Aber Utopien
haben in der Wissenschaftsgeschichte im Sinne regulativer Ideen
einen bestimmten Stellenwert. DEVEREUX hat uns Professionellen meiner Meinung nach die Möglichkeit eröffnet, uns in einer spezifischen
Kommunikationsform, die vorstrukturiert ist durch die Suggestivfra-
ge:"Psychiater, sag doch, bin ich (ist der) nicht verrückt", und die
uns zum Agenten der sich als "normal" definiert habenden Mehrheit
gemacht hat, neu zu orientieren. Es wäre zu lernen: Wir sind Verführ-
te und Hineingebogene in einem fachärztlichen Beobachtungsstatus,
der resignierend "Ja-verrückt" zu sagen gelernt hat und der sich hat
depotenzieren lassen zu einem achselzuckenden Medikamentenverwalter:
Da kann man nicht viel mehr machen.

Wir f u n k t i o n i e r e n  und s t a b i l i s i e r e n,
wie z.B. B. HILDENBRANDT überzeugend belegt hat, u n b e w u ß t
im Sinne uns fremd bleibender Kräfte, und wir helfen letztlich, "durch
medikamentöse Behandlung und gute Ratschläge" eine "'pathologische'
Organisation aufrecht zu erhalten" (HILDENBRAND 1983: 147) - wenn
wir uns nicht endlich bewußt werden, daß wir unsererseits gespannt

beobachtet werden, daß jedes unserer Worte und jede unserer Gesten
einverleibt werden in ein ethnisches Unbewußtes und in ein vorstruk-
turiertes System, das längst und vor uns und ohne jede differential-
diagnostische Spitzfindigkeit entschieden hat: "Ja-verrückt".

Der Psychiater hat diese quasi-politische Entscheidung der Gruppe  o f f i z i e l l  zu machen, er gibt diesem maskenhaften, prä-
formierten Prozeß der Aus- und Wiedereingliederung auf verschiedenen
Ebenen den wissenschaftlichen, nervenfachärztlichen Stempel - und
deshalb nimmt man es ihm in unserer Republik zum Beispiel schon krumm,
wenn er nur den Kittel ablegt.

Der befreite Psychiater ist eine Utopie. Er wäre sich im klaren,
daß seine psychopathologisch ordnende Qualifikation zur Zeit Grundlage seiner eigenen psychischen Gesundheit ist und bleiben  m u ß.

---

(1) "Wo der Therapeut durch die Unerschütterlichkeit des Verrückten aus der ur-
    sprünglich gewollten therapeutischen Begegnung herausgehebelt und in die Un-
    mittelbarkeit des Zusammen-Existierens hineingezogen wird, da vollzieht sich
    eine radikalere Form der Begegnung und im Zusammenhang damit eine radikalere
    Aufhebung von Einsamkeit. Denn es ist nunmehr der Therapeut, welcher der Si-
    tuation die Möglichkeit zugesteht, daß sie ihn 'verandert', d.h. ihn als
    einen anders gewordenen Anderen aus sich entläßt. An solchen Punkten liegt
    in dem Verzicht darauf, den Eigensinn des Abwegigen als 'Widerstand' zu deu-
    ten, keine Untreue gegenüber einer weit genug gedachten psychiatrischen Auf-
    gabe" (KISKER 1976: 34f.).

(2) W.Th. WINKLER hat 1966 diesen Übergang in der Conrad'schen Sprache negativ
    gefaßt: "Im Augenblick des Umschwunges vom Trema zur Apophänie büßt der Kran-
    ke einen großen Teil seiner Freiheit ein".(...)"Der Verlust der eigenen Freiheit
    durch die Apophänie wird vom Patienten selbst nicht wahrgenommen" (S.309). -
    Eben weil, wie nunmehr mit PARIN und DEVEREUX plausibel geworden ist, dieser
    Verlust erstens nur in unserer Sprache ein Verlust ist und zweitens die ent-
    ängstigende Identifikation mit einer Rolle darstellt.

(3) Die Dialektik von Freiheit und Unfreiheit des Normalen ist von S. HADDENBROCK
    1969: 123  in Bezug auf die Delinquenz entfaltet worden.

(4) W. BLANKENBURG plädiert in der Frage dieses Maßes sehr bedächtig: "Eine vorher
    nicht zugebilligte (= zugemutete) Freiheit einräumen, kann im  e i n e n
    Fall ein überaus heilsamer Akt sein, im  a n d e r e n  Fall eine unverant-
    wortliche Überforderung des Patienten bedeuten.  W a n n  das eine in Be-
    tracht kommt,  w a n n  das andere, darüber entscheidet  b i s l a n g  die
    Routine, bestenfalls die Intuition des Psychiaters". ("Ansätze zu einer Psycho-
    pathologie der Freiheit", Vortragsmanuskript 1983).

(5) Für DEVEREUX ist "in diesem Sinne jedes Ratten-Experiment auch ein am Beob-
    achter vorgenommenes Experiment. Seine Ängste und Abwehrmanöver können ebenso
    wie seine Forschungsstrategie und seine Art, Daten wahrzunehmen und Entschei-
    dungen zu treffen (d.h. die Daten zu deuten), auf die Natur des Verhaltens
    im allgemeinen mehr Licht werfen, als es mittels der Beobachtung von Ratten -
    oder sogar von anderen menschlichen Wesen - möglich ist". (DEVEREUX 1973 :20).
    "Anstatt zu lernen  und selbst zu beobachten und zu verstehen, suchen wir
    zu verhindern, daß unsere Objekte uns beobachten und verstehen". (DEVEREUX
    1973 : 49).

(6) "Das nächste Ziel der Verhaltenswissenschaft muß deshalb die Wiedereinfüh-
    rung des Affekts in die Forschung sein". (DEVEREUX 1973 : 186).

(7) "Mein bester Sedang-Informant rief einmal aus: 'Ich habe nie bemerkt, daß es
    in unserer Kultur so viele Dinge gibt'". DEVEREUX a.a.O.: 168.

(8) Siehe z.B. B. HILDENBRANDs Analyse des Fremd-Werdens eines einzelnen Patien-
    ten im Feld seiner Familie - die allerdings noch nicht das wirklichkeitsver-
    ändernde Agieren eines "Beobachters" reflektiert. 1983: 110ff.

Er wüßte in aller Bescheidenheit, daß der Mensch ordnen muß, will er
sehen. Er würde also r e f l e k t i e r t Diagnosen stellen; ja,
er müßte dies h e i m l i c h tun, denn er müßte im gleichen Akt
und bisherige Praxis verkehrend denen, die er bislang "gehenkt, d.h.
(pharmako- oder psychotherapeutisch) zugenäht" (KISKER 1976: 3) hat,
entgegentreten und ihnen und ihrer Gruppe sagen: "Nein-verrückt -
extrem normal"; er müßte das Moment der Rebellion (DEVEREUX 1974: 226,
siehe auch POHLEN 1981 : 99)  im Patienten aufspüren, tolerabel und
vor allem für  den Betroffenen selbst  handhabbar machen, indem er
gegen die  einmal getroffene  Wahl seiner psychiatrischen Kategorialität  seinerseits rebelliert, in dem er  also ganz  pragmatisch
einen neuen - eigentlich alten - Anfang wagt. Tut er dies nicht, wird
"der Verrückte ... zum Spiegel des nicht gelebten Therapeutenlebens"
(POHLEN: 102).

   Hiermit wüßten wir, "daß unsere Bereitschaft, uns in der Psychotherapie dem Irrationalen auszuliefern, auch mit ein Grund ist, weshalb die Krankheit aufhört, jene irrationale Dimension zu haben"
(BENEDETTI 1975 : 212). Der befreite Psychiater hätte  natürlich
kein schlechtes Gewissen. Er wüßte und hielte es aus, daß man ihn
unablässig beobachtet, daß man seine Worte und Gesten im fremden
Sinn und Interesse zu verwenden trachtet, er wüßte, daß man ihn im
Spiel der Aus- und Wiedereingliederung mißbraucht, und er wäre in
der Lage, die scheinbare und auch offene Skrupellosigkeit der Starken im Sinne Hegel'scher Knechtschaft zu wenden gegen diese:  N e i n-
v e r r ü c k t - e x t r e m  n o r m a l .

   Der befreite Psychiater wäre ehrlicher. Er könnte Fraktur reden
mit denen, die er liebt, nicht als Jung'scher Psychopompus, sondern
als jemand, der mit dem Anvertrauten  B i l a n z  zu ziehen vermag:
Dies ist dein (sozialer) Negativismus, dies deine "Anpassung an die
Einsamkeit" (DEVEREUX 1974 : 219), dies dein Zugewinn an "sozialer
Masse" (DEVEREUX: 304) durch Mitpatienten und Therapeuten, dies dein
Gewinn, jenes dein Verlust.

   Die ungeschminkte soziale Bilanz in durchaus destabilisierender,
die Singularität auflösender Absicht wäre also eine Selbstverständ-
lichkeit ebenso wie die vorgängige, stabilisierende psychopathologische Einordnung.

   Die Vorfeldstudien träten mit dieser Bilanz in eine Relation, die
das Maß an D e s o r i e n t i e r t h e i t  und den Ort verblie-
bener und wiederaufzubauender Orientiertheit im Sinne eines neuen
Freiheitsgrades sowohl dem Therapeuten als auch dem Anvertrauten
deutlich machten. Das Mittel hierzu wäre wohl nicht bloß die Beobachtung des (angeblich gar nicht zu irritierenden) Beobachters, sondern wesentlich die  S e l b s t b e o b a c h t u n g: Wann setzt
der Gegenüber bei mir optische, akustische, vestibuläre, takti-
le, olfaktorische Orientierungen außer Kraft? Wie und wann ängstigt
er mich? Wann und warum muß ich mich beherrschen, wann Emotionen,
wann Sensationen, wann Panik lustvoll oder aggressiv unterdrücken
und verleugnen? Wann zeige ich gähnend Zähne, wann bin ich schauend
fasziniert, wann gewalttätig zupackend, wann nachlässig vergeßlich?

   Solche Fragen, aufsteigend aus dem Unbewußten des Therapeuten,
müßten bearbeitet werden. Der befreite Psychiater träfe also auf
Lehrer, die mit ihm gemeinsam solche Beziehungsphänomene überhaupt
wahrnehmen könnten. Es wäre klar, daß durch diese Suchhaltung (DÖR-
NER) nach dem, was der Patient bei mir auslöst, über die vom Patienten jederzeit neu konstruierte Wirklichkeit mehr ausgesagt wäre, als
je durch die alleinige psychopathologische Klassifikation. Im Gegen-
zug zu solchen Wünschen und Bedürfnissen tendiert unsere psychiatrische Ausbildung im Augenblick vielmehr dahin, dies Spektrum im Ge-

fühlsleben des Psychiaters abzuwerten im Sinne einer Schwäche, die
dem Unerfahrenen halt aberzogen werden muß. Wir sollten uns klar machen, daß wir seit Griesinger den Patienten intensiv beobachtet haben, daß wir aber inzwischen mit unserer Wissenschaft an einem Wen-
depunkt stehen, der uns längst selbst ins Visier genommen hat, der
nicht en passent oder in ironischer Weise oder im kurzfristigen Hand-
streich zu bewältigen ist. So gesehen, ist DEVEREUX ein Startschuß.

Der befreite Psychiater also wird Schritt für Schritt und mit
oder ohne Psychoanalyse, in jedem Fall aber reflexiv  s e l b s t -
b e z o g e n  die Erfahrungen einer ihrerseits selbst im Prozeß befindlichen Psychiatrie vollziehen. Er wird seine eigenen psychotischen Impulse und Anteile kennenlernen müssen, und er wird ganz vorsichtig werden müssen mit seinem kopfnickenden, erwarteten, tränen-
reich aufgenommenen "Ja-verrückt". Er wird im Wissen um die Irritier-
barkeit seiner eigenen Organisation und die seiner Kinder standhaft
werden: Extrem normal.

## LITERATUR

BAEYER W.v. 1954. Über Freiheit und Verantwortlichkeit von Geisteskranken.
*Nervenarzt* 25: 417-426.

-- 1955. Der Begriff der Begegnung in der Psychiatrie. *Nervenarzt* 26: 369-376.

BENEDETTI G. 1975. Das Irrationale in der Psychotherapie der Psychosen , in
*Ausgewählte Aufsätze zur Schizophrenielehre*. Hrsg.v. G. Benedetti, 206-212. Göttingen: Vandenhoeck & Ruprecht.
-- 1982. Menschliche Existenz zwischen Wahn und Besessenheit. *Wege zum Menschen*
34: 52-63.

BLANKENBURG W. 1982. Psychopathologie und psychiatrische Praxis, in *Psychopathologische Konzepte der Gegenwart*. Hrsg.v. W. Janzarik, 33-46. Stuttgart: Enke.
--    1983. *Ansätze zu einer Psychopathologie der Freiheit*. Vortragsmanuskript, 18 S.

DEVEREUX G. 1973.*Angst und Methode in den Verhaltenswissenschaften*. München: Hanser

DEVEREUX G. 1974 . *Normal und Anormal*. Frankfurt: Suhrkamp.

EY H. 1975. La psychose et les psychotiques. *Evol. Psychiatr.* 40: 103-116.

HADDENBROCK S. 1969. Freiheit und Unfreiheit der Menschen im Aspekt der forensischen Psychiatrie. *Juristenzeitung* 24: 121-127.

HILDENBRAND B. 1983. *Alltag und Krankheit*. Stuttgart: Klett.

HOFER G. 1959. Kasus und Norm. *Confin. psychiat.* 2: 95-109.

KISKER K.P. 1976. *Mit den Augen eines Psychiaters*. Stuttgart: Enke.

KNOLL M. 1983. Der psychiatrische Gesundheitsbegriff - seine dialektische und re-
flexive Bestimmung. *Z.f.klin.Psych.Psychopath. Psychother.* 31: 43-52.

PARIN P. und PARIN-MATTHÈY G. 1978. Der Widerspruch im Subjekt, in *Provokation
und Toleranz: Alexander Mitscherlich  zum 70. Geburtstag*. 410-435. Frankfurt:
Suhrkamp.

POHLEN W. 1981. Über das Verhältnis von Therapiezielen und Konzeptualisierung
therapeutischer Prozesse. Entwurf einer psychotherapeutischen Indikationslehre,
in *Psychotherapie im Krankenhaus*. Hrsg.v. F. Heigl und H. Neun, 90-109. Göttingen:
Vandenhoeck & Ruprecht.

SIMON J. 1974. Freiheit und Urteil bei Kant, in *Akten des 4. Internationalen
Kant-Kongresses Mainz*. 141-157. Berlin: de Gruyter.

TELLENBACH H. 1961. Annäherung an die Daseinsanalyse. *Almanach f. Neurol.u. Psychiat.*, 235-247.

TELLENBACH H. u. KIMURA B. 1974. Über einige Bedeutungen  von "Natur" in der europäischen Alltagssprache und ihre Entsprechungen im Japanischen, in *Imago linguae,
Festschrift zum 60. Geburtstag von Fritz Paepke*. 557-567. München: Fink.

WEIZSÄCKER W. v. 1957. Medizin und Logik, in *Zwischen Medizin und Philosophie*.
Hrsg.v. D. Wyss, 147-180. Göttingen: Vandenhoeck & Ruprecht.

WINKLER W. Th. 1966. Zwang und Freiheit in der Psychiatrie. *Nervenarzt* 37: 304-310.

Friedr. Vieweg & Sohn Verlag, Braunschweig/Wiesbaden

# Besessenheit, ein Phänomen der menschlichen Lebenswelt
## Gunter Hofer

### I. Grundvoraussetzung von Dämonen-Erfahrung

Der Mensch lebt in der Welt, konfrontiert mit seiner Gefährdung. Er ist sich der Verfügbarkeit seiner Welt wie seiner selbst niemals gänzlich sicher. In seinem Erlebnisinventar korrespondiert dieser ihm eigenen, d.h. von ihm nicht auflösbaren Ungesichertheit, das Aufscheinen des Unheimlichen. Von diesem Unheimlichen sprechen zum Menschen Märchen und Mythen. Deren Vorhandensein erweist sich als ein Versuch, das Ausgesetztsein des Menschen in dieser Welt erlebbar sowie annehmbar und damit ihm vertraut zu machen. Denn vermag er das Unheimliche im voraus zu benennen, bringt dies ihn in der Situation, da es erscheint, nicht aus der Fassung. Eine hierarchische Ordnung des Unheimlichen und der Doppelaspekt sowohl des Bedrohlichen als auch des Hilfreichen, unter den es gebracht werden kann, schaffen ein Wissen, das es erlaubt, die unbestimmte menschliche Urangst in bestimmte Befürchtungen zu wenden. Damit wird das Unheimliche, das immer der Mensch zugleich selbst in dieser Welt ist, als Objektivierung eines Prinzips der Lebendigkeit gestaltet und als Teil der Ordnung des Lebens festgelegt. Die als Ausdruck des Unheimlichen entstehenden Wesenheiten ("Dämonen") sind "kollektive Vorstellungen" (MAUSS). Jeder, der in einer Gesellschaft lebt, weiß um sie, da er in einer Initiation damit vertraut gemacht wurde. Die Gestaltwerdung eines unheimlichen Mitanwesenden erfordert immer eine "kollektive Erfahrung, mindestens aber eine kollektive Illusion" (MAUSS). Eine individuelle Begegnung mit dem Unheimlichen wird da durch die kollektive Deutung relativiert; der Mensch ist in dieser Erfahrung durch einen Gruppenkonsens vor einem ereignishaften Überwältigtwerden bewahrt.

Der Mensch entwirft sein Allerinnerstes an die äußerste Grenze des erfahrbaren Außen, wobei sich subjektive und kollektive Erlebnisgestalt noch nicht deutlich differenzieren lassen. Da stellen sich Erlebnisse ein, die zur Auseinandersetzung zwingen, ohne daß der Mensch bereits ein verläßliches Wissen über sie gewinnen kann. Es entstehen Phänomene, die ohne den Menschen nicht da sind, wie etwa Gott nicht ohne den Menschen erscheint. Innen und Außen werden zu Projektionsalternativen des Menschen. Die existenzielle Unsicherheit läßt sich dabei als von außen nach innen gerichteter Vorgang auffassen, der in der Projektion des Inneren nach außen vom Menschen hinwiederum bewältigt werden kann. Bestehen bleibt ein Erleben der Fremdbestimmtheit gegenüber einer erwarteten Selbstbestimmtheit des Menschen, wie etwa die Bewahrung vor dem Tode sich nur als Fiktion durch ihn aufheben läßt.

Da der Mensch die Dämonen als eine nach außen projizierte Furcht wieder in sich aufnehmen kann, erweitert er seine Möglichkeit, nicht mehr durch sich selbst zu Fall gebracht zu werden. Dadurch, daß er sich dem Dämonischen öffnet, gewinnt er die Verfügung über das Dämonische. Denn das Unheimliche ist nun nicht mehr ohne den Menschen möglich, und es bleibt aufgedeckt als Reflexion des Menschen auf sein Dasien in der Welt. Der Mensch weiß da schon um sein beunruhigendes Inneres als Widerschein einer Situation, unheimisch in die-

ser Welt zu sein. Die Besessenheit ist eine der Erscheinungen, in
der das Unheimliche zur Gestalt gelangt und zugleich mit überwunden
wird. Dabei ist Besessenheit niemals die Sache eines Menschen als
einzelnem, sondern das Phänomen stellt einen Gemeinschaftsbezug dar
und her. Besessenheit ist ein "soziales Phänomen" (MAUSS), denn es
liegt in der Struktur der Gesellschaft als Möglichkeit, das Erscheinen zu bestimmen, bleibt es doch inaktuell, wenn die Gesellschaft
das Erlebnis und das Verhalten eines einzelnen nicht als Besessenheit annimmt, sondern als kuriose oder auch tragische Aktion eines
einzelnen deutet. Immer aber bleibt "Besessenheit" auch dann vorhanden, wenn eine Gesellschaft sie ablehnt - sie bleibt denkbar.

## II. Inbesitznahme eines Menschen durch einen Dämon und deren Ritualisierung

Ethnographische Berichte belegen für Afrika von Äthiopien bis in
den Sudan Konzepte der menschlichen Lebenswelt, in denen die Besessenheit als rituelle Bindung des Menschen an ein Geistwesen selbstverständlich ist. Im Alltag dieser ethnischen Gruppen herrscht die
Anschauung, daß die Geister als bestimmbare Wesen von einem Menschen
Besitz ergreifen können, wie es in der Kultsprache heißt, ihn zu
"reiten" vermögen. BALANDIER ist der Meinung, daß es sich bei diesen
Kulten um die Manifestation einer Kommunikation mit Göttlichem handle, FROBENIUS sprach von einer "Religion der Besessenheit". Die dämonischen Wesen, die da einen Menschen sich zu eigen machen, werden
jedoch nicht immer als "göttlich" apostrophiert, sondern durchaus
auch mit Beiworten wie "eklig", "abstoßend", "schmutzig", "furcht-
bar" und "schrecklich" belegt (FROBENIUS).

Eine Szene, die BALANDIER während seiner Feldforschung in Westafrika aufzeichnete, soll dazu dienen, die Klärung allgemeiner Merkmale der Inbesitznahme eines Menschen durch einen Dämon vorzuberei-
ten:

BALANDIER schildert die Zeit der kritischen Wende menschlichen
Lebens vom Tag zur Nacht. Der Tag scheidet sich von der Nacht durch
einen Augenblick der Stille, die wie eine Zäsur für das Leben in
einem Dorf des Lebu-Lands (Senegal) erscheint. Diese Stille erfährt
eine nicht ungewohnte Unterbrechung durch Klagelaute einer Ziege.
Doch das Gewohnte wendet sich sofort zum Ungewohnten: "Alsbald antwortet ihnen der fürchterliche Schrei einer Frau, ein Geheul, das
sich erhebt und anhält. In der Nachbargasse hallen eilige Schritte,
von flüsternden Stimmen begleitet. Eine tierische Klage zerstört
das zerbrechliche menschliche Gleichgewicht. Konia (eine noch recht
junge Frau des Dorfes, Anm.) ist von ihrem persönlichen Dämon befallen; ihr Körper liegt in konvulsivischen Zuckungen und gehorcht ihr
nicht mehr".

Im tierhaften Schrei eines Menschen wird der Gesellschaft plötzlich auf der Grenze von Tag und Nacht die Zerbrechlichkeit ihrer
Lebenssituation offengelegt. Es ist eine Frau der Gruppe, die in
diesem nächtlichen Augenblick in einer individuellen Krise auf die
Versehrbarkeit menschlichen Daseins verweist. Der Dämon, an den sie
in einer Initiation gebunden wurde, und der hinwiederum an sie gebunden ist, stellt durch sie seine ständige Gegenwart dar. Die Frau
wird zum Ausdrucksmedium: sie ist nun nicht mehr sie selbst, sondern
sie ist ein sonst unsichtbar anwesendes Anderes. Wir erfahren sogleich etwas über das Regelhafte menschlicher Besessenheit, wenn
BALANDIER weiter berichtet: "Diese Krisis scheint schwerwiegend zu
sein. Nachbarinnen, mit der Behandlung einfacher Fälle von Besessenheit vertraut, gestehen bald, daß sie hier nichts ausrichten können".
Die vom Dämon in Besitz genommene Frau wird also von den anderen

Frauen der Gemeinschaft in Obhut genommen, wobei diese versuchen, sich gegen die plötzliche und aggressive Inbesitznahme durch den Dämon zu wehren und ihn zum Verlassen des Körpers ihrer Genossin zu bringen. Doch ist es dann nur eine aus der Gruppe, die dazu die Macht hat: die älteste Frau allein ist es, "die alle übernatürlichen Gewalten zu bändigen vermag". *Sie kennt die Formel*, die Beruhigung bringt: "Kehre dorthin zurück, wo Du gewohnt hast!" In dieser einen alten Frau kumuliert die Möglichkeit und die Hoffnung der Gruppe, gegenüber den unheimlichen Kräften doch die lebbare, d.h. vertraute menschliche Ordnung behaupten zu können. Die Gesellschaft macht die Erfahrung, daß Besessenheit, die eine kollektive Notwendigkeit (Funktion) zur sozialen Sicherung sein soll, sich im Individuum zur Gefährdung wenden kann. Das Individuum wird damit als die irritierbare Stelle der Gesellschaft erkennbar. Augenfällig setzt die Besitznahme dieser Frau durch den Dämon zu unrechter Zeit ein. Was der jungen Lebu-Frau widerfuhr, wird für gewöhnlich nur in einer rituellen Zeit in der Gruppe als Geschehen zugelassen. Jede Frau der Gruppe ist in einer Einweihung in die Beziehung zu einem Dämon eingewiesen worden und hat dann, als ihm zugewiesenes Medium, in späteren rituellen Zeremonien (Léfohar-Kult) immer zusammen mit den anderen Frauen ihre Auslieferung an den Dämon zu erneuern. Diese Situation enthält das bewußte Eingehen eines Risikos. Wie LEIRIS sagt, ist da die Besessenheit "mit Bewußtsein erwartet, wenn nicht sogar willentlich herbeigeführt". Da dieses Ritual die Solidarität der Gesellschaft stärken soll, gewinnt das Agieren der Besessenen erst durch die Zuschauer seinen Sinn. In der Besessenheit, die immer passager ist, entläßt ein Mensch, gebilligt durch die Gesellschaft, seinen Körper aus der Kontrolle, ohne ihn jedoch gänzlich aufzugeben. In diesem Handeln überläßt sich der Mensch gerade nicht dem Geistwesen, sondern "begrenzt" dieses in seinem Erscheinen, da der menschliche Körper den Dämon zur Ordnung zwingt. Allerdings enthält diese Situation die Möglichkeit, daß der Körper den Menschen über die kollektive Toleranzgrenze zu einem individuellen (privaten) Ausdrucksverhalten hinträgt.

Die Kultzeit ist die Nachtzeit. Die Nacht ist jene Zeit, da sich das Leben für den Menschen verhüllt, da er aus seiner Selbstbestimmung genommen ist, in der ihm etwas Unverständliches geschieht und er allein aus seiner Kreatürlichkeit existiert. In der Nacht entdeckt und äußert sich sein verschrecktes Inneres. Der Umgang mit geheimen Mächten und Kräften als kreatürliche Wesenheiten und deren Beherrschung gehört zur sozialen Position der Frau (MAUSS). Die Frauen erhalten durch diese Eigenart das Gleichgewicht der Gruppe, sie übernehmen mit der Besessenheit eine "Funktionsweise des kollektiven Lebens" (MAUSS), die notwendige Lebenssicherung bedeutet. Diese Notwendigkeit erscheint von außen betrachtet allerdings eher absurd. In seinen Anmerkungen zum Voodou Haitis meint LEIRIS (1978), daß Zustände von Besessenheit nicht als eine "Abweichung von der Norm" zu betrachten seien, die mit "Pathologischem" in Verbindung zu bringen wären, handele es sich doch bei Besessenheit um "einen anerkannten Brauch", der dazu diene, einer Gesellschaft durch Spannungsminderung das "psychische Gleichgewicht" zu erhalten. In der Wiederholung als Ritual erkennt auch der Außenstehende eine Ordnung in solcher Erscheinung, womit zugegeben wird, daß hier Sinn waltet. Mitglieder einer Gesellschaft würden kaum die Anstrengung der Besessenheit auf sich nehmen, wenn sie ihr nicht eine außerordentliche Bedeutung beimessen würden. Von innen, d.h. von der Gesellschaft her gesehen, wird Besessenheit unzulässig außerhalb des Rituals, gilt sie dann doch immer als gefährlich.

Friedr. Vieweg & Sohn Verlag, Braunschweig/Wiesbaden

### III. Umgang mit mitanwesenden Geistern (Zâr-Kult in Äthiopien)

Die praktische Bedeutung, die die Annahme der Mitanwesenheit von
Geistwesen in der Alltagswelt in einer Sozietät hat, schilderte
GRIAULE während seines Feldaufenthalts in Äthiopien. Als er an einem
Gastmahl teilnahm, bemerkte er, daß die Diener mit großem Bedacht
die Gäste versorgten; diskret fragten sie jeden einzelnen nach den
Regeln, die er beim Essen zu befolgen hätte. Diese Nachfrage hatte
ihren Grund in der geltenden Ansicht eines Zusammenspiels vom Menschen mit einem ihm zugeordneten Geistwesen: "Zahlreiche Leute nämlich stehen unter der Herrschaft eines tyrannischen Geistes, dem zu
Ehren sie sich bestimmter Speisen enthalten." Dies hat nicht nur eine
individuelle, sondern auch eine soziale Konsequenz: "Die genaue Beachtung dieser Regeln sorgt für Ruhe im Reiche der Geister und folg-
lich für den sozialen Frieden... Leute, die der Geheimnisse des Lebens und ihrer zahlreichen Auslegungen kundig waren, konnten sich
die reale ätherische Anwesenheit der argwöhnischen Geister, die hinter den sichtbaren Gästen am Festmahl teilnahmen und die scheinbar
leeren Räume ausfüllten, mühelos vorstellen. Denn zweifellos lag
hier der Grund für die auf den ersten Blick ganz unerwartete Behut-
samkeit im Gebaren aller dieser Menschen und für die umsichtige Sorg-
falt, mit der die Dienerschaft sich bewegte". Die Anwesenheit der
Geister ist in diese Gesellschaft eine psychische Realität, nicht zuletzt dadurch, daß die Geister den Realitätsbeweis liefern. Verursachen sie doch Krankwerden, wenn die Beziehung zwischen ihnen und den
Menschen in Unordnung gerät. Die Konzeption von Geistwesen in einer
Gesellschaft wird zugleich zur Konzeption einer sozialen Instanz.

In Äthiopien und Ägypten ist eine tradierte Erscheinung die Besessenheit durch Zâr-Geister (FROBENIUS; LEIRIS 1978; HABERLAND),
denen eine solche krankmachende Wirkung zugewiesen wird. Der Zâr ist
als gin  nicht nur das passiv verborgene Wesen, sondern zugleich aktiv krankmachend  in der Version des Irrsinn bedingenden Wesens. Um
solches Kranksein zu beheben, muß der Zâr befriedet werden. Dies erfolgt aber nicht nur passiv durch ein Opfer, sondern aktiv in einer
Konventionalisierung des Verhaltensgesamts des Zâr-Besessenen. LEI-
RIS (1977) notierte in der äthiopischen Provinz Gondar die Erläute-
rung einer Zâr-Adeptin, einer äthiopischen Christin: "Es ist Gott,
der einen wahrhaftigen Spielball (für den Zâr, Anm.) aus uns gemacht
hat." Die religiöse Perspektive bleibt in diesem Ritual ebenso deutlich wie der Wechsel zwischen spielhaftem Tun und überwältigendem
Ernst im Umgang mit den Geistern. Das Ritual verfolgt die Absicht,
nicht den Geist vom Menschen, den er heimsuchte, zu trennen, sondern durch einen Spezialisten den Menschen derart zu unterweisen,
daß er dem Zâr-Geist nicht ungeschützt ausgeliefert ist, sondern mit
diesem in ein Wechselspiel einzutreten vermag, indem er sein Verhalten dem Wollen des Zârs anpaßt, aber zugleich auch den Geist lenkt.
Das Aufnehmen des Geistes führt zu einer Geste der Unterwerfung
(gurri), die auch als sexuelle Körpersprache zwischen Zâr und Besessenem interpretierbar ist (LEIRIS 1978), wenn man darin eine Grundform menschlichen Agierens sieht. Die Bewegungsfolge, die die Besessenheit einleitet, besteht aus Vor- und Rückwärtspendeln mit Kopf
und Körper, die die Auffassung der Besessenheit als sexuelle Beziehung nahelegen kann.

Um die "Meister" des Zâr-Kults, die zugleich Besessene und Fall-
spezialisten für jene Krankheiten, die der Zâr bewirkt, sind, sammelt sich eine Gefolgschaft von Zâr-Adepten - "fast ausschließlich
Frauen" (HABERLAND; LEIRIS 1978 u.a.) -,die dann innerhalb der Gesellschaft eine Sonderstellung gewinnen, nicht zuletzt da die durch
denselben Zâr besessenen als verwandt gelten (KRISS u. KRISS-HEIN-

RICH). Der Zâr-Spezialist erkennt die Besessenheit an der Verhaltensänderung eines Menschen. Zuerst stellt er sie einmal als Ausdruck von
Krankheit fest, da sie passiv erlitten als versteckte Wirkung des
Zâr erscheint. Eine Wendung zum Mitglied der Zâr-Gemeinschaft zugleich als Heilung wird dadurch eingeleitet, daß dieser Mensch die
Zâr-Besessenheit akzeptiert und sein Verhalten offen die Besitzung
durch den Zâr bekundet. Diese konventionelle Besessenheit bedeutet
die Rückkehr in eine überschaubare Ordnung, in der sich das Verhalten dieses Menschen für ihn selbst wie für die anderen erklärt. LEI-
RIS hat darauf hingewiesen, daß das Verhalten des Menschen als Ausdruck der Zâr-Besessenheit diesen Menschen nicht aus der Verantwortung für sein Verhalten nimmt, d.h. daß er auch als Besessener nicht
unbegrenzt alles tun darf, auch dann, wenn er sich als Zâr in diesem
Augenblick der Besitzung erlebt. Das Individuum gibt sich in der Besessenheit niemals gänzlich auf, muß es doch berücksichtigen, daß
es weiter mit den anderen zusammenleben muß und kann.

Sich dem Willen des Zâr zu unterwerfen, sichert und rettet das
Leben nicht nur des einzelnen, sondern auch der Gesellschaft, der er
angehört. In den dörflichen Gebieten ist es oft die Mutter, die als
Medium des Zâr auftritt und damit zur Institution der familiären Sicherung wird: "Die Frau, 'die den Zâr hat', wird in fast allen Familien respektiert und spielt eine bedeutende Rolle: man fragt sie bei
Interessenkonflikten und rechtlichen Angelegenheiten um Rat, sie
spielt bei den Eheschließungen, Scheidungen, Entbindungen eine Rolle,
oft weissagt sie die Zukunft" (LEIRIS 1978). Der Zâr zeigt damit als
eine positive Seite, daß er sich zu einem Hausschutzgeist entwickeln
kann (KRISS u. KRISS-HEINRICH ), indem die Mutter der Familie sich
ihm unterwirft, und der Zâr kann auch die Rolle des Sündenbocks durch
die Gemeinschaft erhalten (LEIRIS 1977). Im Zâr-Kult lernt der Mensch
den beunruhigenden, nur erspürten, aber nicht erklärten Teil seiner
Lebenswelt, der immer zugleich auch das beunruhigende Dunkel seiner
selbst ist, zu akzeptieren und zu beherrschen. In den Aufzeichnun-
gen LEIRIS' findet sich die Äußerung einer äthiopischen Zâr-Besessenen notiert: "Der Zâr ist wie mein Vater und meine Mutter... Ich
sterbe, wenn der Zâr von mir weggeht!" Einen Aspekt der Zâr-Besessenheit als eines kollektiven Äquilibrationsphänomenes auf kulturellen
Druck von außen hat HABERLAND für das Entstehen von Zâr-Sekten in
Süd-Äthiopien nachgewiesen. Der Kult entstand dort erst als Reaktion
auf innere Spannungen in den Ethnien mit der Auflösung des geltenden Weltbildes durch islamische und christliche Missionierung. Der
Zâr erschien dann als Versuch, "sich irgendwie mit den eindringen-
den neuen Mächten auseinanderzusetzen, deren mittelbarer Ausdruck
die Geistwesen sind". Daß Besessenheits-Kulte aber zunehmend auch
eine Attraktion für Touristen und Snobs abgeben, soll nicht uner-
wähnt bleiben - das Unheimliche wird zur Sensation.

Die Bildung einer neuen Identität ist das zentrale Motiv jener
Besessenheits-Kulte der Sklaven und Verelendeten, die sich bis heute in Brasilien, auf Haiti und anderen westindischen Inseln als Can-
domblé, Umbanda, Voodou oder Santeria aktuell gehalten haben und
als Zeremonien der Verkörperung der Gottheit eine intensive Pflege
finden.

### IV. Besessenheit durch den Teufel und Exorzismus in der
katholischen Lebenswelt des Abendlandes

Das Phänomen der Besessenheit ist nun durchaus auch in der christ-
lich-abendländischen Lebenswelt überliefert. Im Westeuropa des 16.
Jahrhunderts, der Zeit des Aufbruchs des Menschen zu individueller
Lebensgestaltung, ist vielerorts zu bemerken, wie Menschen Irrita-

tionen in dieser Situation der Veränderung dadurch zu bewältigen versuchen, daß sie die Auseinandersetzung mit sich selbst auf andere
projizieren oder auch, daß ein einzelner es unternimmt, seiner Mitwelt sein Lebensleid zu demonstrieren (ERNST). Es sind Menschen meist
einfacher Herkunft, die in dieser Zeit als von Dämonen oder Teufeln, auch
von dem Teufel selbst besessene auf sich aufmerksam machen. Menschen, die
sich in einer unsicheren, von Willkür und Krankheit bedrohten Lebenswelt aufhalten, in der das Leben kaum eine annehmbare Aussicht bietet und in der die Kirche den meisten nur durch ihre "magischen,
Angst und Unheil abwehrenden Seiten" etwas geben kann (ERNST), stellen ihre Inbesitznahme durch das überwältigende und gewalttätige Böse dar, das sie aus der Ordnung zu bringen scheint. Noch ist es eine
Zeit, in der Visionen, Zeichen und Wunder alltäglich sind, doch beginnt mit der Reformation eine religiöse Unterweisungspraktik und
eine religiöse Erfahrung, die bereits zwischen der Begegnung mit dem
Göttlichen als "Ergriffenheit" und der Überwältigung durch ein Dämo-
nisches als teuflisch-böser Geist in der "Besessenheit" sondert
(BENZ). Die Vorstellung des Unheimlichen als Bösem erfolgt bis weit
in die Neuzeit hinein in zwei Gestalten: neben dem besessenen Menschen, in dem sich das Böse in der Konfrontation mit dem Guten offenbart, ist es die Hexe oder der Hexer als Träger des versteckten Bösen, das nur durch die Tortur an den Tag zu bringen ist. In der Besessenheit drückt sich die Auseinandersetzung des Menschen mit dem
Teufel oder auch den Teufeln in einem Schauspiel aus, das viel Publikum lockt; und wieder sind es vornehmlich Frauen, die zum Medium dieser Erscheinung werden.

Die Inkorporation des Teufels, tradiert im Neuen Testament, be-
fördert immer zugleich die Wirksamkeit des Guten: wird der Besessene mit geweihten Dingen berührt, kommt es zur konvulsiven Unruhe als
Ausdruck der Beunruhigung des Teufels durch die Repräsentation des
Göttlichen. Die Anwesenheit des Teufels wird durch die Aufforderung
gesichert, seinen Namen zu nennen, und der Teufel muß dem Repräsentanten der Kirche gegenüber durch den Mund des Besessenen dies
auch tun. Das Rituale Romanum (1614) schreibt bis heute gültig dem
Exorzisten vor, nach dem Namen des "eingefahrenen Teufels" zu fragen: "Der Exorzist ist verpflichtet, 'notwendige Fragen' zu stellen,
gemeint sind damit Fragen nach Zahl und Art der eingefahrenen Teufel
sowie nach den Ursachen und Zielen dieser konkreten Besessenheit.
Die Kirche setzt voraus, daß er daraufhin nicht nur sinnvolle, sondern auch wahre und brauchbare Antworten bekommt, die eine Aufhel-
lung des ganzen Falles ermöglichen. Die Erfahrung hat das immer wieder aufs neue bestätigt" (RODEWYK). Die Besessenheit dient der Kirche
zur Darstellung der Allmacht des Heiligen.

Das Leben der Nicole Obri aus Laon, die in den Jahren 1565 und 1566
als vom Teufel in Besitz genommen galt und dann exorziert wurde,
hat ERNST detailliert zusammengefaßt. Am Beispiel dieser Besitzung
läßt sich die Ansicht dieser Zeit über die Besitznahme eines Menschen
durch den Teufel sowie die Korrespondenz zwischen besessenem Menschen
und seiner Umgebung verdeutlichen:

Nicole Obri war 15 Jahre alt und seit drei Monaten mit einem Schneider
verheiratet, als sie beim Beten am Grabe ihres Großvaters, der ohne
Beichte gestorben war, die Erscheinung eines Mannes hatte, der in
ein Leichentuch gehüllt schien. Diese Erscheinung wiederholte sich,
und Nicole erfuhr von ihr, daß sie sich ihrem Großvater
gegenüber befand, der bat, sie möge für ihn Erlösung aus dem Fege-
feuer erwirken. Danach war Nicole wechselnd hochgradig erregt oder
wie erstarrt. Um diese Zeit dachten auch die Bewohner des Dorfes,
es sei die Totenseele des Großvaters, die mit Nicole ihr Wesen triebe.

Friedr. Vieweg & Sohn Verlag, Braunschweig/Wiesbaden

Doch wenig später änderte sich die Meinung im Dorf, und es entstand die Ansicht, daß es der Teufel sei, der da Nicoles Verhalten bestimme. Sofort entwickelte die junge Frau eine Wendung in ihrer Selbstinterpretation: ihre Rede ging nunmehr dahin, daß sie einen schwarzen Mann sehe, womit sie für ihre Umgebung und auch für sich bestätigte, daß es tatsächlich der Teufel sei, der in ihr hause. Von da an galt Nicole Obri offiziell als Besessene.

Mit dieser Änderung der Deutung gewann Nicole Obri das Interesse der weiteren Öffentlichkeit sowie des Bischofs von Laon für sich. Geriet sie in die Besitzung durch den Teufel, wurde sie von mehreren Männern in die Kirche getragen. In diesem sakralen Raum demonstrierte der Teufel seine Anwesenheit stets dadurch, daß bei Enthüllung der Monstranz sich Nicoles Gesicht dunkelblau verfärbte, ihr Leib anzuschwellen begann und aus ihr ein Geschrei hervorbrachte, das durch die Kirche bis über den Marktplatz hallte. In einer durch den Bischof erfolgenden Befragung wurde erfahren, daß der Teufel dadurch in Nicole eindringen konnte, daß diese erst von ihren Eltern und dann auch von ihrem Mann verflucht worden war. Im Akt des Exorzismus wird dann die Bedeutung der Hostie für die Allgemeinheit offenbar. Näherte sich der Bischof Nicole mit der Hostie, legte sich ihre Erregung, und sie erwachte alsbald besonnen, um - wie es in den Quellen heißt - in aller Demut zu kommunizieren.

Die stets erneute Besitznahme durch den Teufel lockte die Menschen der Umgebung an. Es wurden oft bis zu 2o.ooo Zuschauer bei der Besessenheit und dem anschließenden Exorzismus gezählt. Gegenüber der dumpfen Neugier der gaffenden Menge wurde der imponierende Ernst des Bischofs als Exorzist hervorgehoben. Dieses Schauspiel erhielt Wichtigkeit durch den schwelenden Streit zwischen Hugenotten und Katholiken der Stadt. Die Darstellung der Wirksamkeit der Hostie ließ damals viele Hugenotten in die Katholische Kirche zurückkehren. Als die Hugenotten zu spüren bekamen, wie diese Besessene ihnen Abbruch tat, versuchten sie, Nicole Obri der Täuschung zu überführen.

Im Exorzismus stellt sich der Gemeinde immer wieder erneut die menschliche Hoffnung dar, durch den Leib Christi vor dem Bösen bewahrt zu werden. Eine eher verschlossene Menge wird in dieser Schaustellung gedrängt, sich zu öffnen und sich vom Schicksal eines Menschen ergreifen zu lassen, der Glied dieser Gemeinschaft ist, und in dem sich die Allmacht des Göttlichen durch den Sieg über das Böse bekundet. Die Besitznahme des einzelnen durch den Teufel führt die Gemeinschaft hin zur Ergriffenheit durch das Göttliche. Für die Mitmenschen gilt wie für den Exorzisten, daß "die zweite Persönlichkeit, die der Mensch als Besessener ist, in *jeder* Beziehung mit dem Bilde übereinstimmt, daß uns der Glaube vom Teufel entwirft" (RODEWYK 1951). Der Exorzist ist dadurch, daß er zugleich Mitglied der überzeitlichen Kirche wie auch der jeweiligen zeitlichen menschlichen Gesellschaft ist, in seiner Diagnostik der Besessenheit nicht unbeeinflußt, so daß sich in ihm entscheidet, ob Besessenheit zu einer real seltenen oder häufigen Erscheinung wird. Die besessene Nicole wird dadurch Ausdruck der kritischen Situation der Gruppe, daß sie die Darstellung ihres persönlichen Problems aufgibt und der Interpretation der Mitwelt folgt. Dieser Prozeß der Bestätigung der Korrespondenz zwischen dem besessenen einzelnen und den anderen als Publikum findet sich durchgängig als Merkmal des Phänomens Besessenheit.

## V. Widerstreit von Gut und Böse bei Besessenheitsphänomenen in der protestantischen Glaubenswelt

Besessenheit bedeutet nicht allein Inbesitznahme durch das Dämonische, sondern erscheint als dessen Widerstreit mit dem Guten im Menschen. Diese Eigentümlichkeit der Besessenheit läßt sich an der Besitzung der Magdalena Gronbach, dem "Mädchen von Orlach", im Jahre 1831 in der Metaphorik der Auseinandersetzung des Hellen mit dem Dunklen als zentralem Thema erkennen; zugleich belegen die Ereignisse um Magdalena Gronbach eine Besessenheit aus der Glaubenswelt des Protestantismus. Ein allgemeiner Blick auf die Zeit zwischen 177o und 185o  lehrt, daß sich da in revolutionären Sprüngen ein Individuum entwickelt hat, daß geltende Ordnungen und Zwänge durchbricht und den Menschen seine Selbständigkeit beweisen läßt. Man war auf dem Weg zur individuellen Identität und lernte es, offen seine entsprechenden Gefühle und Bedürfnisse zu bekunden. Der Mensch interessiert sich für den Menschen und seine Möglichkeiten (KARDINER u. PREBLE). Verändern war das Motiv dieser neuen Gesellschaftsbildung.

Die Geschichte der Besessenheit der Magdalena Gronbach wurde von GEHRTS detailliert dargestellt und analysiert:

*Der 20-jährigen erscheinen nach mehreren Spukvorkommnissen im baufälligen Hause des Vaters zwei Geistwesen: der schwarze Geist eines Kapuziners, der sich durch eine wechselnde Form seines Erscheinens als das Teuflische darstellt, und der weiße  Geist einer Nonne, auch Geistin genannt. Der Inbesitznahme durch das Dämonisch-Teuflische geht bei Magdalena Gronbach ein Stadium der Circumsession voraus, in dem sie vom Dämon umstellt wird, der sich auf sie zentriert und dabei seine Anwesenheit kundtut. So kündigt sich der "Schwarze" der Magdalena Gronbach an, als sie morgens um zwei Uhr mit dem Vater zum Mähen geht. Auf dem Wege hört sie hinter sich Rufen, Schreien sowie Lachen; doch als sie davon zum Vater spricht, kann dieser ihr solche Wahrnehmung nicht bestätigen. Danach erscheint der Magdalena eine schwarze Katze, die ihren Weg kreuzt, nach weiteren Schritten ein schwarzer Hund und auf der Wiese angekommen, sieht sie ein schwarzes Fohlen. Wieder vermögen weder der Vater noch die übrigen aus dem Dorfe, die auf der Wiese arbeiten, Magdalenas Wahrnehmung zu teilen. Diese hört nun mit der Stimme ihr aus dem Orte bekannter Menschen Zurufe, die sie provozieren wollen. In den Tagen darauf erscheint ein schwarzer Mann, der immer wieder einmal bei der Feldarbeit neben ihr auftaucht und sie anspricht. Erst danach bemächtigt sich der "Schwarze" des Mädchens: Magdalena fällt in eine Ohnmacht. Starre und Erregung sind die Äußerungen ihrer Besessenheit. Immer wieder erfährt sie Hilfe von der weißen Nonne, die Herrin über ihre rechte Körperseite ist, während die linke dem Teufel ausgeliefert bleibt.*

*Die Besitzung war dadurch anerkannt, daß sich viel Volk der Gegend in dem Gronbachschen Haus sammelte, um an dieser Szene zu partizipieren und selbst Fragen an den "Schwarzen" zu richten. Es wird überliefert, wie dieser sich über die Fragenden mit ihrer Neugier und ihrer Erwartung lustig macht. So kommt es durch die vom "Schwarzen" besessene Magdalena zu einer burlesken Szene, als das Gedränge der Menge im Zimmer "höchst beschwerlich" wurde: "Alle Bitten der Hausbewohner an die Zuschauer, sich zu entfernen, blieben ohne Erfolg. Da verlangte sie ganz trocken und lakonisch einen Stock. Ohne etwas zu ahnen, reichte man ihr einen, als zum Erstaunen und Schrecken der Anwesenden sie auf einmal so kräftig um sich schlug, daß alles übereinanderpurzelte und so schnell zum Haus hinaussprang, daß einige beinahe erdrückt wurden". Magdalenas Besessenheit endet damit, daß der Vater das schon lange baufällige Haus abreißt, ein Ereignis, das der "Schwarze" immer schon als Ende der Besitzung der Magdalena angezeigt hatte. Das zerstörerische Moment im Dämonischen deutet sich damit als Vorbereitung für das Konstruktive, es zeigt auch an, wie ein Ende in einen Neubeginn übergeht. Das Thema der Besitzung der Magdalena Gronbach war mit der Annahme der Erneuerung des Hauses erfüllt und abgeschlossen. Damit erklärt sich hier Besessenheit deutlich als Episode.*

Friedr. Vieweg & Sohn Verlag, Braunschweig/Wiesbaden

*Mit dem Abriß des Hauses endet auch das Erscheinen der weißen Nonne, die ihre
Wirklichkeit durch das "Tuch mit den Brandmalen" belegt: als die "Weiße" Magdalena zum letzten Male aufsucht, streckt sie dieser die Hand hin, doch wagt Magdalena nicht, die Hand zu berühren. Schließlich nimmt Magdalena ihr Schnupftuch
heraus, um damit zuzufassen. In diesem Augenblick beginnt das Tuch zu glimmen.
Und dieses Tuch ist dann der Beweis durch die Zeit, daß die Geistin leibhaftig
bei der Magdalena anwesend gewesen.*

*Die Besessenheit spielt um diese Zeit nicht mehr im sakralen Raum der Kirche
sondern im Bürgerhaus. In den Szenen dieser Besitznahme aktualisiert sich das Unheimliche im Menschen im dialektischen Zusammensein von Dunklem und Hellem, das
zugleich die Polarität von Mann und Frau bedeutet. Den Doppelaspekt ihrer Besessenheit stellt Magdalena durch den Gegensatz des Verhaltens der rechten zur linken Körperhälfte dar. Der "Schwarze" vermag  nur über die linke Körperhälfte Magdalena zu beeinflussen, und als Zeichen der Beendigung seiner Besitzung gilt stets
eine Wendung des Kopfes nach rechts. Das der Mitwelt vorgeführte Problem hat sich
gegenüber der Darstellung 300 Jahre zuvor dahin geändert, daß nunmehr der Mensch
auf sich selbst als Träger zugleich des Guten und des Bösen verwiesen ist. Das
Haus gewinnt in diesem dramatischen Geschehen eine symbolhafte Bedeutung als stets
zu erneuernde Heimat des Menschen; nur wenn sein Haus stark ist, ist er geboren
und bewahrt vor Unheimlichem. Ist der Mensch aber nicht um sein Haus besorgt –
und Magdalena prangert die Einstellung ihres Vaters an, der sich dagegen wehrt,
das baufällige Haus zu erneuern –, liefert er sich der Manifestation von Ängsti-
gendem aus. So gewinnt Sinn, daß der Besitzung der Magdalena eine Besitzung des
Hauses Gronbach durch Geister (Spuk) vorausgeht. Man entdeckt hier auch einen
Hinweis auf das Wechselspiel der Generationen, zwischen den Jungen, die die Welt
erneuern wollen, da sie sich in der traditionellen Welt nicht mehr aufgehoben
erleben, und der bewahrenden Tendenz der Älteren, selbst für Reste der Lebenswelt ohne Funktion. So erweitert sich das Geschick der Magdalena Gronbach über
die "N o t  e i n e r  S e e l e" hinaus auf die Situation der Menschen in dieser Zeit. Zum
Teil ist das "Orlacher Drama" (GEHRTS) eine Aufbereitung und Aufarbeitung der
Ortsgeschichte, doch wird es zum Drama  d e s  Menschen, indem eine Mitwelt sich
um Magdalena Gronbach schart und in einem gemeinsamen Erleben gültige Wirklichkeit schafft. Das Auftreten eines einzelnen als Besessenem kann durchaus zu einem
Handeln der Gemeinschaft als solcher, in der er lebt, führen; Voraussetzung ist
allerdings, daß die Menschen in diesem einzelnen ihre eigene Situation erkennen,
sich an dieser besonderen Erfahrung beteiligen können und von daher Anstoß zu
einer Änderung ihrer Lebenswelt zu gewinnen vermögen.*

*Für Magdalena Gronbach geht es während der Besitzung immer um den Nachweis der
Wirklichkeit des Auftretens unheimlicher Kräfte und der Wahrheit dieser Aussage.
Es bleibt in ihr eine Furcht, durch ihr Leiden, das sie mit der Besessenheit auf
sich zu nehmen hatte, könne sie als "krank" bezeichnet und damit ihr Erleben insgesamt disqualifiziert werden. Sowohl die "Weiße Geistin" wie auch der "Schwarze"
bestätigen ihr nun, daß sie nicht krank und die Wirklichkeit der Geister unbezwei-
felbar sei. So sagt die "Weiße Geistin" einmal zu Magdalena: "Wann auch Doctoren
und sonst gelehrte Leute kommen und sehen dich, wird keiner nichts wissen. Etliche werden sprechen, du seiest sommambül, andere es sei Nervenschwäche oder gar
die Fallende Krankheit (Dich aber, Magdalena, soll dies alles nicht kümmern: denn
es ist keins von alldem, ...)", und die Chronik dieser Besessenheit schließt mit
der ausdrücklichen Versicherung: "Die Leiden des Mädchens haben sich würklich wie
sie im Zustande des Paroxism (en) voraussagte, geendigt, und sie ist jetzt vollkommen gesund, wie sie es vor den Anfällen war. 1839". Eine Sonderstellung er-
langte Magdalena durch die Besessenheit in der Gemeinde nicht.*

## VI. Fragen der Interpretationsaspekte von Besessenheit

Eine Tendenz, das Phänomen der Besessenheit in den Erklärungsbe-
reich der Medizin zu transferieren, bestand bereits vor dem 16. Jahrhundert, doch war es der Brabanter Arzt WEIER (WEYER oder WIER), der
in seinem 1563 in Basel erschienenen Buch "De Praestigiis Daemonum.."
feststellte, daß viele "natürlichen" Begebenheiten fälschlich für

die Wirkung des Teufels ausgegeben werden, und daß es für gewöhnlich
melancholische und hysterische Weiber von zerrütteter Einbildungs-
kraft seien, die solchem Wahne unterliegen (zit. FRIEDREICH). Doch
hatte der Kanzler der Universität Paris, der Theologe JEAN GERSON,
bereits um 14oo ähnlich vor einer populären Devotion gewarnt, da diese zu Schwermut und Wahnsinn führen könne. HUIZINGA berichtet dazu
ein Beispiel aus GERSONs Schriften: "Wenn die armen Frauen hören,
daß Marias Geist frohlockte, dann trachten sie gleichfalls zu froh-
locken und stellen sich alles Mögliche dabei vor, bald mit Liebe,
bald mit Furcht; dabei sehen sie allerlei Bilder, die sie nicht von
der Wahrheit unterscheiden können und die sie alle für Wunder und
den Beweis ihrer vortrefflichen Devotion halten". In Sammlungen my-
stischen Erlebens findet sich mancherlei Hinweis, daß sich eine intensive Verbindung mit dem Göttlichen erotisch oder sexuell beschreibt
(DUERR). GERSON war sich bei der Beurteilung der "wahrhaftigen Glau-
bensäußerung" im Zweifel, ob das Dogma dafür ein sicheres Maß sei,
und er vertraute eher auf *sein* Gefühl.

Es war die theatralische Komponente, welche sich über die Körperlichkeit äußert, die die Besessenheit zu einem beunruhigenden Phänomen
machte. Bei Anwendung des rational-medizinischen Denkschemas ließ
sich sagen, daß es sich bei den Ausdruckserscheinungen der Besessenheit durchaus um Konversionserscheinungen handeln kann, die ein hy-
sterisches Verhalten diagnostizieren lassen. Solche Ausdruckserscheinungen sind etwa anfallsartiges oder periodisches Auftreten von Erregung oder Starre, Lähmungen, Schmerzempfindungen oder Taubheit,
Ohnmachtsanfälle, Erbrechen, Auftreibung des Leibes usw. Derartige
Phänomene gelingen durch die Suspendierung der Körperkontrolle, die
Institution einer Gesellschaft ist (DOUGLAS), und sie sind dann wesentliche Mitteilungen, die es zu entschlüsseln gilt. Menschen, die
solches Ausdrucksverhalten zeigen, gelten in unserem Kulturbereich
als krank, und es wird eher nach ihrem persönlichen Lebenskonflikt
gefragt, der sich über einen solchen Zustand äußern will. Nun ist
Krankheit durchaus zu deuten als etwas, das vom Menschen Besitz genommen hat, wobei seine Erscheinungsform nach einem geltenden bestimmten Kausalschema rationalisiert worden ist. Damit gleichen sich die
Strukturen von Besessenheit und Krankheit. Krankheit ist gleich der
Besessenheit eine Konfrontation mit der unaufhebbaren Bedrohung
menschlichen Lebens. In der Gestalt des Schamanen ist das Erlebnis
dieser Bedrohung des Lebens und die Überwindung durch die Bewältigung eigenen Krankseins Tradition: In der Besessenheit gewinnt ein
Mensch nicht nur Auskunft über eigenes Kranksein, sondern auch das
der anderen, insbesondere der Sozietät. Das Konzept der Besessenheit
birgt eine Irritation und eine Sensibilisierung des Menschen zugleich,
die menschliche Wandelbarkeit begründen. Es ist nicht das Normale,
sondern das Anormale, das den Menschen vor sich selber bringt, doch
kann eine Gesellschaft sich solcher Erfahrung verschließen, indem
sie den kranken Menschen einen "armen Teufel" heißt. DUERR formulierte: "Je fester und geschlossener die Weltanschauung der Menschen ist,
um so stärker scheint die Tendenz hervorzutreten, diejenigen, welche
andersartige Erfahrungen machen oder abweichende Meinungen vertreten, für Kranke zu halten und sie auch so zu behandeln".

Im medizinischen Erklärungsmodell wird Krankheit als Schicksal
des einzelnen Menschen festgelegt und außer acht gelassen, daß in
der Besessenheit des einzelnen das Problem einer Gemeinschaft trans-
poniert wird, allerdings auch in der Weise, daß in der besonderen
Verfassung der Besessenheit eines einzelnen sich die Geschichte und
der Konflikt seiner Lebenswelt erhellt. Nun lehrt die psychiatrische
Erfahrung, daß Seelisches immer gleich dem Körperlichen wohl Krankheit auszudrücken vermag, doch  dabei stets auch Kundgabe von
menschlich Ursprünglichem und zeitbedingter Leidensverkündung ist.

Friedr. Vieweg & Sohn Verlag, Braunschweig/Wiesbaden

So kann  zu Recht  gesagt werden, daß die Frage der Besessenheit
eine theologische und keine medizinische ist (RODEWYK), wie SCHULTE
es sagte: "Ob Besessenheit vorliegt oder nicht, ist nicht eine ärzt-
lich-medizinische Entscheidung, sondern eine *Entscheidung des Glaubens*". Dieses spricht nicht gegen eine szientifische Bearbeitung des
Phänomens. Die Ärzte neigen allerdings dazu, die Hinweise des Menschen auf seine Hinfälligkeit und Gebrechlichkeit substantiell zu
erklären, doch ist jedes individuelle Kranksein Hinweis auf die Geschichte des Menschen als Teil einer Gesellschaft. Besessenheit als
psychisches Phänomen kann nie in der Weise isoliert betrachtet werden, wie dies in der Medizin üblich ist. Wenig geändert hat sich für
die katholische Kirche die Anerkennung der Möglichkeit des Menschen,
vom Teufel besessen zu werden, wobei die Feststellung der Besitzung
durch das Rituale Romanum" gesichert wird. Trotzdem soll in unserer
"aufgeklärten" Zeit das Urteil des Arztes vor der Einsicht des Seel-
sorgers stehen: "Solange der Arzt einen scheinbaren Besessenheits-
fall eindeutig als Krankheit erklärt, wird kein Priester und erst
recht keine kirchliche Behörde ein Interesse daran haben oder den
Versuch machen, ihm diesen Fall streitig zu machen" (RODEWYK).

Nun sind die als "hysterisch" deklarierten menschlichen Ausdrucks-
weisen real kreatürliches Ausdrucksverhalten und für die Mitwelt in
ihrem Ausdruckswert sowie ihrer Ausdrucksbedeutung meist sofort verständlich. Neben der ärztlichen Interpretation läuft eine soziale
Interpretation einher, die nicht zu diffamieren ist, da sie in einem
gemeinsamen Grund der Menschen wurzelt und von da aus akzeptierbar
bleibt. Das Ausdrucksgeschehen im jeweiligen Augenblick sieht das
Agieren des Einzelnen mit der Gruppe als gemeinsame Lebensbewälti-
gung. Ein besessener Mensch geht nicht seiner Phantasie verlustig,
sondern regt vielmehr die darniederliegende Phantasie der Mitmenschen
an. Er ist in seinen Äußerungen nur bedingt reduziert, da er nur an-
scheinbar in seiner Funktion beengt ist, tatsächlich aber einen
kreativen Anstoß gibt. Die Funktion der Besessenheit ist von da aus als
eine ursprüngliche Kommunikationsform in menschlicher Gemeinsamkeit
erkennbar, in jenem Bezugssystem, das die Menschen jenseits ihrer
Ratio verbindet und sie am Leben erhält. Im eigentlichen Sinne ist
Besessenheit ein Wechselspiel zwischen Individuum und Gesellschaft,
das zu einem Zusammenspiel gelangt wie jede andere geltende Kommunikationsform auch. Besessenheit imponiert wohl dabei als Krise, hat
aber einen bestimmten Beginn und ein vorausbestimmtes Ende. In dieser Zeit des Bestehens gründet sich eine Veränderung, die weniger
den Einzelnen, der als Besessener erscheint, als die Gemeinschaft,
aus der er hervorgeht, betrifft.

### VII. Mehrdimensionalität des Grenzcharakters der Erlebnisdynamik von Besessensein

In einer geltenden Wirklichkeit stellt sich in einem einzelnen
das Un-Wirkliche als Mit-Wirkendes dar. Es mag deutlich geworden sein,
daß die Benennung einer solchen Situation mit "Kranksein" nur jenen
Aspekt des Phänomens deutet,  den es in einem medizinischen Erklärungssystem gewinnen kann, während ihm nach anderen Erklärungssyste-
men eine andere Auslegung durch einen anderen Stellenwert zukommen
kann. Selbst Krankheit behält letztlich als erklärbare Erscheinung
ihre Unheimlichkeit für den Menschen. Man kann Besessensein mit der
Benennung aus einer psychiatrischen Systematik versehen, doch gelingt
es nicht, mit den üblichen Kategorien der klinischen Psychopathologie die Situation Besessenheit in bezug auf ihren Gehalt hinreichend
zu interpretieren. Der Mensch ist ein Wesen, das immer wieder ange-
stoßen wird, sich neu zu entdecken. Dann und wann wird das Gewohnte
seines Daseins aufgebrochen, und in einem besonderen Erleben wird
für einen Menschen ein Blick auf unbekannte Seiten seines Seins frei-

Friedr. Vieweg & Sohn Verlag, Braunschweig/Wiesbaden

gegeben. Ereignishaft öffnet sich dieser Teil seines Daseins, und
ein Mensch gewinnt eine Sicht, die ihm für gewöhnlich durch sein Mit-
sein in einer Gesellschaft verschlossen bliebe. Ob die Mitteilung
eines solchen ereignishaften Geschehens nun von den Mitmenschen aufgenommen wird, hängt von den Umständen ab, in denen sich eine Gesellschaft befindet, - von der "ganz bestimmten Zeitsituation".

Besessenheit erscheint als psychische und soziale Realität: es
ist die zum Erscheinen gebrachte Grenze im menschlichen Leben, die
Grenze zwischen einem Innen und Außen, dem Eigenen und Fremden sowie
dem Einzelnen und den Anderen. Diese Grenze hebt sich in der Besses-
senheit auf und konstituiert sich zugleich in ihr erneut. Die Einsicht in die Besessenheit als Erlebnis der Grenze führt in manchen
Kulturen zur passageren Billigung einer "verkehrten Welt", indem
sich insbesondere geltende soziale Beziehungen aussetzen, und man
sagt, dies sei die kulturgebilligte Entlastung menschlichen Seelenlebens. Doch gibt es wohl durchaus Menschen und Zeiten, die etwas
wahrnehmen, was unter anderen Lebensumständen deutlich fehlt. Vielleicht zeigt die Einstellung, das auf den ersten Blick Ungewöhnliche
dem Psychiater zuzuweisen, schon ein beunruhigtes Sich-Verschließen
einer Gesellschaft an, die inne wird, wie die Wirklichkeit eine von
ihr selbst geschaffene ist und dem Menschen mehr zukommt, als das,
was sie zuläßt. Der Besessene kann die Möglichkeit der Provokation
des Menschen durch sich selbst bedeuten. Dadurch, daß er dem Menschen sich selbst als das Mitanwesende im Leben erfahrbar macht, gewinnt er dämonische Züge. Doch bedarf es sicher auch des geeigneten
Augenblicks, daß diese Kundgabe den anderen unausweichlich trifft
und ergreift. Die psychiatrische Diagnose ist Mittel der kulturellen Nivellierung des Problems des bestimmten Unheimlichen im menschlichen Leben, doch gilt, wie für alles Kreative, so auch für die Erfahrung des ganz Anderen, daß sie sich so vollzieht und äußert, wie
sie sich in dieser Welt äußern muß. Die  kulturelle Blockade einer
Ausdrucksweise des Ungewohnten im menschlichen Leben bedeutet nicht,
daß das Ungewohnte als Realität damit ein für allemal erledigt wäre.
Besessensein mag nicht immer nur für Minderheiten bedeutsam sein.

LITERATUR  BALANDIER G. 1959. *Zwielichtiges Afrika*. Stuttgart: Schwab.//BENZ E.
1972. "Ergriffenheit und Besessenheit als Grundformen religiöser Erfahrung", in
J.ZUTT(Hrsg.). *Ergriffenheit und Besessenheit*. Bern, München: Francke. // DOUGLAS
M. 1974. *Ritual, Tabu und Körpersymbolik*. Frankfurt/M.: S. Fischer. // DUERR H.P.
1978. *Traumzeit*. Frankfurt/M.: Syndikat. // ERNST C. 1972. *Teufelsaustreibungen*.
Bern, Stuttgart, Wien: Huber. // FRIEDREICH J.B. 1965. *Versuch einer Literärge-
schichte der Pathologie und Therapie der psychischen Krankheiten; von den ältesten
Zeiten bis zum neunzehnten Jahrhundert*. Amsterdam: Bonset, repr.der Ausg.Würzburg
1830. // FROBENIUS L. 1924. *Dämonen des Sudan*. Atlantis Bd. VII. Jena: Diederichs.
// GEHRTS H. 1966. *Das Mädchen von Orlach*. Stuttgart: Klett. // GRIAULE M. 1936.
*Die lebende Fackel*. Berlin: Reimer. // HABERLAND E. 1960. Besessenheitskulte in
Süd-Äthiopien. *Paideuma* 6:142-150. // HUIZINGA J. 1953. *Herbst des Mittelalters*.
Stuttgart: Kröner. // KARDINER A. u. E.PREBLE. 1974. *Wegbereiter moderner Anthro-
pologie*. Frankfurt/M.: Suhrkamp. // KRISS R. u. H.KRISS-HEINRICH. 1962. *Volksglau-
ben im Bereich des Islam*. Bd. II: *Amulette, Zauberformeln und Beschwörungen*. Wies-
baden: Harassowitz. // LEIRIS M. 1977. Die Besessenheit und ihre theatralischen
Aspekte bei Äthiopiern von Gondar, in *Die eigene und die fremde Kultur*. Frankfurt/
Main: Syndikat. // LEIRIS M. 1978. "Der Stier für Sayfu-Cangar", in *Das Auge des
Ethnographen*. Frankfurt/M.: Syndikat. // LEIRIS M. 1978. "Martinique, Guadaloupe,
Haiti", in *Das Auge des Ethnographen*. Frankfurt/M.: Syndikat. // MAUSS M. 1974.
"Entwurf einer allgemeinen Theorie der Magie", in *Soziologie und Anthropologie I*.
München: Hanser. // RODEWYK A. 1975. *Die dämonische Besessenheit in der Sicht des
Rituale Romanum*. Aschaffenburg: Pattloch. // -- 1951. Dämonische Besessenheit im
Lichte der Psychiatrie und Theologie. *Geist und Leben* 24:56-66. // SCHULTE W.
1949/50. Was kann der Arzt und Psychiater zu Johann Christoph Blumhardt, zu Krank-
heit und Besessenheit sagen? *Evangelische Theologie* 9 (N.F.4):151-169.

**Friedr. Vieweg & Sohn Verlag, Braunschweig/Wiesbaden**

# II.
# Psychiatrie und Kultur

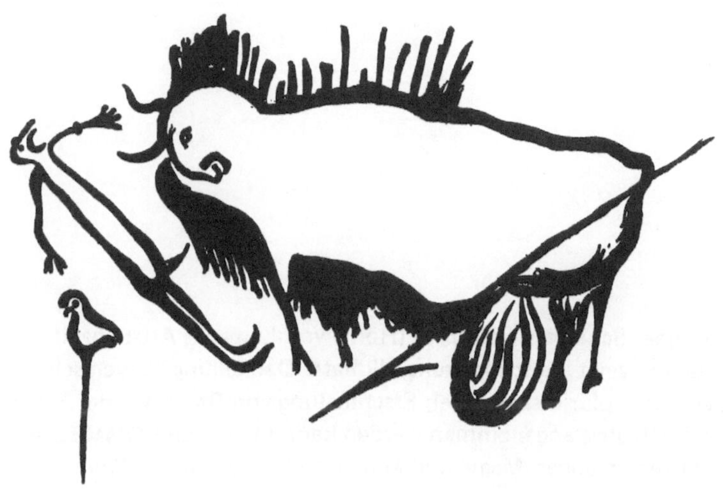

Friedr. Vieweg & Sohn, Braunschweig /Wiesbaden

Diese Darstellung eines Schamanenkampfes (Höhle von Lascaux, Altsteinzeit), so die
gängige Interpretation, zeigt die schon frühe bildhafte Darstellung „psychischer Kräfte", wie häufig aus einer pluridisziplinären Erschließung von Daten aus der Ethnologie,
Psychologie und Psychiatrie angenommen werden kann (hier nach LOMMEL A. [2]1980.
Schamanen und Medizinmänner. Magie und Mystik früher Kulturen. München: Call-
way, S. 188).

Friedr. Vieweg & Sohn Verlag, Braunschweig/Wiesbaden

# Krankheit und Kranksein aus soziokultureller Sicht.
# Ein Beitrag zur Medizin der Migration
### Emil Zimmermann

## I. Medizin als kulturelles System

Trotz der immer stärkeren Ausrichtung der modernen Medizin auf ihre Hilfswissenschaften, vor allem auf die Chemie und Physik - worauf sie hauptsächlich ihren Erkenntnisgewinn und letztlich auch ihren Fortschritt begründet - kann die Medizin doch nicht schlechthin als ein rein naturwissenschaftliches System bezeichnet werden. Sie war und ist auch heute, trotz des hohen naturwissenschaftlichen und technischen Anspruchs, Beitrags und Einsatzes - die ihre eigentliche Grundlage und Aufgabe weitgehend überdecken - letztlich doch ein soziokulturelles System. Selbst wenn man zugestehen will, daß in der Medizin wirklich objektives Material, wie das klinische Bild und die Verlaufsformen einer Krankheit, Grundlagen für ihre Theorien wären, so ist doch die Theorienbildung immer abhängig gewesen von Ort und Zeit und den jeweils geltenden Formen des Denkens, das bestimmt wurde von den prägenden philosophischen, sozialen, religiösen und vor allem sprachlichen Strukturen und Erkenntnissen (vgl. auch ALBERT 1964: 3ff.).

Obwohl die Unterscheidung zwischen informativen und normativ-emotionalen Komponenten des menschlichen "Weltverständnisses" bereits seit Hume (HUME 1969: II 3,3; III 1,1) durch die grundsätzliche Scheidung von Erkenntnis und Wertung Eingang in das wissenschaftliche Denken gefunden hat, konnte sich die Medizin bisher nicht völlig unabhängig machen von jenen älteren Denkformen. Zwar hat sie einerseits auf dem Wege zur selbständigen empirisch-rationalen Wissenschaft ihren Informationsbestand durch das Verfahren des "trial and error process" - also die Durchführung von Versuchen, die zu Erfolgen oder Fehlschägen führen - erweitert und gefestigt und es methodisch zur Überprüfung ihrer Hypothesen akzeptiert. Andererseits mußte sie aber aufgrund ihres Heilauftrags, integriert in die sozialen Normen, konsequenterweise einer externen Verhaltenssteuerung erliegen, die häufig eine Abwehr der experimentierenden Informations- und Wahrheitssuche im Sinne der offenen Überprüfung und somit Akzeptierung oder Ablehnung der hypothetischen Annahmen beinhaltete, und zwar zugunsten der Bewahrung traditioneller normativ-emotionaler Verhältnisse.

Dazu kommt, daß in dem emanzipatorischen Befreiungsbestreben die Medizin, die durch ihre sozial-normative Gebundenheit nicht den Weg der Naturwissenschaften zu rein darstellend-informativen Aussagegefügen gehen konnte, sich daher lange auf einer Position verfestigte, die nach außen abgeschirmt und undurchlässig ihre Aussagen gegen jede Widerlegung durch Fakten immunisierte.

Dieser Strategie folgend, kann man empirische oder normative Sätze, für die absolute Geltung beansprucht wird, so formulieren, "... daß sie mit jedem empirischen Sachverhalt oder mit jeder möglichen Wertung bzw. Handlungsanweisung vereinbar sind - was aber bedeutet, daß sie selbst keinen empirischen oder werthaft-normativen Gehalt besitzen" (TOPITSCH 1965: 24).

Durch die besondere Auswertung des logischen Spielraumes konnten
so nicht nur spezielle Aussagesysteme vor der Falsifizierung durch
die Überprüfung anhand von Fakten bewahrt werden (vgl. dazu POPPER
1959: 262ff.), sondern auch viele medizinische Schuldoktrinen und
letztlich sogar bis heute der grundlegende Sachverhalt mit dem es
die Medizin zu tun hat, die Krankheit. Je nachdem wie dabei Krankheit definiert wurde, richtete sich nicht nur der Umgang mit ihr aus,
sondern auch die kognitive Informationssuche, denn "keine noch so
'richtige' Erfahrung pflegt in der Medizin akzeptiert zu werden,
wenn sie nicht mit den Krankheitsvorstellungen des Zeitalters harmo-
niert" (ROTHSCHUH 1975: 2).

Anstatt sich aber im Sinne ihres Objekts, des kranken Menschen,
und ihres Auftrags, der Verhütung und Heilung von Krankheit, als soziale Institution zu verstehen und entsprechend der Sozialwissenschaften sich von den traditionellen Denkformen zu emanzipieren,
orientierte sich die Medizin methodisch an den Naturwissenschaften.
Sie geriet dadurch konsequenterweise in das nicht überwindbare Dilemma, die ausschließlich dienende Funktion der naturwissenschaft-
lich relevanten Hilfsdisziplinen  zum Leitprinzip zu erheben und
gleichzeitig ihren sozialen Heilauftrag erfüllen zu müssen. "Solange
sich die Medizin vornehmlich als Naturwissenschaft verstand, ist ihr grundsätz-
licher sozialer Auftrag in der Dissoziation der Probleme aufgegangen ... es entstand
jedoch ein medizinisches Weltbild, welches auf die normativen Kriterien der Medizin als Wissenschaft zentriert war und damit zwangsläufig den Patienten und die
sozialpathologischen Implikationen des Krankseins in die Distanz treiben mußte.
Die Erkenntnis, daß der ärztliche Umgang mit dem Kranken nur ein möglicher Aspekt
der Beschäftigung mit dem Problem ist, daß das Urteil der Medizin vom Vor-Urteil
nicht nur der wissenschaftlichen Faktensammlung und Hypothesenbildung, sondern
auch der Gesellschaft abhängig ist, die den Rahmen des sogenannten Normalen definiert, ist ein mühsamer  Akt heutiger medizinischer Selbstkritik. Noch läuft dieser Gefahr, eher additive und konkurrierende Zusatzsysteme zum Gegebenen zu entwickeln als die notwendige grundsätzliche systemanalytische Besinnung in Gang zu
setzen. Diese hätte zu verhindern, daß der prinzipielle soziale Auftrag der Heilkunde in neuen sogenannten Fachdisziplinen aufgefangen und damit von vornherein
relativiert wird, anstatt der gesamten Heilkunde, in all ihren wissenschaftlichen
und praktischen Teilen, dieses ihr Handlungsziel in einem neuen Lernen wieder bewußt zu machen" (SEIDLER 1975: 47).

## II. Krankheit und Kranksein

Wie schwer das Konzept "Krankheit" begrifflich zu erfassen ist,
zeigt die Fülle der Definitionsversuche, die meist sehr unbefriedi-
gend sind. Oft werden - wie gezeigt - Inhalte mit so weitem defini-
torischen Spielraum gegeben, die dann kaum noch oder nur sehr geringen Informationsgehalt besitzen, oder sie zeigen nur verkürzt den
einen oder anderen Teilaspekt des Gegenstandes auf.

Da die Krankheit nicht nur ein Begriff der medizinischen Nosologie ist, sondern vor allem auch ein soziologischer, psychologischer,
juristischer und politischer, ist es zweifelhaft, eine Definition
zu geben, die diesem gesamten Umfang gerecht würde. Zur Beschreibung
des hier relevanten Sachverhaltes ist jedoch besonders die Einbeziehung des sozialen Aspektes von besonderer Bedeutung. In diesem Sinne
läßt sich Krankheit am besten als tetradische Relation beschreiben,
also als Verhältnis zwischen Krankheit, Krankem, Arzt und Gesellschaft. Dabei bedeutet Krankheit für den Kranken subjektive Hilfebedürftigkeit, für den Arzt dagegen klinischer Befund und pathologisches Substrat und für die Gesellschaft Anlaß für öffentliche Hilfeleistung (vgl. ROTHSCHUH 1975: 411ff.). Krankheit ist - auch wenn
sie, von verschiedenen Gesichtspunkten aus betrachtet, stets eine an-

dere Dimension erhält - immer doch nur in dieser Wechselbeziehung
zu verstehen und nicht ein daraus ablösbarer, eigenständiger Faktor.

Mit der immer stärkeren Anlehnung der Medizin an die Naturwissenschaften erfolgte jedoch die Preisgabe ihrer ursprünglich begründen-
den Ausrichtung des Handelns auf die Hilfebedürftigkeit des kranken
Menschen zugunsten naturwissenschaftlicher Erkenntnis und Bewältigung der Krankheit als solcher. Aus dem dienenden Heilauftrag wurde
mehr und mehr die forschende Heilkunde. Die Krankheit erhielt dadurch einen völlig anderen Stellenwert: sie wurde als überprüfbare
regelwidrige Abweichung von einer wissenschaftlich festgelegten Norm
als objektives und eigenständiges Faktum ausgewiesen und ihr Allge-
meingültigkeit zuerkannt. Sie wurde aus ihrem Kontext isoliert und
nur noch als Befund verstanden, der auch abgelöst vom Kranken Gegenstand wissenschaftlicher Betrachtung sein kann (vgl. SEIDLER 1979:
179). In der primären Ausrichtung auf die Krankheit wurde nun aber
der Kranke und sein subjektives Empfinden und Erleben der Krankheit
- sein Kranksein - weitgehend aus dem Heilprozess ausgegrenzt.

Diese Dissoziation zwischen Krankheit und Krankem erweiterte aber
nicht nur die Distanz zwischen Arzt und Patient und letztlich auch
zwischen dem Kranken und den pflegerischen Institutionen, die so immer mehr zu medizinischen Hilfsdiensten wurden, sondern auch zwischen
Krankheit und Kranksein. Der Bezug zwischen dem subjektiven Erleben
- dem Kranksein - und dem "objektiven" Sachverhalt - der Krankheit -
ging in dem Maße verloren wie die Krankheit überwiegend nur noch Ausdruck biochemischer und physikalischer Werte und Daten wurde, Sym-
bolwelt einer aufwendigen Apparate- oder Labormedizin, die sich hinter den Kulissen abspielte und zu der der Kranke keinen erfahrbaren
und verstehenden Zugang hatte (vgl. TWADDLE 1981: 111ff.).

Anstatt der Mobilisierung seiner Selbstheilungskräfte und seiner
Kooperation und Aktivierung im Heilprozeß, erfolgte zunehmend eine
Abdrängung des Patienten in die passive Rolle des Erduldens, des
Übersichergehenlassens medizinisch-diagnostischer und therapeutischer
Prozeduren (vgl. SIEGRIST 1977: 201ff.). Wie gering jedoch in dieser Hinsicht medizinische Selbstkritik und Selbsterkenntnis ist,
zeigt sowohl das allgemeine Unverständnis im ärztlichen und pflegerischen Bereich gegenüber der rapid zunehmenden Resignation und Regression stationärer Patienten als auch gegenüber der sich kontinuierlich steigernden Abwanderung kranker Menschen zu paramedizinischen
Institutionen.

Wo der Heilprozeß an eine weitgehend anonyme Institution delegiert
wird, und die Bewältigung der Krankheit sich als Akt technischer -
oft naiv fortschrittsgläubiger - Machbarkeit darstellt, wird dem
Betroffenen die Möglichkeit der Frage nach der individuellen Ursache
und Wirkung sowie der rationalen, emotionalen und auch moralischen
Auseinandersetzung und Verarbeitung seiner Krankheit entzogen. Krankheit und Kranksein werden so zu einem sinnentleerten Ereignis, unabhängig von menschlich-existentieller Betroffenheit und Deutung
(vgl. KATON u. KLEINMANN 1981: 253ff.).

Gerade aber die Deutung der Krankheit und des Krankheitsgesche-
hens ist in allen Kulturen ein basales menschliches Bedürfnis, um
nicht in Angst vor einem unerforschlichen und unabwendbaren Schicksal zu versinken. Krankheit wird daher in keiner Kultur - auch nicht
in den einfachsten naturvolklichen Gesellschaften - einfach als un-
befragtes Ereignis hingenommen, sondern war immer ein zur Lebenswelt
des Menschen gehörendes Sein, das durch - oft zwar sehr unterschiedliche - *Deutung* immer konkretisiert werden mußte, um die systematische
Bewältigung zu ermöglichen.

Friedr. Vieweg & Sohn Verlag, Braunschweig/Wiesbaden

So wurden all die Krankheitserscheinungen, deren Ursachen sich
der sinnlichen Erfaßbarkeit entzogen, niemals einfach nur in den Bereich des Unerforschlichen verwiesen, sondern immer einer der jeweiligen Geisteshaltung der Gesellschaft entsprechenden Deutung unterworfen. Krankheiten können nach diesen Auffassungen von außerirdi-
schen Mächten, von Göttern oder Dämonen geschickt und als Strafe,
als Läuterung oder Prüfung gedeutet werden. Aber auch von Menschen
kann Krankheit ausgehen, die magisch dem Betroffenen beigebracht
wird, durch bestimmte Zaubermittel mit Hilfe von Geistern oder auch
direkt ohne Intermediärinstanzen. Ihre Verbindlichkeit erhalten solche der natürlichen Erklärung entzogene Formen magischer Krankheits-
verursachung aufgrund der institutionalisierten Ritualisierung im
Weltbild der Gesellschaft.

Dadurch verlieren endogen entstandene oder ablaufende Krankheits-
prozesse, vor allem psychische und psychosomatische Störungen oder
Erkrankungen, die nicht direkt empirischer Erfahrbarkeit zugängig
sind, ihre Komponente der Unheimlichkeit und Beängstigung und werden zu konkreten Seinsformen, die dementsprechend auch durch eine
systemadäquate Therapie angegangen werden können.

### III. Formen magischer Krankheitsdeutung in Süditalien

Im Verständnis der meridionalitalienischen bäuerlichen Gesellschaft werden Krankheiten, die nicht durch direkt erfahrbare äußere
traumatische Einwirkungen oder durch ein Übermaß oder Mangel entstanden sind, als eigenständige Seinsformen aufgefaßt, die im Umfeld
des Menschen existieren. Sie können in den Körper eindringen und ihn
affizieren, meist ganzheitlich, seltener einzelne Teile oder Organe.
Entsprechend der von außen her erfolgten Penetration des Körpers,
muß die Krankheit auch wieder aus dem Körper ausgetrieben werden.
Dies erfolgt traditionellerweise durch Ausschwitzen, Harntreiben,
Abführen oder durch Aderlaß und heute mehr und mehr auch durch Medikamente, denen dann diese Wirkungen zugeschrieben werden. Krankheiten werden zwar als vom Körper unabhängig existierend gedacht, ihre
Wirkung dagegen wird ganz überwiegend somatisch verstanden. Nur schwere Formen geistiger Erkrankung oder Behinderung - wie *la follia*, oder
*la pazzia*, die Verrücktheit - nehmen eine gewisse Zwischenstellung
ein. Der zugeschriebene Krankheitswert leitet sich dabei jedoch aus
dem bizarren Verhalten der Betroffenen ab, das als Auswirkung eines
hirnorganischen  Defekts verstanden wird und weniger im Sinne eines
psychiatrischen Konzepts geistiger Störung. "*Eessere malato in testa*",
"kopfkrank" zu sein, bedeutet demnach vor allem eine Somatisierung,
auch wenn dabei in gewissem Sinne geistig-seelische Komponenten angesprochen sind, da das Gehirn als das Trägerorgan rationaler und
emotionaler Fähigkeiten und Steuerungen verstanden wird (vgl. RISSO
u. BÖKER 1964: 65).

Psychische und psychosomatische Vorstellungen nehmen darüberhinaus traditionellerweise in allen süditalienischen Agrargesellschaf-
ten - mit gewisser Ausnahme der sardischen - keinen eigenständigen
konzeptuellen Raum ein. Um nun aber solche Störungen oder Erkrankungen, die durch das Verhalten der Betroffenen empirisch wahrgenommen
und als von der sozial determinierten Norm abweichend aufgefaßt werden, zu konkretisieren und vor allem kausal zu erklären, um ihnen
dadurch die Qualität des Unheimlichen und Beängstigenden zu nehmen
und sie auch therapeutisch angehen zu können, hat die süditalienische Kultur dafür spezielle Deutungsschemata entwickelt.

So können Alterationen im leiblichen, seelischen und auch sozialen Felde, die im Sinne unseres nosologisch-psychiatrischen Verständ-
nisses von neurotischen Fehlhaltungen bis hin zu schwerem psychoti-

schen Geschehen reichen, als magisch verursacht verstanden werden.
Die magische Kraft kann dabei sowohl hinsichtlich ihres Ursprungs,
ihrer Übertragung, als auch ihrer Wirkweise und ihrer Gefährlichkeit
als sehr verschieden voneinander interpretiert werden. Magisches Wirken wird daher auch nicht grundsätzlich nur an bestimmte Personen
gebunden, obwohl es von solchen direkt oder indirekt gerichtet oder
auch nur zufällig geleitet werden kann, sondern vielmehr als eine
Kraft, die gleichsam alles erfüllen und umhüllen kann. Diese magische
Welt wird verstanden als ungeschiedener Allzusammenhang, in dem Or-
ganisches und Anorganisches, Menschliches und Tierisches, Sinnliches
und Übersinnliches nicht Gegensätze sind, sondern sich gegenseitig
durchdringen und bedingen, in der "... es keine Grenzen gibt, die
nicht von magischen Einflüssen durchbrochen werden" (LEVI 1960: 57).

Wie m a g i s c h e s   W i r k e n  allgegenwärtig, gleichsam
wie ein  a g e n s   c o n t a g i o s u m  vorgestellt werden kann,
zeigen die Formen der magischen Bannung, der *fascinazione*, auch *fascinatura* oder *affascino* genannt. Sie ist die Macht, die entweder frei-
flottierend ubiquitär existiert und von allem und jedem unvermittelt
Besitz ergreifen kann oder aber lokal gebunden dann in die nähere
oder weitere Umgebung emaniert. Man kann aber auch von ihr ergriffen
werden, wenn man mit Gegenständen aus dem Besitz eines *affascinato*,
eines magisch Gebannten, in Berührung kommt, zufällig oder weil sich
der Betroffene dadurch seiner *fascinatura* entledigen wollte (vgl.
RISSO u. BÖKER 1964: 13 u. 49ff.). Die Wirkung der *fascinazione* zeigt
sich im Verständnis der Gesellschaft in einer spezifischen Hemmung
oder Blockierung des Denkens und Handelns der Betroffenen.

Ist die magische Kraft direkt an eine Person gebunden, von der
sie kontinuierlich ausgeht und sich schadenstiftend gegen alles richtet, gegen Mensch und Tier, aber auch gegen Dinge, so wird sie als
böser Blick, als *malocchio* oder *jettatura* bezeichnet (vgl. HAUEN-
SCHILD 1979: 237ff.). "Man muß sich vor ihr schützen, wie vor dem
Pesthauch eines giftigen Reptils" (PITRÈ 4, 1952: 247ff. u. 150f.),
denn sie kann Krankheiten erregen, Streit stiften, aber auch den Boden unfruchtbar machen oder Quellen versiegen lassen. Immer jedoch
neidet der *jettatore*, der den bösen Blick in sich trägt, Gutes und
wünscht Böses und ist daher verantwortlich für Mißerfolge und Un-
glücksfälle im Alltag, aber auch für unerklärliche Krankheiten oder
Behinderungen. Er verkörpert die wichtigste "Sündenbockinstitution"
und bewirkt dadurch, unkontrollierbare negative Kräfte auf eine sozial stigmatisierte Person zu zentrieren und sie dadurch zu konkretisieren. Gleichzeitig aber werden somit auch systemimmanente Abwehr-
mechanismen geschaffen.

Das wirksamste Abwehrmittel sind Eisengegenstände in irgendwelcher
Form: Hufeisen, Nägel, Metallknöpfe, Ketten oder auch nur Geldmünzen;
aber auch Blei, Silber und Gold sind in ihrer Abwehrwirkung anerkannt.
Fühlt man sich von der *jettatura* bedroht, muß man unverzüglich einen
Metallgegenstand berühren, *toccare ferro*, um die gefährliche Kraft
abzuleiten. Aber auch Amulette aus Horn oder kleine Korallenästchen,
die man bei sich trägt, und kleinen Kindern, die  als besonders gefährdet
gelten, um den Hals hängt, werden als sehr potente Abwehrmittel erachtet.

Im Gegensatz zu diesen magischen Beeinflussungen, die willenshe-
teronom wirken, kennt die mediterranitalienische Kultur noch verschiedene Formen magischer Praktiken, die ausschließlich durch willent-
liche, objektgerichtete Aktionen in Gang gesetzt werden. Es handelt
sich dabei um den Formkreis der zauberischen Beeinflussungen, der
Fatturen, die als Liebeszauber, *fattura d'amore*, als Bindungszauber,

Friedr. Vieweg & Sohn Verlag, Braunschweig/Wiesbaden

*legatura* und *attaccatura* und als Todeszauber, *fattura a morte,* ausgeführt werden. Die Durchführung erfolgt nach einem speziellen Ritus
und wird meist von fachkundigen Spezialisten, den *fattucchieri*, vorgenommen.

Durch den Liebeszauber soll das Objekt der Beeinflussung ohne dessen Wissen und gegen seinen Willen psychisch und physisch an denjenigen gebunden werden, in dessen Namen der Zauber ausgeht. Die *fattura
d'amore* wird überwiegend von Frauen angewandt, die dadurch den Mann
ihrer Wahl für sich zu gewinnen suchen, wenn kein offenes Werben möglich ist, oder er sich ihm widersetzt. Sie soll aber auch dazu dienen, untreue Männer zurückzugewinnen. Die Beeinflussung muß dabei mit
großer Geduld, oft über Monate hindurch, kontinuierlich wiederholt
werden, um den Widerstand des Mannes zu brechen. Zur direkten Übertragung der *fattura d'amore* werden Zauberphilter verwendet, die dem Objekt in Speisen oder Getränke verabreicht oder zumindest in engen
Körperkontakt mit ihm gebracht werden.

Die dabei verwendeten Zaubermittel können einfache Suggestivgegen-
stände wie Amulette, gezeichnete oder geschriebene magische Formeln
sein, aber auch Haare, Fingernägelabschnitte, getrocknetes Blut oder
pflanzliche Substanzen, wie Präparate aus Bilsenkraut, Tollkirsche und
Stechapfel, denen aphrodisiakische Wirkung zugeschrieben wird. Der von
Männern ausgehende Liebeszauber ist sehr viel harmloser. Sie bedienen sich meist geflochtener Wollkordeln, die sie im Bett ihrer Aus-
erwählten plazieren, seltener lassen sie Zauberphilter von einer *fat-
tucchiera* herstellen und den Liebeszauber von ihr durchführen.

Der Todeszauber, die *fattura a morte*, ist die schwerste Form des
Schadenszaubers, der sich gegen die *roba*, das Hab und Gut des Beein-
flußten richten kann, aber vor allem gegen dessen Gesundheit oder gar
gegen seine gesamte psychophysische Existenz.

Er wird fast ausschließlich von fachkundigen *fattucchieri* oder
*magari* durchgeführt. Um die Wirkung zu erzielen, müssen sie Gegenstände aus dem Besitz des zu Verhexenden oder Teile seiner Organe,
wie Hautpartikel oder Blutstropfen oder seiner Anhanggebilde wie Haare oder Fingernagelabschnitte oder seiner Ausscheidungen, wie Schweiß
oder Speichel, mit den jeweils dafür bestimmten magischen Formeln besprechen. Das so hergestellte Fatturamittel muß dann sicher verborgen werden, denn der Todeszauber kann nur durch einen Gegenzauber,
durch die *controfattura*, aufgelöst werden, wenn dieses Fatturaphil-
ter aufgefunden wird. Je besser es verborgen ist, desto wirksamer
ist die Fattura.

Verhexungen, die das Opfer nicht in seiner Gesamtheit beeinflussen, sondern nur in partieller Weise einzelne Organe von ihm, besonders sein Blut, sein Gehirn, seine Haut oder seinen Gastrointesti-
nal- und Respirationstrakt oder seine Gliedmaßen "binden" sollen, werden durch die *attaccatura* oder *legatura* durchgeführt. Der
Verhexungsvorgang geschieht dabei durch rituelles Knoten einer Kor-
del, wobei ganz bestimmte magische Formeln aufgesagt werden müssen.
Der Ritus wiederholt sich 9 Tage hindurch. Die Übertragung der Verhexung erfolgt dabei nicht mittels Zauberphilter, sondern mit Hilfe
eines Dämons, eines *demonio*, oder eines bösen Geistes, eines *spirito
maligno*. Die körperliche und geistige Verfassung wird durch diese
Fatturaformen "gebunden", wobei entsprechend der intendierten Wirkung das verhexte Organ des Betroffenen funktional eingeschränkt oder
völlig ausgeschaltet wird (vgl. ZIMMERMANN 1981: 30ff  und 1982:
116ff ).

Friedr. Vieweg & Sohn Verlag, Braunschweig/Wiesbaden

## IV. Wirkung und Rückwirkung magischer Beeinflussung

Der große Streit in der Ethnologie, inwieweit Magie funktional oder dysfunktional für eine Gesellschaft ist, inwieweit sie integrierend oder desintegrierend wirkt, wird so lange ein müßiges Unterfangen bleiben, wie nicht jeweils beide Seiten, die aktive und die passive, eines determinierten magischen Systems Beachtung finden und dabei vor allem nicht nur die formalen Aspekte berücksichtigt werden, sondern auch die damit verbundenen psychischen Reaktionsweisen der Involvierten, der Ausführenden und der Betroffenen. So vermag zwar auf individueller Ebene in der schweren Krise eines Liebesverlustes der Glaube an das Gelingen des dagegen durchgeführten Liebeszaubers das Gefühl der Ohnmacht mildern und dadurch psychisch stabilisierend wirken oder gar die Krise überwinden, wogegen der von der *fattura d'amore* Betroffene, in der Gewißheit des hoffnungslosen Aufbegehrens gegen den von ihm Besitz ergriffenen Zauber, in schwerste psychische Ausnahmesituationen geraten kann.

Andererseits vermag kollektiv der Glaube an die Existenz und die Wirkung von Neid- und Schadenszauber innerhalb einer Gesellschaft eine soziale Desintegration zu bewirken, während gleichzeitig die in der Vorstellung der Gesellschaft existierenden Äußerungsweisen der jeweiligen Formen magischen Betroffenseins - die "Symptome" der wirkenden Bannung, Bindung oder Verhexung - Deutungsmöglichkeiten sind für unerklärliche Alterationen des Individuums und somit eine sozial integrierende Wirkung haben. Selbst wenn diese "Symptome" sich noch so gravierend darstellen, so eröffnen sie doch die Möglichkeit einer befriedigenden kulturspezifischen Erklärung solcher Alterationen.

So werden Verwirrtheit und Verworrenheit, Hemmung oder Blockierung des Denkens und des Antriebes als Äußerungsweisen einer erlittenen *fascinazione* verstanden, wie außergewöhnliche Schreckhaftigkeit, motorische Erregung und Umtriebigkeit, aber auch spezielle Verfolgungsideen als Symptome einer *jettatura* gelten. Gravierender noch zeigen sich im Verständnis der süditalienischen Gesellschaft die "Symptome" der als existenzgefährdend aufgefaßten Fatturen. So äussert sich der Liebeszauber in Schluckbeschwerden und in damit verbundenen Nahrungsaufnahmeschwierigkeiten, in Gastrointestinalsensationen, aber auch in Geruchs- und Geschmackstäuschungen und allgemein in körperlichen Erschöpfungszuständen und Niedergeschlagenheit. Schwerste Beeinträchtigungen, wie krampfartige Kopfschmerzen, Sehstörungen, enophthalmische Reaktionen, anfallartige Kontraktionen der Rumpf- und Extremitätenmuskulatur, Gastrointestinalstörungen, Abmagerung, Kreislaufschwächen sowie Herz- und Lungenbeschwerden, meist verbunden mit allgemeinem Vitalitätsverlust, mit Libidostörungen bis hin zur sexuellen Impotenz, werden als die Symptome der *fattura a morte,* aber auch der *legatura* und *attaccatura* angegeben.

Im Laufe eines nicht durch eine *controfattura* zu bessernden oder aufzulösenden Verhextheitszustandes können sich dann in einem eigendynamisch ablaufenden Prozeß der vermeinten Unauflöslichkeit und Unentrinnbarkeit des Zaubers diese "Symptome" zu einem Komplex schwerster leiblich-seelischer Veränderungsgefühle verdichten. Die Fatturierten geben darum an, daß ihr Blutkreislauf "zusammengebrochen" sei, daß das Herz "leerpumpe", die Lunge "geschrumpft" sei und sich die Haut schwarz färbe.

Daneben werden allgemein mehr oder weniger schwere Sinnestäuschungen erlebt: Getränke können ihren Geschmack verändern, Speisen schmecken fad und strohig. Auch optische und akustische Täuschungen sind nicht selten. So wird das Ein- und Ausfahren der die *legatura* oder *attaccatura* übertragenden bösen Geister als Zischlaute, als *rumori*

Friedr. Vieweg & Sohn Verlag, Braunschweig/Wiesbaden

oder auch als Stimmen, als *voci*, vermeint, das Gesichtsfeld wird ein-
geengt empfunden und erscheint wie durch einen Schleier,
*velo*, konturlos unscharf. Da diese "Symptome" der jeweiligen magischen Beeinflussungsform genau definiert sind und im Enkultura-
tionsprozeß mehr oder minder stark internalisiert werden, können sie
identisch gesetzt werden mit Krankheitssymptomen, die keiner sonstigen laienmedizinischen Kausalerklärung zugängig sind. Je nach Grad
und Umfang der Internalisierung und entsprechend der individuellen
psychischen Konstitution stehen dann diese Deutungsschemata dem Individuum immer mehr oder minder ganzheitlich zur Verfügung, wenn
unerklärliche Erscheinungen im leiblich-seelischen und sozialen Befinden eine Erklärung erfordern.

Nicht die verschiedenen Formen magischer Bindung, Bannung oder
Verhexung sind nun aber primär als spezielle, regional auftretende
Krankheiten zu vestehen – auch wenn sie sich im Verständnis der süditalienischen Gesellschaft so darstellen – , sondern nur als kulturspezifische Deutungsschemata, die für determinierte Störungen oder
Erkrankungen stehen können, die sonst nicht zu konkretisieren und
zu erklären sind.

Diese Deutungsschemata dienen jedoch nicht nur dem Zweck, die zugrundeliegenden, aber mit den Mitteln des laienmedizinischen Systems
nicht erklärbaren primären Störungen, meist psychischer oder psychosomatischer Natur, einer befriedigenden Deutung zuzuführen, sondern
sie auch durch den speziellen Gegenzauber, durch die *controfattura*,
therapeutisch angehen zu können. Zudem wird aufgrund des sehr hohen
sozial-assistentiellen Aufforderungscharakters des magischen Betroffenseins mitmenschliche Hilfe und soziale Inkorporation ermöglicht.
Begründet ist die uneingeschränkte soziale Zuwendung in der Einstellung, daß magische Beeinflussung als schicksalhaftes Ereignis zu betrachten ist und sich somit der Schuldhaftigkeit und Verantwortung
des Opfers entzieht.

### V. Kulturelle Mißverständnisse

Innerhalb des kulturellen Kontextes werden diese Formen magischen
Betroffenseins und die daraus resultierenden individual-psychischen
Reaktionsweisen auch von seiten der süditalienischen wissenschaftlichen Medizin nicht schlechthin als superstitiöse Relikte eines archaischen Weltbildes bewertet und zurückgewiesen. Sie werden vielmehr als Mechanismen kollektiver und individueller Restitution bei
bestimmten somatischen, insbesondere aber bei psychischen und psychosomatischen Störungen oder Erkrankungen, akzeptiert, die medizini-
scherseits aufgrund fehlender kognitiver Voraussetzungen innerhalb
des medizinischen Laiensystems nicht oder nur unzureichend vermittelt werden können (vgl. JERVIS 1962: 343).

Völlig unverständlich für die medizinische Praxis sind solche Vorstellungen und Reaktionsweisen magischen Beeinflußtseins nun aber
außerhalb des kulturellen Bezugsrahmens. Wenn diese kulturell determinierten Äußerungsweisen magischen Beeinflußtseins im Krankheitsan-
gebot dem uninformierten fremdkulturlichen Arzt vorgetragen und von
ihm als primäre Krankheitssymptome gewertet werden, muß es folge-
richtigerweise zu gravierenden Fehldiagnosen kommen (vgl. RISSO u.
BÖKER 1964: 64). Die geäußerten Körperveränderungsgefühle, sowie die
Beziehungs- und Beeinträchtigungsformen können dabei nämlich als
Krankheitssymptome eines psychotisch desintegrierten Wahrnehmungs-
und Erlebenssystems verstanden und diagnostiziert werden.

Erst wenn diese "Symptome zweiten Ranges", also die stereotypen,
kultur-determiniert vorgegebenen und partiell oder ganzheitlich über-

nommenen Reaktionsmechanismen bestimmter magischer Beeinträchtigungsformen nicht mehr als individuelle Symptome einer determinierten psychischen Krankheit angesehen werden, sondern als kulturspezifische
Erlebnis- und Deutungsschemata erkannt werden, läßt sich die eigentliche diagnostische Frage stellen. Sie hat sich zu richten auf die
betreffenden Alterationen, in der psychischen, physischen oder sozialen Befindlichkeit und auf das komplexe Bedingungsgefüge, welches
zur Übernahme eines spezifischen Deutungsschemas und somit eines kulturell vorgeprägten "Symptomenkomplexes" führte. Die zugrundeliegenden tatsächlichen Störungen können somit nur adäquat diagnostisch
und therapeutisch angegangen werden, wenn sie von den Pseudosympto-
men, also von den unspezifischen kulturell vorgeprägten Reaktions-
schemata des magischen Deutungssystems, entkleidet sind.

## VI. Ethnomedizinische Konsequenzen

Daß nicht nur das zur Hypothesen- und Theorienbildung ausgewählte
empirische Material unter den bestimmenden Gesichtspunkten des kulturell geprägten Interesses  zum Erkenntnisgegenstand der Medizin
wird, sondern um so mehr anamnestisches und diagnostisches Handeln
durch den kulturellen Bezugsrahmen geleitet ist, hat die Ethnomedizin an einer Vielfalt von Beispielen dargestellt. Leider wurden diese transkulturellen Vergleiche von der traditionellen Medizin bisher zu wenig rezipiert, um im Sinne des schon sehr früh herausge-
stellten "kulturellen Relativismus" (BENEDICT 1934: 59ff.) eine systemanalytische  Besinnung einleiten zu können.

Mit dem wachsenden Unbehagen nicht nur an, sondern auch in der
Medizin wird nun aber die Suche nach den Ursachen sicher das Konzept
der Krankheit als eigenständiges, allgemeingültiges Faktum infrage
stellen müssen und dementsprechend auch die Tatsache zu erkennen
haben, daß Krankheit und Kranksein weitgehend kulturell definiert
sind und nicht ausschließlich als Abweichung von einer wissenschaftlich festgelegten Norm. Dazu können transkulturelle Vergleiche - und
seien sie auch noch so bescheiden - einen erheblichen Erkenntnisbei-
trag leisten.

## LITERATURHINWEISE

ALBERT H. 1964. Probleme der Theorienbildung. Entwicklung , Struktur und Anwendung sozialwissenschaftlicher Theorien, in *Theorien und Realität*. Hrsg.v.H. Albert,
3-70. Tübingen: J.C.B. Mohr (Siebeck).

BENEDICT R. 1934. Anthropology and the abnormal. *J. gener. psychol.* 10: 59-82.

HUME D. 1969. *Treatise of Human Nature*. London: Penguin-Books.

HAUSCHILD T.   1979. *Der böse Blick. Ideengeschichtliche und sozialpsychologische
Untersuchungen*. Hamburg: Arbeitskreis Ethnomedizin, BEEE 7

JERVIS G. 1962. Il trantismo pugliese. *Il lavoro neuropsichiatrico* 30: 297-360.

KATON W. u. A. KLEINMAN, 1981. Doctor-Patient Negotiation and other Social Science Strategies in Patient Care, in *The Relevance of Social Science for Medicine*.
Hrsg. v. L. Eisenberg u. A. Kleinman, 253-279. Dordrecht: Reidel.

LEVI C. 1960. *Christus kam nur bis Eboli*. Berlin: Ullstein

PITRÈ G. 1952. *Usi e costumi, credenze e pregiudizi del popolo  siciliano*, Bd. 4.
Florenz: C.Barbèra

POPPER K.R. 1959. *The Logic of Scientific Discovery*. London:

RISSO M. u. W. BÖKER 1964. Verhexungswahn. Ein Beitrag zum Verständnis von Wahn-
erkrankungen süditalienischer Arbeiter in der Schweiz. *Bibl. Psych. et Neurol.*
Basel: Karger

Friedr. Vieweg & Sohn Verlag, Braunschweig/Wiesbaden

ROTHSCHUH K.E. 1975. *Was ist Krankheit?* Darmstadt: Wiss. Buchgesellschaft.

SEIDLER E. 1979. Krankheit und Gesundheit, in *Wörterbuch medizinischer Grundbegriffe*. Hrsg.v. E. Seidler, 172-182. Freiburg: Herder.

-- 1975. Probleme der Tradition, in *Handbuch der Sozialmedizin*. Hrsg.v. M. Blohmke u.a., 47-77. Stuttgart: F. Enke.

SIEGRIST J. 1977. *Lehrbuch der medizinischen Soziologie*. München: Urban u. Schwarzenberg

TOPITSCH E. 1965. Sprachlogische Probleme der sozialwissenschaftlichen Theorienbildung, in *Logik der Sozialwissenschaften*. Hrsg. v. E. Topitsch, 17-36. Köln: Kiepenheuer u.Witsch.

TWADDLE A.C. 1981. Sickness and the Sickness Career. Some Implications, in *The Relevance of Social Science for Medicin*. Hrsg. v. L. Eisenberg u. A. Kleinman, 111-133. Dordrecht: Reidel.

ZIMMERMANN E. 1982. *Emigrationsland Süditalien. Eine kulturanthropologische und sozialpsychologische Analyse*. Tübingen: J.C.B. Mohr (Siebeck).

-- 1981. Kulturspezifische Deutungsmuster psychischer und somatischer Erkrankungen bei süditalienischen Migranten in der Bundesrepublik Deutschland. *Ausländerkinder* 7: 30-45.

ZIMMERMANN E. u. W.v. PETRYKOWSKI, 1983. Magische Krankheitsvorstellungen ausländischer Eltern als Problem in der Pädiatrie. *der kinderarzt* 14: 1113-1122.

Friedr. Vieweg & Sohn Verlag, Braunschweig/Wiesbaden

# Die Hauptfaktoren der Psychohygiene in der traditionellen türkischen Gesellschaft*

## András Kelemen

Es läßt sich bei DEVEREUX gut illustrieren, daß biologische Determinanten ohne Zweifel beim Eintritt einer Geisteskrankheit eine Rolle spielen, aber daß das Erkennen und die Behandlung nicht aus dem gesellschaftlichen Bezug herausgetrennt werden können. In diesem finden die Geisteskrankheiten ihre Ausprägung, er steht in Beziehung zu deren Erscheinungsbild im Hinblick auf die Ausgestaltung der Symptome und auf den Verlauf der Krankheit (vgl. DEVEREUX 1977). Die Türkei stellt diesbezüglich aus verschiedenen Gründen ein interessantes Studienobjekt dar. Zum einen kann trotz sehr unterschiedlicher Wirtschaftsstrukturen und soziokultureller Faktoren im Vergleich mit Europa als Ganzem der Prozess der Verwestlichung direkt beobachtet werden (MARDIN 1971), zum anderen kann man die Ergebnisse in Anatolien zum Vergleich mit anderen moslemischen Staaten und sogenannten Entwicklungsländern heranziehen. So ist z.B. der Vergleich mit Algerien interessant, weil dort vor einem unterschiedlichen ethnischen Hintergrund ein ähnlicher kultureller Rahmen gefunden wird, bei dem die koloniale Vergangenheit eine große Rolle spielt. Daher waren es auch Franzosen, die dort die Sozialanthropologie begründeten, während die Türkei dies selbst unternahm. Das Gros der verfügbaren Daten repräsentiert soziologische und statistische, nicht jedoch psychiatrische Gesichtspunkte. Deswegen habe ich mich bei diesem eher knappen Überblick nicht nur auf Untersuchungen von Soziologen, Psychologen und Ärzten gestützt, sondern ebenso auf zahlreiche mündliche Berichte, persönliche Beobachtungen und auf relevante Berichte nichttürkischer Forscher sowie auf Phänomene, die in der türkischen Literatur ihren Niederschlag finden und auf parallele Vorkommnisse in anderen Gesellschaften. Daher können die so erhaltenen Merkmale auch nur eher quantitativer Natur sein: man muß aus ihnen die wesentlichen Aussagen erst herauspicken. Die Gefahr solcher Vorgehensweise und solcher Auswertung der Materialien entsteht vor allem bei der Übersetzung in die Sprache der eigenen Kultur, was zu einem verzerrten und zu allgemeinen Abbild geraten kann.

Unter einer synchronischen Sicht der Daten (ERDENTUǦ 1968) läßt sich die Situation der Türkei mit der Irans und Pakistans als zweier muslimischer Staaten in Entwicklung mit nur geringer bzw. keiner kolonialen Vergangenheit vergleichen, mit einer überwiegend ländlichen und z.T. sogar als Viehhirten lebenden Bevölkerung, die im abgesteckten Rahmen der traditionellen islamischen Sozialstruktur lebt (SPOONER 1971). Für das Studium der türkischen Bevölkerung ist die historische Feststellung wichtig, daß die die türkische Eroberung durchführenden Volksgruppen vor allem den nichtmongoliden, prä-turanischen Oguzgruppen entstammten, die lange in Kontakt mit ostmediteranen wie mit irano-afghanischen Gruppen standen. Als harmonische Mischung bildete sich aus diesen und den prä-türkischen die ethnische Gruppe der ottomanischen Türken (INAN 1947, COON 1948).

Anthropologische Daten und geographische Lage werfen ein Schlaglicht auf die 3 - 4000-jährige anatolische Geschichte, die eine Ket-

---

* *Aus dem Englischen übersetzt von Ekkehard Schröder.*

Friedr. Vieweg & Sohn Verlag, Braunschweig/Wiesbaden

te fortwährender Bevölkerungsverschiebungen darstellt, unter ihnen
als die wichtigsten die der Hethiter, Urartäer, Trojaner, Phrygier,
Assyrer, Perser, Mazedonier, Römer, Byzantiner, Araber, europäischen
Kreuzritter und der verschiedenen Wellen der Turkvölker. Der Einzug
der Türken in den östlichen Mittelmeerraum brachte sofort wesentliche Veränderungen. Die wichtigste war wohl für die Türken selbst
der Wandel der Stellung der Frau. Die Nomadengesellschaft Innerasiens
räumte den Frauen eine bedeutende Stellung ein. In den Versen des alten 'Hikâye-i Dede Korkut-Epos' reden der Khan und seine Gattin sich mit
gleichen Worten an, die gegenseitigen Respekt ausdrücken. Im ottomanischen 'way of life' wurde dies durch das altmediterrane Harems-
gepräge abgelöst (TILLION 1966), das den Frauen alle sozialen Ausdrucksformen vorenthielt und sie in passive Rollen hineindrängte,
ohne sie jedoch in ihren Verpflichtungen zu entlasten. Diese ursprünglich protektive Haltung wurde zu einem Haupthindernis der sozialen
Entwicklung und der Anlaß grundlegender Konflikte. Da diese Haltung
durch die Nomaden nie akzeptiert wurde und die Situation als Bäuerin
eine völlige Übernahme solch eines Rollenverständnisses nicht zu-
ließ, konzentrierte sich dieses vor allem in den  kleinen Städten.
In den größeren wurde dieses Wertsystem durch den Fortschritt nach
europäischem Muster abgeschwächt.

Über die Völkerwanderungen habe ich schon referiert. Der Aufstieg
des ottomanischen Hauses zur Macht brachte kein Ende dieser Verunsicherung der Existenz. Das Reich konsolidierte sich inmitten interner
Rangeleien, und selbst in der Expansionsperiode behielt die Gesellschaft ihren Mosaikcharakter bei, der in der Phase des Abstiegs mit
dem Beginn des 17. Jahrhunderts den Weg zu einem Zerbrechen freigab.
Die Ordnungskräfte, die religiösen und die administrativen Führer
und die Paschas in den verschiedenen Regionen antworteten auf die
schweren sozialen Probleme mit Terror. Zahllose Bauern flohen, um
ihr Leben zu retten und wurden Geächtete. Der Widerstand im Volk
nahm die Form von Erhebungen und aufblühender Räuberei an. Nicht zufällig stammt das ungarische Wort *betyár* (= Gesetzloser, outlaw) aus
dem Ottomanisch-Türkischen *bekâr* (= alleine Lebender). Wie in Ungarn
wurden auch in der Türkei die Gesetzlosen populäre Volkshelden. Ein
gutes Beispiel dazu bietet der Roman *Ince Memed* von Yaşar Kemal.

Die Siedlungen der Leute mieden die großen Straßen, es kam wieder
zu einer geschlossenen Gesellschaft kleiner Einheiten. "Die bedroh-
lichste Wolke inmitten der weiten Ebenen" stellten sich nähernde bewaffnete Männer dar. Es gab zahlreiche Erhebungen, von denen Moltke
u.a. in seinen Memoiren berichtet, wie Soldaten zur Zeit der Ottomanen zusammengetrieben wurden (nach AVCIOĞLU 1969): "Es habe Dörfer
gegeben, in denen kein einziger am Körper heiler Mann übrig geblieben war; die in die Hügel Geflohenen wurden mit Hunden gehetzt. Die
Jahrhunderte der Armut, des Hungers und der brutalen Unterdrückung
schufen im türkischen Bauern einen Mangel an Willenskraft, Angst und
daraus erwachsend Arglist und Unsicherheitsgefühle". Das Mittelalter
mit seiner Sicht des "Tales der Tränen" dauerte fort. Einer der Dorf-
typen in Çilli, einer Kurzgeschichte von Fakir Baykurt (1955) sagt:
"Das Leben ist kaum erst da und geht schon wieder. Der Mensch unterscheidet sich überhaupt nicht vom Tier. Wie das Pferd des Muhtar
(= dörfl. Würdenträger) brechen auch wir zusammen und verrecken. Hier
sind wir geboren, hier leben wir und werden wir krank. Wir wachsen
auf, heiraten, verzehren uns und zerfallen wieder. An irgendeinem
Tage kommen wir nicht mehr hierher ... es ist, als ob mich irgendein Ruf hier anbindet. Aber auch, wenn es so etwas nicht geben sollte, kann ich nicht von hier weg. Wenn ich auf den Gipfel des nächsten Gebirgszuges stiege, würde ich lediglich ein weiteres Gebirge
dahinter sehen. Was dahinter liegt, weiß ich nicht. Meine Frau weiß

darüber überhaupt nichts". In Yaşar Kemals Kurzgeschichte *Bebek*
(= Baby) denken die Leute ganz ernsthaft darüber nach, daß es für
ein Kind ohne Mutter besser wäre, wenn das arme Wurm stürbe". Die
harten Bedingungen machen selbst das Überleben schwer; biologische
Zufälle bedingten, daß mitunter moralische Überlegungen zur Seite
geschoben werden und Bedürfnisse mit individuellen Zielen explosions-
artig aufkommen. Die Rechtsinstitute und Ordnungskräfte antworteten
auf solche Erscheinungen mit verstärktem physischen und moralischen
Druck und geben Anlaß zu dem typischen circulus vitiosus. Für viele
psychologische und sozialpsychologische Phänomene kann die Ursache
in diesen geschichtlichen Begründungen gesucht werden. So konnte
der französische Journalist Claude Renglet das öffentliche Leben der
Türkei als *démocratie sauvage* beschreiben (RENGLET 1977).

Demographische Daten aufgrund dieser Umstände: Über 98% der Türken sind Mohamedaner, die Zuwachsrate betrug zwischen 1963 und 1969
2,5%, im Vergleich zur Bundesrepublik Deutschland 1%, die Altersver-
teilung betrug 1945 für O-14-jährige 39,54%, für über 65-jährige
3,34%, im Jahr 1965 betrugen die gleichen Daten 41,74 zu 4,10%. Wenn
das Durchschnittsalter als das "Alter des Volkes" betrachtet werden
kann (MIROGLIO 1965), so ist das türkische Volk ein junges, ein Faktor, der, bezogen auf unser Thema, sehr wichtig ist. Zugleich muß
aber auch die Bedeutung der Alten in den traditionalen Gesellschaften berücksichtigt werden (ERDENTUĞ 1966). Der uns überkommene Re-
flex, Alte und Kinder bei Gefahr zuerst in Sicherheit zu bringen,
hat in unserer modernen Gesellschaft an Bedeutung verloren. Heute
weist nicht mehr die Generation der Alten die Jugend in das Wissen
ein, die soziale Bedeutung der Alten sinkt eher ab. Die türkische
Gesellschaft wird von unterschiedlichen aktiven Elementen der Kultur
Europas des 20. Jahrhunderts geprägt, aber insgesamt kann nicht von
einem Traditionsbruch geredet werden. Der Einfluß des Westens, der
ungefähr 150 Jahre zurückreicht, wuchs aber stetig und verstärkt
über die letzten 40 Jahre in solch einem Ausmaß, daß spürbarer sozialer Wandel bewirkt wurde (ERDENTUĞ 1966).

Dieser europäische Einfluß auf die türkische Gesellschaft führt
wesentlich zu drei möglichen Untergruppen:
1) Eine kleine Gruppe assimiliert fremde Einflüsse in gelungener
Enkulturation,
2) Ein traditioneller Sektor, der wirkungsvoll durch Elemente der
westlichen Kultur beeinflußt wird. Hier wird die Konfrontation mit
Europa am stärksten gespürt, aber in einer glücklicheren und kreati-
veren Art als in den früheren Kolonien (PISZTORA 1968). Es handelt
sich hier um eine aktive Gruppe, die versucht, die beiden Kulturen
zu harmonisieren. Die meisten aus dieser Gruppe leben in den Städten, sind mehr oder weniger gebildet, sind in der Lage, im sozialen
Sinne Kontakte zu knüpfen, offen für Ideen, lehnen aber gleichzeitig
Traditionen nicht ab und sind vergleichsweise konservativ. Diese
Gruppe nimmt zahlenmäßig am stärksten zu. Allerdings ergeben sich
an den Rändern auch dysfunktionale Phänomene, und die hervorstechend-
sten Merkmale bei sozialen Konflikten können hier gefunden werden.
In dieser Gruppe finden auch die nationalistischen und kommunisti-
schen Ideen den größten Eingang.
3) Die konservative Gruppe, die die Hauptzüge ihrer geschichtlich
gewachsenen soziokulturellen Struktur bewahrt und vor allem an den
Traditionen festhält. Diese Gruppe soll im Folgenden in erster Linie betrachtet werden. Die Betonung auf die Bedeutung und die spezifische Natur dieser Gruppe ist aus zwei Gründen gerechtfertigt. Zum
einen macht sie den Löwenanteil der Bevölkerung aus, denn vor allem
die Bewohner der 40000 Dörfer und kleineren Landstädtchen gehören
dazu und machen über 80% der türkischen Bevölkerung aus. Zum anderen

stellt diese Gruppe eine in sich geschlossene Kultur dar mit klar
identifizierbaren Merkmalen. Ihre soziokulturelle Umwelt unterscheidet sich von der Europas beträchtlich. Jedoch zeigt sie zu anderen
traditionellen Gesellschaften Ähnlichkeiten (ERDENTUĞ 1969a) und liefert zugleich die Schlüssel, um die zweite Gruppe verstehen zu können; auch ist die Grenze hier nicht immer ganz scharf zu ziehen.
Yasar Kemals  dokumentarische Kurzgeschichten, in denen er ein deutlich gezeichnetes Bild der sozialen Bedingungen der ländlichen Türkei zeichnet - heißen *Peri Bacalari*, d.h. ungefähr "verzauberte
Schornsteine". Der Titel bezieht sich auf die Erdpyramiden, die in
Kappadokien zu solch bildhaftem Vergleich auffordern. Die dort ansäs-
sige Bevölkerung kennt durchaus die geographischen Gegebenheiten dieser Felslandschaft und sie ließen Yasar Kemal, der die Volkslegenden
dazu sammelte, wissen, daß sie nicht im geringsten an die Legenden
glaubten. Sie schätzten die Vorteile der Bildung, und die Schule
verbreitete unauslöschbar "westliche" Werte.

Die schwersten Probleme entstehen im Grenzgebiet zwischen diesen
beiden letzteren Gruppen. Die Existenz der *gecekondu* (= Slums) leitet sich von der Desintegration des ländlichen Lebens her, stellt
aber ein Problem der modernen Städte dar. Anpassungsprobleme bei den
Kindern derer, die von der anatolischen Provinz in die sich entwik-
kelnden Städte kommen, sind an der Tagesordnung. Der Grund dafür
liegt in der Kluft zwischen dem unterschiedlichen Verhalten der Generationen. Familienkonflikte werden durch die verschiedenen Lebens-
arten gekennzeichnet. Die "Desorganisationszonen" (EY et al. 1967)
werden im kriminalistischen und psychopathologischen Bereich offenkundig, vor allem, da dieser Lebensstil im Übergang weder die Vorteile der ländlichen Gesellschaft, noch die des städtischen Lebens
bietet (SARAN 1971). Der Umstand, von einer dörflichen bzw. klein-
städtischen Gemeinschaft in diese Form der Isolierung zu geraten,
wie SUTTER und TABAH (1948) sie bei einer Studie über Stadtbevölke-
rung im Zuge einer ganz anderen Aufgabe beschrieben, stellt einen
sehr bedeutenden Faktor dar: Inzucht wurde im gleichen Ausmaß bei
Bevölkerungsgruppen unter 5 000 und über 100 000 gefunden (SUTTER
et al. 1948). Isolierung ist in schnell gewachsenen, unorganischen
städtischen Zusammenballungen viel stärker ausgeprägt. Zugleich
stellt sie präzise eine Analyse der Lage dar, die bereits in der Literatur ihren Niederschlag fand und den gewaltigen sozialen und politischen Wandel verarbeitete. Dieser begann in den 20er Jahren und
warf ein Schlaglicht auf den stringenten Dualismus der Beziehungen
zwischen den Kleinstädten und den Dörfern und deren Einflußzonen:
zum einen wurde der Bauern- und Hirtenbevölkerung Gelegenheit gegeben, über die Familienbande an einen erweiterten Informationsfluß zu
gelangen (so kauft in Apaydins Roman *Sari Traktör* ein Bauer erst
einen Traktor, nachdem er seine Verwandten in der nächsten Stadt konsultiert hatte); zum anderen profitieren die Städte durch ihre Ausbeutung der Dörfer. Dies erklärt auch, warum sie so unglaublich konservativ sind, da sie so die dominierende Stellung behaupten können.

An dieser Stelle muß auch die Migration über die nationalen Grenzen erwähnt werden. Zwischen 1949 und 1968 fand, vor allem aus dem
Balkan, eine enorme Einwanderung von 350 000 Menschen statt. Der
Hauptexodus aus der Türkei stellt das Kontingent derer dar, die in
westeuropäischen Ländern Beschäftigungen suchen. Ohne Zweifel ist
dies der noch am wenigsten dramatische Grund, die Heimat zu verlassen, da die Beziehungen erhalten bleiben und diese Leute in der Regel zusammen in der neuen Umgebung wohnen. Jedoch ist es unter dem
Gesichtspunkt der Mentalhygiene von Nachteil, daß diese Gruppe relativ homogen ist und sich aus Menschen mit gleich geringer Ausbildung
zusammensetzt, die in der Hoffnung auf bessere Lebensbedingungen weg-

gehen. Der größte Teil der Wanderarbeiter stammt aus den mittleren
und unteren Strata der Kleinstadtgesellschaft mit ihren streng ein-
gehaltenen Traditionen. Wenn die Anpassung schon Italienern, Spaniern
und Griechen schwer fällt, so sind die Unterschiede für den Türken
aus einer sehr unterschiedlichen Kultur noch viel markanter. Türken
aus der Bundesrepublik Deutschland, mit denen ich sprechen konnte,
klagten vor allem über das Wetter und die Nahrung, zum Teil wegen
des Geschmackes, zum Teil wegen des Schweinefleisches und Schmalzes.
So gab es Probleme, daß man Türken Messer zum Essen gab, mit denen
davor Schinken geschnitten wurde. Die gravierenderen Klagen bezogen
sich jedoch auf den zwischenmenschlichen Umgang: Freundschaft, der
Beziehung zwischen Mann und Frau, der Umgangston zwischen den Generationen; so fanden sie den Ton junger Deutscher gegenüber älteren
erfahreneren Arbeitskollen schockierend. Körperwaschungen erzeugten
häufig Schwierigkeiten wegen ihrer zugleich rituellen Bedeutung.
Nach ihrer Gewohnheit reinigen sie sich regelmäßig nach der Deféka-
tion und dem Koitus. Prostatauntersuchungen erzeugten häufig moralische Probleme, da ein Schuldgefühl aus dem Bedürfnis heraus entstand,
nach dem Abpressen des Sekrets eine körperliche Waschung durchzuführen.

ADASAL berichtete 1969 über 20 türkische Arbeiter, die in der
Fremde erkrankten und nach Hause zurückkehrten: die Hälfte von ihnen
erhielt keine adäquate Ausbildung, die meisten lebten in der fremden
Umgebung alleine und waren nicht in der Lage, die fremde Sprache zu
erlernen.Die meisten der berichteten Fälle erlitten eine akute psy-
chotische Episode mit paranoiden Inhalten und Verfolgungsideen. ÖZ-
BEK (1971) untersuchte fünf türkische Patienten in Berlin und fand
jedesmal ein Syndrom aus Angst, Depression und paranoiden Vorstellungen.

Es ist sinnvoll, Gesellschaften über ihre Familienstrukturen zu
untersuchen. In unserem speziellen Falle ist es sogar wichtig, da
die stabilisierende Funktion der Familie in der Psychopathologie
wohlbekannt ist (BASTIDE 1965). In den türkischen Kleinstädten und
Dörfern herrscht der Typ der 'extended family' vor. Kinder treten
schon in zartem Alter ins Arbeitsleben ein. Hauptziel der Familie
ist die Erzeugung einer großen Kinderzahl und die Anbindung der Knaben an das Elternhaus. So leben drei Generationen in einem Netz enger
und beständiger affektiver Beziehungen zusammen. Dem Familienoberhaupt kommen die letztlichen Entscheidungen bei der Partnerwahl der
Jungen zu. So ist es durchaus üblich, daß Töchter ohne ihr Wissen
für Heiraten versprochen werden oder als *kuma*, als Zweitfrau. Keineswegs ungewöhnlich ist bereits die Vergabe noch ungeborener oder
ganz junger Kinder für spätere Heiraten. Ist einmal ein Kind versprochen, so ist seine Freiheit erheblich eingeschränkt, was besonders während der Verlobungszeit zum Tragen kommt. Gleichzeitig aber
wird dem zukünftigen Ehepaar keine Gelegenheit gegeben, sich gegenseitig näher kennenzulernen, da der Islam die Jungfernschaft zu
einem vitalen Interesse erklärt. Kinder bereits für spätere Ehen zu
versprechen, ist nun keineswegs ungewöhnlich in traditionellen Gesellschaften. Auch in der ungarischen Tradition lassen sich ähnliche
Spuren aufzeigen, z.B. der Beginn des folgenden Volksliedes: "Oh,
Frau Varga ..., wem geben Sie Ihre Zsuzsa? ... Sie haben sie ihm
schon versprochen ... Als sie noch in der Wiege lag." In den Geschichten von 'Dede Korkut' aus der vormohamedanischen Ära, die sich von
den Oguz-Epen ableiten, weist der Umstand ebenfalls auf das Überdau-
ern des alten Brauches hin: Bamsi Beyrek, der Held, kennt Bani Çiçek,
das ihm versprochene Mädchen nicht und trifft sie zufällig als Fremder.

Die Familie des Bräutigams zahlt *başlik*, das ist Kopfgeld (TÜRK-
DOĞAN 1976) für das Mädchen, das durch ihre Arbeitskraft und als Ge-
bärerin zur Vermögensbildung beiträgt. Das gleiche Konzept wird im
ungarischen Wort *völegény* ausgedrückt, das ist der Bräutigam, der
junge Mann, der 'einkauft'. Ein *Başlik* wird ausgehandelt, und manchmal führt Unzufriedenheit über die vereinbarte Summe wieder zu einer
Aufhebung des Verlöbnisses, so z.B. in Kemal Tahirs Kurzgeschichte
*Çoban Ali*. In der ungarischen Sprache wird ein heiratsfähiges Mädchen
als "Mädchen zum Verkauf" bezeichnet, während die Türken sagen, "wir
haben das Mädchen eingelöst", wenn eine Übereinkunft zwischen zwei
Familien zustande kam. Das Familienoberhaupt ist der hierdurch eta-
blierte und nicht in Frage gestellte Herr über die Familien. Der
Idealmann ist ein strenger, durchgehend männlicher, wenig toleranter
Mann ohne besonderes Mitgefühl für die Schmerzen anderer. *Haşin*, ein
Wort arabischen Ursprungs, bedeutet "einer, der runtertrampelt" und
stellt das Gegenstück zum ungarischen *törhetetlen* dar, dem "Unzer-
brechlichen".

Die Frau ist sozial völlig depraviert; ihre Verdrängung in den
Hintergrund kann in dem Wertbegriff ermessen werden. Ein Mann kann
sie als ein "Feinddes Eßlöffels" bezeichnen, so als ob sie eine finanzielle Bürde darstellt. Die Frau wird auch ihrem Schwiegervater
und ihrer Schwiegermutter in der 'extended family' unterstellt. Im
Haus und auf dem Feld wird von ihr alles erwartet, im sexuellen Bereich soll sie passiv sein und vor allem soll sie männliche Nachkommen gebären. Unter solchen Umständen kann mütterliche Zärtlichkeit
zu kurz kommen. Natürlich liebt eine Mutter ihre Kinder, aber die
schnelle Geburtenfolge legt ihr immer mehr Bürden auf, und aggressive Impulse, für die kein Ventil vorgesehen ist, können sich gegen
die Kinder richten: in ihnen sieht sie einen Grund für ihre Lage. Im
Ärger benutzt sie gegen diese Ausdrücke wie 'Köter', 'Taugenichts',
'Schweinesohn'. In seinen Forschungen (1971) über 6 bis 12-Jährige
aus Istanbul spricht YAVUZER von Unterdrückung durch die Eltern, die
er vor allem in jüngeren Altersgruppen findet: bei Sechsjährigen zu
88%, bei Achtjährigen zu 60%, bei Zehnjährigen zu 40% und bei Zwölf-
jährigen noch zu 35% (YAVUZER 1979). Auch wird das Schicksal durch
das Geschlecht mit bestimmt (KAGITÇIBAŞJ 1980). In den Slums von Ankara wünschten 76% der interviewten Familien keine Ausbildung für
die Töchter, während 80% dies für die Söhne bejahten, wohl über die
Vorteile einer Beschulung informiert (ÖZBEK 1971).

In der Entwicklung der Kinder können zwei Perioden unterschieden
werden: die erste geht bis ins dritte Lebensjahr und stellt eine
Zeit bedingungsloser Bande zu den Eltern dar. In der nächsten Phase
wird das Kind an steigende Verantwortlichkeiten herangeführt und
lernt Beschränkungen zu akzeptieren. Bei den 'extended families'
werden die kleineren Kinder von den größeren behütet, die manchmal
kaum älter als die in ihrer Obhut sind. Diese Aufgabe erzeugt in den
älteren Kindern häufig Aggressivität, so daß sie dann die kleineren
quälen. Sie bleiben sich selbst überlassen, weg von Vater und selbst
der Mutter, die z.B. auf den Feldern arbeitet. Die Prinzipien der
Kinderaufzucht begünstigen physische Züchtigungen: "Wenn man seine
Tochter nicht prügelt, kann man sich die Kniee verletzen" (= Ausdruck von Entehrung), "Himmel und Hölle um die Beine deiner Mutter"
(= etwas, was an einem klebt und wodurch man Püffe erhält) sind All-
tagssprüche. Kinder werden oft hintergangen, ihre Fragen werden
nicht beantwortet, sie werden mit religiösen und übernatürlichen
Mächten bedroht. Gleichzeitig finden sich auch in den vorbeugenden
Schutzhaltungen der Erwachsenen ähnliche Elemente: Schutz gegen den
bösen Blick, Angst vor Verwünschungen... (ACIPAYAMLI 1962). Auch
die Beschneidungsfeierlichkeiten können auf ein Kind einen neuroti-

sierenden Effekt ausüben, wenn es nicht angemessen vorbereitet wurde (ÖZTÜRK 1966). Die Beschneidung wird zwischen dem ersten und dem 13. Lebensjahr durchgeführt, in der Regel zwischen vier und acht. Ist das Kind über den Eingriff nicht genügend aufgeklärt worden oder wird er in einem ungeeigneten Alter durchgeführt, können sich Kastrationsängste entwickeln, auch wird das Kind Zielscheibe des Spottes, wenn es sehr spät beschnitten wird.

Die Anhäufung schwerwiegender Erfahrungen im Kindesalter verschärft die Pubertätskrise. Klagen im psychologischen Bereich sind gehäuft, und die sexuelle Spannung kann zu Ausbrüchen führen. ÖZBEK berichtet, daß innerhalb eines Jahres in Ankara, einer Stadt mit einer Million Einwohnern, 15 Kinder als Opfer sexueller Aggression alleine im Institut für Forensische und Fürsorge-Medizin der Universitätsklinik eingeliefert wurden. Dazu kommen viel mehr Kinder, die in den staatlichen Gesundheitseinrichtungen untersucht wurden, wobei die Dunkelziffer unbekannt ist. Von diesen 15 waren 8 Jungen, zehn waren zwischen drei und sieben Jahre alt. Unter den Beschuldigten waren elf zwischen 12 und 17 Jahre alt, zwei 20 Jahre alt und zwei über 20. Nur ein Beschuldigter war sklerotisch, der Rest konnte nicht als psychiatrisch erkrankt eingestuft werden. Die meisten Beschuldigten waren noch im Pubertätsalter, unverheiratet, männlichen Geschlechts, alle, die an den Delikten sexueller Aggression beteiligt waren, kamen, bzw. waren herausgerissen, aus einem soziokulturellen Milieu, das als traditionell beschrieben werden kann (ÖZBEK 1971).

Unabhängig von dieser eher extremen Erscheinung führt der traditionelle Lebensstil auch zu anderen weitverbreiteten Verwicklungen, besonders in der Konfliktsituation mit dem modernen Sektor:
1) So fand GEÇTAN einen besonders hohen Anteil studentischer Patienten im sozialmedizinischen Institut der Universität von Ankara, die an Beschwerden wegen sexueller Unterdrückung litten (GEÇTAN 1967).
2) Das Heiratsalter ist niedrig. 40% der Mädchen heiraten zwischen 15 und 19. Das offizielle Heiratsregister ist keine verläßliche Quelle zur Evaluierung, selbst das Geburtsregister beruht häufig nur auf ungefähren Angaben, und im religiösen Sektor wird allgemein erst Jahre später wegen der Kinder registriert. Auch finden sich in den behördlichen Aufstellungen keine Hinweise über Zweit-, Dritt- und Viertfrauen, da diese zumeist in den Zählungen als Hausangestellte geführt werden. Da die Registratur der Geburten, Hochzeiten und Todesfälle bis heute so unzuverläßlich ist, wurde der jährliche Zensus so erhoben, daß jeder an dem Tag, wo die Auszähler kommen, einen Tag zu Hause bleiben mußte.
3) Die hohe Scheidungsrate im Zusammenhang mit dem sozialen Wandel deutet auf den Zusammenbruch des traditionellen Heiratssystems hin. Nach der Statistik von 1967 war der Grund von 76% der 11 240 Scheidungen ein "schwerwiegendes Fehlen von Verständnis".

Entsprechend den Analysen der Sozialstruktur der türkischen Landbevölkerung können Ursachen und Ergebnisse der jahrhundertealten strukturellen Merkmale und Stabilität auf vier Hauptumstände zurückgeführt werden (FREY 1965): Armut, Isolierung, Immobilität, Unwissenheit (sachfremde Ausbildung). Dies sind alles negative Umstände. Einige Kriterien sollen näher ausgeführt werden: 1) 53% der Bauern benutzt Holzpflüge, 72% nur menschliche und tierische Arbeitskraft; 2) 74% verbleiben ihr ganzes Leben im Geburtsdorf, mit Ausnahme der Militärdienstzeit und 38% haben noch nie eine Stadt besucht. Die Mehrheit besitzt weder Radio noch Zeitung; 3) 80-85% haben keine Grundschulerziehung abgeschlossen, sie sind entweder Analphabeten oder haben die Grundschule nicht abgeschlossen.

Friedr. Vieweg & Sohn Verlag, Braunschweig/Wiesbaden

So kann wohl gesagt werden, daß die Landgemeinden mit ihrer traditionellen sozialen Ordnung ein Leben jenseits der Weltereignisse
führen und eine 'abgeschlossene Gesellschaft' bilden. Dies kann auch
an dem Fortdauern der Sitten und Gebräuche beobachtet werden, die
von den älteren Generationen weitergegeben werden; diese Gruppe übt
einen starken Einfluß auf die intellektuelle Entwicklung jedes Mitglieds aus und erzeugt gemeinsame Charakterzüge. Es genügt, einen
Dorffriedhof zu besuchen, um die Fortdauer der alten Zeichensprache
zu beobachten.

Im Prozess der Zivilisation offenbart das Mitglied der traditionellen türkischen Gesellschaft vermehrt eine Grundhaltung, die die
Faktoren Ungewißheit, Abwehr und Aggressivität widerspiegelt. Aggressivität, wie sie sich bei Leuten in den Vordergrund schiebt, die mit
immer geringerem Erfolg sich selbst, den Besitz und ihr Gemeinwesen
absichern können im Angesicht neuer einströmender Werte, stellt eine
dynamische Schmelzkraft im Familienleben, in den sozialen Einrichtungen und in den ökonomischen und kulturellen Wünschen dar. Diese
Aggressivität konnte besonders extrem vor dem Staatsstreich beobachtet werden und kann allgemein an der Kriminalstatistik abgelesen werden. Nach mir vorliegenden detaillierten Zahlen war unter den 93 040
mit Gefängnisstrafen belegten Delinquenten der Hauptanlaß Mord, versuchter Mord und schwere Körperverletzung, sowie Verleumdung in
11 004 Fällen. Die meisten Eigentumsdelikte (9 363) fanden im Zusammenhang mit Gewaltanwendung statt (Raub, gewalttätige Landnahme und
Viehraub sind häufig); das gleiche gilt für Verletzungen und Verbrechen gegen die Familienordnung (4 308 Fälle von Schändung, Verführrung Minderjähriger, weiblichem Ehebruch). Diese Zahlen können als
ein Zerrspiegel der sozialen Wertehierarchie interpretiert werden,
als Ausdruck aggressiver, maskuliner Sexualität. Jedoch beherrscht
darüberhinaus die Gruppe das Individuum, dem als Mitglied einer Familie, eines Stammes oder einer bewaffneten Gruppierung Sicherheitsgefühle vermittelt werden. Das Wort *arkadaş* (= Feind) bedeutet wörtlich der "Rückendeckung gebende Begleiter". So ist es nicht überraschend, daß die Vater- und Führergestalt (Stammeshäuptling, Vater,
Ortsvorsteher, Bandenchef) vermehrte Bedeutung erhält als Verkörperung von Wehrhaftigkeit und als Garant für Sicherheit. Im Verlaufe
der Zeit gewannen diese Gestalten Einfluß als Repräsentanten von
Gruppeninteressen, so daß die anatolische Geschichte als eine der
Agas, Beis und Paschas geschrieben werden kann. Das Wort *babacan*,
abgeleitet von *baba* (= Vater), wird heute noch für Führerfiguren verwandt, die beschützen, aber gnadenlos streng sind. Als gutes Beispiel kann hierfür der Steuereintreiber Kerim gelten, die Hauptfigur
in Ilhan Tarus' Roman "Demokrasi".

Das Hauptproblem der traditionellen türkischen Gesellschaft ist
das Fehlen von Sublimationsformen für die Aggression (siehe oben
'democratie sauvage'). Folgender Fall ist typisch: In Eskişehir kam
ein Mann spät abends nach Hause von einer Unterhaltungsveranstaltung,
als sein Freund in einem Taxi in Begleitung anderer eintraf. Der eben
Eingetroffene versuchte, seinen Freund zu überreden, mit ihm noch
einmal wegzugehen, doch dieser verweigerte dies. Darauf schrie jener
ihn an: "Was, Du verweigerst ein Vergnügen mit mir!" zog eine Pistole und schoß seinen Freund nieder.

Ganz offen wird die Aggressivität im sexuellen Bereich gezeigt.
Sogesehen bietet der Harem Schutz für Frauen, da eine Frau ohne Mann
durch keine öffentliche Verhaltensweise geschützt ist. Der Ausdruck
*kadin oynatmak* bedeutet "eine Frau tanzen lassen", beinhaltet aber
alle Formen von Gewaltanwendung. Unter solchen zwischenmenschlichen
Beziehungen wird es verständlich, daß "Angst um die Sicherheit" all

Friedr. Vieweg & Sohn Verlag, Braunschweig/Wiesbaden

gemein verbreitet ist (DEBUYST 1960). Beredt wird dies deutlich in
Sprüchen wie "Traue auch Deinem Vater nicht!" "Vertraue Dein Pferd,
Weib und Waffe keinem an!" "Nur Deine Mutter weint ehrlich, jeder an-
dere weint falsch!"

ERIKSON betont die Initiativen und Anstrengungen zum Autonomie-
erwerb im Alter von zwei bis sechs Jahren (ERIKSON 1957). Gerade
hier wird die Spontaneität von Kindern in einer Umwelt durch den
autoritären Führungsstil behindert, der Immobilität, Zwang und Abhängigkeit auszeichnen. So findet sich das sogenannte "autoritäre
Syndrom" häufig unter den Erwachsenen (HOFSTÄTTER 1967). Nach AYTÜR
(1969) wird die Erziehung eher nach Repetitionen, Gewohnheiten und
Gehorsam ausgerichtet denn als Initiative im Rahmen des "türkisch-
islamischen" oder "ottomanischen" Wertesystems gesehen. Nach meiner
Meinung sollte die Rolle des byzantinischen Erbes hierbei nicht vernachlässigt werden. Obwohl dieses sich im Kampf mit den Ottomanen
als politisch schwächer erwies, übermittelte es seinen Besiegern
seine Geisteshaltung. Seit Zwang und Enttäuschung wichtige Erzie-
hungsmittel geworden sind, vereinnahmt das Über-Ich soziale Werte
oft nur spärlich und unangemessen und eine Persönlichkeit als Ganzes
bleibt unter Abwesenheit genügender emotionaler Bindekräfte ein "fremdes Element" (RESTEN 1959). So kann Verhalten auf einer Instinktebe-
ne viel eher als Antwort auf starke Anreize in kritischen Situationen zum Vorschein kommen. Das "Wir"-Gefühl, das Stärkegefühl, einer
Gruppe anzugehören, geht Hand in Hand mit einer Unterentwicklung des
Über-Ichs, besonders in Zentral- und Ostanatolien. 1968(!) kehrte
der ältere, 75-jährige Verwandte des Beis eines Stammes im Osten
nach Hause zurück, nachdem er durch eine Überschwemmung fortgespült
wurde. Er war bereits am Ertrinken, als er von einem jungen Mann gerettet wurde. Darauf erschienen zwei bewaffnete Männer aus dem Stam-
me des Alten auf dem Plan und wollten den jungen Mann umbringen, weil
Blutfehde zwischen dessen Gruppe und der des alten Mannes, den er
rettete, herrschte.

Um die eben durchgeführte Analyse zusammenzufassen, möchte ich
nun kurz einige psychiatrisch-epidemiologische Merkmale erörtern.
Alle solcherartigen Schadensfeststellungen verdienen Aufmerksamkeit,
solange psychiatrische Erkrankungen und die Rolle der aus der Umwelt
enthaltenen Faktoren noch nicht geklärt sind.

Der größte Unterschied gegenüber der zentraleuropäischen Erfahrung stellt das überaus große und ausgedehnte Bedingungsgefüge dar,
das zu Erregungen jeglicher Art Anlaß gibt, ebenso wie der Ausdruck
von Aggression gegenüber Personen und Sachen  sowie die Normen des
Zusammenlebens. Zustände endogener Psychosen entsprechen den klassischen Beschreibungen, Faktoren aus dem Bereich des öffentlichen Gesundheitswesens bestätigen dies. Paranoide Inhalte werden in der Regel in magischen Begriffswelten ausgelebt. Der große hysterische Anfall wird ebenfalls in seiner klassischen Form vorgefunden. Es gibt
jedoch kaum senile Psychosen in den türkischen Einrichtungen, sowie
kaum Alkoholpsychosen. Alkoholismus wird bei plötzlich Entwurzelten
in einem Übergangsstadium zwischen zwei Kulturen angetroffen (LITMAN
1970). Pellagra wird häufig in Nordwestanatolien angetroffen, wo die
Ernährung vor allem aus Mais und Haselnüssen besteht und die Diät un-
ausgewogen ist (vor allem in Bolu, Adapaziri, Rize, Ordu und Umgebung). Zwischen 1949 und 1953 wurden 22 906 Patienten in die große
psychiatrische Institution in Badirköy eingeliefert, wobei darunter
21 Pellagrapsychosen gezählt wurden (ÖZBEK 1971). Insgesamt und nach
Altersgruppen aufgeteilt fanden sich weniger Arteriosklerosefälle
als in europäischen Ländern, vermutlich wegen der allgemeinen unterschiedlichen Ernährungsgewohnheiten. Es fand sich eine große Anzahl

manisch-depressiver Psychosen in Bakirköy (der pyknische Habitus
ist häufig anzutreffen). Es fallen unter den Türken die große Zahl
somatisierter seelischer Erkrankungen auf sowie die häufigen Angst-
zustände ohne Objektbezug. Versündigungsideen, wie bei unseren De-
pressiven sehr häufig, finden sich in der Türkei weniger und nehmen
einen mittleren Rang zwischen denen aus dem Westen und von Fernost
ein (33%). Suizidale Gedankeninhalte sind auffallend selten und
selbst Suizidversuche können prozentual nicht ausgedrückt werden.
Die Suizidrate auf 100 000 Einwohner beträgt in der Türkei weniger
als zwei. STENGEL betont unter Bezug zu anderen Autoren die in fast
allen Ländern niedrigere weibliche Suizidrate, was in der Türkei
aber nicht beobachtet werden kann. Man kann annehmen, daß die weibliche Suizidrate ihrer größeren psychosozialen Bürde entspricht. Er
führt aus, daß Schuldgefühle auch bei 12% der gesunden Frauen gefunden werden, jedoch kaum bei Männern (SAYIL et al. 1980). GÜRGEN versucht, soziokulturelle Merkmale zu analysieren, die einen Einfluß auf
die türkische Suizidrate haben können, und findet, daß Impulsivität
und die oben beschriebenen Familienstrukturen wichtig sind (1969).
In den 200 analysierten Fällen wurden in 94 Fällen Medikamente oder
Gifte benutzt, 64 erhängten sich. Der Befund, daß Selbstmord selten
und Depressionen wenig spektakulär sind, mag auch daran liegen, daß
die eigentliche Bedrohung des Individuums die Attraktion eines Sui-
zids mindert und daß besonders das dominierende Gruppen-Ego gegenüber dem Individuum hier als ein Puffer fungiert. Die persönliche
Orientierung in die Zukunft läßt auch für die an dem Beschriebenen
Erkrankten nicht nach, denn "dem unsterblichen Geist wird vertraut,
in Allah wird beharrlich Hoffnung gesetzt" (*ölmemiş canda umut var-
dir, Allahtan ümit kesilmez"*).

Diese kurze Skizze sichtet das türkisch-ottomanische Erbe aus dem
Blickwinkel der Gesundheit der Gesellschaft. Sie wirft auch ein
Schlaglicht auf die Voraussetzungen des Atatürkschen Versuches, die
soziale und ökonomische Modernisierung des Landes voranzutreiben.
Ein Beispiel aus dem Bereich der türkischen Sprachreform mag Pate
stehen: das klassische Türkisch, *geleneksel türkçe* wird dem modernen
reformierten Türkisch, *devrimci türkçe*, gegenübergestellt und heute
fälschlich als das revolutionäre bezeichnet, seit die Sprecher beider "Sprachen" in ihren fundamentalen Urteilen und Meinungen sich
diametral gegenüberstehen, wenn sie sich über Geschlechterbeziehungen, Familie, Kinderaufzucht, Erziehung, der Moral im allgemeinen,
sowie bei Fragen der Wissenschaft und Technologie, der Rolle der
Arbeiterklasse, des Streikes und der Politik unterhalten (CÜCELOĞLU
et al. 1980).

## LITERATUR

ACIPAYAMLI O. 1962. Anadolu'da nazarla ilgili bazi adet ve inanmalar. (Einige Sitten und Glaubenseinstellungen zum Gebrauch von Talismanen in Anatolien). *DTCF* 20:1-2. Ankara.

ADASAL R., KÖKSAL C., EGE I. 1969. Diş ülkelerdeki yurttaşlarimizda ortaya çilkan psikiyatrik sendromlar. (Psychiatrische Syndrome, die bei unseren im Ausland lebenden Bürgern auftauchen) . *Nöro-Psikiyatri Arşivi I,* 19.

AFET I. 1947.*Türkiye halkinin antropolojik karakterleri ve Türkiye tarihi.*(Anthropologische Charakterzüge der türkischen Bevölkerung und die Geschichte der Türkei). Ankara: Türk Tarih Kurumu.

AVÇIOĞLU D. 1969. *Türkiye'nin düzeni.* (Die Regelung der Türkei). Ankara: Bilgi.

AYTÜR M. 1969. Osmanlilarin duraklamasi. (Der Stillstand der Osmanen). *Cumhuriyet gaz.* 29. Temmuz.

BASTIDE R. 1965. *Sociologie des maladies mentales.* Paris: Flammarion.

COON C.S. 1948. *The races of Europe.* New York: Macmillan.

CÜCELOĞLU D., SLOBIN D.I. 1980. Dil reformu ve kişi algilamasi. (Sprachreform und Persönlichkeit). *Psikoloji Dergisi* 9:4-9.

DEBUYST Ch. 1977. *Criminel et valeurs vécue.* Paris: Beatrice-Nauwelaerts.

DEVEREUX G. 1977. *Essais d'ethnopsychiatrie générale.* Paris: Gallimard.

ERDENTUĞ N. 1966. Age groups. *Antropoloji* 1:1-7. Ankara: Univ. Press.

-- 1968. Türkiye, Pakistan ve Iran köy-kir toplumlarinin karşilaştirmali etnolojik incelenmesi. (Vergleichende ethnologische Forschungen über die Landbevölkerung in der Türkei, in Pakistan und im Iran). *Antropoloji* 3:1-5.

-- 1969a. Some similarities between the Turkish and Japanese Cultures. *Antropoloji* 4:65-70.

-- 1969b. Türkiye geleneksel toplularinda (kültüründe) kültür değişmeleri.(Kulturelle Änderungen in der traditionellen Bevölkerung der Türkei) 1967-68. *Antropoloji* 4:71-88.

ERIKSON E.H. 1971. Kindheit und Gesellschaft. München: Kindler. Zit. nach EY et al., a.a.O.

EY H., BERNARD P., BRISSET Ch. 1967. *Manuel de Psychiatrie.* Paris: Masson.

FREY W.F. 1971. Surveying peasant attitudes in Turkey. In ÖZBEK, a.a.O.

CEÇTAN E. Ankara Ün. Öğrencilerinin psikolojik sorunlari üzerine bir inceleme. (Forschungen über die psychologischen Probleme zwischen den Studenten der Universität in Ankara). In: ÖZBEK, a.a.O.

GÜRGEN Y. 1969. Sosyal ve kültürel özelliklerin Türkiye'de Intiharlar üzerine etkisi. (Die Auswirkung der sozialen und kulturellen Eigenarten beim Selbstmord in der Türkei). *Nöro-Psikiyatri Arşivi* 1:32.

HOFSTÄTTER P. 1967. *Psychologie.* Frankfurt: Fischer.

INAN A. 1947. *Türkiye halkinin antropolojik karakterleri ve Türkiye tarihi.*(Der anthropologische Charakter der Bevölkerung der Türkei und die Geschichte der Türkei). Ankara: Türk Tarih Kurumu.

KAĞITÇIBAŞI C. 1980. Türkiye'de Çocuğun değeri, gelişme ortami ve alinmasi gereken önemler.(Wert der Kinder in der Türkei, Zuwachsrate und Beispiel zur Abortpraxis). *Psikoloji Dergisi* 10:26-31.

LITMAN G. 1970. Alcoholism, illness and social pathology among american Indians intransition. *Amer. J. Publ. Health* 9:1769-1787.

**Friedr. Vieweg & Sohn Verlag, Braunschweig/Wiesbaden**

MARDIN S. 1971. Tanzimattan sonra aşiri balililaşma. (Übertriebene westliche Orientierung nach der Tanzimaat-Epoche). In: TÜMERTEKIN E., MANSUR F., BENEDICT P. (Hrsg.), a.a.O.:411-458.

MIROGLIO A. 1965. *La psychologie des peuples*. Paris: P.U.F.

ÖZBEK A. 1971. *Sosyal Psikiyatri'ye giriş*. (Einführung in die Sozialpsychiatrie). Ankara: Yeni Desen.

ÖZTÜRK O. 1971. Türkiye'de psikoterapi uygulamasinda bazi sorunlar. (Einige Probleme der Psychotherapie in der Türkei). In: ÖZBEK, a.a.O.

PISZTORA F. 1968. A psychiatriai kórformákat meghatározó geographiai, climatologiai, biológiai, szociológiai, ethno-psychologiai és kulturális tényezök Algériában. ( Psychiatrische Krankheitsformen, determiniert durch geographische, klimatische, biologische, soziologische, ethnopsychologische und kulturelle Faktoren in Algerien). *Ideggy. Szle* 10:456-471, Ungarn.

RENGLET C. 1977. *40 million de Turos*. Paris/Bruxelles: Elsevier Séquoia.

RESTEN R. 1959. *Caractérologie du criminel*. Paris: P.U.F.

SARAN N. 1971. Istanbul'da gecekondu problemi. (Gecekondu Probleme in Istanbul). In.: TÜMERTEKIN E., MANSUR F., BENEDICT P., a.a.O.:371-410.

SAYIL I., TULÇA Z. 1980. Kadin hastalarda problem alanlari üzerine karşilaştirmali bir araştirma. (Vergleichende Forschungen aus der Gynäkologie). *Psikoloji Dergisi* 9:13-16.

SPOONER B. 1971. Towards a generative model of nomadism. *Anthr. Quart.* 44:198-210.

STENGEL E. 1961. Selbstmord und Selbstmordversuch. In: *Psychiatrie der Gegenwart*, Bd. III. Berlin: Springer.

SUTTER J., TABAH L. 1948. Fréquence et répartition des marriages consanguins en France. *Population* 4:607-630.

TILLION G. 1965. *Le Harem et les cousins*. Paris: Seuil.

TÜRKDOGAN O. 1976. Evlenmede başlik geleneğinin sosyolojik açiklamasi. (Soziologische Erklärung des Brautgeschenks). *I. UTFKB*, IV, 315-362. Ankara.

TÜMERTEKIN E., MANSUR F., BENEDICT P. (Hrsg.) 1971. *Türkiye, coğrafi ve sosyal araştirmalar*. (Türkei, geographische und soziologische Forschungen). Instanbul: Cağlayan.

YAVUZER H. 1979. 6-12 yaş çocuklarinin psiko-sosyal gelişmesi. (Psycho-soziale Entwicklung der 6-12-jährigen Kinder). *Psikoloji Dergisi* 5:20-24.

Friedr. Vieweg & Sohn Verlag, Braunschweig/Wiesbaden

# Relations familiales et demandes thérapeutiques en Côte d'Ivoire / Familienstruktur und Therapiebedarf in der Elfenbeinküste*

## Bruno G. Claver

*L'Occident qui nous a formés nous a habitués au concept de l'homme individu, solitaire dans un monde aux mille facettes. Cet homme doit résoudre seul ses problèmes, aidé seulement, en cela, par un ensemble d'organismes à vocation sociale:assurances, sécurité sociale, mutuelles etc. Dans tout cela, l'homme n'est qu'un numéro matricule. Que ce soit à l'école, à la caserne, à la fonction publique ou à l'hôpital, on est un numéro et rien de plus. Je me rappelle, c'était en 1949, jeune lycéen, je fus hospitalisé à l'hôpital BOUSSAIS de Paris pour une crise d'appendicite; j'entend encore aujourd'hui la voix de l'infirmière majore appelant "Monsieur 20", c'était votre serviteur.*

*En Côte d'Ivoire, comme partout en Afrique au sud du Sahara, l'homme individu, l'homme solitaire n'existe pas. Il ne se conçoit même pas. On est le fils de quelqu'un; le frère de quelqu'un, le neveu de quelqu'un... à la limite le compatriote de quelqu'un.*

*L'existence de l'individu est liée à la communauté; ses responsabilités morales et ses obligations sociales sont déterminées par le travail quotidien en fonction du groupe(Jomo KENYATTA).*

*L'homme donc naît, grandit, évolue, se réalise seulement au sein d'un ensemble qui l'enrichit et qu'il enrichit à son tour (Ibrahima Sow).*

*Cet homme complexe vient de loin. La famille est son univers. Mais cette famille qu'elle est-elle? Elle colle à l'homme comme l'écorce à l'arbre. Elle est incommensurable, car elle vient du lointain aïeul mythique de la nuit des temps pour s'aller perdre dans l'infini. En d'autres termes ce sont tous ceux qui, issus d'un ancêtre commun, sont liés entre eux par des liens d'obligations inviolables. La densité des liens d'interdépendance transforme le problème de l'un en problème de tous. L'image matérielle nous est fournie par le mimosa de nos chemins.*

Der Westen, der uns prägte, hat versucht, uns an das Konzept des Individuums zu gewöhnen, des einzeln und einsam dastehenden Menschen in einer facettenreichen Welt. Dieser Mensch nun soll seine Probleme selbst lösen, lediglich unterstützt durch ein sozial bestimmtes Gebilde: Versicherungen, Einrichtungen der sozialen Sicherheit, gegenseitige Vereinbarungen usw. In alledem bleibt dieser Mensch nur als eine registrierte Nummer zurück. In der Schule, der Kaserne, in einem öffentlichen Amt oder als Patient, man bleibt lediglich eine Nummer und nicht mehr. Ich erinnere mich noch genau, als ich als junger Schüler 1949 wegen einer Blinddarmentzündung ins Boussais-Krankenhaus von Paris eingeliefert wurde: noch heute höre ich die Stimme der Oberschwester, die mir "Monsieur 20" zu meiner Pflege benannte...

In der Elfenbeinküste, wie überhaupt in Afrika südlich der Sahara, gibt es diesen einzelnen Menschen nicht. Er wird nicht einmal begrifflich gedacht: man ist der Sohn von jemandem, der Bruder, der Neffe von jemanden... und ganz zuletzt Landsmann von jemandem. Die Existenz des Individuums ist mit der Gemeinschaft verknüpft. Seine moralischen Verantwortlichkeiten und sozialen Verpflichtungen werden durch die Bewältigung des Alltags in der Gruppe bestimmt (Jomo Kenyatta). So wird der Mensch einzig im Schoße einer Gruppe geboren, wächst dort auf und verwirklicht sich in ihr, die ihn bereichert und umgekehrt (Ibrahima Sow). Dieser derart komplex verstandene Mensch leitet sich von weit her ab. Die Familie ist sein Universum. Aber was bedeutet diese Familie? Sie klebt am Menschen wie die Rinde am Baume. Sie ist unvergänglich, da sie sich aus dem Dunkel der Vorzeit von einem mythischen entfernten Ahn herleitet und sich in einer fernen Zukunft wieder verliert. In anderen Worten: alle, die von einem

---

* übersetzt von Ekkehard Schröder

Friedr. Vieweg & Sohn Verlag, Braunschweig/Wiesbaden

*Sous l'optique de l'occident l'ivoirien devient majeur très tardivement quand, par le jeu des décès, l'exercice de l'autorité lui échoit du jour au lendemain. Le droit de décision appartient d'abord à la famille dans tous les domaines et relativement à tous les sujets. La santé constitue l'un de ces domaines.*

*Cette famille, en apparence si unie, est en réalité un bouillon où couvent les occasions de stress, de frustrations... qui prennent leur source dans les traditions et tabous sans lesquels cependant la famille ne saurait exister.*

*Voyons quelques échantillons.*

*L'ivoirien est-il libre? Peut-il choisir sa compagne? La famille élit l'épouse pour le fils. A l'analyse, la famille désire se donner une servante et accessoirement donner une épouse au fils. La brue idéale soigne sa belle mère, s'inquiète de son état comme le ferait une fille pour sa mère. Malheur au fils qui manquerait à cette femme conforme aux canons de la tradition. Que la brue vienne à refuser de jouer ce rôle... dût-elle être noire ou blanche, la cause est entendue. Elle doit dégager des lieux. L'homme doit se résoudre à quitter son épouse. Ses sentiments ne sauraient avoir de prix hors du cercle de famille. Mise à l'index elle vivra tous les affronts. A son appel l'homme se dérobe, car il aime sa compagne, mais ne peut se soustraire à l'obéissance à sa famille. L'appareil mental cède bientôt et ce sont ces troubles d'abord mineurs, qui se transforment ensuite, par la faute des hommes, en chroniques. Ce sont tous ces petits maux: insomnie, maux de tête etc. qui transforment de plus en plus d'hommes et de femmes en esclaves de pillules. Ce qui est en soi un autre problème.*

*Plus traumatisant encore est le comportement des soeurs de l'homme. Tout prosaïquement, ces dames ne conçoivent pas que leur frère puisse se soumettre à une femme. Il ne serait pas excessif de dire, à la limite, que l'ivoirienne interdit à l'homme d'aimer sa femme. Rivalité ou nostalgie d'un passé lointain? En effet, au commencement le pouvoir appartint aux femmes; les hommes durent s'en approprier par ruse (Jomo KENYATTA). C'est aussi la leçon qui semble se dégager des traditions des masques qui tendraient à maintenir les femmes en soumission par la frayeur. Mais ceci mérite d'être étudié plus profondément. Ce refus d'accepter*

gemeinsamen Ahn abstammen, sind untereinander durch Bande unverbrüchlicher Verpflichtung verknüpft. Die Dichte der Bande gegenseitiger Abhängigkeit wandelt jedes individuelle Problem in eines aller um. Das materielle Abbild hierzu stellen unsere mit Mimosen bestandenen Pfade dar.

Unter der Sicht des Westens wird ein Ivorer erst sehr spät erwachsen, nämlich, wenn ihn von heute auf morgen bei einer Totenfeier der Ruf zur Ausübung der Autorität ereilt. Das Entscheidungsrecht dazu bleibt ganz der Familie in allen Lebensbereichen und für alle Angelegenheiten vorbehalten. Die Gesundheit ist einer dieser Lebensbereiche. In dieser so geeinigt erscheinenden Familie brodelt es aber in Wirklichkeit mit zahlreichen streßgeladenen Situationen und Frustrationen usw., die von Gebräuchen, Sitten und Verboten ausgehen, ohne die aber die Familie nicht überleben könnte. Werfen wir den Blick auf einige Kostproben.

Ist der Ivorer frei? Kann er seine Lebensgefährtin auswählen? Die Familie sucht den Sohn die Gattin aus. Beim näheren Hinschauen scheint sich die Familie eine Magd beschaffen zu wollen und nebenbei dem Sohn eine Gattin zu geben. Im idealen Fall versorgt diese die Stiefmutter und kümmert sich um sie auf ihre Weise wie eine leibliche Tochter um die eigene Mutter. Welches Pech für den Sohn, wenn diese Frau sich nicht entsprechend der Regeln der Tradition bewegt. Weigert sich die Schwiegertochter, diese Rolle zu spielen - sei sie schwarz oder weiß - so entsteht ein verwickelter Fall. Außerhalb des Familienkreises sind ihre Empfindungen nichts wert. Sie ist allen Angriffen ausgesetzt. Ihr Mann versucht sogar ihr auszuweichen, denn er mag sie als Gefährtin zwar schätzen, aber er kann sich der Gehorsamspflicht gegenüber der Familie nicht entziehen. Der seelische Haushalt kommt bald ins Stocken; und so wandeln sich kleinere Unpäßlichkeiten gar bald durch menschliches Fehlverhalten in chronische Beschwerden. Die kleineren Übel sind Schlafstörungen, Kopfschmerzen usw., die aber immer mehr Menschen in die Abhängigkeit von Pillen ziehen. Dies ist jedoch ein Problem für sich.

Traumatisierender kann das Verhalten der Schwestern des Ehemannes wirken.

Friedr. Vieweg & Sohn Verlag, Braunschweig/Wiesbaden

*l'épouse du frère est une source de con-*
*flits particulièrement pathogènes. In-*
*somnie, céphalées, hypertension artériel-*
*le, ulcère gastroduodénal pour ne citer*
*que quelques exemples.*

*Que l'enfant, cet être par ailleurs adulé*
*puisse faire l'objet d'un rejet, paraît*
*hors de propos. Et cependant... Il est*
*courant qu'une épouse rejette l'enfant*
*d'un autre lit de son mari. Il serait*
*plus exact de dire que ce rejet est ré-*
*ciproque. Et si dans ce jeu la femme at-*
*térit dans la dépression l'enfant, lui,*
*se marginalise.*

*Il y a, et il faut le mentionner, le cas*
*des frères. Il règne au sein des famil-*
*les un parasitisme écoeurant. Tous les*
*autres membres ou presque, se dispensent*
*de travailler et vivent aux dépens du*
*seul parvenu. Au commencement il y avait*
*la solidarité... dégénération des sen-*
*timents... La tradition veut que l'uni-*
*que entretienne la multitude. On devine*
*aisément les difficultés matérielles*
*engendrant les problèmes moraux et psy-*
*chologiques avec retentissement sanitai-*
*re.*

*La maladie, a-t-on dit, n'est jamais*
*naturelle. Elle est toujours, pour le*
*citadin comme pour le paysan, le fait*
*d'un maléfice, d'une vengeance. Elle*
*est avant tout un phénomène social en*
*cela qu'elle provoque la rupture de*
*l'équilibre intrafamilial. Déséquilibre*
*qui se constelle vite en angoisse. L'ur-*
*gence ici, n'est pas d'aller quérir le*
*médecin.*

*D'abord et avant toute chose rechercher*
*la cause ou, plutôt l'origine de cette*
*maladie. Et c'est à la famille qu'in-*
*combe la tâche de cette démarche. Heu-*
*reux si le devin est à côté; autrement,*
*il faudrait parcourir des distances.*

*La primauté de ces démarches réside en*
*ceci que chaque membre de la famille,*
*le patient lui-même y compris, peut-être*
*à l'origine, l'auteur responsable de la*
*maladie. Attente chargée d'émotion et*
*d'angoisse. La décision du devin vien-*
*dra libérer chacun. Alors commencent les*
*préparatifs en vu du traitement. Mais*
*le devin aura déjà donné un traitement*
*ou un objet protecteur. Les soins chez*
*le guérisseur demandent souvent un dé-*
*placement, donc une "hospitalisation" ou*
*pénétration-admission dans la communauté*
*thérapeutique que représente le village*
*ou le campement du guérisseur. Chacun y*
*arrive avec son monde d'accompagnateurs.*

Schlicht gesagt, diese wollen nicht verstehen, daß sich ihr Bruder einer Frau
unterwirft. Die Behauptung ist daher
nicht völlig aus der Luft gegriffen,
daß die Ivorerin es einem Mann verbietet, seine Frau zu lieben. Rivalität
oder Heimweh nach einer verflossenen
Zeit? Tatsächlich üben die Frauen zu al-
lererst Macht aus, und die Männer müssen
sich mit Umsicht daran gewöhnen (Jomo
Kenyatta). Dieses praktische Lehrstück
scheint auch die Traditionen des Masken-
gebrauchs zu erhellen, die eher dazu
dienen, die Frauen sich durch Angst ge-
fügig zu machen. Aber dieser Aspekt ver-
dient eine gründliche Untersuchung. Die
Weigerung, die Gattin des Bruders zu akzeptieren, ist eine Quelle sehr spezieller pathogener Konflikte. Schlaflosigkeit, Kopfschmerz, hoher Blutdruck, Magen-
geschwüre können resultieren, um nur
einige Folgen zu nennen.

Daß ein Kind, dieses meist eher vergöt-
terte Wesen, Objekt der Ablehnung werden
könnte, scheint außerhalb des Denken zu
liegen. Und dennoch ist es durchaus geläufig, daß eine Ehefrau das Kind einer
anderen Partnerin des Mannes ablehnt.
Genauer gesagt ist diese Ablehnung eher
gegenseitig. Wenn bei diesem Spiel die
Ehefrau in eine Depression verfällt,
zieht sich das Kind auf sich selber zurück.

Es gibt auch, was betont werden soll,
den Fall 'die Brüder'. Dieser Kasus fei-
ert im Schoße der Familie ein abstoßen-
des Parasitendasein. Alle oder fast alle Familienmitglieder stellen sich unter Umständen von der Arbeit frei und
leben auf Kosten eines einzigen Empor-
kömmlings. Am Anfang geschieht dies im Namen der Solidarität aber es ist eine De-
generation solcher Gefühle, zu glauben,
daß die Tradition es einem alleine aufträgt, für alle zu sorgen. Leicht kann
man die materiellen Schwierigkeiten er-
ahnen, die moralische und psychologische Probleme mit gesundheitlichen Auswirkungen hervorrufen können.

Krankheit sei niemals natürlich, hat man
gesagt. Immer stellt sie für den Städter
und den Bauern das Resultat einer bösen
Tat, einer Vergeltung dar. In erster
Linie ist sie ein soziales Phänomen, wo
sie einen Bruch im intrafamilialen Gleichgewicht bewirkt. Einmal aus dem Gleichgewicht gebracht, entsteht in ihm Angst.
Solcher Notfall kann nicht durch den
Gang zum Arzt behoben werden. Zu aller-

*Le village du guérisseur est un monde cosmopolite baignant dans une atmosphère particulière. Il est par lui-même, un agent thérapeutique d'une exceptionnelle puissance. Là se reconstitue dans toute sa pureté la communauté villageoise initiale; celle que les aléas de la vie moderne polluent chaque jour un peu plus.*

*L'arrivant se fond dans la masse, s'oriente immédiatement, aidé par les collaborateurs du maître et même par des bénévoles, parfois ce sera d'autres malades.*

*Entre le verdict du devin et le départ au centre des soins, la famille se sera réunie autour du patriarche pour un examen général de "conscience" qui est une véritable séance de thérapie de groupe. Toutes les rancoeurs, toutes les frustrations seront exhumées, commentées, critiquées et approuvées par tous. Car, pour l'efficacité du traitement en perspective, la concorde doit régner au sein de la famille. La concorde au sein d'une famille est une exigence des ancêtres. Ces réunions connaissent une intensité émotive qu'on ne retrouve pas dans nos séances de thérapie de groupe. Les décharges d'affects y sont souvent violentes, allant jusqu'aux pleurs, à la colère, sous l'autorité imperturbable du patriarche. L'évolution se fait sur le mode crescendo-decrescendo, jusqu'à la résolution de toutes les tensions. Alors le chef de famille prend la parole, rend hommage aux ancêtres et invite l'assemblée à se donner le signe de paix. Tout le monde se déplace en cercle pour se serrer la main. Le vieux donne sa bénédiction. Le traitement peut commencer, il est permis d'espérer la guérison.*

*Le guérisseur ne travaillant que certains jours dans la semaine, ne peut recevoir immédiatement l'arrivant. Mais dès la première minute le traitement a pratiquement débuté.*

*Arrive le jour de la consultation. C'est une séance publique à laquelle participe toute l'assistance.*

*Debout, assis ou allongé suivant la gravité de la maladie, il décline son identité après que le porte parole du guérisseur lui aura demandé de ses nouvelles (1).*

---

*(1) En Côte d'Ivoire le visiteur ne parlera pas avant que l'hôte ne lui ait demandé ses nouvelles. Et c'est seulement à la réponse de l'hôte que sera abordé le sujet de la visite.*

erst muß jetzt einmal die Ursache bzw. der Ursprung dieser Krankheit gesucht werden. Die Familie muß sich dieser Aufgabe unterziehen. Ein Glücksfall, wenn ein Divinator nebenan wohnt; andernfalls muß er über weite Entfernungen verständigt werden. Die vorrangige Einhaltung solcher Schritte beruht darauf, daß jedes Familienmitglied, der Patient eingeschlossen, Ursprung und verantwortlicher Urheber der Erkrankung sein kann. Es ist ein emotions- und angstgeladener Zustand. Erst der Ratschluß des Divinators wird jeden Einzelnen befreien. Dann beginnen die Vorbereitungen für die Behandlung. Vielleicht hat der Divinator bereits eine Behandlung angesetzt oder ein Schutzamulett hergestellt. Behandlungen bei einem Heiler erfordern oft einen Ortswechsel, gar eine "Hospitalisierung" oder das Eingehen in eine therapeutische Gemeinschaft, die im Dorf oder Gehöft des Heilers zu suchen ist. Jeder kommt hier mit dem ihm begleitenden "Tross" an. Das Dorf des Heilers stellt eine kosmopolitische Welt mit einer spezifischen Atmosphäre dar und übt damit selbst schon eine sehr mächtige therapeutische Funktion aus. Hier wird die ursprüngliche dörfliche Gemeinschaft unverwechselbar wieder hergestellt, die im Zuge des modernen Lebens jeden Tag etwas mehr "verunreinigt" wird. Der Ankommende taucht in die Menge, orientiert sich sofort oder mit Unterstützung der Helfer des Meisters selbst und durch Wohlgesinnte, oft einfach andere Kranke. Zwischen Orakelspruch und dem Beginn im Behandlungszentrum versammelt sich die Familie um den Vorsteher zu einer allgemeinen "Gewissens"-Überprüfung, die schon eine echte gruppentherapeutische Sitzung darstellt. Alter Groll, alle Frustrationen werden auf den Tisch gebracht, kommentiert und in aller Einverständnis kritisiert. Zur Wirksamkeit der angepeilten Behandlung muß in der Familie selbst Einmütigkeit herrschen. Die Eintracht im Schoße der Familie ist eine Forderung der Ahnen. Diese Treffen sind von einer gefühlsmäßigen Dichte gekennzeichnet, wie wir sie in unserer therapeutischen Gruppensitzungen nicht antreffen. Die Affektentladungen sind mitunter heftig und führen unter der unbeirrbaren Autorität des Familienältesten zu Klagen und Wutausbrüchen. Bis zur Auflösung aller Spannungen findet dieser Prozeß in einem Wechselspiel von crescendo und decrescendo statt. Dann ergreift das Familien-

Friedr. Vieweg & Sohn Verlag, Braunschweig/Wiesbaden

*Il commence par énoncer ce qu'il croit être sa maladie, comment elle se manifeste. Il énumère ensuite tous les manquements aux interdits. C'est la verbalisation des phantasmes qui prennent leurs racines dans les carcans que la famille avec ses traditions imposent à l'homme. Le patient s'accuse avec férocité de toutes les vilainies que lui a inspirées certaines inhumanités des coutumes (2).*

*La participation de l'assistance n'est pas le facteur de moindre importance. Par ses reprobations, ses approbations bruyantes elle exprime ses indignations ou sa compassion. Le guérisseur exhorte à aller de l'avant. La famille insiste pour que le patient n'oublie rien. Au terme de la séance le sujet est généralement épuisé quand la "confession" est bien faite. Le guérisseur donne une sorte "d'absolution" par l'imposition du kaolin. Puis arrive le moment de la phytothérapie; les parents reçoivent feuilles, écorces, racines, etc. avec indications de préparation. On se retire pour laisser la place à un autre.*

→

oberhaupt das Wort, gedenkt der Ahnen und fordert dann die Versammelten auf, den hergestellten Frieden zu zeigen. Alle erheben sich im Kreis, geben sich die Hände, und der Alte gibt seinen Segen. Jetzt kann die Behandlung beginnen, und man darf auf Heilung hoffen.

Da der Heiler oft nur an einigen Tagen in der Woche arbeitet, kann er Ankommende nicht immer sofort empfangen. Aber von der ersten Minute an hat die Behandlung praktisch eingesetzt. Am Tag der Konsultation wird eine öffentliche Sitzung abgehalten, bei der die ganze Helferschaft teilnimmt. Stehend, sitzend oder liegend, je nach dem Grade der Erkrankung, richtet der Patient seine Identität nach dem aus, was der Heiler ihm aufträgt, kundzutun (1). Zuerst beginnt er darzulegen, worin er seine Erkrankung begründet sieht und wie sie sich ausdrückt. Er zählt dann alle Verbotsübertretungen auf. Dies stellt die Verbalisierung der Phantasien dar, die in den Zwängen wurzeln, die eine Familie mit ihren Traditionen einem Menschen auferlegen. Der Patient bezichtigt sich selbst heftig aller seiner Niederträchtigkeiten, zu denen ihn bestimmte Ungerechtigkeiten im Brauchtum angeregt haben (2).

Die Teilnahme der Helfer ist kein unwichtiger Faktor. Durch deren öffentliche Mißbilligungen und die lauten Zustimmungen werden Abscheu und Mitgefühl ausgedrückt. Der Heiler muntert ausdrücklich dazu auf. Die Familie besteht darauf, daß der Patient auch nichts vergißt. Am Schluß der Sitzung ist das Thema zumeist dann erschöpfend behandelt, wenn das "Bekenntnis" gut war. Der Heiler erteilt eine Art "Absolution" durch das Auftragen von Kaolinfarbe. Jetzt kommt der Augenblick für die Phytotherapie. Die Eltern erhalten Blätter, Rinde, Wurzeln u. a., sowie eine Gebrauchsanweisung. Dann zieht man sich zurück, um dem Nächsten Platz zu machen.

---

(1) In der Elfenbeinküste spricht ein Besucher niemals, bevor ihn der Gastgeber nach den Neuigkeiten gefragt hat. Allein in dessen Regie liegt es schließlich, nach dem Grund des Besuches zu fragen.

(2) Beispiele solcher "Bekenntnisse" finden sich in den Büchern über Atcho.

*(2) On trouvera des exemples de ces "confessions" dans les livres sur Albert ATCHO.*

Friedr. Vieweg & Sohn Verlag, Braunschweig/Wiesbaden

*La compréhension de la confession reste
ésotérique si l'on fait abstraction de
l'étude de la nature et de la structure
de la famille. Elle est le lieu de dé-
veloppement, de l'épanouissement de
l'homme. Elle lui assure son équilibre
physique et mental. Mais en même temps
elle est le berceau des tracas généra-
teurs de troubles mentaux et psychoso-
matiques divers. Aussi toute demande de
soins motivée devrait-elle venir de la
famille en conformité de la définition
de l'ivoirien "homme de groupe". Et ses
fantasmes expriment ses griefs contre sa
famille, ses révoltes rentrées contre
des traditions et coutumes qui l'écra-
sent par leur tyrannique rigidité. Obéir,
se soumettre à la famille, refouler ses
désirs, ses aspirations intimes... Autant de problèmes qui étouffent l'homme
d'aujourd'hui. Car l'acculturation c'est
aussi, et peut-être surtout, un combat
de l'homme contre lui-même. Mais lui-même
c'est aussi la société, la famille, la
tradition.*

Das Verständnis für dieses "Bekenntnis"
muß esoterisch bleiben, wenn man vom
Studium der Natur und Struktur der Familie absieht. Sie ist Ort  der Entwicklung und der Entfaltung des Menschen.
Sie sichert ihm sein physisches und seelisches Gleichgewicht. Aber zur gleichen
Zeit ist sie auch die Wiege allgemeiner
Beunruhigungen, die verschiedene seelische und psychosomatische Störungen aus-
lösen können. Daher wird aller begrün-
deter Therapiebedarf, konform zum ivori-
schen Selbstverständnis des "Gruppenmen-
schen", aus der Familie selbst kommen.
In den Phantasien werden die Klagen drohend gegen die eigenen Familie erhoben,    Revolten sind gegen die Traditionen und Sitten gerichtet, die den
Menschen durch ihre rigide Herrschaft
zu erdrücken drohen. Gehorchen, sich
der Familie unterwerfen, eigene Bedürfnisse und geheime Wünsche zurückstellen,
all dies schafft für den heutigen Menschen erstickende Probleme. Denn die
Akkulturation ist auch, und vielleicht
besonders, ein Kampf des Menschen gegen
sich selber. Man selbst aber - das ist
eben auch zugleich die Gesellschaft,
die Familie, die Tradition.

Friedr. Vieweg & Sohn Verlag, Braunschweig/Wiesbaden

# Nicht Krankheits ist's, schon Zauber

## Beatrix Pfleiderer

> Könnte sich einer der abendländisch -
> zivilisierten Menschen unserer Tage un-
> mittelbar in eine vergangene Periode
> seiner eigenen Gesellschaft zurückver-
> setzen, etwa in die mittelalterliche
> feudale Periode, so würde er vieles von
> dem wiederfinden, was er heute an ande-
> ren Gesellschaften als "unzivilisiert"
> bewertet; sein Empfinden würde sich
> kaum sehr wesentlich von dem unterschei-
> den, das die Verhaltensweisen von Men-
> schen feudaler Gesellschaften außerhalb
> des Abendlandes gegenwärtig bei ihm aus-
> lösen... (ELIAS, 1976, S.LXXI).

Nicht nur durch Susan SONTAG (1980) wissen wir, daß sich jede
Epoche, jedes Jahrhundert neue Metaphern wählt, um mit deren Hilfe
"Körpergrammatik" zu verschlüsseln. Im 19. Jahrhundert war "Tb die bevorzugte Art" (S. 18), dem Tod eine Bedeutung zu verleihen, die so
weit ging, daß man annahm, daß Tb für einen leichten Tod sorgen würde - jedenfalls der populären Mythologie  zufolge. Danach dann, im
20. Jahrhundert, wurde der "adelnde, friedliche Tb-Tod", von dem
"nichtswürdigen, quälenden", ordinären Krebstod abgelöst (S. 19).

"Eine Geschichte des Körpers ist - streng genommen - erst im nach-
hinein zu rekonstruieren", schreibt KAMPER in dem von ihm und RITTER
herausgegebenen Band 'Zur Geschichte des Körpers' (1976). Er fährt
fort: "Die Bedingung der Rekonstruktion liegt nämlich darin, daß der Körper
schweigt. Zwar ist seine direkte Rede aus der bürgerlichen Öffentlichkeit schon
sehr früh verbannt worden, aber immerhin hat er - symptomatisch oder indirekt -
auch noch im Niedergang der Bourgeoisie mitzureden, als kranker Körper etwa, als
Sexualobjekt für Voyeure, als Instrument im Sport usf. Schließlich - etwa mit
dem Verschwinden der 'klassischen' Symptome von Krankheiten, mit der restlosen
Veröffentlichung der Sexualität, mit der durchgesetzten Quantifizierung sportli-
cher Leistungen - versinkt er in Schweigsamkeit" (KAMPER 1976).

Ein Nachdenken über das Verschwinden des Körpers und dessen Wiederkehr (KAMPER und WULF 1982) legt es nahe, kulturvergleichendes
Material in die Betrachtung mit einzubeziehen. Wie sieht die "Verbindung zur Natur" zur "dunklen Welt des Körpers" (KAMPER 1976, S. 8)
in einer Gesellschaft aus, deren Kultur nur bedingt dem zivilisatorischen Prozeß des Abendlandes unterworfen ist? Das Nebeneinander
von domestizierter Natur im Sinne des Selbstverständnisses der europäischen Bourgeoisie und naturnäheren Ausdrucksformen der Volksreli-
gion etwa, wie der vorliegende Fall sie aufzeigt, ist zum Beispiel
ein spezifisches Muster in Übergangsgesellschaften. Während -
bezogen auf die eigene Gesellschaft - nunmehr wenige Arbeiten über
die kulturellen und sozialen Aspekte des Körpers vorliegen,  so haben wir in den kulturvergleichenden Wissenschaften - abgesehen von
den Arbeiten DEVEREUX' und LA BARREs, um nur zwei zu nennen - nahezu nichts, auf das wir zurückgreifen können.

Friedr. Vieweg & Sohn Verlag, Braunschweig/Wiesbaden

Nach BOLTANSKI sind es vor allem die Uneinigkeiten in der Disziplinzuschreibung, die dazu geführt haben, daß man noch nicht in der Lage war, "erstens ein System der Beziehung zwischen der Gesamtheit der körperlichen Verhaltensweisen der Mitglieder einer Gruppe und zweitens ein System der Beziehungen, die diese körperlichen Verhaltensweisen und die objektiven Existenzbedingungen dieser Gruppe vereinen, zu konstruieren" (BOLTANSKI 1976, S. 142). Diese Bedingungen sind erst erfüllbar, wenn man begonnen hat, kulturvergleichende Studien zur somatischen Kultur zu erstellen.

Der Fall, von dem wir hier berichten wollen, gibt dem Beobachter Rätsel auf. Zum einen deshalb, weil den Beobachteten Körperschemata zur Verfügung stehen, die für die Beobachter im Laufe des "zivilisatorischen" Fortschreitens tabuisiert wurden; zum anderen deshalb, weil die Beobachter von Entscheidungsprozessen berichten wollen, die ihrem verstehenden Bemühen allerhand Toleranz abnötigen. Die Familie, von deren Schicksal hier ein Stück weit erzählt werden soll, ist in Indiens weltlichster Stadt, Bombay, ansässig. Der Vater ist praktizierender Arzt (Allopathie, Homöopathie). Die Mutter ist praktizierende Katholikin. Beide sind mehr portugiesischer als indischer Abstammung , ein Problem für ihre Identitätsfindung. Wir stützen uns auf den Bericht, den sie uns gaben; einen Text, der in Form eines einzigen, mehrstündigen Gesprächs zu uns gelangt ist, ein Stück Gruppenautobiographie, wenn man so will, die sie uns (oder unserem Tonband) anvertraut haben. Es ist eine Klage und gleichzeitig eine Standortbestimmung.

Das Ehepaar L. sieht sich in seiner ethnischen und kulturellen Zugehörigkeit durch eine Reihe von Konflikten gestört, die sich mit einer Analyse ihrer "Körpertheorie" aufdecken lassen. Um den Kontext dieser Körpertheorie verstehen zu können, wenden wir uns konkret ihrem Umgehen mit körperlichem Versagen zu. Sie sind - geht man dabei vom Beruf des Familienvaters aus - der dortigen Mittelschicht zuordnen, gehören der katholischen Kirche an und werden durch ihre europäische Abstammung (in diesem Falle der portugiesischen) von der indischen Gesellschaft als "Anglo-Inder" bezeichnet, eine Kategorie, die einen Sonderstatus - selbst im urbanen Bombay - zuweist. Wir trafen sie in einem muslimischen Wallfahrtsort im nordindischen Gujarat. Die Verwalter des Wallfahrtszentrums schreiben ihnen den Status "anglo-indisch", "akademisch" und "bombayisch" zu. Da sie unter der Klientel des Schreines eine Besonderheit darstellten, wurden wir sehr schnell auf sie aufmerksam gemacht. Die Geschichte der Familie stellt sich etwa so dar, wie es nun beschrieben werden soll.

Die Entwicklung des Sohnes und auch die Entwicklung der Tochter der Familie sind nicht normal verlaufen. Als der Junge so um die sechs oder sieben Monate alt war, erinnert sich der Vater, gaben die Nachbarn dem Kind einmal Schokolade zu essen. Dieses fällt ihm vor allem deshalb ein, weil er anschließend beobachten mußte, daß sein Sohn unannehmbare Charakterzüge entwickelte. (Die Geschichte der Tochter verläuft sehr ähnlich wie die des Sohnes, aber um der klaren Linie willen, soll hier mehr auf die Episoden des Sohnes Bezug genommen werden). Seit dieser Zeit warf der Sohn "Gegenstände um sich, schlug auf alles ein, und ähnliches mehr. Trotzdem schickte ich ihn zur Schule", so der Vater, "wo er, kein Zweifel, gut vorankam, bis auf seine Schwäche in Mathematik. Er ging bis zur neunten Klasse dorthin. Aber dann fing alles wieder an. Er wurde unerträglich...Ich versuchte alles. Das Beste. ... Ich bin Christ, römisch-katholischer Konfession, und Arzt, homöopathischer und allopathischer. Was immer ich tat, nichts nützte etwas. Schon einmal, als er noch nicht 14 Jahre alt war, in der siebten Klasse, brachte

Friedr. Vieweg & Sohn Verlag, Braunschweig/Wiesbaden

ich ihn auf den Rat von Freunden hin in einen Schrein, ganz in unserer Nähe. Dort wurde er so gewalttätig, daß ich nicht mehr mit ihm fertig wurde, zehn Männer brauchte ich, um ihn zu bändigen, und Leute warf er zum Eingang hinaus ... und immer wieder der gute Rat der vielen Leute ... Irgendwann einmal wollte ich davon nichts mehr wissen und vergeudete so ein ganzes Jahr".

Schließlich, resigniert, brachte der Vater seinen Sohn in den Schrein in der Nähe, wo er sich tagsüber aufhielt. Einmal, als er ihn abends abholte, sagter der Sohn zum Vater: "Ich komme, mache Euch alle fertig, und geh' danach", und verfiel daraufhin in ein Schweigen, das Monate andauerte. Er "verlor seine Sprache", wie der Vater sagte. Und wieder zog er mit ihm von Arzt zu Arzt, von Medizin zu Medizin, bis der Traum der Mutter kam. "Verlasse das Haus bis zum Abend!" hieß es im Traum. Sie träumte, Vater und Sohn wären in den Schrein gezogen, aber gleich wieder zurückgekehrt. Auf ihre Frage im Traum, warum dem so wäre, erhielt sie zur Antwort, sie müsse den Sohn in dem großen Schrein bringen (nicht den lokalen, wie bisher), wo Sayed 'Ali (der Heilige, dessen Grab dort verehrt wird) ihn in drei Tagen heilen werde.

Die Familie fühlt sich dann durch diesen Traum und andere Zeichen bewogen, den Sohn in den großen Schrein zu bringen und langfristig dort unter der Aufsicht der Mutter zu lassen. Beide Eltern sagten uns, daß sie sich in diesem Schrein nur mit einigen kurzen Unterbrechungen acht Jahre aufgehalten hätten. Während dieser Zeit verschlechterte sich die Gesundheit des Sohnes offensichtlich. (Er ist zum Zeitpunkt des Gesprächs nicht imstande , aufrecht zu gehen). Zur gleichen Zeit wohl erlitt der Vater eine Lähmung, die aber nach sechs Monaten wieder behoben gewesen sei.

Zwischendurch sei nochmal vermerkt, daß die Schwierigkeit für uns Beobachtende darin bestand, daß das, was wir zu hören bekamen, und das, was wir zu sehen bekamen, schwer in anerkannte logische Zusammenhänge zu fügen war. Wir sahen vor uns ein Ehepaar in dem mittleren Jahren. Beide berichteten von Sachverhalten auf einer Bedeutungsebene, die mit unserer nicht vereinbar war. Nun, da ist zunächst das, was wir sahen: Die Kinder des Ehepaares, ein junger Mann und eine junge Frau, beide etwas über zwanzig, beide geistig schwer behindert. Die Tochter weniger, der Sohn mehr. Von unserer - vermutlich szientifizierten - Vorstellung ausgehend, mußten wir annehmen, daß die Kinder des Ehepaares an einer Beeinträchtigung ihrer Intelligenz leiden, die vielleicht (ursprünglich) durch einen organischen Schaden ausgelöst wurde. Würden wir nach einer Erklärung für das Phänomen suchen, würde sie vermutlich auf einer Ursächlichkeit dieser Art aufbauen.

Aber dann kam das, was wir hörten, und was uns erstaunen ließ. Das Erstaunen wurde bei uns, den Beobachtern, durch die Art der Erklärungsweise des Ehepaares ausgelöst, zu welcher diese angesichts der Veränderungen und Störungen in der körperlichen Entwicklung ihrer Kinder gekommen waren. Unser Erstaunen wurde aber vor allem dadurch ausgelöst, daß wir uns durch die Kategorie (allopathischer) "Arzt", die dem Vater zugeschrieben wurde, beeinflussen ließen. Dieser hatte wohl zu einem Zeitpunkt großer Hilflosigkeit und Desorientierung jene Körpertheorie, die sich aus seinen Alltagsbezügen ergab, zurückgelassen und mit einem anderen Erklärungsmodell überlagert, das ihm zu dieser Zeit eher passend erschien. Dieses Erstaunen unsererseits und das sukzessive Aufbreiten seiner Theorie kennzeichnen den Duktus des Interviews, das dieser Beschreibung zugrunde liegt.

Friedr. Vieweg & Sohn Verlag, Braunschweig/Wiesbaden

Lassen wir Stücke des Interviews an uns vorübergleiten mit dem
Blick auf die Verdrängung des einen Erklärungsmodells zugunsten des
anderen (1). "Als mein Sohn krank wurde, versuchte ich mein Bestes.
Ich versuchte es bei vielen Ärzten in Bombay. Alle möglichen Behandlungen wurden ausprobiert". Noch gehört die Aufmerksamkeit des
Handelnden dem Körper als einem versagenden Mechanismus, der
k r a n k   i s t,   d e r b e h a n d e l t   werden muß.

Am Ende einer längeren Versuchsreihe steht der Umbruch. Der Arzt
und Vater hört auf den Rat eines Patienten seines Kollegen, der gesagt haben soll: "Doktor, Ihr Sohn kann (so) nicht überleben."; und
der Vater erklärt uns: "Das bedeutet etwas, was man allgemein Zauberei nennt. Es ist wahr, daß ich mich erinnere, daß er, als er sechs
oder sieben Monate alt war, vom Nachbarn Schokolade bekam...". Wir
wissen, wie es weitergeht. Nun ist es für ihn "klar" geworden, daß
dies auch in seiner Realität eine gültige Kausalitätskette werden
muß. Der körperliche Schaden des Sohnes ist nicht mehr im körperlichen Bereich zu suchen; die institutionalisierte Körpertheorie bietet keinen gültigen Bezugsrahmen mehr. Es lohnt sich plötzlich für
den betroffenen Vater nicht mehr, dem ersten Erklärungsmodell anzu-
hängen und innerhalb dessen Kategorien Handlungsstrategien zu entwickeln.

Uns darf es aber erstaunen, daß es für ihn keinen Konflikt bedeutete, seine medizinische Praxis zu führen, um seine Familie ernäh-
ren zu können, und gleichzeitig den Empfehlungen zu folgen, die es
nahelegten, seinen Sohn dem Kräftefeld eines Heiligen zu überantwor-
ten. Daß es dort dann nicht besser wurde mit dem Sohn, läßt sich,
stützt man sich auf das zweite Erklärungsmodell, leichter ertragen,
leichter verstehen, leichter angehen als mit ersterem. Und nun mußten wir wieder fragen: "Was geschah dann mit Ihren Kindern?" Dies-
mal ist es die Mutter, die antwortet: "Es wurde immer schlechter,
Tag für Tag. Er wurde angekettet, eingeschlossen, es war eigentlich
keine Besserung zu sehen,   d e n n   s i e   m a c h t e n   e s   i m -
m e r   n o c h ,   j a   s i e   m a c h t e n   e s   s o g a r   m i t
m i r ,   so daß ich außer mir war. Sie hatten mir den Zauber des Skor-
pions auf den Leib gehetzt".

Damit spielt die Mutter auf ihren ersten Anfall von Trance an.
Nun verlagert die Familie die Krankheit hinaus aus der reinen Körperlichkeit in das soziale Umfeld hinein, dessen Bezüge in die nun
entstehende Kausalitätskette eingebaut werden können. Die Feststellung der Mutter, "sie machen es immer noch", eröffnet uns einen komplizierten Zusammenhang sowie eine langfristige Entwicklung. Dabei
ist zu bemerken, daß die Erklärung des Ehepaares sich auf einer Metaebene zur Ebene der sozialen Bezüge befindet. Ein weiteres Stück
Interview erhellt die Kausalitätskette, die folgendermaßen aussehen
kann:

Schokolade von den Nachbarn an den Sohn (und die Tochter); Veränderung im Wesen des Sohnes; Ausbruch seiner Krankheit; kurzfristige
Lähmung des Vaters; In-Trance-Fallen der Mutter.

Wir kommen zunächst auf unser Erstaunen zurück: "Wie erklären Sie,
Doktor, am besten, was Trance bedeutet?" Der Vater antwortet uns:
"Trance bedeutet für mich, daß ein bestimmter Mensch mein Feind ist,
was sich durch den Zaubervertrag, den er abschließt, zeigt". Seine
Frau fügt hinzu: "Der ist ja nur deshalb unser Feind, weil wir ihn
nicht auf unsere Toilette ließen". Er: "Ja, der Grund ist nur der,
daß wir ihn nicht auf unsere Toilette ließen". Sie: "Die Toilette
liegt in unserer Wohnung". Wir fragen: "Sie leben in einer Wohnung?"

Sie: "Ja, in Bombay in einer Wohnung, und diese, die lebten in einem Einzelzimmer, und drei von denen benutzten die Toilette, da haben wir, da weigerten wir uns, wissen Sie. Wir wollten sie nicht auf unserer Toilette haben, schließlich gehörte die ja uns... also 'Geht auf die öffentliche Toilette!' sagten wir ihnen... aber, daß sie uns sowas antaten, das hätten wir nicht gedacht. Erst in der Trance merkte ich das, daß die mir einen afrikanischen Zauber geschickt hatten..." Wir unterbrechenkkurz: "Einen was?..." Und er bestätigt, was sie sagte: "Ja, einen Zauber aus Afrika... der ihr für's Leben anhängen wird." Sie: "Ja, für's Leben, d.h. erst mir und dann meinem Sohn...und von morgens bis abends schworen sie einen afrikanischen Zauber auf mich herab." Er: "Man nimmt diese beschworenen Geister unter Vertrag... Offensichtlich hinken wir mit unserem Verständnis hinterher." "Und sie (die Nachbarn, oder Feinde) lebten im selben Haus?" Sie: "Ja, das waren unsere nächsten Nachbarn." Wir: "Nur weil sie bei Ihnen nicht zur Toilette durften...?" Sie: "Ja". Wir: "Dann lassen Sie uns nicht noch mehr ins Detail gehen."

Dem Schokoladenereignis ging in der Rekonstruktion der Betroffenen also jene Verweigerung, die wohl heute noch emotional besetzt ist, voraus. Sie steht am Anfang der Kausalkette. Ein nachbarlicher Zwist. In dem Versuch, sich abzugrenzen gegen Nachbarn und voller Berührungsängste bei der Identitätsfindung  hat sich die Unmöglichkeit dieser Abgrenzung auf der Metaebene noch zwingender manifestiert als auf der Handlungsebene.

Der "wilde" oder "unzivilisierte" Körper des Sohnes wird auf ein Koordinatensystem gespannt, das alle historischen und gegenwärtigen Konfliktebenen der Familie umfaßt. Und nun greift der Verlauf auf einen weiteren Körper, den der Mutter, über und weist ihm eine Rolle in diesem wahren Spiel zu. Die Bedrohung, der die Mutter ausgesetzt ist, kommt von innen. Sie sagt: "Sie kommen dergestalt über dich, daß es in dich hineinfährt. Es kommt in den Körper hinein und sagt, woher es kommt, von wem und so... und machen dir unendlich viel Beschwerden".

Wir müssen schon wieder fragen: "Entschuldigen Sie, aber wer ist 'sie'"? Sie: "'Sie', der Zauber im Körper, alles was durch den Zaubervertrag ausgelöst wurde". Er: "Das fährt in ihren Körper und gibt..." Sie: "Ich fühle die Trance, in Trance fühl' ich sie". Wir: "Und wie fühlen Sie... wie erfahren Sie es?" Sie: "Ich bin nicht bei Sinnen." Wir: "Und an was erinnern Sie sich?" Sie: "Sie sind drin und sagen mir... nein, ich weiß nicht." Wir: "Fühlen Sie dabei Schmerzen?" Sie: "Wissen Sie, der Körper ist überhitzt..."(2).

Die Mutter fühlt sich nicht mehr zu Hause in ihrem Körper, e r s t e h t  i h r  n i c h t  m e h r  z u r  V e r f ü g u n g. Sie ist, wie sie sagt, "außer sich", denn drinnen sind 'sie', die Peiniger. Sie verunreinigen ihren Körper mit ihren Störungswünschen bzw. Zer-störungswünschen. Diese Verunreinigung ist eine große Bedrohung. Der Körper, von dem sie sich distanzieren muß, der nicht mehr ihrer Kontrolle unterliegt, ist von einer fremden (unbekannten, aber doch erklärbaren) Macht besetzt worden. Der Bedrohung von außerhalb ist nun eine Bedrohung von innen gefolgt. Die Balance zwischen Körper-haben und Körper-sein hält nicht mehr. Der Körper, allein der Körper, ist gezeichnet, ist das Opfer geworden. Außerdem ist der Körper allein der Ort, wo all die Zeichen manifestiert werden, die für die Betroffenen zum Text (3) werden. Begierig lesen sie diese Zeichen und stellen daraus das Erklärungsmodell zusammen, das sie zu Handlungsanweisungen umsetzen. An anderer Stelle bin ich auf diesen Umsetzungsprozeß genauer eingegangen (PFLEIDERER 1981a).

Der Skorpionzauber, den man der Mutter gemacht hat, läßt sie "das
Singen verlernen", "das Nähen einstellen" und "das Saubermachen sein
lassen" und stürzt sie in Trance, so, daß man ihr sagen muß, "ihre
Haare stehen zu Berge". In Trance v e r k ö r p e r t  sie das,
was man ihr auf den  L e i b  geschickt hat. Aber, um die Kausalkette weiter  zu verfolgen, in der Trance hat sie auch die Möglichkeit,
Texte zu erhalten (4), die ihr - wie der Traum - Ursache des Unheils
und Lösungsmöglichkeiten geben. Es folgt nun also - denken wir an
obige Kausalkette - eine Zeit des Nachforschens, des In-sich-Hinein-
hörens, des Hinweise Sammelns.  An anderer Stelle wies ich darauf hin,
daß sich alle Klienten dieses Schreins, diesem Muster von Zeichenin-
terpretation, unterwerfen, und  daß ein einheitliches Anerkennen von
Zeichen besteht (PFLEIDERER 1981b).

Der Vater der Familie formuliert diese Zusammenhänge des Zauber-
machens knapp: "Die, die den Zaubervertrag machen wollen, gehen zu
so einem Zaubermenschen. Diese beiden gehen auf den Friedhof. Daß dabei beide nackt sein müssen, ist Vorraussetzung. Sie rufen dann
einen Geist und..." (Der Vater, der sonst immer englisch mit uns
sprach,  fiel hier in Hindi.  Dies mag interessant erscheinen, wenn
man bedenkt, daß Hindi seinen Gefühlen näher stehen mag, als vielleicht Englisch, das seinen Intellekt vertritt. Hindi als Wutspra-
che?). Wir fragen: "Sie meinen aus dem Boden des Friedhofs?", ebenfalls in Hindi. Dann fährt der Vater in englisch, wie gewöhnlich,
fort: "Ja, und der wird dann, mit einem Auftrag versehen, ausgesandt,
zu seinem Opfer...". Die Mutter geht in ihrer Vorstellung noch weiter und erklärt: "Ihre (der Geister) Pflicht ist es, zu strafen. Sie
schlagen meinen Sohn ganz nackt. Sie schlagen ihn so, daß er nackt
ist, reißen ihm die Kleider vom Leib. Sie sagen uns (in Trance) !"wir
wurden geschickt, um das zu tun". Und wissen Sie, mit den intimen
Körperteilen spielen 'sie' auch dauernd herum(5). Es tut mir leid,
daß ich Ihnen das alles sagen muß. Es ist entsetzlich das alles, wissen Sie, was wir durchmachen. Es ist nicht wert, es mit anzusehen, es
ist nicht mehr lohnend, in dieser Welt zu leben, wenn man das mit ansehen muß. So viel haben wir durchgemacht!"

Die Nachforschungen ergaben die gewünschten Namen. In der Trance
wurden die gewünschten Namen 'produziert', die der Familie hinterher berichtet wurden. Nach dem Bericht der Mutter hat der Sohn in
Trance die Namen 'produziert'. Der Sohn, der "damals noch klein und
ohne Verständnis war, hat, als er hierher gebracht wurde, zusammen
mit einer Pflegerin ... das erste Mal gleich ... den Namen der Betreffenden angegeben". Dieses Vorverlegen der 'Enthüllung' der Ursache bringt uns auf einen Widerspruch innerhalb dieses Gesprächs. Erinnern wir uns, daß die Mutter uns weiter oben geschildert hat, wie
erstaunt sie war, "daß sie (die Nachbarn) uns so was antaten" und
daß sie erst in der Trance gemerkt hätte, was es mit dem afrikanischen Zauber auf sich gehabt hätte. Man könnte daraus schließen,
daß es in  i h r e r  Trance zur "Enthüllung" der Umstände gekommen
wäre. Aber eigentlich sollten wir ihr diesen Freiraum gönnen, den
sie sich zu schaffen versucht,  wenn sie versucht, das Nachforschungs-
ergebnis ihrem Sohn zuzuschreiben, von dem ansonsten eigentlich gar
kein Tranceerleben berichtet wird. Im übrigen ist es so, daß an diesem Wallfahrtsort in stiller Übereinkunft von den Frauen die sprechende Trance und von Männern und auch "vornehmen Leuten" die schwei-
gende Trance (*ghūm hajri*) geübt wird. Hier möchte ich mich jeglicher
Interpretation enthalten, obwohl mir dies schwer fällt. Oder ? Sind
es nicht die  "im Alltagsleben ganz ungelenke(n) und "thumbe(n)" Personen", die "in Trance plötzlich beredt" werden (MÜHLMANN 1981:21)?
Auch sei sicherheitshalber an die "weibmächtige" mantische Fähigkeit
der Pythia erinnert.

Friedr. Vieweg & Sohn Verlag, Braunschweig/Wiesbaden

Wie immer, kommen wir zurück zum Gegenstand: vielleicht genügte
der Mutter ihre Rolle als Opfer (dessen Leib Einbußen erleidet durch
einen tierischen und durch einen afrikanischen Zauber), und sie war
nicht auch noch an einer Vermittler- oder Informatenrolle interessiert. Dieser Widerspruch also in ihren Aussagen erstaunte uns, und
unserer Verwunderung ob dieser Wendung, die wir so ausdrückten: "So
wurde es Ihrem Sohn in Trance gesagt, der doch seine Feinde, Ihre
Nachbarn, gar nicht kannte..?" folgte die Bestätigung durch die Mutter: "Ja, alle Namen. Die Namen der Beteiligten, die es getan haben,
und warum sie es getan haben. Als wir dann zwei Wochen später hier
ankamen, und in der Rikscha saßen, zog der, der für uns zuständig(6)
war, ein Notizbuch heraus und las zu unserem Entsetzen die Namen vor,
da erfuhren wir es."

Nach diesem Weg zu den Unterirdischen zeigen sich im Gespräch
Zeichen des Rückzuges in die angestammte Welt der Betroffenen, z.B.
in der Klage des Vaters: "Es ist die schlimmste K r a n k h e i t
der Welt, wenn man von jemand so einen Zauber geschickt bekommt", und
später fügt er hinzu: "Etwas, was bleibt, ist zur Messe gehen, den
Rosenkranz beten".

Weniger klar bleibt der Verlauf der Entscheidung bei der Mutter.
Sie beschreibt gern ihre dekorativen Aktivitäten und Fähigkeiten wie
Singen, Nähen, Saubermachen. Am Anfang des Gesprächs erwähnte sie
einmal, daß sie nur dann ihren Sohn im Schrein verlasse, wenn im Kir-
chenjahr ihrer Kirche in Bombay die Zeit gekommen sei, in der sie
den Altar gewohnheitsmäßig zu dekorieren pflege. Sie meinte, bei
dieser Gelegenheit hätte die Gemeinde immer nach ihr verlangt, da
sie die Fähigkeit habe, gut dekorieren zu können. Zu einem anderen Zeitpunkt erzählte sie uns, daß sie schon wisse, wie sie dem
Heiligen ihren Dank abstatten werde, wenn er ihr und ihrer Familie
geholfen habe. Sie hätte schon damit angefangen, für die Gräber
des Heiligen und seiner Familie Tücher zu nähen und zu besticken,
um diese dann auf diesen auszubreiten, wie es dort üblich ist.
Und sie fügte hinzu, man dürfe nicht vergessen, dies in den richtigen Farben zu tun, "rot und grün (7) nämlich, das haben 'sie' gern".
Sie beendet das Gespräch mit der Feststellung, daß sie vorhabe, jähr-
lich einen Dankbesuch hier abzustatten, ganz gleich, ob es nun
"richtig oder falsch" sei.

Friedr. Vieweg & Sohn Verlag, Braunschweig/Wiesbaden

## Diskussion

Während meiner Besuche am Wallfahrtszentrum hatte ich Gelegenheit, nahezu hundert "Fällen" nachzugehen. Ich konnte Betroffene beobachten, erleben und nach und nach auch selbst mit ihnen sprechen. Aus dieser Vorerfahrung fällt der oben geschilderte Fall in vielerlei Hinsicht heraus. Er ist nicht vergleichbar mit den anderen. Die meisten dieser Besucher müssen keine "Entscheidung" in dem Sinne, wie es das Ehepaar L. tun mußte, treffen, wenn sie beschließen, einen Leidenden in den Schrein zu bringen. Sie setzen lediglich das fort, was sie an ihren Dorfschreinen und Heiligtümern begonnen haben, wobei die Krankheitskonzepte und die zugrundeliegenden Körpertheorien in ihr jeweiliges Welterleben harmonisch eingefügt sind. Das so gestaltete Umgehen mit dem Körper bedeutet für sie keinen kognitiven Konflikt, lediglich eine Fortsetzung sonstiger Praktiken. Anders ist dies nun mit dem Ehepaar L., das seinerseits natürlich stellvertretend für eine große soziale Gruppe steht. Ich möchte ihr Umgehen mit dem "wild" gewordenen Körper des Sohnes, und das spätere "Wild-Werden" des Körpers der Mutter (der die Haare zu Berge standen) als ein Symptom werten, das ihren sozialen Standort und dessen Bedrohungen kennzeichnet. Das Entwickeln, Annehmen, Verwerfen und Wiederaufnehmen einer neuen Körpertheorie anstelle einer Vorangegangenen soll daher symptomatisch für einen weiter gefaßten Umgang mit ihrem Alltagsgeschehen gesehen werden. Die als gültig angesehene Körpertheorie kommt daher einem Bekenntnis zu einer Handlungsebene gleich.

Zunächst wollen wir auf die 'Schwachstellen' des Status' der Familie L. eingehen. In Indien ist man (noch immer, trotz ihrer offiziellen Abschaffung) dem Kastendenken verhaftet. Dies bedeutet, daß eine relativ rigide soziale Segmentierung den sozialen Alltag reguliert. Diese mag sich in Bombay in bestimmten Schichten auf die Dauer verwischen oder schon verwischt haben; trotzdem fühlt sich jeder einer "community" zugehörig. Einen Sonderstatus hat die Gruppe der Anglo-Inder. Sie besitzen nicht das Prestige, das der Wortteil 'Anglo-' vermuten läßt, und sie sind weniger 'rein' als 'Inder', die in ihrer "community" geblieben sind. So haben eben auch christliche Inder das bedauerliche Schicksal, letztlich als jene angesehen zu werden, die außerhalb stehen (8).

So muß man also im Falle des Ehepaares L. feststellen, daß ihre Situation durch ein gewisses "Außen-Sein" bestimmt wird. Dazu muß gesagt werden, daß die Kastenzugehörigkeit natürlich auf einem Reinheitsanspruch basiert und umgekehrt der Ausschluß auf ein Nichteinlösenkönnen dieses Anspruchs anspielt. Auch in dieser wahren Geschichte spielen Ausschluß und Reinheit eine zentrale Rolle. Zunächst fällt auf, daß beide Eheleute als Überwindungsstrategie integrative Aktivitäten entwickeln. Der Mann als Arzt, Vertrauter von Patienten, unentbehrlich für manche, steht auch in Indien dadurch nicht niedrig im Ansehen. Die Frau, die auf sich hält, singt und sauber ist, dekoriert den christlichen Altar, das Zentralste, Innerste (Reinste) des Kirchenbaus, an bestimmten, festen Tagen, die ihr gehören. Beide sind fester Bestandteil einer Ordnung, die sie ständig bestätigt. Diese Ordnung überdeckt sogar die Risse, die ihre sozialen Wurzeln mit sich bringen.

Nun gerät die gesamte soziale Ordnung ins Wanken, durch einen somatischen Defekt. Dieser wird zunächst der somatischen Kultur des Milieus entsprechend registriert und angegangen. Dann sickern aber doch langsam die so lange zurückgedrängten - Grundängste um So-sein und Zugehörigkeit durch. Die Schuld -, besser Verursachungsebene, wird nach außen verlagert, hinaus ins "Ir-rationale". Die Ursache wird nicht er- oder be-dacht, sie wird  e r l e b t , und zwar durch den  K ö r p e r .

Die (imaginäre) Verfolgung setzt auf mehreren Ebenen ein:
1) zunächst auf einer simplen sozialen Ebene durch die Nachbarn,
2) danach auf einer kognitiven Ebene: sie fühlen sich durch ihre bisherige Wissensebene, konkret durch die gültige Körpertheorie, verraten,
3) und zuletzt auf der psychisch-emotionalen Ebene: ihr Zugehörigkeitsgefühl und damit ihre (reale genealogische) Identität werden durch das Eindringen afrikanischer Zaubergeister zumindest stark bedroht.

Der Reinheits- und Ausschlußgedanke läßt sich auf allen drei Ebenen sichtbar verfolgen.

zu 1) Man will die Nachbarn (wer weiß, welcher "community" sie schon angehören) nicht auf die eigene Toilette lassen. Nun ist die Toilette ganz speziell ein Scheidepunkt zwischen den einzelnen Kasten. Hochkastige und Niedrigkastige kann man sich schlecht als Benützer einer gemeinsamen, privaten Toilette vorstellen. Die Toilette könnte man schon als einen Ort begreifen, der für die soziale Abgrenzung von zentraler Bedeutung ist. Hinzu kommt, daß auf einer anderen Verstehensebene die Geister bevorzugt jene Körperöffnungen als Eingang verwenden, die sonst zu Ausscheidungen benutzt werden. Ein Grund mehr  für die Betroffenen, daß man sich den Ort, wo man dies tut, von fremden Einflüssen rein hält.

zu 2) Der von ihnen gezeugte und geborene Sohn kann so unrein nicht sein, daß er an "seinen intimen Teilen herum macht " und auch noch nackt herumläuft. (Das tun, wie man weiß, nur die, die Geister auf dem Friedhof beschwören).

zu 3) Wenn der eigene Körper zuläßt, daß man "Umgebung für die Anderen ist", (DEVEREUX 1978: 54), dann kann das nach Meinung der Betroffenen nur deshalb so sein, weil so etwas Ungeheuerliches wie ein afrikanischer Zauber (lassen wir afrikanisch hier für Bedrohliches, Minderbewertetes stehen) in einem selbst Platz genommen hat und den Körper dadurch veranlaßt, eigene Wege zu gehen. Dann "stehen die Haare zu Berge", dann ist man "außer sich", dann wird man sehr heimatlos.

Die Akteure unseres Stückes führen uns vor, wie der Körper sich als agierende Metapher verwenden läßt, wie Gleichnis und Aktion deckungsgleich werden. Die Reflexion der Ereignisse durch die Akteure zeigt, wie der erfahrende, biographische Stoff zugleich berichtet und gelebt wird, und wie das Außer-sich-Sein nicht nur Metapher bleiben muß, sondern Aktion wird. Und, was für die Beweisführung von beiden - den Akteuren und der Autorin - wichtig ist, ist, daß der agierende Körper hier aufzeigen kann, wie und warum zivilisatorische Restriktionen in Übergangsgesellschaften in bestimmten gesellschaftlichen Nischen ausgeglichen werden.

**Friedr. Vieweg & Sohn Verlag, Braunschweig/Wiesbaden**

## LITERATUR

BULTANSKI L. 1976. Die Soziale Verwendung des Körpers , in *Zur Geschichte des Körpers*. Hrsg.v. D. KAMPER u. V. RITTNER, S. 138-177. München: Hanser.

DEVEREUX G. 1978. *Ethnopsychoanalyse*. Frankfurt: Suhrkamp.

ELIAS N. 1976. *Über den Prozeß der Zivilisation*. Frankfurt: Suhrkamp.

KAMPER D. 1976. Einleitung. Vom Schweigen des Körpers , in *Zur Geschichte des Körpers*. Hrsg.v. D. KAMPER u. V. RITTNER, S. 7-12. München: Hanser.

KAMPER D. u. C. WULF. 1982. *Die Wiederkehr des Körpers*. Frankfurt: Suhrkamp.

La BARRE W. 1981. Die kulturelle Basis von Emotionen und Gesten , in *Logik des Herzens*. Hrsg. v. G. KAHLE, S. 155-176. Frankfurt: Suhrkamp.

MÜHLMANN W.E. 1981. *Die Metamorphose der Frau*. Berlin: Reimer.

PFLEIDERER B. 1981. Der semiotische Ansatz in der Medizinethnologie dargestellt an einem Heilritual in Nordindien. *Curare* 4: 223-229.

-- 1981. Mira Datar Dargah: the Psychiatry of a Muslimshrine, in *Ritual and Religion among Muslims in India*. Hrsg.v. I.AHAMAD, S. 195-233. Delhi: Manohar.

SONTAG S. 1980. *Krankheit als Metapher*. München: Hanser


Ich danke Miss Nalini Chopra für die Übersetzung und Transkription des Interviews. Die Deutsche Forschungsgemeinschaft unterstützte meine Feldforschung.


## ANMERKUNGEN

(1) Ich möchte das eine Erklärungsmodell nicht mechanistisch nennen, genau so wie ich das zweite nicht animistisch nennen möchte; ebensowenig gefällt mir das Gegensatzpaar rational und irrational. Ich entziehe mich dem, indem ich numerisch vorgehe.

(2) Hier drückt sie ein Laienperzept aus dem Umkreis der Ayurvedischen Medizin aus, nach welchem zuviel Hitze im Körper zu Erkrankung führt.

(3) Text im Sinne der Kultursemiotik J. LOTMANs.

(4) Ihre Aussagen während der Trance, die ihr danach von anderen mitgeteilt werden.

(5) Die Geister

(6) Mujawar, Würdenträger im Schrein.

(7) Die Farbe des Islam.

(8) Viele Unberührbare sind konvertiert, um durch die Zugehörigkeit zu einer christlichen Gemeinde ihren Status zu verbessern.

Friedr. Vieweg & Sohn Verlag, Braunschweig/Wiesbaden

# Gemeindepsychiatrie im Neuen Nicaragua*
## Rosalba Terranova-Cecchini

### Vorwort

    Diese Studie beschäftigt sich mit der psychiatrischen Arbeit, die
in Unterweisung und Praxis   von fünf italienischen Mitarbeitern
(Anm.1) der "Gruppe für transkulturelle Beziehungen" in Mailand durchgeführt wurde. Diese erhielten die Einladung nach Nicaragua aufgrund des
italienischen Gesetzes Nr. 38 für technische Zusammenarbeit mit Entwicklungsländern (Anm. 2). Die gesamte theoretische Vorbereitung des
Projekts sowie die Kontrolle und Analyse der Ergebnisse wurde dem für
die "Gruppe" zuständigen Institut (Anm. 3) übertragen. Dieses hat
sich die Aufgabe gestellt, Kooperationsprojekte auszuwerten und die
Daten von allgemeinem und wissenschaftlichem Interesse zu veröffent-
lichen. Das Psychiatrieprojekt von Managua, ins Leben gerufen aufgrund einer Bitte der Verantwortlichen für Psychohygiene des Gesundheitsministeriums von Nicaragua und durchgeführt in enger Zusammenarbeit
mit Kollegen, Technikern und der Verwaltung Nicaraguas, erfüllt die
Voraussetzungen für eine solche Auswertung (Anm. 4). Das Projekt enthält wichtige Elemente von allgemeinem Interesse für die Beziehungen
zwischen Psychiatrie und Kultur,  wobei die transkulturelle Psychiatrie (1,2,3,4,5) die theoretischen Bezugspunkte liefert. Ihre metho-
dische Basis, beeinflußt von der "Antipsychiatrie", berücksichtigt
neben den kulturellen Determinanten der Psychiatrie auch politische
Komponenten und Techniken der sozialen Kontrolle in einer bestimmten Gesellschaft (6,7,8,9a u.b,10,11,12,13). Dieser wichtige For-
schungszweig ist neben den älteren und bekannteren der Psychodynamik,
der Psychoanalyse und der Psychopharmakologie angesiedelt, wobei zu
den psychologischen und biologischen die anthropologischen Elemente
hinzugefügt werden.

    Es ergibt sich unter diesem multidisziplinären Ansatz ein komple-
xeres und artikulierteres Verständnis für psychisches Leiden. Hier
werden bei jeder psychopathologischen Erfahrung die kulturelle Bezo-
genheit und die Funktion der sozialen Gruppen mit in Betracht gezogen, in welchen das Leiden sich äußert. Forschung und psychiatrisches
Handeln werden mit den sozio-kulturellen Faktoren in Verbindung gebracht, denn jene bestimmen die Form der "Verrücktheit", die Auswahl
der Therapien und den Umgang einer bestimmten Gesellschaft mit dem
psychisch Kranken. Das Einsperren in Irrenhäusern und Gewaltthera-
pien (Elektroschock, Fesselung, Isolationsräume, hohe Dosen an Psychopharmaka)  werden als Resultate der kapitalistischen Gesellschaft
verstanden, oder, wie BOYER es definiert, der "restriktiven Gesellschaft", in welcher die Akkumulation des Kapitals und die Ausbeutung
der Arbeitskraft zu einer Industriegesellschaft führt, die nicht die
Befreiung des Menschen anstrebt, sondern zu seiner Unterwerfung unter
die "Sprache der Waren" führt. Die Verwendung eben dieser Techniken
als Ausdruck politischer Repression, z.B. als Foltermethode, ihre
Verwendung als Strafe für Delikte gegen die Staatsinteressen, wie

---

* Aus dem Italienischen übersetzt von Gertrud Sturn, Mailand, Sozialpädagogin
  und Mitarbeiterin am Istituto di Studi Transculturali, Milano.

Friedr. Vieweg & Sohn Verlag, Braunschweig/Wiesbaden

vom Weltverband der Psychiatrie während der Kongresse in Mexico City
(1971), Honolulu (1977) und Wien (1983) dargestellt (Anm.5), beweisen die Gefährlichkeit einer Wissenschaft, die bis heute die Krankheit als Schuld des Einzelnen definiert, anstatt sie als Signal für
soziale Konflikte zu begreifen. In diesem Sinne hat sie lediglich
bestrafende Methoden entwickelt, anstatt Möglichkeiten der Prävention und der Veränderung des Sozialverhaltens zu suchen, das die
Krankheit bestimmt.(14,15,16,17).

Man fragt sich vielleicht, warum ein Land wie Nicaragua, das eben
erst den Kampf um die Freiheit beendet hat und nach Somozas Diktatur
der  Ausbeutung arm und mittellos ist, sich jetzt Gedanken um
die seit der letzten Regierung im psychiatrischen Nationalkranken-
haus Eingeschlossenen macht. Die Antwort auf diese Frage scheint mir
in der vorausgegangenen Erörterung der wissenschaftlichen Situation
unserer Psychiatrie enthalten zu sein. Repressive Handhabung der Psychiatrie ist tatsächlich eine extreme Kontrollinstanz des Staates
über den Bürger und ein sensibler Indikator für mangelndes demokra-
tisches Bewußtsein und Verständnis eines Landes.

Der Sandinismus (Anm. 6) hat durch sein neues Programm der psychiatrischen Hilfe auch für die Bürger, die bis jetzt selbst von
den meisten revolutionären Nationen vergessen worden sind, die demokratische Erfahrung des Rechts auf Gesundheit verwirklicht. Das Programm hat allen mehr Handlungsfreiheit gebracht, mehr Forschung ermöglicht, die Verbesserung der Sozial- und  Gesundheitsdienste des
Landes unter Respektierung der Menschenrechte und in völliger Übereinstimmung mit der Kultur und den Ausdrucksmöglichkeiten des nicaraguanischen Volkes eingeleitet. So gesehen, läßt sich die Bitte von
seiten Nicaraguas um Kooperation verstehen.

Ich möchte noch auf die zweifache Bedeutung dieser Erfahrung hinweisen:
1. Wird der Zugang zu allgemeinen und wissenschaftlichen Forschungs-
   resultaten ermöglicht,
2. Legt das Projekt Zeugnis ab vom tiefen demokratischen Gedanken der
   "Junta des nationalen Wiederaufbaus".

ANMERKUNGEN

(1) Dr. Roberto Tamagno, Psychiater; Dr. Orietta Melchiori, Psychologin; Manuela
    Sanna, Sozialarbeiterin; Flavio Rossanino, psychiatr. Krankenpfleger; Franca
    Piccinino, Volksbildungspädagogin.

(2) Eine gemeinnützige Vereinigung gemäß den Bestimmungen des Gesetzes Nr. 38 des
    italienischen Außenministeriums.

(3) Istituto di Studi Transculturali, Via de Cristoforis 13, I-20124 Milano, ge-
    leitet von der Autorin dieses Beitrags, R. Terranova-Cecchini, Prof. für Psy-
    chiatrie und Neurologie.

(4) Projekt Nr. 449/GRT/N12 des italienischen Außenministeriums.

(5) Auf dem Wiener Kongress 1983 wurde der Austritt der UdSSR, der Tschechoslowa-
    kei, Bulgariens und Cubas aus dem Weltverband der Psychiater mitgeteilt, Po-
    len, die DDR, Rumänien und Ungarn drohten damit (nach Corriere della Sera,
    S. 10 vom 16.7.1983).

(6) Der Sandinismus ist eine politische Bewegung, die sich nach dem Revolutionär
    Augusto César  Sandino nennt, einem Arbeiter, genannt der "General der frei-
    en Menschen". Er begann 1924 gegen die Diktatur zu kämpfen, die Land und Leu-
    te zum eigenen Nutzen mißbrauchte und das Land an die USA verkaufte. Mit
    Hilfe einer Handvoll Bauern baute er die "Armee zur Verteidigung der nationa-

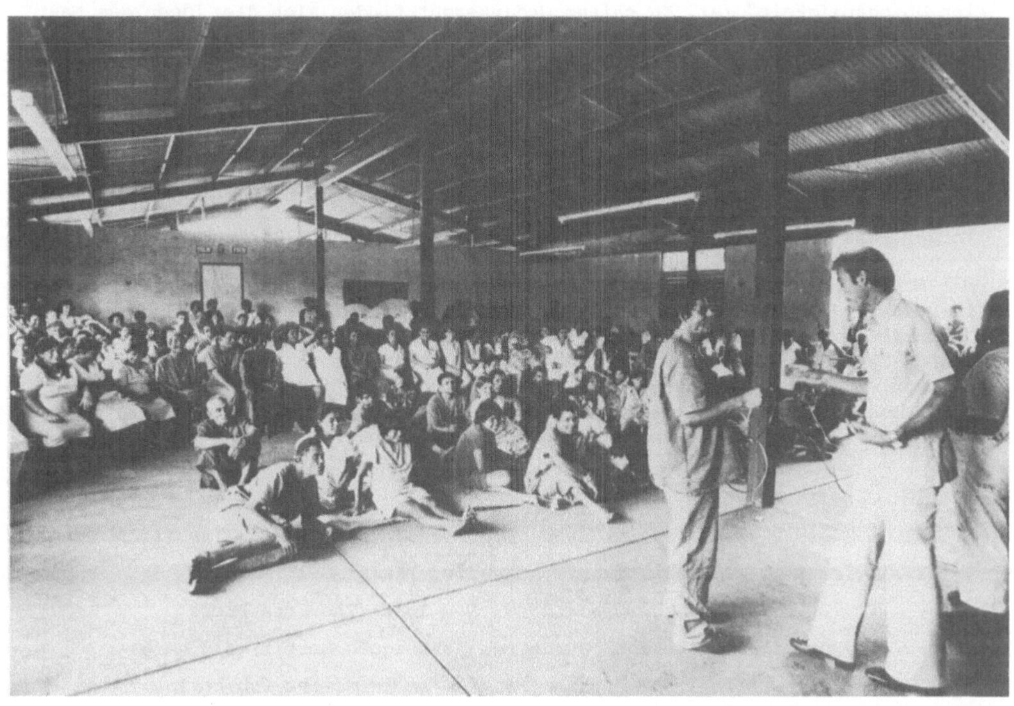

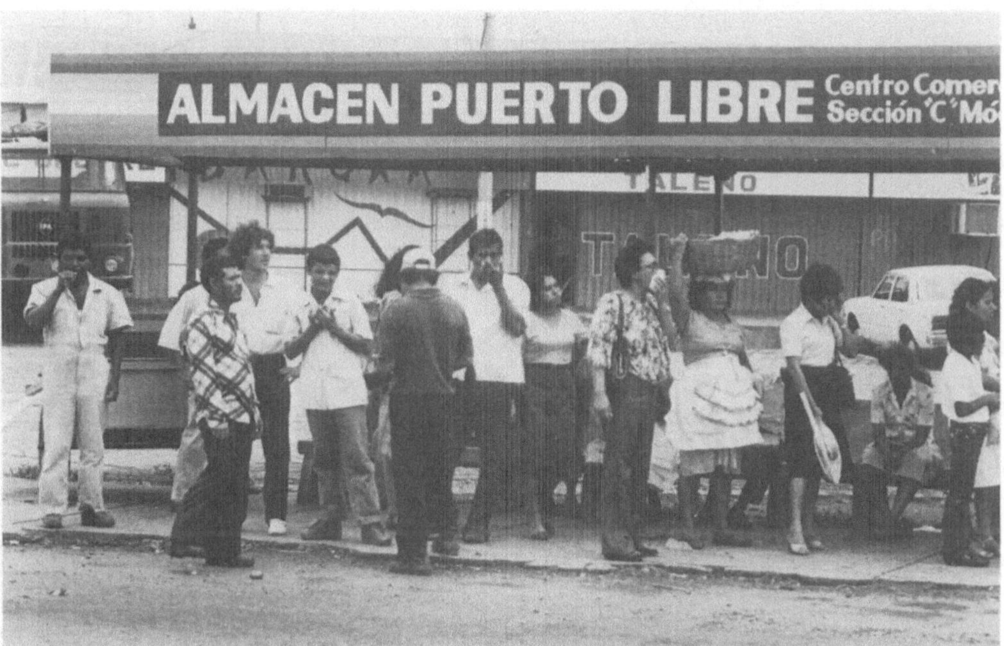


Die Vollversammlung ( oben ) und Warten auf den Bus, um einen Ausflug in die Stadt zu machen. Der dritte von links ist unser Mitarbeiter Flavio Rossanino, Krankenpfleger.                                      ( Fotos: Paolo Bosio )

Friedr. Vieweg & Sohn Verlag, Braunschweig/Wiesbaden

len Unabhängigkeit" auf. In seinem Gedankengut finden sich die Ideen des Na-
tionalismus und der Menschenwürde in Freiheit. Die soziale Gerechtigkeit ist
bei ihnen dem Internationalismus und der Solidarität aller demokratischer Völker
verpflichtet  und  dem demokratischen Pluralismus mit Rücksicht auf die politische Position jedes Einzelnen. Er wagte den Weg der Verhandlung , der Debatte und der Konfrontation mit den Regierungsgewalten , die 1933  während eines
der Treffen, die eben eine Verbesserung der zivilen und demokratischen Bedingungen des Lebes des Volkes anstrebten, mit dem Mord an ihm beantworteten.  Die
Sandinistische Front der nationalen Befreiung (FSLN) stellt die Struktur dar,
in der eine Vereinigung der verschiedenen demokratischen Richtungen in Nicaragua im Hinblick auf den Sturz der Diktatur durch Somozas Familie möglich wurde. Der Sieg wurde am 19. Juli 1979 errungen. Mit außergewöhnlicher Schnel-
ligkeit wurde der Sandinismus die treibende Kraft bei der Verwirklichung der
Demokratie in Nicaragua. Die Hauptaktivitäten waren die Alphabetisierung und
die Erschaffung eines einheitlichen Gesundheitsdienstes. Wegen seines groß-
zügigen Verhaltens gegenüber den Gegnern, der Abschaffung der Todesstrafe und
des humanitären und sozialen Charakters der Revolution  wurde das Volk von
Nicaragua für den Friedensnobelpreis vorgeschlagen.

## LITERATUR

(1) DEVEREUX G. 1972. *Ethnopsychanalyse complémentariste*. Paris:Flammarion.

(2) -- 1973. *Essais d'ethnopsychiatrie générale*. Paris: Gallimard.

(3) KIEV A. 1972. *Transcultural psychiatry*. New York: The Free Press.

(4) -- 1972. *Curanderismo*. México: Cuadernos de Joaquîn Mortiz, I.M.

(5) -- 1964. *Magic, Faith, and Healing: Studies in Primitive Psychiatry Today*.
New York: The Free Press.

(6) HOLLINGSHEAD B. and C.F. REDLICH  1958. *Social class and mental illness*.
New York: Wiley & Sons.

(7) REDLICH F. and R.F. MOLLICA 1980."Equity" and the psychiatric care of the
black patient: 1950-1975. *J. Nerv. Ment. Dis.* 168, 5.

(8) MEYERS K.J. and L.L. BEAN  1968. *A decade later: a follow up of social class
and mental illness*. New York: Wiley & Sons.

(9a) BASAGLIA F. and F. BASAGLIA-ONGARO  1968. Introduction. GOFFMAN E. *Asylums*.
Torino: Einaudi.

(9b) BASAGLIA-ONGARO F.  1972. Introducione en BERMANN G.: *La salute mentale in
Cina*. Torino: Einaudi (nuovo politecnico 49).

(10) MOSHER L.R. 1982. Italy's Revolutionary Mental Health Law: An Assessment.
*Am. J. Psychiat.* 139, 2:199.

(11) FOUCAULT M. 1974. *L'ordine del discorso*. Torino: Einaudi (nuovo politecnico
51).

(12) COOPER D. (a cura di), 1973. *Dialettica della liberazione*. Torino: Einaudi
(nuovo politecnico 54).

(13) BOYER P. 1978. La follia bianca (Il Buffone del Re, II), in  RECCHIA G. e
del Collettivo "Change". Shakespeare and Comp. *"La follia accerchiata"*.
Brescia.

(14) TERRANOVA CECCHINI R. 1979. Emarginazione e psichiatria transculturale.
*Riv. di Freniat., vol.spec. "Psichiatria ed emarginazione* 123: 32.

(15) SOW I. 1977. *Psychiatrie dynamique africaine*. Paris: Payot.

(16) BASAGLIA F.  and BASAGLIA-ONGARO F. 1974. *(A cura di) Crimini di pace*.
Torino: Einaudi  (nuovo politecnico 68).

(17) STORPER-PEREZ D. 1974. *La folie colonisée*. Paris: Maspero (textes à l'appui/
psychiatrie).

## Projektplanung

Zu Beginn der Arbeit mußten drei prinzipielle Fragen erörtert werden:
1) Was kann die italienische Psychiatrie mit ihrer speziellen Erfahrung Nicaragua anbieten ?
2) Welche Ausbildung und Erfahrung müssen die potentiellen Mitarbeiter mitbringen ?
3) Mit welchen Gesundheitsprogrammen arbeiten die "Junta des nationalen Wiederaufbaus" und die Sandinistische Befreiungsfront ?

### Zu 1)  Die heutige italienische Psychiatrie

Italien hat mit BASAGLIA und der Verbindung zur antipsychiatrischen Bewegung umfangreiche Erfahrungen hinsichtlich der offenen Psychiatrie gesammelt. Sie beinhalten  politische Analysen und die Arbeit mit neuen Techniken und können als die Resultate des in den 60er Jahren begonnenen Wandels angesehen werden. Diese Erfahrungen bilden die Grundlage zum Gesetz 180,"Reform des Psychiatriewesens (1978)", einem Teilgesetz zum Gesetz der Reform des Gesundheitswesens (Dez.1978), das im ganzen Land die Schließung der Asyle verfügte, psychische Krankheiten den physischen gleichstellte und auf Gemeindeebene eine psychiatrische Versorgung aufbaute, die an die öffentlichen Krankenhäuser gebunden ist  und durch die regionalen Gesundheitsdienste verwaltet wird    (USSL = unità socio-sanitaria locale).

Trotz großer Differenzen zwischen Nord-, Mittel-, Süditalien und den Inseln kann man feststellen, daß überall dort, wo die demokratische Psychiatrie präsent war, eine großartige Arbeit mit den Kranken, dem Personal und der öffentlichen Verwaltung geleistet wurde. Im Süden legte Sergio PIRO (18) besonderen Wert auf die politische Bildung des Personals, da diese die Grundlage für "neue" Arbeitsmethoden bildet. Weiter wies er auf die Notwendigkeit hin, die Psychiatriediskussion auf Schulstrukturen, Hilfsorganisationen und auf den Mann auf der Straße auszudehnen, als Voraussetzung, um Vorurteile der Bevölkerung abbauen zu können, und diese somit in die Lage zu versetzen, gemeinsam mit den Hilfsorganisationen an der sozialen Rehabilitation der psychisch Kranken mitzuarbeiten. In Mittelitalien, auf den Inseln und im Norden wurden eine Reihe ähnlicher Erfahrungen gemacht, vor allem in Kleinstädten wie Perugia, Arezzo, Parma, Reggio Emilia und natürlich Görz, wo Franco BASAGLIA seine Arbeit begann. Von den großen Städten sind nur Triest, wo  BASAGLIA später arbeitete, und Mailand erwähnenswert, wo eine Gruppe linksgerichteter Verwaltungsbeamter unter der Führung von Dr. Fausto BOIOLI konstante Arbeit leistet (9).

Dort wurde bereits innerhalb der geschlossenen Anstalten eine alternative Psychiatrie mit besonderem Augenmerk auf regionale Arbeit praktiziert. Die Art und Weise dieser Avantgarde, mit den psychisch Kranken zu arbeiten, wird für viele zum Vorbild, jedoch auch für die reaktionären Kräfte, die mit Verunglimpfungen, Kritik und der Unterstellung von Oberflächlichkeit und Nichtwissenschaftlichkeit das Ziel verfolgten, zum Anlaß,  die Kranken wieder in die Anstalten einzusperren. Die Universitäten verhielten sich neutral und brachten keine Forschungsbeiträge zum Thema. Sie begnügten sich mit der Weiterentwicklung der biologischen Aspekte der Geisteskrankheiten, wie Psychopharmakologie, Biochemie, und der Diagnosesysteme, die sich an den amerikanischen Wertvorstellungen orientieren. Unter Berufung auf ihre "Unabhängigkeit" kritisierten sie die im Gesetz festgelegte Anzahl von maximal 15 Betten pro psychiatrischer Station, ohne sich mit der Entwicklung alternativer regionaler Strukturen zu befassen. Schließlich gab es als wichtigsten Punkt keine zeitgemäßen Lehrangebote für zukünftige Psychiater und Psychologen. Nur wenige Unis machten hier eine Ausnahme, unter denen die von Pavia, geführt von Dario De MARTIS, erwähnenswert ist (20).

Trotz des feindlich gesonnenen Aufmarsches gegen die Veränderung
der inhumanen Behandlung, die von der"wissenschaftlichen Medikali-
sierung" des Geisteskranken ableitbar ist, finden wir in Italien
folgende Ergebnisse, die wir durchweg  als Früchte persönlichen En-
gagements und politischer Kenntnis ansehen können, zumal der Staat
für die Verwirklichung der Psychiatriereform keine müde Lira ausgegeben hat.

In 159 Anstalten befanden sich 55 000 Kranke, von denen 19 000
entlassen wurden. Alle anderen 36 000 blieben dort. Insoweit ist der
Vorwurf, zu viele Kranke zu schnell "ausgesetzt" zu haben, ohne ihnen die notwendigen Hilfen zuteil werden zu lassen und somit zusätz-
liches Leiden zu verursachen, als unrichtig zu bezeichnen. Abgesehen
davon blieben die 15 000 Kranken in privaten Anstalten  a l l e
dort. Von den 96 italienischen Provinzen, die für das Gesetz zur Verwaltung der Psychiatrie zuständig waren, haben bis jetzt 44 die Verwaltung, wie im Gesetz vorgesehen, an die Region (USSL) abgegeben,
die anderen 52 illegalerweise und ungeahndet noch nicht. Darin zeigt
sich die bewußt lasche Handhabung der Gesetzesreform seitens der Politiker.

Es gibt 26 Wohngemeinschaften im Norden, 11 in Mittelitalien und
3 im Süden. Im Norden existieren 295 Nachtkliniken, im Zentrum 37,
im Süden eine. Es gibt 334 gemeindepsychiatrische Dienste im Norden,
138 im Zentrum und 85 im Süden. Man muß darauf hinweisen, daß diese
Zahlen (21) in Wirklichkeit etwas niedriger liegen und somit für
einen Bericht der tatsächlichen Lage ungenau sind, da die psychiatrische Epidemiologie und Statistik lückenhaft und mit zeitlicher Ver-
zögerung arbeitet. Auch entfalten sich die psychiatrischen Aktivitäten momentan sehr spontan und entziehen sich somit einer statisti-
schen Kontrolle auf nationaler Ebene. So äußert sich auch MISITI in
seiner neuesten Arbeit im Rahmen des nationalen Forschungsrates, daß
verschiedene Faktoren darauf hinweisen, daß in diesem Gebiet noch
ein weites Feld der Forschung vor uns liege. Gleichzeitig scheine
nur die Verbindung dieser Bestandsanalyse mit einer vorurteilsfrei-
en, sofortigen Einbeziehung der praktischen Erfahrungen eine brauchbare Basis zu gewährleisten, um neue Instrumente, Methoden, Unter-
suchungstechniken und Bewertungen schaffen zu können (22).

Interessant sind die Daten einer englischen Untersuchung, die über
die hiesigen Daten von MOSHER (10) durchgeführt wurde. Er unterstreicht, daß bereits vor dem Gesetzeserlaß nur unter Einfluß der
Bewegung "Demokratische Psychiatrie" die Einweisungen in Anstalten
um 40% gesunken waren. Zusammen mit den aktuellen 18% nach dem Gesetz ergibt das eine Minderung um mehr als die Hälfte. Zwangseinwei-
sungen seien um 60% zurückgegangen. Hinzuzufügen wäre noch, daß von
den 7 000 im Gesetz vorgesehenen Betten bis jetzt nur 3 000 existieren: und zwar dergestalt, daß in verschiedensten Formen die alten
Etablissements bis heute weiterexistieren als Orte "möglicher Hospitalisation". Der zweifellos positive Schluß MOSHERs sollte die grossen englischen und italienischen Kritiker an der Psychiatriereform
zum Schweigen bringen. Schließlich erklärt der Wiener Psychiater
Hans Strotzka  beim Weltkongress der Psychiatrie im Juni 1983 in
Wien den Journalisten, daß die Psychiatrie das Kind des sozio-poli-
tischen Systems sei, in dem sie handele, und daß man das italienische
Modell früher oder später übernehmen werde. Des weiteren wurde während dieses Wiener Kongresses ein Symposium allein Franco BASAGLIA
gewidmet, ein Zeichen dafür, daß die Bewegung der italienischen Demokratischen Psychiatrie aufgrund ihrer unzweifelhaften Erfolgen nicht
länger ignoriert werden kann.

Untersuchungsdaten der CENSIS (21) weisen auf den Rückgang der
langen klinischen Aufenthalte trotz gleichzeitiger Zunahme des Be-
darfs; immer mehr Personen würden sich heute in Behandlung der öffentlichen psychiatrischen Dienste begeben. Die neuen Methoden ohne
Hospitalisierung konzentrieren sich auf die Aufrechterhaltung der
Beziehung zwischen Patient, Familie und Gemeinschaft. Durch eine
Reihe von Therapieformen, die Arbeit der sozialtherapeutischen Dienste, Tageskliniken, Resozialisierungszentren und rehabilitative An-
gebote usw. behält der Patient die Kontakte zur Umwelt. Was also die
erste unserer Fragen hinsichtlich des Projekts in Nicaragua betrifft,
können wir sagen, daß die italienische Psychiatrie in der Lage ist,
einen ausgewogenen Beitrag für die nicaraguanische Gesellschaft zu
leisten, vor allem unter Berücksichtigung von deren Hauptanliegen:
Menschenwürde in Freiheit und Demokratie.

Zu 2) Aus- und Fortbildung der Mitarbeiter

Ein psychiatrisches Projekt zeigt völlig andere Merkmale als die üblichen für Entwicklungsländer verwirklichten Projekte. So sind für
die Auswahl des Personals in der "Neuen Psychiatrie" persönliche Kriterien wichtiger als die akkumulierte theoretische und praktische Erfahrung innerhalb der konservativen psychiatrischen Landschaft. Im
allgemeinen stellte sich heraus, daß lange akademische Studien oder
lange Praxis in den Anstalten es eher erschweren, die Beziehung zum
psychiatrisch Kranken neu zu gestalten. Psychische Störungen wurden
als 'Unsinn' angesehen, den es durch ruhigstellende Mittel zu kon-
trollieren galt. Statt dessen werden diese jetzt als sinnvolle Zeichen über einen anthropologischen Weg zum Subjekt und zu seiner Umwelt zu verstehen versucht (vgl. z.B. 23,24,25,26,27,28). Die auf
den   Menschen ausgerichtete Analyse im Rahmen einer analytischen
Ausbildung nach Freud oder Jung, der einzigen in Italien gelehrten,
hilft hier nicht weiter, denn diese Schulen haben sich einer Neube-
wertung des anthropologischen Aspekts nicht geöffnet, obwohl dieser
sowohl in Freuds als auch in Jungs Schriften vorhanden ist. So wird
als Basis für die Auswahl der Mitarbeiter deren Erfahrung mit Rand-
gruppenarbeit genommen, also mit den verschiedenen alten und jungen
Außenseitern unserer Gesellschaft.

Ein weiterer wichtiger Punkt ist, daß wie bereits erwähnt, in Italien noch kein sogenanntes 'Curriculum' existiert, das sich mit der
Aus- und Fortbildung für regionale Arbeit beschäftigt, wie z.B. der "Ge-
meinwesenarbeit" in Deutschland, und das darüberhinaus psychologische und biologische Aspekte, sowie kulturelle Referenzmodelle des
Einzelnen und der Gruppe, der dieser angehört, aufzeigen kann. Die
Mitarbeiter müssen also weitgehend motiviert sein, ihre eigene "Pro-
fessionalität" an den Erfahrungen im Neuen Nicaragua zu verbessern,
denn eben dort existieren die theoretischen Voraussetzungen, in einem
demokratischen Umfeld arbeiten zu können, das volksverbunden und sich
der eigenen kulturellen Werte bewußt ist. Es dreht sich also nicht
nur darum, daß die Mitarbeiter ihr spezielles Wissen anbieten, sondern sie müssen in der Lage sein, die neue Situation zu verstehen
und entsprechend kreativ Konzepte zu entwickeln und zu handeln. Diese Fähigkeiten setzen ein Interesse voraus, das über den Wunsch hin-
ausgeht, einem Volk die Hilfe zu bringen, die es braucht und um die
es bittet. Es beinhaltet auch den Wunsch und das Ziel, später nach der
Rückkehr nach Italien durch diese Erfahrungen im eigenen Land besser arbeiten zu können. Entsprechend mußte dafür gesorgt werden, daß
die Zurückkehrenden ihren Arbeitsplatz wieder vorfinden, um die nicaraguanischen Erfahrungen ausnützen zu können.

Neben diesen Motiven und Vorbedingungen, wie dem eigenen Interesse an solcher Erfahrung, dem Lernwillen und der Entscheidung, diesen Vorsatz nicht aus dem italienischen Ursprungskontext herauszulösen, mußten die Mitarbeiter vor ihrer Abreise genauso an einem speziellen Kurs teilnehmen. Die Themen dieser Weiterbildung waren das Studium Nicaraguas unter den verschiedenen geographischen, anthropologischen, politischen und aktuellen Gesichtspunkten, das Studium der theoretischen Grundlagen der transkulturellen Psychiatrie, des Zusammenhangs zwischen Persönlichkeit und Kultur, zwischen Verhalten und kulturellen Modellen, sowie des kulturellen Relativismus und die politischen Aspekte in der Psychiatrie. Die spanische Sprache wurde gelernt, denn für eine psychiatrische Zusammenarbeit ist die Sprache das allerwichtigste Arbeitsinstrument.

Aufgrund der Erfahrung, daß eine Verhaltensänderung gegenüber den Geisteskrankheiten ein ständiges Experiment darstellt und stets der Verifikation vor Ort bedarf, also besonders, was die ursprüngliche Kultur der Menschen angeht, mit denen man arbeitet, mußten schließlich die Kooperanten in eine laufende und offene fortdauernde Forschungsperspektive gestellt werden, im Rahmen derer auch Entwicklungen einer neuen Psychiatrie in Italien und der ganzen Welt einbezogen werden. Dafür mußten die Kooperanten auch bereit sein, laufend aus ihrer eigenen Arbeit und deren Voranschreiten zu berichten. Das Institut seinerseits mußte Reisen zur "Verifikation" und zu Untersuchungen in Nicaragua unternehmen. Dieses Material, in Verbindung mit allen erschienenen Arbeiten zum Thema "Neue Psychiatrie" aus der ganzen Welt, erlaubt es dem Institut, eine kontinuierliche, offene Forschung und Weiterentwicklung des Themas im oben beschriebenen Sinne zu betreiben. Das Projekt wurde bislang, wie dargestellt, trotz einiger Schwierigkeiten und mancher Modifikationen, die bei der praktischen Abwicklung nötig wurden, verwirklicht.

Zu 3) Das Gesundheitswesen im "Neuen Nicaragua'

Das Gesundheitswesen war zusammen mit der Alphabetisierung das wichtigste Anliegen der Junta des nationalen Wiederaufbaus, wie diese bereits in ihrer ersten Proklamation vom 19.7.1979, dem "Tag des Triumphes der Revolution", verkündete. Mit Dekret vom 8.8.1979 wurde der nationale Gesundheitsdienst ins Leben gerufen: "Grundlegenden Vorrang im revolutionären Programm hat die wesentliche Verbesserung des Gesundheitszustandes und Wohlbefindens des nicaraguanischen Volkes" heißt die Forderung, auf die eine ganze Reihe sozial wichtiger und wertvoller Maßnahmen aufbaut (29).

Obwohl Nicaragua bereits 1981 und noch weitgreifender 1982 und 83 gezwungen wurde, Geld und Menschen für die Verteidigung des eigenen Landes zur Verfügung zu stellen, konnte aufgrund der 1979 gelegten Basis für eine Medizin unter der direkten Verantwortung der Bevölkerung die Gesundheitserziehung und Prävention  zusammen mit dem Ausbau des Gesundheitswesens bis heute stets weiterentwickelt werden, wozu auch das Programm der psychiatrischen Dienste gehört. Die Hilfe, die Nicaragua bis heute von den europäischen Ländern erwartet, betrifft vor allem den medizinischen Sektor, gemeinsam mit anderen für die Umgestaltung der sozialen Strukturen Nicaraguas notwendigen Einrichtungen, z.B. Schulen, Industrialisierung, Universitäten. Es zeigt den vielfältigen Ansatz, mit dem die verantwortliche Regierung versucht, das Land zu entwickeln. Mir ist diese politische Dynamik wichtig, denn zu Beginn kam einzig Hilfe von den sozialistischen Ländern und von Cuba. Dies spielt unter dem Gesichtspunkt der Psychiatrie eine Rolle in unserem Projekt.

Friedr. Vieweg & Sohn Verlag, Braunschweig/Wiesbaden

Nicaragua hat 43 Krankenhäuser, 238 regionale Gesundheitszentren
und -stationen, insgesamt 4 813 Betten (= 18 Betten pro 10 000 Einwohner) und 1500 Ärzte (= 5 Ärzte auf 10 000 Einwohner), von denen nur
ein Teil ganz im öffentlichen Dienst arbeitet. Es gibt 605 Krankenpfleger und -schwestern und 3 261 Hilfspfleger. Die Krankenhäuser
bilden die Bezugs- und Stützpunkte für die regionalen "Zentren". Sie
können über Betten verfügen und gewährleisten ansonsten das Konzept
der "integrierten Gesundheit", d.h. Behandlung aller Krankheiten,
eingeschlossen die psychischen, Vorsorge  u n d  Gesundheitserziehung.
Die Gesundheitsstationen sind noch weiter dezentralisiert. Sie stellen ein engmaschiges Netz über das ganze Land dar. Eine interessante
Methode, dem Volk die Gesundheitsvorsorge nahe zu bringen, sind die
Gesundheitstage. Mit Hilfe von Seminaren, Schnellkursen, audiovisu-
ellen Methoden, kleinen Theaterszenen und der Verteilung von Comic-
Strips werden einge Bürger ausgebildet, die dann ihrerseits als 'Mul-
tiplikatoren' wirken. Sie sollen letztlich  organisieren, daß 'Gesundheitsbrigaden' und '-gruppen' auch die schlecht erreichbaren Gegenden Nicaraguas im Gebirge und auf dem Land zu versorgen. In den Städten organisieren sich Gesundheitsgruppen. Im folgenden Schema soll
das Gesundheitswesen veranschaulicht werden, dessen Struktur und Aufbau diese Aktivitäten zur Erlangung und zum Erhalt der Gesundheit
ermöglichen.


Die Grundidee der psychiatrischen Versorgung wird durch folgenden
Absatz des Erlasses zur Gründung des Nationalen Gesundheitsdienstes
deutlich. "Die Psychohygiene ist ein Teil der gesamten Versorgung...
spiegelt sich in der Gesellschaft wider  ... wird von interdisziplinären Teams geleistet... ist für Prävention, Versorgung und Rehabilitation zuständig."


Diese Organisation wird direkt vom Volk in Form von sandinisti-
schen, gewerkschaftlichen und  politischen Untergruppierungen getragen. Auch die psychiatrische Versorgung profitiert von diesem fein-
verzweigten System. Das Schema für die psychiatrischen Dienste gestaltet sich  wie folgt: (s. nächste Seite).

Friedr. Vieweg & Sohn Verlag, Braunschweig/Wiesbaden

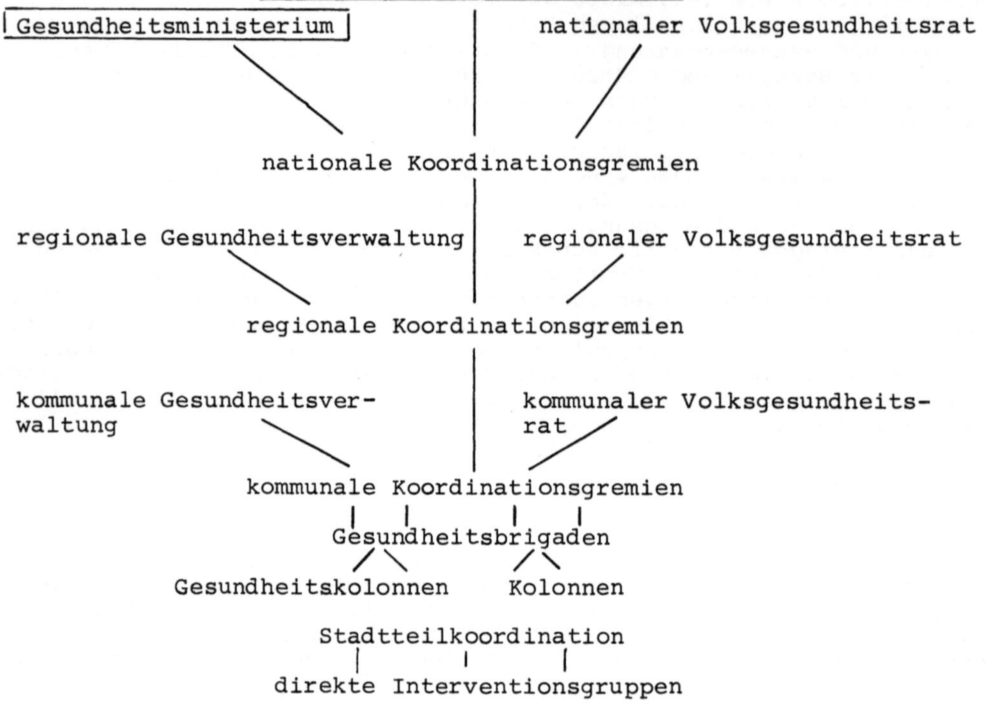

Nationales Gesundheitssystem
Gesundheitsministerium
nationaler Volksgesundheitsrat
nationale Koordinationsgremien
regionale Gesundheitsverwaltung
regionaler Volksgesundheitsrat
regionale Koordinationsgremien
kommunale Gesundheitsver-
waltung
kommunaler Volksgesundheitsrat
kommunale Koordinationsgremien
Gesundheitsbrigaden
Gesundheitskolonnen
Kolonnen
Stadtteilkoordination
direkte Interventionsgruppen


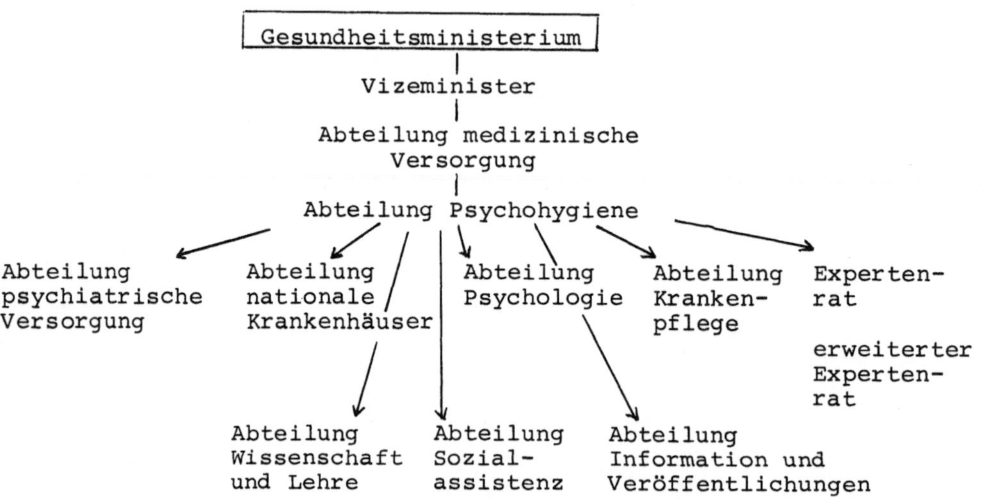

Gesundheitsministerium
Vizeminister
Abteilung medizinische
Versorgung
Abteilung Psychohygiene
Abteilung
psychiatrische
Versorgung
Abteilung
nationale
Krankenhäuser
Abteilung
Psychologie
Abteilung
Kranken-
pflege
Experten-
rat
erweiterter
Experten-
rat
Abteilung
Wissenschaft
und Lehre
Abteilung
Sozial-
assistenz
Abteilung
Information und
Veröffentlichungen

Von den 26 Psychiatern Nicaraguas arbeiten nur 10 im nationalen Gesundheitssystem. Die Anzahl der nichtärztlichen Helfer mit psychiatrischer Ausbildung ist nicht genau bekannt, liegt jedoch recht niedrig. Auch die genaue Zahl der Psychologen ist unbekannt, allerdings sind sie zahlreich und werden vom Gesundheitsamt auch eingestellt.

In einem ersten Dokument werden 1980 einige wichtige Konzepte hinsichtlich der Geisteskrankheit vorgestellt (30), die von der Behauptung ausgehen, daß seelische Gesundheit ein Recht des Individuums sei und somit eine Verpflichtung des Staates darstelle. Der Unterschied zwischen seelischer Krankheit und jeder anderen wird eliminiert und gleichzeitig betont, daß jede Krankheit ihren Ursprung in der Interaktion zwischen dem Organismus und der Umwelt habe,.. und daß seelische Phänomene Ergebnis der Aktivität der Materie darstellen und eine spezifische Form der Reflektion der Realität in einem geschichtlichen Prozeß der sozialen Entwicklung bilden. Im Dokument heißt es weiter, daß die seelische Gesundheit, verstanden als Zustand allgemeinen Wohlbefindens, viel mehr noch als etwa die Ergebnisse von Spezialprogrammen eine Folge der umgewälzten Lebensbedingungen und Produktionsverhältnisse darstellt, die durch Regierung und Volk verändert werden.

Es wird nochmals wiederholt, daß seelische Gesundheit kein Teilziel darstellt, sondern mit allen anderen medizinischen und gesundheitlichen Aufgaben vernetzt ist, die die Gemeinschaft zusammen mit den Fachkräften leistet. Die Gemeinde wird als bester "Verbündeter" und als Bezugspunkt für die psychiatrisch Tätigen angesehen, und sämtliche öffentlichen Strukturen wie Krankenhäuser, Gesundheitszentren und Ambulanzen werden als mögliche Dienststellen eben auch für die Psychiatrie verstanden. Arbeit in multidisziplinären Teams mit therapeutischer Kontinuität ist die Methode der Wahl, denn diese Methode stellt sowohl eine Möglichkeit der Stärkung der Verbindung zwischen Team und Patient dar wie auch der zwischen Team und Gemeinde. Diese Teams müssen sich weiterhin der Gesundheitserziehung auf dem psychiatrischen Sektor annehmen, der Vorbeugung als auch der Behandlung, wobei Familie und Gemeinschaft verantwortlich miteinbezogen werden. Des weiteren gehört dazu die Entwicklung von Strategien zur Rehabilitation und Resozialisierung außerhalb der Krankenhäuser. Die Ausbildung beinhaltet bei diesen Zielen Seminarreihen über Familientherapie, die von Cubanern geleitet werden, und zur Gruppenpsychotherapie, eine mexikanische Hilfeleistung. Diese ist in Form einer ständigen Fortbildung für niedergelassene Mediziner und in der Krankenhauspsychiatrie Tätiger angelegt, zu der auch Schnellkurse für Psychologen und paramedizinische Hilfskräfte gehören. Die psychiatrische Klinik ist das Ausbildungszentrum, da bis jetzt noch keine Spezialkurse für Studenten und Mediziner existieren.


Ein zweites Dokument von 1981 unterstreicht (31), daß die qualitativ bezeichnendsten Ergebnisse auf die Gründung der multidisziplinären Teams zurückzuführen sind, durch die eine integrierte Versorgung der Kranken gewährleistet ist, sowie auf eine Aufklärung der Bevölkerung und eine bestmögliche Verteilung der zur Verfügung stehenden Mittel.

Dringend  notwendig ist die volle Besetzung der multidisziplinären Teams, wovon 17 in Managua arbeiten, 6 im Krankenhaus und 11 in der Stadtteilarbeit/Gemeindearbeit.  Weiter werden für die Gemeinde-

**Friedr. Vieweg & Sohn Verlag, Braunschweig/Wiesbaden**

arbeit Transport- und Geldmittel benötigt (32). Auch wenn derzeit
nicht von einer zukünftigen Schließung des psychiatrischen Krankenhauses gesprochen wird, wird die  Schaffung unterschiedlicher Wohn-
möglichkeiten außerhalb des Hospitals für chronisch Erkrankte ge-
wünscht  sowie kommunale Rehazentren und Resozialisierungsabteilun-
gen und die Behandlung am Wohnort oder in den Allgemeinkrankenhäusern. Gegenwärtig sind in diesem einzigen Hospital die derzeitigen
262 Patienten untergebracht, und es wird als die zentrale Schaltstelle der Reha- und Animationsprojekte betrachtet.

Das Programm des nicaraguanischen Gesundheitsministeriums insgesamt und der psychiatrischen Abteilung im Besonderen bietet alles in allem die Arbeitsvoraussetzung für das italienische Personal, das gewohnt ist, in der "neuen Psychiatrie" ohne "Asyle" zu arbeiten. Weiterhin scheint es nach den Gesprächen mit den nicaraguanischen Verantwortlichen möglich, die Anstaltsstrukturen wie in Italien aufzu-
brechen. Dazu bedarf es der Vorbereitung des Personals, der Interpretation psychischer Störungen unter Berücksichtigung kultureller
und sozialer Zusammenhänge sowie kultureller Techniken, die der Region angepaßt sind.

### Ablauf und Ergebnisse der Kooperation im Projekt

Die Etappen der Eingliederung unserer Mitarbeiter in die nicaraguanische Gesellschaft waren folgende: 1) Erfahrung sammeln mit dem
"anthropologischen Modell" des Gastlandes. 2) Die Arbeitsweise der
entsprechenden Kollegen kennenlernen (Mediziner, Psychologen, Sozialarbeiter, Krankenschwestern, Beschäftigungstherapeuten usw). 3) Kontakt mit den Kranken aufnehmen.

Die Schritte zur arbeitsmäßigen Eingliederung waren: 1) zusammen
mit den nicaraguanischen Kollegen den Arbeitsbereich auszuwählen,
2) Suche nach Arbeitsmethoden, die auf der nicaraguanischen Kultur
basieren, 3) Entwicklung von Behandlungsstrategien außerhalb des nationalen Krankenhauses, 4) Wissensvermittlung aufgrund der praktischen Ergebnisse.

a) Entwicklung gemeinsamer Theorie und Praxis für die Kooperanten und
   die  nicaraguanischen Techniker (erste Etappe): Eine wissenschaftliche Bezugsbasis zwischen den Repräsentanten der zwei unterschiedlichen Kulturen als ein notwendiger Faktor zur Einführung fremder
Techniker und Technologien und das Absichern eines fortlaufenden internationalen wissenschaftlichen Austausches. Als positiven Faktor
für die Entwicklung der Arbeit setzen wir eine gemeinsame "transkulturelle Linie" zwischen den Italienern und Nicaraguanern an, die sich
in der gleichen Herangehensweise und Ansicht bezüglich der neuen regionalen und gemeindenahen Psychiatrie äußert. Denn tatsächlich basieren bei beiden Gruppen unabhängig von den sonstigen anthropologischen Besonderheiten der Italiener bzw. Nicaraguaner ihre Forschungen auf Konzepten, die nach A. KIEV besagen, daß die ätiologischen
Theorien der psychiatrischen Störung (biologische wie auch Genetik,
Biochemie, Konstitution etc.) als auch die psychologischen allgemein
den Sitz des Problems als im Patienten selbst festlegen. Viele dieser Theorien berücksichtigen nicht den exogenen, sozialen oder den
Umweltstress als krankmachende Faktoren. Sinngemäß sagt KIEV weiter,
daß Stress im Menschen immer eine biologische Antwort auf der Ebene
der Zelle und der biochemischen Ebene hervorrufe; diese beeinflusse
die individuellen psychologischen Prozesse. Jedoch sei die klinische
Manifestation von sozio-kulturellen Faktoren getönt. Er nennt sie
pathoplastische oder kompensierende Faktoren, die den Ausdruck des
Rationalisierungsprozesses und der kulturell wie sozial determinierten Handlungen darstellen. Dank der grundlegenden Forschung von HOL-

LINGSHEAD und REDLICH wissen wir,, daß das Konzept der Geisteskrankheit  und deren Behandlung in den Köpfen der Psychiater selbst kon-
ditioniert sind, insoweit diese von der bestimmten politischen Ordnung des Staates,in dem sie leben, ihrer sozialen Klasse (im Sinne
der marxistischen Philosophie) und von den kulturellen Vorurteilen
ihrer Gesellschaft geprägt wurden. In der Folgezeit haben viele Studien über Vorurteile, Institutionen (LEVINGSTON, GOFFMAN,  BASAGLIA)
und auch über die Medizin allgemein (34) usw. die Unterschiede der
Behandlung aufgezeigt, die einer armen, machtlosen, ungebildeten ar-
beitslosen Person zuteil wird, im Gegensatz zu einer reichen, mit
Macht ausgestatteten und gebildeten Person.

So müssen wir mit KIEV feststellen, daß es hier auch eine kulturell geprägte Reaktion auf die Geisteskrankheit gibt: wenn z.B. ein
Patient als krank oder abweichend abgestempelt wird, sind seine Möglichkeiten, sich in die eine oder andere Richtung zu verändern, bereits beeinflußt. Die Kultur greift tief in die persönliche Struktur
ein, denn durch die Erschaffung der Kultur, über die Jahrhunderte
der kulturellen Selektion hinweg, in steter Auswahl des Wirkungsvol-
len vom Unbrauchbaren, konnte der Mensch erst überleben, die kreative Phantasie der Kunst, der Technik, der Philosophie entwickeln,
sich der Umwelt anpassen, die Realität durch die "Kulturrevolution"
(DOBZHANSKI, HALLOWELL, MASSIMINI) verändern (35,36,23).

Erinnern wir uns an die Thesen der Freudschen und Jungschen Schulen, die das Unbewußte als Ort der Primärerfahrungen oder der arche-
typischen Erinnerungen definieren. Die akademische Psychiatrie hat
diese Thesen nie weiterentwickelt, was zu einer geistigen und wissenschaftlichen "Versteifung" der Psychiater geführt hat, so daß deren Theorien heute auf breiter Ebene auch durch die Fakten  in
Widerspruch geraten.

Auch die WHO hat festgestellt, daß die formalen, akademischen Diagnosen nicht der Realität der Geisteskrankheiten in den verschiedenen
Kulturen entsprechen: so ist zum Beispiel die Entwicklung einer Krankheit, die von KRAEPELIN als 'Dementia präcox' und von BLEULER als
'Schizophrenie' bezeichnet wird, in den verschiedenen Kulturen völlig unterschiedlich: in Europa eine hartnäckige Langzeitkrankheit,
verschwindet sie in afrikanischen Ländern in der Regel nach kurzer
Zeit (37). Die Untersuchung schließt mit der Bemerkung ab, daß epi-
demiologische Studien im Bereich der Psychiatrie so lange außerordentlich schwierig sein werden, wie sich nicht jedes Land für den
Zusammenhang zwischen bestehender spezieller Kultur und dem psychischen Funktionieren interessiert und kulturvergleichend die  verschiedene Ätiologien gegenüberstellt, um die Psychiatrie  KRAEPE-
LINS und BLEULERs tatsächlich für psychiatrische Studien weiterzu-
entwickeln.

WALLACEs Definition von "Kultur" (38) scheint hinsichtlich des
bis jetzt Gesagten die genaueste zu sein, nämlich, Kultur sei die
Summe dessen, was die Mitglieder einer Gemeinschaft, sei es eine
kleine Jägergruppe oder eine große Industrienation, durch soziale
Erfahrungen im Laufe von Generationen gelernt haben. Dies beinhalte
das Benehmen, die Gewohnheiten, den Geschmack, spezielle Fähigkeiten, die Sprache, Glaubensinhalte und sämtliche anderen Verhaltens-
charakteristiken, die zum organisierten Sozialleben gehören. Wie
D. LEIGHTON feststellt (39), haben wir unsere Aufmerksamkeit nach
dem 2. Weltkrieg, bedingt durch Emigration und Völkerwanderung, verstärkt auf die Macht der ethnischen Werte, der kulturellen Priorität-
ten, Gewohnheiten, Handlungsweisen und Wahrnehmungsweisen der Völker gerichtet.

Friedr. Vieweg & Sohn Verlag, Braunschweig/Wiesbaden

Unsere Kooperantengruppe und die Nicaraguaner haben einen weiteren transkulturellen Aspekt, der sich vor allem auf Psychiatrie und Medizin bezieht, gemeinsam: die politische Kultur. Franca BASAGLIA (9b) bekräftigt in ihrem Vorwort zu Bermanns Buch, der Politik Vorrang zu geben, bedeute, anzuerkennen, daß die Strategie und das oberste Ziel aller Handlungen der Mensch selbst sei, dessen Bedürfnisse und sein Leben in der Gemeinschaft, die sich verändere, um diese Bedürfnisse und damit ein besseres Leben für alle erfüllen zu können ..., daß der Wert des Menschen, gesund oder krank, höher stehe als die Bewertung von Gesundheit oder Krankheit..., daß die Krankheit, wie jede andere menschliche Unpäßlichkeit, zum Instrument der Selbstfindung oder Entfremdung werden kann, also zum Instrument der Befreiung oder Unterdrückung: so zeige der Umgang mit der Gesundheit oder Krankheit des Menschen, welcher Wert ihm in der Gesellschaft beigemessen werde. Der Politik Vorrang zu geben bedeute also, daß der Mensch mit seinen Bedürfnissen das Wertvollste innerhalb eines Kollektives ist, in dem die Produktion für das Überleben aller eingesetzt werde.

Die große Chance bei der Zusammenarbeit lag darin, alle möglichen Aspekte der nicaraguanischen Kultur miteinbeziehen zu können, denn nur die Nicaraguaner selbst konnten diese erkennen und auch therapeutisch anwenden. Die erste und zweite Phase der Eingliederung unserer Mitarbeiter war nützlich, um eine verbindliche Kultur zu entwickeln im Gegensatz zu einer Akkulturation an die deutsche, französische und kubanische Psychiatrie. Es war sinnvoll, die Verwendung der Gruppen- und Familientherapie etwa im Licht der nicaraguanischen Kultur neu zu bewerten und im Zusammenhang mit einer Pathologie, die geprägt ist von äußeren Ereignissen der geschichtlichen Vergangenheit wie der Akkulturation an den Katholizismus, der ständigen Repression über mehr als 40 Jahre hinweg, der Verarmung des ganzen Volkes bei gleichzeitiger Anhäufung enormer Reichtümer durch den Somoza-Clan. Die jetzige Situation der ständigen Alarmbereitschaft und Angst um das Bestehen des Landes bei dauernder politischer Bedrohung beeinflußt selbstverständlich auf die Pathologie.

b) Eine wissenschaftlich-transkulturelle Basis für psychiatrisches Handeln (zweite Arbeitsetappe): Die wichtigsten Faktoren der von KIEV unter dem Sammelbegriff "psychischer Stress" genannten Erscheinungen sind:
- Kulturverlust: ein in Nicaragua evidentes Phänomen, dem sowohl vom Kultusministerium, als auch von den Organisationen der neuen Gesellschaft wirkungsvoll entgegengearbeitet wird;
- Verstädterung: in Nicaragua gibt es diese Tendenzen mit ihren entsetzlichen Folgen noch nicht, denn die hohe Bewertung der landwirtschaftlichen Arbeit seitens der verschiedenen Ministerien verhindert das ungebändigte Wachstum der Städte; die Hauptstadt Managua jedoch zeigt einige dieser Stressfaktoren;
- die Veränderung: Nicaragua durchlebt nach einer langen negativen Periode, die durch konterrevolutionäre Gewalt gekennzeichnet ist, nun eine positive Phase. Eigentlich stellt dies keinen Umbruch dar, sondern entspricht den Folgen einer Entwicklung über lange Jahre, die viele Opfer kostete. Insoweit ist der Eintritt in die "neue Gesellschaft" dieses jungen Volkes, reich an in den vielen Jahren des Kampfes entwickelter menschlicher Bildung, an sich nicht traumatisch. Doch gibt es Leute, die nicht die revolutionäre Erfahrung und Aufarbeitung vertieft haben. Diesen mag der Sandinismus als "Veränderung" erscheinen. Dazu tragen vor allem die Vorurteile gegenüber dem Kommunismus bei, dem der Sandinismus fälschlicherweise gleichgesetzt wird. Anscheinend löst deren Existenz einen geradezu irrationalen "viszeralen" Haß aus, wie es zumindest in den USA gefunden wird.

Friedr. Vieweg & Sohn Verlag, Braunschweig/Wiesbaden

Wir haben nach Methoden der transkulturellen Psychiatrie gearbeitet,ganz in dem Sinne,den DEVEREUX diesem Terminus 1951 gab, nämlich die psychiatrischen Probleme zu den Schlüsselkonzepten der Kultur in Beziehung zu setzen. Weiter sagt DEVEREUX, daß der Psychiater aber kein Universal-Ethnologe sein kann und werden darf, der tausend existierende Kulturen kennt. Dazu erklärt BASTIDE (40), daß man nicht notwendigerweise die Kultur der Gesellschaft,in der man arbeitet,von Grund auf kennen muß,- was außerdem völlig unmöglich wäre -, daß es jedoch absolut notwendig sei, die allgemein theoretischen Linien dieser Kultur zu kennen.

In diesem Sinne und im Hinblick auf unsere bestimmte Aufgabe, nämlich helfender Beistand und Rehabilitation, haben wir uns um die psychologischen Prozesse gekümmert, die durch die Kultur besonders gekennzeichnet werden: die Kommunikation, die Orientierung der Persönlichkeitsstruktur an sozialen Normen, die Funktion des 'Ich' und das Bewußtsein des 'Es' (HALLOWELL). Wichtig ist es auch, bei einem therapeutischen Angebot vor Augen zu haben, daß die Funktionen des 'Über-Ich' eng verbunden sind mit den traditionellen Werten und der normativen, sozialen Ordnung, ebenso wie die Instinkte im Zusammenhang mit den biologischen Energien und der Dynamik des Organischen zu sehen sind. Nicht ohne Grund nennt HALLOWELL die in einer bestimmten Kultur lebenden Subjekte 'Akteure'; die Kultur ist das Drehbuch, an das sich die Mitglieder der Gemeinschaft im Benehmen, in den Riten , den Mythen und in der Entwicklung der Technologie halten.

In einer aktiven Rehabilitation dürfen Traditionenen, sozial-kulturelle Normen und körperliche Fähigkeiten nicht vergessen werden (25). DEVEREUX' transkultureller psychotherapeutischer Ansatz, der Kultur als "gelebte Erfahrung" ansieht, vereinigt sich so mit Therapien, die die Körpersprache und deren Eigendynamik als Ausdrucksform benutzen. Die Kultur ist, so DEVEREUX, eine vorstrukturierte Form, um die soziale und außersoziale Wirklichkeit zu erlernen,und daher unverzichtbar für die Rehabilitation und die Therapie überhaupt. Ich stimme ihm voll zu, wenn er aufgrund seiner breiten Erfahrung sagt, daß die psychiatrische Problemanalyse in den kulturellen Termini ausgedrückt wirksamer für die Praxis wie für das therapeutische Wissen sei.

Die therapeutischen Probleme chronisch Kranker, die durch die Institutionen wie Asyle und psychiatrische Krankenhäusern entstanden, sind Probleme der Wiedereingliederung in die Gesellschaft, an die Gemeinschaft, die Realität, nach den entfremdenden, furchtbaren Erfahrungen im Teufelskreis dieser Anstalten. Diese erweitern sich, wie hinzugefügt werden muß, und spiegeln sich in den klassichen regionalen Bereichen wider: Besuch im Dispensaire, klassiche Beschäftigungstherapie, verschieden bezeichnete 'Zentren', die den Patienten passiv abstellen, wie Roger GENTIS (41) hervorhebt. Ein Individuum kann die Wiedereingliederung unter der Bedingung gut akzeptieren, daß der Therapeut ihm die nötige und schmerzhafte Kontinuität seiner gelebten Zeit, des Jetzt und des Morgen nicht wegnimmt. Diese Kontinuität kann aber nur durch eine an der Kultur orientierte Art der Hilfestellung gewährleistet werden. Und abermals drückt DEVEREUX es sehr schön aus, daß die Wiedereingliederungsfähigkeit und nicht die Anpassung Ausdruck psychischer Gesundheit ist. Die Schwierigkeiten und teilweisen Mißerfolge bei der Öffnung der Asyle hängen damit zusammen, daß diesem Aspekt nicht genug Aufmerksamkeit gezollt wurde. Die Rehabilitation verlangt eine therapeutische Arbeitsweise, bei der sich sowohl Therapeut als auch Patient, als Mitglieder dieser Kultur einbringen.

Friedr. Vieweg & Sohn Verlag, Braunschweig/Wiesbaden

Es ist bemerkenswert, daß auch De MARTIS wie HALLOWELL den Ausdruck 'Akteure' verwenden. Ich habe darüber nachgedacht, wenn er sagt, daß die Kranken und ihre Familienmitglieder die am wenigsten Befähigten seien, ihren Status als Opfer zu verändern, um zu Akteuren der eigenen Zukunft zu werden.

Von hier rühren die Widersprüche her, die der Therapeut erlebt: er muß nämlich mit einer therapeutischen Erfahrung intervenieren, die De MARTIS treffend als äußerst spezifiziert bezeichnet, und die er mit dem Patienten nicht teilen kann. Obwohl ich mit De MARTIS der Meinung bin, daß einige dieser 'Spezialitäten' nützlich sind und eingesetzt werden müssen (Psychopharmaka, Psychoanalyse usw.), scheint es mir aber auch, daß durch eine transkulturelle Ausbildung des Therapeuten dem Patienten eine Form der Wiedereingliederung angeboten werden kann, die er gänzlich nachzuvollziehen in der Lage ist.

Dies scheint mir der fundamentale qualitative Fortschritt in der Psychiatrie zu sein und in der Rehabilitation die Veränderung zum Positiven und zur vollen Wirksamkeit herbeizuführen.

c) Die Ergebnisse
Das nationale psychiatrische Krankenhaus ist eine Untergruppe der Abteilung Psychohygiene und bekommt von dort Anweisung. Es wurden zwei neue Abteilungen gebaut, eine für die akuten Fälle und eine für Arbeitstherapie. Die alten Gebäude sind in sehr schlechtem Zustand, werden jedoch weiter benutzt, da die finanziellen Mittel für Neubauten fehlen. Die beiden neuen Komplexe waren bereits vor Beginn unseres Kooperationsprojekts geplant. Die von den Kooperanten vorgefundenen Arbeitsmethoden kann man als die klassischen bezeichnen: Unterteilung in Männer-, Frauen-, Chroniker- und Akutstationen. Auch die neuen Komplexe wurden unter dem Gesichtspunkt der Beaufsichtigung gebaut, wenn auch zwischen den Betten jeweils ein ein Meter hohes Mäuerchen steht. Die Therapie ist pharmakologisch ausgerichtet und wird nötigenfalls durch Elektroschock unterstützt. In einigen Fällen wird fixiert, allerdings so leicht, daß es eher symbolische Bedeutung hat. Die Rollen des Personals sind fest verteilt: Krankenschwestern/ -pfleger sind in den therapeutischen Prozeß miteinbezogen, die Sozialassistenten machen Familiengespräche, begleiten den Kranken, besuchen ihn zu Hause und helfen ihm bei der arbeitsmäßigen Integration. Psychologen halten psychotherapeutische Sitzungen und machen Tests. Teilweise arbeiten sie in Gruppen zusammen und bieten zusammen mit den Beschäftigungstherapeuten Beschäftigungstherapie an. Diese organisieren kreative Aktivitäten und handwerkliche Arbeiten für die Patienten. Durch Vorschriften werden genau die verschiedenen Kompetenzen, die Pflichten und das Arbeitskonzept geregelt.

Die Kooperanten wurden einer Abteilung von 80 chronischen Patienten zugewiesen, wobei der italienische Psychiater und der Pfleger gemeinsam mit dem nicaraguanischen Personal arbeiteten. Die anderen drei, Psychologin, Sozialassistentin und Therapeutin, sollten in derselben Abteilung mit der Rehabilitation und der Resozialisation anfangen.

In der ersten Zeit wurden mit den 80 Patienten Vollversammlungen abgehalten. Dies gab man aber bald auf, um mehr Zeit für die rehabilitativen Programme zu haben. Nach und nach gab der Patient seine anonyme Anpassung auf und äußerte Vorlieben, Anfragen, Bedürfnisse hinsichtlich der Beziehung zu den neu angekommenen Mitarbeitern und deren Arbeitsweise in der Abteilung: keine strenge Rollentrennung, keine Diskrepanz zwischen Worten und Gesten des Patienten und denen

des Mitarbeiters. Bald wurde die Kleidung der Patienten in Ordnung
gebracht, gab man ihnen viel Zeit für Zusammenkünfte, kannte man die
familiäre Situation und begann man mit Ausflügen in die Stadt. Es
wurde sehr schnell ein nicaraguanisch-italienisches multidisziplinäres Team geschaffen, das äußerst agil und aktiv war. Als die Patienten der Abteilung sich gut an das neue Team gewöhnt hatten, wurde
spezifischer mit der körperlichen und psychomotorischen Stumulierung
durch Entspannungsübungen und Schwimmgruppen, mit Tanz zur Musik von
externen Gitarren- und Perkussionsgruppen begonnen, sowie mit Zei-
tungslektüre, Gedichtlesungen und eine Theatergruppe, Dia- und Film-
projektionen, deren Themen die Patienten aussuchten. Diese Aktivitäten brachten ein erstes Wiedersehen mit der Kultur und auch die ersten Kontakte zur neuen Gesellschaft, die sich draußen, auf der anderen Seite des Anstaltszauns, entwickelt hat.

Erinnern wir uns, daß das Klima die Menschen stundenweise zur Ruhe im Schatten auf einem Schaukelstuhl zwingt. Die geographische
Lage bietet Seen, Lagunen  und Strände in seltener Schönheit, was
die Bevölkerung gern ausnützt, Musik, Tanz, Dichtung und Theater
sind an jeder Straßenecke präsent, vor allem aber während großer politischer oder religiöser Kundgebungen und bei den Initiativen des
Kultusministeriums.

Bald artikulierten sich Wünsche, die Familien wiederzusehen. Viele Patienten allerdings hatten keine mehr, entweder waren die Verwandten gestorben oder umgezogen, bei anderen lebten sie in winzi-
gen Dörfern im Gebirge, weit weg, wieder andere wurden von der Familie völlig abgelehnt. Die Mitarbeiter begannen diese Familientref-
fen zuerst mit Familien im Gebirge. Sie wurden dabei von den Organisationen (s. Schema S.134) unterstützt, die glücklicherweise überall anzutreffen waren. In der Folge wurden Patienten nach Hause gebracht: im 1. Jahr 18, von denen alle 5, 10 bis 20 Jahre Anstalts-
leben hinter sich hatten.

Natürlich entwickelt sich die Arbeit weiter, während ich hier
schreibe, und die Zurückführung von Patienten wird immer häufiger.
Die Patienten werden zu Hause von den Gesundheitsposten und -zentren
betreut und sind, wenn auch einige Besuche geplant wurden, vom ursprünglichen Team weit entfernt. Für Patienten ohne Familie werden
3-4-Personen-Unterkünfte gesucht, von denen aus sie auch dem in Nicaragua weit verbreiteten Kleinsthandel nachgehen können, um ihren
Lebensunterhalt zu verdienen. De facto existieren in Nicaragua weder
Großindustrie noch Kleinbetriebe, so daß Arbeitsplätze rar sind. Man
griff daher zu einem typischen Arbeitssektor: der freiwilligen, be-
zahlten Hilfe während der Erntesaison auf den Kaffeeplantagen. Eine
Gruppe von 20 Patienten hat sich mit ihren Therapeuten zur Kaffee-
ernte den Organisationen und den Stadtbewohnern angeschlossen. Die
Ergebnisse dieser Arbeitsweise waren besonders interessant, nur 4
Patienten hatten Probleme. Einer mußte wegen Angstzuständen ins Krankenhaus zurückgebracht werden, die anderen drei entfernten sich während der ersten Tage ständig von der Plantage.

Die Äußerungen der Kooperanten und des nicaraguanischen Personals
unterstreichen, daß in dieser Situation die Barrieren zwischen Patient und Personal tatsächlich brachen, und daß sich wirkliche Beziehungen zwischen Patient und Patient, zwischen Arbeiter und Arbeiter
sowie zwischen Patient und Umwelt bildeten. Man konnte einen grös-
seren Reichtum an Gefühlsäußerungen beobachten und stellte fest, daß
diese Initiative Möglichkeiten zur Entwicklung der Arbeitskraft, der
Beziehungen, von Spielen und kreativer Unterhaltung seitens der Patienten eröffnete.

Hier einige offizielle Daten zum Projekt nach dem ersten Jahr:
Die Anzahl der stationären Betten konnte um 10 vermindert werden,
in San Rafael del Sur wurde dem bestehenden Gesundheitszentrum des
dortigen Zementwerks ein psychiatrischer Dienst angegliedert, dasselbe im Altenheim Juan Ramón Amador, wo 12 Patienten wohnen. An
organisierten Aktivitäten fanden statt: 24 Vollversammlungen, je
42 Sitzungen, Bewegungs- und Entspannungstherapie, 21 Ausflüge, 20
Schwimmbadbesuche  und ca. 300 andere Unternehmungen im Sinne der
beschriebenen Therapieziele.

Jeden Donnerstag wurden Weiterbildungsseminare für Personal und
Medizinstudenten gemeinsam durchgeführt, jeden Freitag wurde eine
Krankengeschichte durchgesprochen, um in der Therapie weiterzukom-
men. An jedem ersten Montag des Monats fand eine Besprechung des
Krankenhauspersonals mit der Abteilung Psychohygiene des Ministeriums
statt. Es wurden Hausbesuche in 9 verschiedenen Orten unternommen,
die zwischen 20 - 30 km bis zu über 100 km von Managua entfernt liegen, um Vorbereitungen zur Rückgliederung von vielen Patienten in
die Wege zu leiten.

## Schlußfolgerungen

Aufgrund der intensiven praktischen Arbeit und vieler wissenschaftlicher Auseinandersetzungen wurden in Managua 5 Tageskliniken eröffnet. In einer davon, die dem Poliklinikum angegliedert wurde, leisten heute die Sozialarbeiterinnen, die Psychologin und die Therapeutin unseres Projekts die Mehrzahl der Arbeitsstunden. Dem Psychiater wurde eine Lehrtätigkeit angetragen. Vorurteile sind heute
soweit abgebaut, daß Patienten jetzt das schönste Kino der Stadt besuchen können und in Produktionseinheiten für die saisonale Ernte-
arbeiten eingegliedert wurden.

Mittlerweile sind 40 Patienten in ihre Familien zurückgekehrt.
Einmal monatlich besucht ein Teammitglied diese Familien eine Woche
lang bis hin zur Atlantikküste. In Matagalpa in der Bergregion ist
eine Tagesklinik vorgesehen. Im psychiatrischen Krankenhaus von Managua haben sich 6 Aufnahmegruppen gebildet, die neue Patienten betreuen und eine Einweisung verhindern. Der Kooperantenarzt wurde
aufgefordert, sich ganz auf Ausbildungsaufgaben zu beschränken. Des
weiteren wurde während meiner Evaluierungsreise beschlossen, daß
nach einem Arbeitsbesuch des Direktors der Abteilung für Psychohygiene, des Direktors des Poliklinikums und des Direktors des psychiatrischen Krankenhauses bei uns in Italien ein Seminar für transkulturelle Psychiatrie in Managua organisiert werden soll. Dieser
Arbeitsbesuch fand vom 4.-30. Oktober 83 statt, und die hier im folgenden vorgetragenen Daten wurden uns dabei mitgeteilt. Daran teil
nahmen u.a. die Psychologinnen Ena Bessie Espinosa und Chantal Pal-
las, aus dem Gesundheitsministerium Mario Flores Ortiz, der bisherige Leiter des psychiatrischen Krankenhauses von Managua und derzei-
tige Botschafter in Italien  Francisco Fonseca Pasos, der jetzige
Klinikleiter José Ayerdis Miranda, der Leiter der Krankenhausschule
Signiera und Fernando Silva, der Leiter der zentralen Poliklinik von
Managua. Es wurde mehr Personal erbeten, um die Infrastrukturen zu
verbessern und die Ausbildung der Mediziner und der paramedizinischen Berufe gewährleisten zu können.

Es zeigt sich, daß unsere Annahmen bezüglich der drei anfangs ge-
stellten Fragen (italienische psychiatrische Erfahrung, heutige Situation in Nicaragua und Ausbildung unserer Kooperanten) sich als
richtig erwiesen haben.

Friedr. Vieweg & Sohn Verlag, Braunschweig/Wiesbaden

Die extrem einfachen Verhältnisse, in denen gearbeitet wird, der enorme Geldmangel, die ständige Beunruhigung des Volkes und der notwendige Energieaufwand zur Verteidigung der Grenzen zeigen deutlich, daß der Erfolg des Projekts von dem herrschenden. politischen Milieu, in dem die Psychiatrie des Neuen Nicaragua agiert, und von den auf der Kultur des Volkes basierenden Methoden abhing.

Um nicht den Eindruck oberflächlicher Meinungen oder Stellungnahmen zu erwecken, beziehe ich mich ausdrücklich auf DEVEREUX' Idee der Komplementarität, die als eine Methode, eben die unsere, verschiedene Erklärungen zu einem Gegenstand nebeneinander zuläßt und eine wirkliche interdisziplinäre Ebene schafft, die jedoch den verschiedenen Disziplinen eine gemeinsame Aufgabe stellt: in diesem Fall der Mensch in seiner Kultur.

So wird ein multidisziplinäres Team durch das gemeinsame transkulturelle Thema vereint, wie PALAZZOLO-SELVINI sagt, unter Bezug auf die verschiedenen Disziplinen der Mitglieder. Dies ist eine besonders wichtige Voraussetzung, um Risse und emotionale Blockaden im Team zu vermeiden, denn darunter leiden stets die Patienten und auch die allgemeine Versorgung der Bevölkerung.

Die 'komplementäre' Methode erlaubt es nicht, daß eine einzige Theorie zum Maßstab wird, sondern besteht auf dem Nebeneinander verschiedener Wahrheiten, die es zu berücksichtigen gilt. Somit wird das Risiko, einen geschlossenen, verkürzten Gedankenkreis zu entwickeln, verhindert, denn die Arbeit mit nur einer Theorie führt immer zur Einschränkung der Wahrnehmung und somit zu ineffizienter Arbeit.

Ich möchte daher die Vorstellung unserer Arbeit sinngemäß mit Worten von DEVEREUX beenden, auch wenn oder gerade weil diese sehr engagiert und emotionsgeladen sind: "Ich schließe mit einem Glaubensbekenntnis: Das Universum der realen Dinge, und damit konsequenterweise das der Wissenschaft, ist unerschöpflich. Es wird immer diese Jungen geben, die - manchmal schon etwas angegraut wie ich -, über wenig Mittel und Ausrüstung, aber eine Menge von dieser speziellen Neugierde, aus der die neue Wissenschaft entsteht, verfügen - eine Wissenschaft, die man mit dem begeisterten Blick der Selbstentdeckung erkundet, und zwar am Morgenhorizont des eigenen Gedankens, und die man stets wiederfindet, eine Wissenschaft, deren mutiges Verfolgen bis zum Ziel ausreicht, um sich als einer zu fühlen, der als Mensch gelebt hat".

<u>LITERATUR</u>  (Fortsetzung von S.127)

(18) PIRO S. 1971. *Le tecniche della liberazione.* Feltrinellei ec. (I nuovi testi).

(19) BOIOLI F., ZANCHI A. 1982. *Dopo il manicomio.* Provincia di  Milano ed.

(20) De MARTIS D. 1981. Problèmes de la nouvelle organisation psychiatrique en Italie. *Rev. Prat. de Psychol. de la vie soc. et d'Hyg. Ment. 2,* 57.

(21) CALVARUSO C., FRISANCO R., IZZO S. 1982. *Indagine CENSIS-CISAFF sull'attuazione della riforma psichiatrica e sul destino dei dimessi dagli ospedali psichiatrici.* Roma: Paoline.

(22) MISITI R. 1982. *Criteri di approccio alla valutazione del trattamento psichiatrico.* C.N.R. Progetto finalizzato di medicina preventiva: Quaderni di documentazione prevenzione malattie mentali, Il Pensiero Sci. Ed., Roma, pag.6.

(23) MASSIMINI F., CALEGARI P. 1979. *Il contesto normativo socioale.* Angeli Ed., Milano.

Friedr. Vieweg & Sohn Verlag, Braunschweig/Wiesbaden

(24) MILLER G.A., GALANTER E., PRIBRAM K. 1970. *Plans and structures of behaviour*. Holt, Reinehart and Windston, New York.

(25) Cultures et psychothérapies. 1982. *Annales de Psychother*. ESF. (Collection Sciences Humaines appliquées), Paris.

(26) CLOAK F.T. 1975. Is a Cultural Ethology Possible? *Human Ecology* 3, 3.

(27) RUYLE E.E. 1973. Genetic and Cultural Pools: some Suggestion for a Unified Theory of Biocultural Evolution. *Human Ecology* 1, 3.

(28) RUYLE E.E., CLOAK F.T., SLOBODKIN L.B., DURHAM W.H. 1977. The Adaptative Significance of Cultural Behaviour: Comments and Reply, *Human Ecology* 5, 10.

(29) *Sistema nacional unico de salud*. 1979. Ministerio de Salud, Managua.

(30) *Programa de salud mental*. 1980. Ministerio de Salud, Managua (texte polycopié).

(31) *Desarrollo de la salud mental*. 1982. Ministerio de Salud, Managua (Texte polycopié).

(32) LEVINSON D.J. 1950. In: ADORNO T.W. *The autoritarian personality*. New York: Harper and Bros.

(33) GOFFMAN E. 1971. *Asylums; Essays on the Social Situation of Mental Patients and other Immates*. New York: Anchor Books, Doubleday and Comp. Inc.

(34) SUSSER M.W., WATSON W. 1971. *Sociology in Medicine*. London: Oxford Univ. Press.

(35) DOBZHANSKY T. 1962. *Mankind evolving*. New Haven: Yale Univ. Press.

(36) HALLOWELL A.I. 1964. Hominid Evolution, Cultural Adaptation and Mental Disfunctioning. In: De REUK A.V.S., PORTER Rd. (ed.). *Transcultural Psychiatry*. London: Symp. J. & A. Churchill. Ciba Found.

(37) *Schizophrenia: an International Follow-up Study*. (WHO). 1979. New York: Wiley.

(38) WALLACE A.G.L. 1957. Anthropology and Psychiatry. In FREEDMAN A.M., KAPLAN A.I., *Comprehensive Textbook of Psychiatry*. Baltimore: Williams and Wilkins.

(39) LEIGHTON C.D. 1972. Cultural Determinants of Behaviour - a Neglected Area. *Am. J. Psychiat.* 128, 8:1003.

(40) BASTIDE R. *Introduction* à DEVEREUX, siehe (2).

(41) GENTIS R. 1977. *Traité de psychiatrie provisoire*. Paris: Maspero (Cahiers libres).

(42) Hektographierte Berichte von Dott. R. LOPEZ und R. TAMAGNO, sowie Artikel aus der nicaraguanischen Tagespresse.

Friedr. Vieweg & Sohn Verlag, Braunschweig/Wiesbaden

# Der soziokulturelle Ansatz der psychiatrischen Praxis in Fann*

## Momar Gueye**

### Einführung

Im Rahmen des psychiatrischen Dienstes hat die Einrichtung von
Fann für Westafrika Modellcharakter. Sie ruft schon lange die verschiedensten Kommentare hervor und liefert immer noch den Stoff für
zahlreiche Diskussionen.

Unser Vorhaben in den folgenden Zeilen will jedoch nicht auf dieses "Echo auf Fann" oder dieses "Image von Fann" eingehen, welches
die Neugier zahlreicher Professioneller aus dem Bereiche der seelischen Gesundheit wie überhaupt der Verhaltenswissenschaften angestachelt
hat. Wir wollen hier lediglich auf einige Aspekte unseres psychiatrischen Alltags in Fann näher eingehen, die in Beziehung zur soziokulturellen und zur ökonomischen Ordnung stehen. Unsere Überlegungen
können sicherlich nicht jegliche Subjektivität ausschalten, sind wir
doch selber Handelnde in diesem speziellen Milieu, das zum einen die
kranken Afrikaner, aber auch andererseits das europäische und afrikanische Gesundheitspersonal um- bzw. neu gruppiert.

Zuerst werden wir knapp das Aufeinandertreffen der sozio-kulturellen Besonderheiten der psychiatrischen Praxis in Fann beschreiben,
bevor wir die alltägliche Praxis selbst darstellen. Von der gegenwärtigen psychiatrischen Praxis in Fann sprechen zu wollen, verpflichtet uns aber auch, zum besseren Verständnis, zu einem kurzen historischen Exkurs über die psychiatrischen Dienste im Senegal überhaupt.

### Geschichtlicher Überblick

Vor der Epoche der Unabhängigkeit, also vor 1960, bestand der ganze psychiatrische Dienst im Senegal lediglich aus ein paar kleinen
Hütten, in denen die als "gefährlich" bezeichneten Kranken einge-
sperrt wurden - zum Beispiel auf Kap Manuel in Dakar -, sowie aus
einigen Hospitalbetten in den Allgemeinkrankenhäusern. Und die ersten
praktizierenden Ärzte, sämtlich  von Europa ausgewanderte Allgemein-
mediziner, sahen sich plötzlich mit sehr speziellen Aspekten der Pathologie in den Tropen im somatischen als auch im psychiatrischen
Bereiche konfrontiert. Die großen endemischen tropischen Seuchen bildeten den Schwerpunkt der ärztlichen Tätigkeit und der öffentlichen
Verwaltungen. Psychiater gab es nicht, und die große Mehrzahl der
Erkrankten wurden durch traditionelle Heiler behandelt, deren Kunst
und Können durch die jeweilige Gruppe, der diese angehörten, anerkannt waren.

Man glaubte, daß diese Heiler ein geheimes, unanfechtbares "Wissen" besäßen, das ihnen spontan eingegeben wurde oder das sie, viel
häufiger, während langer Lehrjahre bei einem bekannten Meister erwar-
ben. Ende der fünfziger Jahre wurde der neuropsychiatrische Dienst

---

*   Aus dem Französischen übersetzt von Ekkehard Schröder

**  zusammen mit L.d'Almeida und D. Sarr, Psychiatrische Klinik, C.H.U. Fann/Dakar

in Fann gegründet, und zwar konzipiert auf dem klassischen westlichen Modell des Asyls, aber angebunden an einen Spitalkomplex mit verschiedenen medizinischen Dienstleistungen (Infektionskrankheiten, Lungenerkrankungen, Leprologie, Neurochirurgie). Die europäischen Psychiater erhielten den Auftrag, sich der Ausbildung des afrikanischen Personals anzunehmen und darüberhinaus die laufenden Patienten zu behandeln. Sehr schnell tauchten Probleme in der Art und Weise der Diagnostik und der einzuschlagenden therapeutischen Marschrichtungen auf, wobei vor allem folgende Faktoren eine Rolle spielten:

- Die linguistische Barriere auf der Ebene der Kommunikation wurde alleine durch die Übersetzer gesteuert. So blieb es problematisch, wie man z.B. einige Konzepte und einige affektive und emotionale Varianten in die französische Sprache übersetzen soll.
- Somatische Faktoren und insbesondere Parasitenbefall und Ernährungsprobleme erforderten die hauptsächliche und vor allem ungeteilte Aufmerksamkeit.
- Auf der sozialen und psychologischen Ebene wurde mittlerweile unverzichtbar und klar, daß bei allen therapeutischen Vorgehensweisen, die erfolgreich sein sollten, die kulturellen Besonderheiten wie "Gruppendruck auf das Individuum", "Stellenwert der Frau" usw. berücksichtigt werden mußten.
- Schließlich stellte sich die Psychopathologie selbst in bestimmten Färbungen entsprechend der jeweiligen kulturellen Besonderheiten dar. Der Komplexitätsgrad der Symptomatologie stieg mit dem Maße des Einsatzes der Persönlichkeit des Kranken selbst bei der Analyse und der Interpretation dessen, was er aus seinen Symptomen besonders im Zusammenhang mit dem spezifischen familiären Milieu machte. So hielten etwa eine erhebliche Anzahl von Patienten ihre Krankheit für eine bösartige Handlung von außen, für einen aggressiven Akt mit dem Vorsatz der Rache oder der Bestrafung wegen eines Übertretens bestimmter sozialer Regeln.

Daher haben die ersten Psychiater, die unter solchen Umständen arbeiteten, auch diese Besonderheiten wahrgenommen, die ganz zwangsläufig auf die Ausübung ihrer Tätigkeit Einfluß nahmen und die zur Diskussion der Verbesserung der Erfolge einbezogen werden mußten. So hat sich auch Fann als Einrichtung langsam gewandelt. Zahlreiche multidisziplinäre Studien, deren Ergebnisse bis heute noch die therapeutischen Orientierungen in Fann kennzeichnen, wurden zügig durchgeführt: der Versuch, die geistige Störung aus der traditionellen Vorstellung und Erklärung heraus zu verstehen; die Beachtung traditioneller Gepflogenheiten, wie sie von Heilern vorgeschlagen werden, sowie der Versuch, einige Heiler mit einzubeziehen; das Studium der psychoaffektiven Entwicklung des Kindes, der traditionellen Erziehungsmethoden und der Beziehungen zwischen dem Individuum und seinem menschlichen Umfeld, aber auch der physischen Umwelt, in der es lebt.

Unter der Leitung von Professor Collomb in den Jahren 1959 bis 1978 befanden sich in diesen multidisziplinären Forscherteams Ethnologen, Krankenpfleger, Psychiater, Psychologen und Sozialarbeiter und haben einen optimalen Zugang zum Afrikaner in allen seinen Dimensionen erlaubt.

Heute erscheint Fann als eine Einrichtung, die von dieser speziellen Begegnung der beiden verschiedenen Kulturkreise geprägt ist, von denen jeder seine eigene Vorstellung und Erklärung der geistigen Störungen hat. Können nur diese beiden verschiedenen konzeptuellen Ebenen nebeneinander in sinnvoller und nutzbringender Weise leben?

## Der Einfluß der soziokulturellen Besonderheiten
## im psychiatrischen Dienst von Fann

**Auf der Ebene der Therapeuten:**

Es sollen hier nicht die Schwierigkeiten der europäischen Psychiater, die in Afrika arbeiten, diskutiert werden. Einige wurden bereits genannt. Was die afrikanischen Psychiater, Psychologen usw. angeht, so stellt ihnen ihre tägliche Arbeit eine ganze Reihe von Problemen und wirft mitunter beängstigende Fragen auf.

Sie gehören der sozialen Gruppe an, in der sie arbeiten und sind daher mehr oder weniger in den eigenen afrikanischen Kultur- und Wertvorstellungen verwurzelt. Auch teilen sie mehr oder weniger die gleichen traditionellen Vorstellungen und Überzeugungen von dem, was Krankheit ist. Man versteht sehr leicht die mißliche Lage, in der sie stecken; auf der rein persönlichen Ebene sollen sie die beiden verschiedenen Anteile miteinander in Einklang bringen, das Erlernen westlicher Konzepte und die erlebte persönliche Erfahrung als Afrikaner, und das gleiche spielt sich auf der Ebene ihrer täglichen Arbeit noch einmal ab. Daher stellen sich häufig vor jeder Therapie schwer lösbare Fragen: Soll man jetzt dem kranken Individuum zur Entwicklung einer eigenen Autonomie verhelfen, oder soll man ihm zureden, die Hauptwertvorstellungen  seiner Gruppe auf Kosten der eigenen individuellen Entfaltung zu akzeptieren? Welche Haltung soll man einnehmen, wenn der Patient und seine Familie in Übereinstimmung mit den traditionellen Erklärungen überzeugt sind, daß die Erkrankung auf eine übelwollende Handlung der Ahnen-Geister, auf menschenfressende Hexen oder auf den Einfluß des Maraboutismus zurückzuführen ist (1)? Wie soll man das Bedürfnis eines solchen Patienten nun unabhängig von der Psychiatrie einschätzen, wenn man genau weiß, daß das traditionelle System zugleich angemessene Therapien für jeden gegebenen Krankheitstypus anbietet?

**Auf der Ebene der Behandelten:**

Man kann ruhig sagen, daß die Gesamtheit der in Fann Behandelten bereits traditionelle Heiler konsultiert hat oder sich parallel behandeln läßt. Woher kommt dieser Wunsch, sich gleichzeitig auf zwei Dienstleistungssysteme zu stützen? Man kann eine psycho-soziologische Motivation feststellen, die an die transkulturelle Situation in unseren Gesellschaften gebunden ist. An dieser Schaltstelle zwischen der afrikanischen Tradition und dem von außen Herangetragenen  sind die sozialen Systeme voll im Wandel begriffen und zeigen tiefe Erschütterungen. Der Einzelne sucht hier seine kulturelle und soziale, somit auch "politische" Identität durch eine Bekräftigung der eigenen Wertvorstellungen, indem er dabei die neuen Werte zu integrieren versucht.

Parallel zu diesem doppelbödigen Verlangen des Patienten stellt sich auch das Problem, welchen Status der traditionelle Heiler selbst innehat.  Einige von ihnen ersuchen ziemlich oft den psychiatrischen Dienst, ihnen eine Bescheinigung auszustellen, die ihre Eignung oder Befugnis zur Behandlung und Pflege Geisteskranker bescheinigt. Was treibt sie an, wieder und wieder darum zu kämpfen? Ist ihr Status denn bedroht? Im traditionellen Milieu ist das Können der Heiler von der sozialen Gruppe, in der es sich entfaltet, anerkannt. Im heutigen

---

(1) Dies stellt ein System dar, in dem ein Einzelner einen Anderen unter Vermittlung einer dritten Person, Marabout genannt, Schaden zufügen kann. Der Marabout verfügt über gewisse Kräfte. Marabouts werden häufig auch die Lehrmeister im Islam genannt.

Friedr. Vieweg & Sohn Verlag, Braunschweig/Wiesbaden

System aber ist das Vertrauen in den Heiler durch all die anderen
Glaubenseinstellungen mehr oder weniger erschüttert. Dies wurde genau
von COLLOMB (1975) beschrieben, als er feststellte, daß die Macht der
Heiler "in dem Maße schwächer werde wie die Mythen, Riten und Werte,
die sie aufbauten und erhielten, langsam an Kraft verlören. Die Psychiatrie werde bald in Afrika modern, trotz des Widerstandes von einigen Einzelkämpfern, die sich weniger durch die Einkünfte als eben
durch die Weisheit und die Kenntnisse dieser Heiler begeistern lies-
sen".

Dieses auf verschiedenen Ebenen gespürte Grundübel hat die Praktiker angestachelt, ihre Praxis in der Institution besser und neu zu
überdenken und alternative Modelle für die Versorgungsbedürfnisse im
Rahmen der Psychohygiene aufzustellen. In allen Fällen schien es notwendig und unabdingbar geworden zu sein, sich von einigen traditionellen Praktikern inspirieren zu lassen. So kam es zum "psychiatrischen
Dorf" und zu den Versuchen der Sektorisierung durch einen verfügbaren am-
bulanten Hilfsdienst, um den Geisteskranken auf zwei grundlegenden
Ebenen entgegenzukommen:

1) Den Kranken nicht zu isolieren, d.h. ihn nicht von den 'Nicht-Er-
krankten' der Familie, der Ethnie und seinem gewöhnlichen Lebensrah-
men zu trennen.

2) Den Kranken an der Gemeinschaft des therapeutischen Unternehmens
ebenso voll teilnehmen zu lassen, wie die Angestellten der Basisgesundheitsdienste, und dies auch im Hinblick auf die Seltenheit spezialisierten Personals.

Wir können diese allgemeinen Betrachtungen nicht schließen, ohne
Stellung zur Ausbildung des spezialisierten psychiatrischen Personals
zu nehmen. Oft hat man von einem Motivationsmangel für die Psychiatrie seitens des Gesundheitspersonals gesprochen, seien es Pfleger,
Sozialarbeiter oder Ärzte. Man kann wohl leicht verschiedene, z.B.
finanzielle und andere Gründe finden. Dennoch scheinen aber auch gewisse soziokulturelle Aspekte eine Rolle zu spielen. Die Psychiatrie
wird in den volkstümlichen Anschauungen für den Ort gehalten, wo die
bösen Mächte sich treffen. Sollte man sich nicht eher ihrer entziehen? Auch gibt es zahlreiche Heiler, die behaupten, daß es keineswegs gefahrlos sei, sich mit den Geisteskrankheiten zu beschäftigen.
Sie behaupten, es sei notwendig, wenigstens einen gewissen "Dek-
kungsschutz" zu haben, um der Umkehr der bösen Kräfte gegen den Therapeuten selbst zu entkommen.

Heute zeichnen sich in Fann aber mit der Eröffnung einer umschrie-
benen Assistenzarztzeit und der Möglichkeit für ein spezielles Ab-
gangszeugnis im Fach Psychiatrie für afrikanische Studenten einige
Anreize zur psychiatrischen Tätigkeit ab. Die soziale Weiterentwicklung und das Ansteigen der Ärztezahl mögen hier auch eine wichtige
Rolle spielen.

## Der Alltag in Fann

Zwei wesentliche Ebenen, die psychologische und die sozialpsychologische, erlauben es, im Senegal die kulturellen Besonderheiten der
Geisteskrankheit zu spezifizieren, die nicht von einem Individuum,
sondern in einem Kollektiv erlebt und durchlebt werden. Ebenso nehmen die Strategien, den Patienten in die Institution von Fann aufzunehmen und zu behandeln, auf diese Ebenen Bezug. Sie versuchen, sich
diesen über das individuelle und kollektive Verhaftetsein an alle
Dinge, die das Erlebnisfeld determinieren (der Andere, die Ahnen), zu
nähern. Andererseits beachten sie die traditionelle Bestimmung des

sozialen Charakters der Krankheit und der anerkannten Wirksamkeit
dieser Vorstellungssysteme. Zusammengefaßt: Sie bringen die Strukturen der Institution zum Ausdruck sowie die soziokulturellen der
*Begleitperson* und des *pinth*. 1968 ist die Institution *Begleitperson*
definitiv gegründet worden und ab 1972 für jede Einweisung verbind-
lich. *Pinth* stammt aus dem Wolof und bezeichnet wörtlich den 'Pala-
verbaum'! Die Begleitperson (accompagnant) besteht aus einem Familienmitglied oder einer nahestehenden Person, die den Kranken vom
Moment der Hospitalisierung an begleitet, und wurde durch das Vorgehen einiger Heiler angeregt. Im Senegal lebt in den Dörfern der traditionellen Heiler, wie z.B. in Mawa in der Casamance, der Kranke
mit einem oder mehreren Familienmitgliedern zusammen. Ein Heiler erklärt das so: Es gibt keinen speziellen Status für einen Verrückten,
aber für den, der auf den Besessenen aufpaßt, daher ist er immer unter Aufsicht und findet Unterstützung. Sollte er, wie zuweilen be-
obachtbar, nicht genesen, so, weil ihn die Familie im Stich gelassen
hat, er alleine ist und die Einsamkeit seine Verrücktheit im Exil be-
läßt (vgl. 4).

Durch solche Technik versucht die psychiatrische Institution verschiedene Ziele zu erreichen: Eine bestimmte Anzahl der "nicht erkrankten" Bevölkerung wird inmitten der Hospitalgruppe behalten, was
gemeinsame Aktionen fördert, so die gemeinsam hergestellten und ein-
genommenen Mahlzeiten, Spiele, Tänze, gemeinsames Werken (Färberei,
Malen), gemeinsame Teestunden usw., es wird eine ununterbrochene Verbindung zwischen dem Kranken und seiner Familie aufrechterhalten;
die Familie selbst wird im Bereiche der Psychohygiene belehrt, um
später gegenüber dem Patienten ungünstige Verhaltensweisen zu vermeiden; der Kontakt zwischen Kranken und Pflegern wird erleichtert;
dem Kranken kann in seinen Alltagsbedürfnissen geholfen werden; die
Arbeit des Teams wird ergänzt und abgerundet. All dies ermöglicht,
die Isolierung des Kranken zu verhindern, die den Rückzug fördern
würde.

Solches Vorgehen konnte dank der vorhandenen traditionellen sene-
galesischen Familienstruktur und der gegebenen sozioökonomischen Bedingungen  institutionell verankert werden. Im Endeffekt bildete
sich eine Art "erweiterter Familie", wo unter gleichen Rahmenbedin-
gungen nicht nur Vater, Mutter und Kinder, sondern auch Großeltern,
Vettern, Basen, Neffen usw. sich wieder formieren können. Dieser Familienverbund wurde der Autorität eines 'Familienvorstandes' an Vaters
Stelle unterstellt, die verschiedenen Mitglieder sind durch solidarische Bande und die gegenseitige Unterstützung miteinander verbunden. So war es unter solchen Bedingungen nicht schwierig, die Gegenwart eines Familienmitglieds während der ganzen Behandlungsdauer im
Hospital zu gewährleisten. Diese Grundhaltung wurde durch einzelne
traditionelle Begriffe über die Geisteskrankheiten erleichtert. Unter diesen konnte sich solch ein Familienverbund voll angesprochen
fühlen, denn die Krankheit wurde so zu einem Ausdruck der Übertre-
tung von bestimmten Regeln.

Mit der sozialen Entwicklung zeigt sich allerdings eine Tendenz,
daß der Typ dieser 'erweiterten Familien' zu schwinden beginnt, daß
die Glaubensvorstellungen weniger tragfähig werden, und die Lohnarbeit
eine Kürzung der verfügbaren Zeit mit sich bringt. Parallel zu dieser Entwicklung kann man beobachten, daß es mitunter schwierig wird,
die Gegenwart einer Begleitperson zu gewährleisten, besonders bei
stark urbanisierten Familien. Dies zeigt zugleich eine zunehmende Zu-
rückweisung der Kranken, die den Platz, den sie in der familiären
Gruppe einnahmen, verlieren.

GBIKPI (4) hat scharfsinnig die unvorhergesehenen Auswirkungen
dieser Vorgehensweise auf der Ebene der Verwaltung, des die Familien
betreuenden Personals und auch auf der der Begleitperson analysiert.
Seit einem Dutzend Jahren fordert die institutionalisierte Begleitperson zu einem Überdenken heraus und sie auf die Rückwirkung auf die
Familiendynamik hin zu untersuchen. Diese Beziehungsdynamik kann auf
der Ebene des *pinth* betrachtet werden, also des anderen Versuches,
eine traditionelle Einrichtung zu institutionalisieren.

*Pinth* bezeichnet im Wolof Zusammenkunft, Versammlung. Nach dem
Bilde des traditionellen afrikanischen Dorfes hat jeder Aufnahme-
dienst einen Palaverort unter der Führung eines 'Dorfchefs', der
von den Kranken gewählt wird. Der *pinth* ist eine Versammlung, in
der jeder das Recht und die Pflicht hat, das Wort zu ergreifen. Er
wurde um 1963 in Fann verankert und beruht auf drei Forderungen:

1) Die Dienstleistung ist die eines Dorfes, das von den Kranken selbst
gestaltet und verwaltet wird, 2) alle Mitglieder sind gleich, 3) es
herrscht völlige Freiheit, sich auszudrücken und Beziehungen aufzunehmen. Der 'Dorfchef' ist in der Regel selbst ein stationärer Patient oder 'mal eine 'Begleitperson' oder ein Teammitglied. Alle nehmen an diesen Zusammenkünften teil: Kranke, Begleitpersonen, Pflege-
personal oder von außen angekommene Personen. Natürlich läuft nicht
alles so ideal, und DIA (3) unterstreicht, daß bestimmte Begleitum-
stände von diesem Ideal wegführen könnten. Der Redeverlauf auf dem
*pinth* wandelt sich in einen normativen Redeverlauf um. Die Autorität
erreicht nicht tatsächlich den Kranken, der 'Dorfchef' ist nur ein
fiktiver, denn Autorität hat nur der Arzt selber inne. Die Gleichheit ist Illusion, das Krankenhaus bleibt ein hierarchisiertes Milieu. Zusammengefaßt kann man aber sagen, daß, wenn diese Verfahrens-
weise sich an der "therapeutischen Gemeinschaft vom Therapiedorftyp"
orientiert, ihre permissive, verbindende und absichernde Seite sich
nicht der ihr innewohnenden strukturierenden Rolle widersetzt. So bleibt
sie gleichwohl ein therapeutischer Ort, ob es nun um die Krankheit
des einen oder anderen, um die Kranken oder die Nicht-Kranken geht;
wo Krankheit an Raum verliert, wird sie weniger beängstigend. Alle
diese therapeutischen Institutionen schließen einen Gebrauch psycho-
troper Medikamente nicht aus. Die medikamentöse Verordnung baut auf
die Mitarbeit von Patient und Familie auf, die den Arzt gemeinsam
in einem psychosozialen Klima konsultieren, die eben die Arzt-Patien-
ten-Beziehung kennzeichnet. Der Arzt seinerseits führt oft eine Konsultation, aus Angst zu enttäuschen, mit einer medikamentösen Ver-
schreibung durch. Spielt er dabei nicht auch eine ebenso magische
Rolle durch seine Kenntnisse und die Verschreibungsbefugnis?

An dieser Stelle müssen die Grenzen der medikamentösen Verordnung
in bezug auf die finanziellen Engpässen der Leute unterstrichen werden, aber auch die Begrenztheit der regelmäßigen klinischen Überwachung externer Patienten seitens der medizinisch dafür verantwortlichen Unterabteilungen. Und schließlich sind auch in Fann nur vergleichsweise wenige pharmazeutische Spezifika aus Etatgründen verfügbar.

Letztendlich müssen wir auf die vergleichsweise Seltenheit von alten
Patienten in unserem hospitalisierten Krankengut hinweisen. Diese
werden mehrheitlich bei externen Diensten gesehen und überwacht,
denn es gibt im Senegal weder Heime noch gerontologische Einrichtungen. Sicher ist es auch richtig, daß in unserer Gesellschaft die Alten einen gewissen Status innehaben, der ihnen Respekt und mitunter
auch Verehrung verschafft. So bleibt der alte Mensch wohl in seinem Milieu eingebettet, als einer, der nicht mit Ratschlägen für die Nachkommen spart.

Diese gute soziale Behütung des Alten ermöglicht es oft, daß er ambulant versorgt werden kann.

## Schlußbetrachtung

Die Psychiatrie von Fann hat sich im Sinne einer therapeutischen Gemeinschaft entwickelt, indem sie verschiedene Verfahrensweisen eingeführt hat, die aus dem traditionellen sozio-kulturellen Umfeld angeregt wurden.

Dieser Integrationsversuch vollzog sich ohne allzu große Schwierigkeiten in dem Maße, wie diese Verfahren mit der traditionellen Art und Weise des Denkens und den Vorstellungen über Geisteskrankheiten in unseren Gesellschaften übereinstimmte. Dennoch erheben sich auch in dieser speziellen Form der psychiatrischen Praxis eine Anzahl von Problemen neben den durchaus positiven Aspekten. Tatsächlich bringt die schnelle soziale Fortentwicklung Verhaltensänderungen mit sich und Veränderungen im Umgang mit den traditionellen Denkgewohnheiten. Manche traditionellen Werte sind in diesem Zusammenhang ziemlich abrupt ersetzt worden. Die westlichen Errungenschaften und die Erfordernisse der sozioökonomischen Entwicklung verändern die bisherigen Lebensgewohnheiten und begünstigen den Wettbewerbsgeist zuungunsten der Solidarität im Familienverbund. Dies erklärt auch die doppelbödige Position der Therapeuten (traditionelle Heiler und Psychiater), aber auch die Wünsche und Forderungen der Kranken und der Familien. Um unseren Alltag an diese soziale Entwicklung weiterhin anzupassen, sind uns Forschungswege eröffnet worden.

**LITERATUR**

(1) COLLOMB H. et ZEMPLENT A. *Psychodrame et Ndoep, rite de possession chez les Lebou et Wolof du Sénégal.* Ier congrè International de Psychodrame, Paris 31-8 au 3-9-1964.

(2) COLLOMB H. et PRENEUF C. 1969. Ndoep et Psychodrame. *Bulletin Psychol.* 285, XXIII 13-16:745-749.

(3) DIA A. 1976. Une communauté thérapeutique: le pinth de Fann. *Afr. J. Psychiat.* II, 1:147-151.

(4) GBIKPI P. et AUGUIN R. 1978. Evolution d'une pratique institutionnelle à Fann: l'admission d'un accompagnant du malade à l'hôpital. *Psychopath. Afr.* XIV.

(5) GUEYE M. *Utilisation pratique de la chimiothérapie en Psychiatrie Africaine (Expérience Sénégalaise).* Mémoire pour le C.E.S. de Psychiatrie Université Dakar, NQ.10, 1978, 88 pages.

(6) -- et HALLE A. *Aspects particuliers de la Psychiatrie en Afrique: Rencontre de 2 systèmes de soins.* Ier Séminaire Interculturel H. COLLOMB, Nice 27-29 Oct. 1980.

(7) LEGUERINEL M. et DELBARD B. 1966. Dynamique de groupe en milieu africain. Réflexions et problèmes à propos de 2 expériences. *Psychopath. Afr.* II:77-106.

(8) TOURAME G. *Une communauté thérapeutique. La vie d'un service de Femmes (Clinique Moussa. Dicp. CHU de Dakar).* Mémoire pour le C.E.S. de Psychiatrie, Dakar 1973, 79 pages.

(9) ZELDINE G. 1981. Un témoignage sur Fann. *Evol. Psych.* 40, Fasc. 1:133-153. (Privat Edit.).

Friedr. Vieweg & Sohn Verlag, Braunschweig/Wiesbaden

# III.
# Beiträge zur Ethnomedizin

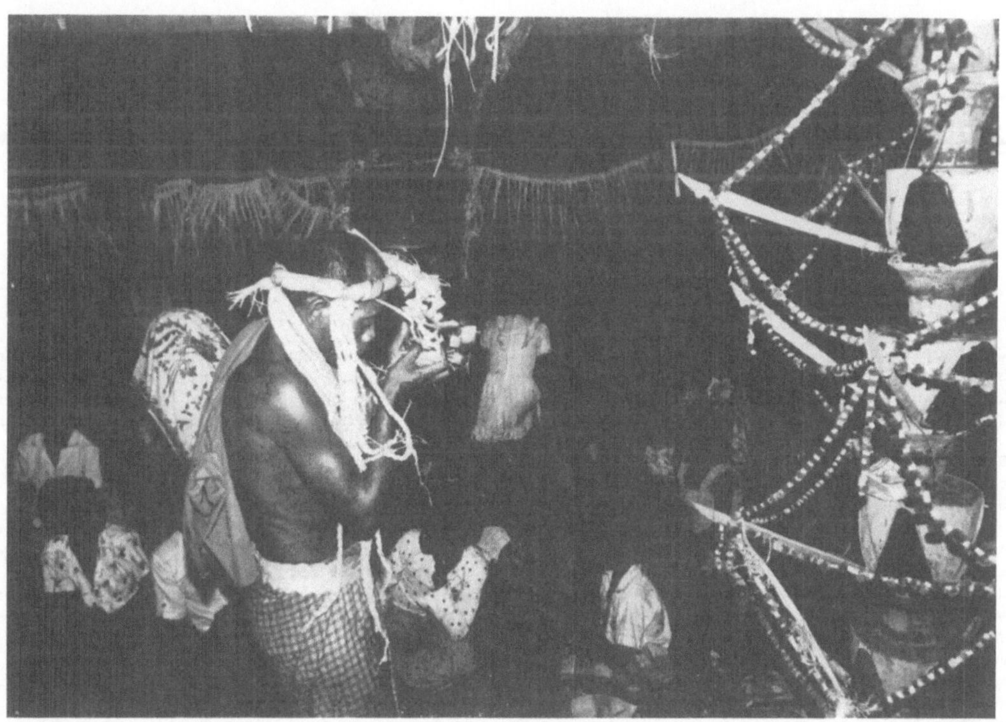


Friedr. Vieweg & Sohn Verlag, Braunschweig/Wiesbaden

Zur Vorderseite:    "Einen Lebensbaum für Professor Devereux"
Kurzbeschreibung einer Geburtsvorbereitung im Dschungel     Hans Kalipke

Ein Lebensbaum wird bei dem auf Sumatra lebenden Volk der Sakai nur zur Geburt eines Häuptlingskindes errichtet. (Ich habe nicht gefragt, ob er auch einem weißem Häuptling - dem Ehrenmitglied der Arbeitsgemeinschaft Ethnomedizin, aus Anlaß seines 75. Geburtstages und nur als Abbildung - überreicht werden darf; aber ich bin sicher, meine sakaischen Freunde würden freudig zustimmen). Am Morgen bringen die Männer einen etwa 3,5o m langen, gleichmäßig gewachsenen, schon von der Baumrinde befreiten, weißen Stamm. Doga beginnt sofort, nach Augenmaß mit Holzkohle den Stamm in sieben, nach einem Ende zu sich verkleinernde Segmente einzuteilen und anschließend diese durch tiefe, gleichmäßig um den Stamm laufende Einkerbungen mit dem großen Messer, dem Parag, deutlich voneinander abzuheben. Diese Arbeit dauert bis etwa 13.00 Uhr. Der Vorplatz ist mit großen und kleinen Holzspänen übersät. Für die nun beginnende Feinarbeit wird der  Stamm wegen der zunehmenden Mittagshitze mit vereinten Kräften ins Haus transportiert. Auf jedem der sieben Segmente, oder genauer Stockwerke, wird nun eine vierblättrige Lotosblüte mit Holzkohle skizziert und dann mit dem Messer herausgearbeitet. Unterhalb dieser, jeweils ein Stockwerk umringenden Blüten  wird ein Ring eingekerbt. An dieser Arbeit beteiligen sich auch andere Männer.

Die Blüten werden jeweils  im Verhältnis zum nächsten Stockwerk versetzt herausgearbeitet. Lotosblüten genießen in weiten Teilen Südostasiens erhebliche Bedeutung. Ist sie doch in der Lage, im Sumpf, also dem Inbegriff des schlechtweg Üblen, in voller Schönheit sich zu entwickeln, oder anders gesagt, aus dem Sumpf zum Lichte aufzusteigen. Die Lotosblüten werden im Wechsel rot und schwarz bemalt und der Untergrund weiß. Da ich in Indonesien oft weiße und rote, nie aber schwarze Lotosblüten gesehen habe, andererseits die schwarze Farbe den Sumpf, jedenfalls aus meiner westlichen Sicht, besser symbolisieren würde  als die weiße, vermute ich, daß hier ein Fehler vorliegt. Die Frauen und Mädchen haben in der Zwischenzeit neben den üblichen Vorbereitungen einige tausend rosarote Blüten auf lange Ratan-Schnüre gezogen und weit mehr Kerzen als zu anderen Festen üblich  hergestellt. In jedes der sieben Stockwerke werden jeweils vier lange, dolchartige Messer eingesetzt. Die Frauen dekorieren die Blütenketten über die wie Arme aus dem Stamm herausragenden Dolche. Auf die Spitze jedes Dolches wird eine Kerze gesetzt. Damit ist PUAN SALEH TUJUH TERLENGKAT, der Lebensbaum, vor dem die Schamanen sich in Trance tanzen werden, um dann am Stamm entlang senkrecht zu den Geistern aufzusteigen, rechtzeitig zum Fest geschmückt.

Friedr. Vieweg & Sohn Verlag, Braunschweig/Wiesbaden

# Schwangerschaft und Geburt bei den Sakai auf Sumatra*

## Hans Kalipke

Sieben Tage, bevor eine Frau schwanger wird, trägt ihr Mann einen Lichtschein auf der Stirn, und er (!) hat das Bedürfnis, Saures zu essen. Wenn dieser Lichtschein nach unten fällt, wird er zu Sperma, und dies bedeutet zugleich, daß die Frau schwanger geworden ist. Auch alle männlichen Tiere tragen, so sagt man  - wenngleich die meisten Menschen dies nicht sehen -, einen solchen Lichtglanz sieben Tage, bevor sie ihre Partnerin begatten, auf ihrer Stirn.

Erstes sicheres Anzeichen einer Schwangerschaft ist die ausbleibende Menstruation. Von nun an entwickeln einige Frauen besondere Eßgelüste, z.B. auf Sand oder Erde, aber auch auf Katzenkot, ungekochtes Fleisch oder Fisch und neuerdings auf Asphaltplacken. Tatsächlich, so wird gesagt, möchte nicht eigentlich die werdende Mutter, sondern ihr ungeborenes Kind diese ungewöhnlichen Mahlzeiten speisen. Es gilt als sicher, daß ein Kind, welches sich derartiges wünscht, später sehr dreist werden wird.

Im siebten Monat wird der *Bidat* (Hebamme) vom Ehemann die Schwangerschaft angezeigt und diese um Hilfe gebeten. Die *Bidat* untersucht, d.h. befühlt nun den Leib der Mutter und schiebt das Kind, falls es falsch liegt, in die richtige Lage. Ist nach den Berechnungen der *Bidat* der Zeitpunkt der Geburt nahegerückt, so quartiert sie sich (manchmal mit Mann und Kindern) bei ihrer Patientin ein, falls diese nicht in nächster Nachbarschaft wohnt. Ist die *Bidat* schon zu alt, um weite Wegstrecken gehen zu können, oder hat diese gleichzeitig zwei Frauen zu betreuen, müssen sich die Schwangeren (samt Familie) zur *Bidat* auf den Weg machen, um dann in deren Haus zu gebären.

Wenn ich auch selbst keine einzige Geburt miterlebt habe, so konnte ich doch im Laufe von fünf Jahren eine so große Fülle von Informationen sammeln, daß ich glaube, einen weitgehend zutreffenden Bericht über die Tätigkeit einer *Bidat* und ihrer Helfer geben zu können.

Zunächst schabt die *Bidat* einige kleine Holzspäne von der aus dem Haus führenden Leiter, übergießt diese mit Wasser, rührt gründlich um und gibt dann, nachdem sich die Holzspäne wieder am Boden abgesetzt haben, das Wasser der Patientin zu trinken. Dieses begünstigt die Geburt, weil die Treppe - von der Patientin aus gesehen - nach draußen führt. In den gleichen Zusammenhang gehört, daß im Hause alle Gefäße, neuerdings - soweit schon vorhanden - auch die Fenster, geöffnet werden und anschließend ein Schlüssel mit Wasser übergossen und dieses Wasser ebenfalls von der Patientin getrunken wird. Nun werden alle vorhandenen Tücher auseinandergefaltet, so wie sich ja später das zusammengerollte Kind auseinanderfalten wird. Mit den Tüchern wird im Haus, das immer nur aus einem einzigen Raum besteht,

---

* Anders als in Malaysia, wo seit geraumer Zeit die Bezeichnung "Sakai" für ein Naturvolk offiziell verpönt ist, und wo sich auch kein Naturvolk zu diesem diskriminierend empfundenen Stammennamen bekennt, wird im benachbarten Sumatra ein Stamm amtlich und auch nach dessen eigenem Selbstverständnis mit dem Namen "Sakai" bezeichnet. Dies berührt nicht das Problem, daß der  Sakai-Stamm, wie auch andere benachbarte Naturvölker, von den sogenannten höherstehenden, umliegenden Völkern verachtet wird.

Friedr. Vieweg & Sohn Verlag, Braunschweig/Wiesbaden

eine große Ecke abgeteilt. Der so entstandene Raum darf - mit Ausnahme eines Medizinmannes - nur von Frauen und Mädchen betreten werden.
Nun öffnet die *Bidat* ihre Haare und eventuell auch ihre Bluse. Die
Schwangere und oft auch alle anderen anwesenden Frauen folgen dem
Vorbild der *Bidat*. Die kleinen Kinder helfen ebenfalls auf ihre Weise mit, eine schnelle Geburt zu bewirken, indem sie, so schnell es
ihnen möglich ist, auf der Dorfstraße hin- und herlaufen. Nunmehr
wird die *Bidat*, soweit sie über einen Hirsch-Fötus verfügt, diesen
in Wasser legen und nach etwa einer halben Stunde das Wasser der
Schwangeren zu trinken geben, um eine schnelle Geburt zu bewirken.
(Hirsche gelten als sehr schnelle Tiere; Hirschföten werden unmittelbar, nachdem sie der Hirschkuh entnommen worden sind, in der Sonne ge-
trocknet und sind dann jahrelang haltbar).

Sollten trotz all dieser, die Geburt begünstigenden Maßnahmen
wider Erwarten Schwierigkeiten auftreten, wird die *Bidat* nach frei-
em Ermessen eventuell einen *Dukut* hinzuziehen. Dieser gibt, je nach
Einschätzung der Situation, der Patientin erneut Wasser, in dem ein
Schlüssel gelegen hat, zu trinken oder *Sirih* mit *Pinang*-Früchten
oder *Kunyit* zu essen. In allen Fällen werden diese Gaben aber zunächst durch einen unhörbar gemurmelten Spruch wirksam gemacht. Ein
solcher magischer Spruch lautet:

Ja, ja, unser Gott
Wir beten, wir bitten,
Wir trinken,
Medizin vom starken Wasser.
Sie dringt ein in den Menschen,
Der gebären möchte.
So schnell, so kräftig, wie der Hirsch
springt,

So kräftig wird das Kind seinen Platz
verlassen,
Seine Wohnung im Bauch seiner Mutter,
Damit es sehr schnell zur Welt kommt.
Wir erbitten von Gott,
Damit bewilligt wird unsere Bitte,
Von meinem Gott.

Jetzt wird ein Hirschknochen in Wasser gelegt und dieses anschlies-
send der Schwangeren zu trinken gegeben. Nunmehr legt der *Dukut* den
Hirschknochen auf beide Knie der Patientin und murmelt: "Eins, zwei,
drei, vier, fünf, sechs, sieben, so schnell wie der Hirsch springt,
so schnell wird das Kind geboren!" Sollten - aber dies gilt nur für
Erstgebärende, noch immer Schwierigkeiten auftreten, fordert der
*Dukut* den künftigen Vater auf, sein Glied in einer mit Wasser gefüll-
ten Kokosnußschale hin- und herzubewegen. Diese Zeremonie heißt *Paku
Belanda* (=holländischer Nagel; die holländischen Kolonialherren galten als sehr potent). Das Wasser wird der  Gebärenden - ohne das diese oder irgendein anderes Stammesmitglied Kenntnis über dessen besondere Preparation erlangt - zum Trinken gereicht.

Falls noch immer kein Erfolg eintritt, so ist die 'Tür' zweifellos mittels Magie verschlossen worden. In diesem besonderen Fall
wird der behandelnde *Dukut* einen besonderen, großen *Dukut* zu Hilfe
rufen, der diese  zu öffnen weiß. Ein solcher großer *Dukut*, der wegen der Wegeverhältnisse frühestens nach ein oder zwei Tagen ein-
trifft, hat immer und fast immer sehr schnell Erfolg. Zunächst schlägt
er von einem Beil den oberen Teil des hölzernen Griffes ab und schärft
diesen (Beilgriff heißt *podah*. Die Schildkröte, die, um die Tür zu
verschließen, getötet wurde, heißt *kura kura podah dado!*). Nunmehr
wird das abgeschlagene Griffende umgekehrt mit voller Wucht zwischen
die drei Herdsteine gerammt. Dabei murmelt der *Dukut*:

Ich steche nicht zwischen die Herdsteine;
Ich öffne das Schloß von Hantu, Setan,
Jin poi, Deo mambang (vier Gruppen von Geistern)
Für das Kind der Menschheit.

Unmittelbar vor der Geburt ergreift der *Dukut* eine der als Wasserbe-
hälter üblichen gefüllte *Labu* und murmelt:

<table>
<tr><td>

Öffne dich, lockere dich,<br>
Bewohne nicht mehr<br>
Sieben Stück Eisen, sieben Stück,<br>
Im Meer des Magens,

</td><td>

Gleiten, fließen,<br>
Um so mehr im Zelt,<br>
Des Kindes der Menschheit.

</td></tr>
</table>

Offenkundig soll das Kind, wie Eisen, das als Inbegriff des Schweren und Starken gilt, nach unten gleiten. Das Griffende wird nun wieder herausgezogen und 'für eine Zigarrettenlänge' in Wasser gelegt, damit die Wesenskraft aus dem Beil herauskommt. Dieses Wasser wird der Gebärenden vom *Dukut* zum Trinken gereicht. Anschließend besprengt er mit dem Wasser aus der Kalebasse die Gebärende dreimal von Kopf bis zum Fuß. Nunmehr schlägt er unterhalb der Füße der Patientin so lange mit der *Labu* auf den Boden, bis diese zerbricht; dabei murmelt er: "Eins, zwei, drei, vier, fünf, sechs, sieben, wie die *Labu* zerbricht, so zerbricht das Haus des Kindes im Bauch". (Die *Bidat*, die die magischen Sprüche nicht kennt, versucht ihr Glück, indem sie lediglich die Kalebasse zerschlägt).

Schrecklich gefürchtet sind Frauen, die vor der Geburt in Fieber fallen und zu phantasieren beginnen; ist dies doch ein sicheres Zeichen, daß sie auf dem Wege sind, ein *Hantu Pontianak*, ein sehr gefürchteter Geist, zu werden. Solchen Frauen wachsen aus den Ellenbogen, den Schultern und anderen Körperteilen fingerlange Krallen. Ein solcher schrecklicher Fall, so wurde mir mit großem Nachdruck wiederholt erklärt, habe sich erst vor drei Jahren in einem Nachbarort fast ereignet. Die Krallen seien bereits einen Zentimeter aus dem Körper herausgewachsen gewesen. Nur mit Hilfe von zwei Medizinmännern sei die Frau gerettet worden. Während der Behandlung hätten die Krallen sich dann zurückgebildet. Dieser Fall ist mir mit grosser Eindringlichkeit von vielen Männern berichtet worden. Ich darf an dieser Stelle daran erinnern, daß kein Mann den abgeteilten Raum betreten darf, und deshalb keiner der Männer mit eigenen Augen sehen konnte, was er so eindringlich aus tiefer Überzeugung berichtete. Die *Bidat*, die ich nach ihrer Erfahrung mit *Hantu Pontianak* befragte, erzählte mir, sie habe in ihren fünfundzwanzig Berufsjahren noch nie einen solchen Fall erlebt.

Die empirischen Erfahrungen einer *Bidat* sind im Grunde genommen völlig irrelevant, weil sie ja nur deshalb die Wirkungen eines *Hantu Pontianak* nicht zu spüren bekommt, weil ein umsichtiger *Dukut* dies verhinderte.

Die *Hantu Pontianak* wollen die werdende Mutter zu ihresgleichen machen. Sie kommen manchmal zu Tausenden in der Gestalt von Fledermäusen. Damit die junge Mutter ein *Hantu Pontianak* wird, legen sie ihr ein Hemd an, das dann zu Flügeln wird. Wird die junge Mutter zu einem *Hantu Pontianak*, so geschieht der Hebamme und allen anderen bei der Geburt anwesenden Frauen das Gleiche. Um dies zu verhindern, darf die Hochschwangere niemals allein sein. Als zweite Maßnahme bringt der *Dukut* fünf dornenbesetzte *Pandan*-Blätter am oberen Ende des Taues an, das über der Schwangeren hängt, damit diese sich leicht hochziehen kann. Weitere sieben *Pandan*-Blätter befestigt der *Dukut* an der Tür. Die Fledermäuse (*Hantu Pontianak*) fürchten sich vor den Blättern, weil deren Dornen ihre Flügel zerstören könnten. Während der *Dukut* die Blätter anbringt, murmelt er unhörbar:

<table>
<tr><td>

*Pontianak*, du darfst nicht<br>
Das Hemd den Menschen anziehen.<br>
Ich spreche ein *Sangkal* gegen dich für<br>
Die sieben Stück und fünf *Pandang*-Blätter.<br>
Wenn du mein Gebot übertrittst,

</td><td>

Wirst Du von *Tuhan* verflucht.<br>
Dein Ursprung, aus dem du geworden bist,<br>
kleine weiße Fledermaus.<br>
Weiße Fledermaus daraus bist du geworden,<br>
Von meinem Lehrer bewilligt,<br>
Von mir scharf gemacht.

</td></tr>
</table>

Friedr. Vieweg & Sohn Verlag, Braunschweig/Wiesbaden

Falls die *Bidat* eine Helferin (*Tukag tulag*) hat, ist deren Aufgabe, das Kind 'von oben nach unten' zu drücken, während die *Bidat*
'unten' wartet. Nach der Geburt wird die Nabelschnur mit einem aus
Bambus geschnitzten Messer bis auf ein etwa handbreites Stück auf
einer Münze abgeschnitten. Anschließend wird durch ein in der Mitte
durchbohrtes, erhitztes Blatt das Endstück der Nabelschnur gezogen,
bis das Blatt den Körper des Neugeborenen berührt. Dieses Blatt wird täglich nach dem Baden des Babies gewechselt, bis die Nabelschnur von
selbst abfällt. Das Messer wird von der Hebamme nach der Geburt weggeworfen, es sei denn, ein erfahrener *Dukut* erbittet dieses, sowie
auch die Münze und etwas vom beim Abschneiden der Nabelschnur abgetropften Blut. Diese Utensilien  sind für eine Reihe sehr unterschiedlicher Zwecke von hohem Wert, wie ich an anderer Stelle beschreiben
werde.

Die *Tukag tulag* darf nach jeder der ersten drei Geburten, bei der
sie geholfen hat, die Mutter waschen und von der vierten Geburt an
das Kind. Dies geschieht neuerdings mit heißem, früher mit kaltem
Wasser. Anschließend wird das Baby einer Frau, selten sofort der Mutter, zum Stillen anvertraut. Damit die Nachgeburt herauskommt, wird
der jungen Mutter Wasser, in dem die Asche vom *Paponing*-Baum gelöst
ist, zum Trinken gereicht. Anschließend murmelt der *Dukut* einen weiteren magischen Spruch, der bewirken soll, daß *Ui*, das heißt die am
'Haus des Kindes' befestigte 'Kralle', sich vom Körper der Mutter
löst:

| | |
|---|---|
| Ich schlage kleines Unterholz links und rechts | Freigesetzt von Allah |
| Ich schlage bis zum Hügel | Freigesetzt von Muhammad |
| *Ui* frei, Haus des Kindes frei | Freigesetzt von Baginda Rasul Allah |
| *Ui* frei im menschlichen Körper | Von meinem Lehrer bewilligt |
| Von N.N. | Von mir scharf gemacht. |

Während der *Dukut* spricht, muß die Mutter, nachdem sie tief eingeatmet hat, mit geschlossenem Mund versuchen, die Luft herauszudrükken. Der *Dukut* sagt: "So, als wenn man seinen Kot herausdrücken will".

Das 'Haus des Kindes' oder auch der 'ältere Bruder', wie die Nachgeburt heißt, wird  nach gründlichem Waschen mit Zitronensaft, der
mit fein zerkleinertem, ungekochtem Reis vermischt ist, besprengt.
Dies geschieht mit Hilfe eines Büschels zusammengebundener Blätter
(*Tambag Tawa*). Nunmehr wickelt die *Bidat* das 'Haus des Kindes' in
ein weißes Tuch und übergibt es dem Vater, der es in eine neben der
Haustreppe ausgehobene Grube so bettet, daß es auf keinen Fall auf
die linke Seite zu liegen kommt, denn anderenfalls würde sein Kind
dumm werden. Anschließend werden in das Grab scharfe Gewürze wie
Pfeffer, Latoh und Angkoas geworfen, damit das Kind keine Bauchschmerzen bekommt. Tatsächlich sind solche scharfen Gewürze als 'Bakterien-
Killer', und damit als Vorbeugungsmittel gegen Bauchschmerzen weithin bekannt.

Nun wird die Grube unter alleiniger Benutzung der rechten Hand
wieder zugeschüttet. Wird beim Eingraben die linke Hand benutzt,
wird das Kind später nicht mit der rechten Hand essen wollen und auch
bei anderen Gelegenheiten die 'falsche', nämlich die linke Hand benutzen. Links von der Tür wird das 'Haus des Kindes' begraben, wenn
es von einem Mädchen stammt, und rechts von der Tür, wenn es von
einem Jungen stammt.

Kaum geboren, wird hier bereits eine Geschlechterrangfolge festgelegt, denn zweifelsfrei ist die linke, für Mädchen reservierte Position die negative. Bei den Sakai, aber auch bei anderen indonesischen Ethnien, ja fast in ganz Asien, gilt die linke Hand als die schmutzige, mit der weder gegessen, noch gespielt, noch ein Geschenk oder Geld überreicht werden darf. Auch bei uns Deutschen sind derartige Auffassungen noch nachweisbar: Die ungeliebten neuen Parteien wurden im Parlament in eine linke Position gesetzt, auch Redewendungen wie: linker Vogel, linke Tour, jemanden linken, weisen auf die negative Bedeutung hin. Umgekehrt wird 'rechts' und 'recht' oder 'richtig' aus gleicher sprachlicher Wurzel abgeleitet. Auf dem Grab wird drei Nächte lang eine Kerze brennen, damit das Kind im Leben keinen Kummer hat und wenig weint. Eine weitere Kerze wird sieben Nächte lang neben das Kind gestellt, damit es klug wird, klar denkt (damit sein Geist so hell leuchte, wie die Kerze). Sagt man nicht auch bei uns, "Er ist eine große Leuchte" oder "Das ist einleuchtend"?

Die Kerze hat aber noch eine zweite wichtige Funktion, sie soll böse Geister fernhalten, die die junge Mutter essen möchten. Aus dem gleichen Grunde wird neben die Kerze eine Waldzwiebel gelegt. Besonders gefürchtet ist der *Kecindae*-Geist, der die Mutter und ihr Kind töten will. Der *Kecindae*-Geist trägt einen Kopf, der aussieht wie der einer Schlange oder eines Huhnes, während sein Körper immer einem weißen Huhn gleicht und er gackert auch wie ein Huhn. Er wohnt im Sumpf und trinkt Blut der Gebärenden (aber auch Durchfall). Wenn ein Haus in Sumpf oder Tümpelnähe gebaut wird, muß, um den *Hantu Kecindae* fernzuhalten, an den vier Ecken des Hauses, oder jedenfalls zwischen Tümpel und Haus, *Keladi hitam* gepflanzt werden. Da dieses Gewächs nur in Wassernähe gedeiht, stößt ein aus Anlaß einer Geburt zu Hilfe gerufener *Dukut*, falls kein *Keladi hitam* gepflanzt worden ist, zur Abwehr von *Hantu Kecindae* unter dem Haus, etwa an dem Punkt, an dem eventuell Blut der Gebärenden herablaufen könnte, eine Messerklinge ohne Griff, auf die er einen Menschen gemalt hat, in den Boden. Diese Klinge bleibt bis zum siebten Tag nach der Geburt an diesem Ort. Danach bildet der *Hantu Kecindae* für die junge Mutter keine Gefahr mehr. (Die gleiche Zeremonie wird auch für Durchfallkranke vollführt). Der *Hantu Kecindae* wird vom *Dukut*, wenn dieser von ihm Hilfe erbittet - darauf komme ich an anderer Stelle zurück - nicht *Hantu Kecindae* genannt, sondern *Burung cindai terbag* (fliegender Cindai-Vogel).

Während die Mutter vor der Geburt keinerlei Ver- oder Gebotsvorschriften - außer Alkoholabstinenz - zu beachten hat, ändert sich dieses nach der Geburt radikal. Zunächst muß sie, bis sie in der Lage ist, Ihr Kind selbst zu stillen, grüne, allerdings gekochte, Bananen essen. Darüber hinaus erhält sie fein zerriebenen, breiartig gekochten Reis und, soweit vorhanden, gekochten Fisch. Nicht erlaubt sind jedoch Fische, die Dornen tragen, sowie Fleisch und sämtliche scharfe Gewürze. Diese Verbotsvorschrift ist mindestens drei Tage einzuhalten. Sollte sich die junge Mutter danach noch krank fühlen, bleiben die Verbote erhalten, maximal bis zu vierzig Tagen. Ebensolange darf der Ehemann nicht mit seiner Frau auf der gleichen Matte schlafen. Das Baby liegt nachts zwischen den Eheleuten. Die ersten sieben Nächte dürfen Mutter und Kind kein Moskitonetz benutzen, damit das Kind leichter atmen kann. Es ist üblich, daß alle anderen, im gleichen Hause schlafenden Erwachsenen in dieser Zeit, um Solidarität zu beweisen, ebenfalls kein Moskitonetz aufspannen. Selbstverständlich habe ich mich diesem Brauch angeschlossen, obgleich mir mehrfach bedeutet wurde, ich brauchte dieses nicht zu tun.

Schon am dritten Tag darf die Mutter, sofern sie sich gesund genug fühlt, im Fluß baden. Sobald sie ihr Haus verläßt, das heißt die Erde berührt, dreht sie ihren rechten Fuß einmal um die eigene Achse. Dann nimmt sie ein wenig von der Erde, die am Fuß haften geblieben ist, und berührt mit dieser ihre Stirn. Auf diese Weise schützt

Friedr. Vieweg & Sohn Verlag, Braunschweig/Wiesbaden

sich die Mutter davor, als Folge der Geburt einen aufgedunsenen
(schweren) Körper zu bekommen. Männer vollziehen, wenn sie längere
Zeit (ca. zwei Wochen) ihr Haus, weil sie krank waren, nicht verlassen haben, die gleiche Prozedur. Sie bewirkt bei Männern, daß deren
Beine beim Gehen nicht mehr schwer sind. Zunächst wäscht die Mutter
sich mit einem Gemisch aus Wasser und Zitronensaft, und reibt dann
den Körper mit einer  aus fein geriebenem rohen Reis geformten Kugel ab. Anschließend wird ein Bad im Fluß genommen. In diesem Augenblick wird ein kleines, aus einem Bananenblatt geformtes Schiff (*Calokou*), welches etwas Asche, etwas gekochten Reis und eine kleine,
etwa drei Zentimeter hohe, brennende Kerze enthält, zu Wasser gelassen. Nunmehr wird das Kind gebadet. Wenn das Schiffchen (*Calokou*)
schwimmt, ist dies ein gutes Zeichen, sollte es jedoch untergehen,
wird das Kind in spätestens drei Monaten sterben.

Die Stillzeit beträgt im allgemeinen etwa zwei Jahre. Eine frühere Entwöhnung wird vorgenommen, wenn ein weiteres Kind erwartet
wird. Ich habe zwei Mütter beobachtet, die noch ihre jeweils etwa
fünf bis sechs Jahre alten Söhne stillten. Viele Frauen verfügen
über eine so starke Milchproduktion, daß manchmal die Milch in mehreren feinen Strahlen von selbst aus der Brustwarzenöffnung heraus-
schießt. Einige Frauen jedoch besitzen offensichtlich nicht genug
Milch. Es ist in solchen Fällen üblich - aber auch, wenn eine Mutter,
die über genug Milch verfügt - längere Zeit außer Hause ist, daß andere Frauen das Kind mit Milch versorgen. Kinder, die von derselben
Brust getrunken haben, dürfen später einander nicht heiraten.

Die *Bidat* hilft im Haushalt, bis ihre Patientin gesund ist. Dann
erst erhält sie ihr Honorar. Es besteht aus:
1) Einer Zitrone. Mit der Zitrone wird sie sich waschen, um allen
   Schmutz wegzuspülen.
2) Einem Gefäß (*Gantang*) voll mit nicht enthülstem Reis. Dieser wird
   auf einem großen Blatt offeriert. Auf dem Reis liegt
3) Eine  Kokosnuß, die mit einem Faden siebenmal umwickelt ist.
4) Ungekochtem Reis.
5) Einer *Tepak Sirih*.
6) Einer Kugel aus fein zerriebenem, mit Wasser vermischtem Reis,
   gleichfalls um den Körper zu reinigen.
7) Einem lebenden Hahn (kein Huhn!) und
8) neuerdings auch Geld, zur Zeit fünftausend Rupien (etwa fünfzehn
   Deutsche Mark).

Eine Helferin bekommt keinerlei Entschädigung; vielmehr ist es
ein Zeichen besonderen Wohlwollens, wenn die *Bidat* eine Helferin,
die ihr später Konkurrenz machen kann, akzeptiert.

Bleibt noch die Frage zu beantworten, wer das schwierige Amt einer
*Bidat* ausüben darf. Die Antwort, die ich von einer *Bidat* erhielt,
ist kurz: "Jeder". Ergänzend fügte sie hinzu: "Als Adids Mutter ein
Kind erwartete, war keine *Bidat* in der Nähe. Adids Vater bat mich
zu helfen. Ich war gezwungen, es zu versuchen, und weil es beim ersten mal gut ging, haben mich die Nachbarn immer wieder gerufen, und
so bin ich eine *Bidat* geworden". Es versteht sich, daß diese *Bidat*, bevor sie eine solche wurde, schon oft, wie andere Mädchen und Frauen ganz
selbstverständlich auch, eine andere *Bidat* bei ihren vielfältigen
Aufgaben beobachtet hatte. Erwähnenswert ist vielleicht, daß bei den
Sakai Drillinge, Vierlinge und Fünflinge auch vom Hörensagen völlig
unbekannt sind. Zwillinge soll es nach den Berichten der Alten früher schon gegeben haben.

<u>Nachtrag</u>

Ein erfahrener *Dukut* wird das Grab eines totgeborenen oder binnen Tagesfrist gestorbenen Kindes sieben Tage lang bewachen (lassen), weil die Gefahr besteht, daß ein *Ilomu*-Kenner dieses Kind zu mitternächtlicher Stunde wieder ausgräbt, um weitere *Ilomu* zu erlangen, daß heißt in diesem Fall, um noch stärker und tapferer und vor allem unverwundbar zu werden. Wer dies will, muß wie folgt vorgehen: Das Kind wird nachts ausgegraben, in den Arm genommen, am Rand des Grabes im Arm hin- und hergewiegt und währenddessen fünf- bis siebenmal gemurmelt:

> Ich wiege mein Kind,
> Wiege.
> Deine Magie,
>
> Gib  sie mir.
> Ich werde Dir Gutes geben.
> Öffne den Mund, streck die Zunge heraus.

Als Wirkung dieses magischen Spruches wird das Kind zu einem Geist; aber es verändert seine Gestalt nicht. Zunächst beginnt das Kind (der Geist) zu lachen, dann streckt es seine Zunge heraus. Es kommt jetzt darauf an, schnell ein Stück von der Zunge abzubeißen und das Blut abzulecken. Wenn dies nicht gelingt, muß ein wenig von der Spucke des Kindes geschluckt werden, der *Ilomu*-Suchende muß, sobald er die Zungenspitze oder wenigstens Blut oder Kindesspucke erbeutet hat, diese gemeinsam mit einem vorher zubereitetem Gemisch aus Sirih, Kreide, Jahe und schwarzem Pfeffer durchkauen und dann hinunterschlucken.

Nun wird ein Knochen des Kindes, z.B. ein Fingerknochen, abgetrennt und in ein Tuch geschlagen. Das Tuch wird am eigenen Rücken festgebunden. Der Träger eines solchen Tuches wird von keinem Tier, ob Biene oder Tiger, angegriffen. Der Leichnam wird nicht wieder eingegraben, sondern achtlos weggeworfen. Die so erworbene, nur wenigen Eingeweihten vertraute *Ilomu* gilt als ebenso stark, wie die allgemein bekannte und als stärkste *Ilomu* anerkannte *Ilomu tarak*, auf die ich an anderer Stelle ausführlich eingehen werde.

Ich will nicht verhehlen, daß ich, als der *Dukut* zu mitternächtlicher Stunde im fast dunklen Pfahlbau dicht vor mir hockend, seine Arme in wiegende Bewegungen versetzte, so als ob er ein Kind beruhigen wolle, dabei mit freundlicher Stimme die magische Formel sprechend und mit funkelnden Augen demonstrierend, wie in die Zunge des toten Kindes hineingebissen wird, einen Moment lang glaubte, er sei verrückt geworden. Ich befand mich in einem sonderbarem Zustand. Einerseits erkannte ich, und war darüber naturgemäß hoch beglückt, daß mir hier ein außerordentliches Geheimnis offenbart wurde, andererseits bemächtigte sich meiner, trotz nun schon fünfjähriger Erfahrung im Umgang mit *Dukuten* und Schamanen, ein Gefühl der Angst.

Der *Dukut* muß meine Erregung, wenngleich vermutlich falsch auslegend, gespürt haben. Er wiederholte die ganze Szene aufs neue, und dann packte er völlig unvermittelt meinen Arm, starrte mir in die Augen und flüsterte: "Weißt du - natürlich weißt du nicht - daß es keine stärkere *Ilomu* gibt. Nur noch ich, und nun Du beherrschen sie". Und dann, meinen Arm wieder loslassend: "Aber Du willst sie ja nicht benutzen. Du bist ja nur ein *Ilomu*-Suchender". Er meinte damit einen, der seine theoretisch erworbenen Erkenntnisse nicht praktisch anwendet.

**Friedr. Vieweg & Sohn Verlag, Braunschweig/Wiesbaden**

"Ja", sagte er weiter, "alle respektieren mich. Alle erbitten
Hilfe von mir, aber, sieh dir mein Haus an. Ich bin alt; ich habe
fünf kleine Kinder. Die drei verheirateten sind dumm und faul (Sakai sprechen extrem selten negativ über ihre Kinder), sie wollen
keine *Ilomu* und sie helfen mir nicht (materiell). Aber Du, Du brauchst
meine *Ilomu* nicht, Du bist reich, sehr reich. Aber Du hast damals
in Pekanbaru, als ich abreisen wollte, meine Tasche zum Bus getragen (wie ein Diener) und dich wie ein Schüler, als ich in den Bus
einstieg (und viele es hörten), bei mir bedankt. Du verstehst noch
wenig von meiner *Ilomu*, aber Du verstehst, wie schwierig es ist,
und Du willst sie (anders als meine Stammesgenossen), nicht, um sie
zu benutzen. Ich verstehe nicht, was Du mit meiner *Ilomu* machen
willst. Aber ich weiß, Du suchst sie."

Ich weiß natürlich nicht mit letzter Sicherheit, was diesen grossen alten Mann bewogen hat, mir dieses herausragende, besondere Geheimnis anzuvertrauen. Aber ich vermute, daß er sehr deutlich spürte,
daß ich ihn wegen seiner außerordentlich scharfen Beobachtungs- und
Analysierungsgabe, zum Beispiel blitzschnell zu erkennen, wer in
einem Konfliktfall der Schuldige ist, sehr bewunderte. Es muß diesem,
zweifellos hochintelligenten Menschen eine - wie ich glaube - starke
Befriedigung verschafft haben, einen Partner gefunden zu haben, der
seine außerordentlichen Fähigkeiten und Kenntnisse zu würdigen wußte.

Friedr. Vieweg & Sohn Verlag, Braunschweig/Wiesbaden

# Traditionelle Gebräuche um Schwangerschaft und Geburt auf den Philippinen

### Norbert Kohnen

Die *Igorot*-Bergstämme Nordluzons (Philippinen) zeigen auch heute
noch traditionelle Gebräuche in der Schwangerschaft und im prä- und
postnatalen Verhalten (eigene Beobachtungen 1981 und 1982), die dargestellt und mit älteren Berichten und anderen philippinischen volkstümlichen Riten um Schwangerschaft und Geburt verglichen werden sollen.

## 1. Pränatale Gebräuche

Die allgemeine Erfahrung, daß Schwangere und Frauen im Wochenbett,
sowie Neugeborene leicht erkranken, führt im magischen Denken zu der
Vorstellung, daß bösartige, Krankheit verursachende Geister und Dämonen mit besonderer Vorliebe schwangere Frauen und neugeborene Kinder befallen. In jeder Kultur hat es deswegen für die Zeit um Schwangerschaft und Geburt besondere Regeln gegeben, die Mutter und Kind
Schutz bieten sollen. Bei den *Igorot*-Bergstämmen Nordluzons (Philippinen) waren früher einige pränatale Gebräuche üblich, die Schwangere und deren Ehemänner zu befolgen hatten. So berichtet der Augusti-
nermönch Angel PEREZ (19o2): "Während der Schwangerschaft der Gattin
herrscht ziemlich allgemein der Brauch, daß der Gatte sich nicht die Haare schnei-
det, und da sie es für gewöhnlich ziemlich lang halten, so gelangt es bis auf die
Schultern oder besser bis auf den Rücken in den neun Monaten" (:97). Das in dieser Zeit noch gebräuchliche Verhalten des Ehemanns ist als eindeuti-
ges Zeichen eines pränatalen Maritalgebrauchs zu deuten. Weil post-
natale Riten fehlten, hatten die Igorot das gleiche Maritalverhalten
wie vorderindische Volksstämme (SCHMIDT 1955: 51). SCHADENBERG beschreibt 1888 folgendes: "In Banaue ... fand ich einen Brauch, der mich an
die Knotensprache erinnerte: Glaubt eine schwangere Frau, daß sie bald niederkom-
men wird, so präpariert der Mann ein Holz mit mehreren Abtheilungen; jede Abtheilung bedeutet einen männlichen und einen weiblichen Namen ihrer Wahl, jeden Tag,
den die Frau noch in der Schwangerschaft zubringt, wird eine Abtheilung des Hol-
zes umgebogen; kommt z.B. die Frau am fünften Tage nieder, so erhält das Kind
den Namen der fünften Abtheilung, verbleibt die Frau mehr Tage in der Schwangerschaft, als Abtheilungen gemacht wurden, so wird wieder von vorne angefangen"
(SCHADENBERG 1888). Eigene Befragungen bei den Igorot in den Provinzen
Benguet und Mountain Province zeigen, daß diese pränatalen Schwan-
gerschafts- und Maritalgebräuche nicht mehr üblich sind. Auch Speiseverbote während der Schwangerschaft bestehen nicht. Zwar wird ge-
salzenes Fleisch in Tontöpfen, Körben oder weiten Bambusgefäßen präpariert, doch dient diese Vorbereitung nur dazu, nach gut verlaufe-
ner Geburt die Familienangehörigen zu beköstigen.

In anderen Gebieten der Philippinen, besonders auf der Insel Mindanao, ist der Glaube weit verbreitet, daß Hexenwesen mit Vorliebe
Schwangere befallen und dadurch Krankheit für Mutter und Kind, ja
sogar ihren Tod verursachen können. Es heißt: "Hexen riechen Schwangere von weitem", weshalb es werdenden Müttern auf Mindanao verboten ist, abends allein auszugehen. Als Schutz gegen den Hexenangriff
schnüren sich Schwangere einen mit Öl (habak) getränkten Gürtel um
(DEMETRIO 197o: 239-245) oder sie tragen Abwehramulette. Auf Mindanao trifft man auch noch Speiseverbote für Schwangere an. Sie gründen auf Analogievorstellungen und Emanationsgedanken (KARUTZ). So

sollen keine Zwillingsfrüchte gegessen werden, weil sie Zwillings-
schwangerschaften verursachen. Schwangere dürfen von Zwillingsbana-
nen - wenn überhaupt - nur eine verzehren (allgemein auf Mindanao).
Allerdings sollen Bananen im allgemeinen gemieden werden, um nicht
dumme oder nichtsnützige Kinder zu gebären (Lanao des Sur). Zwillingsfrüchte müssen immer hinter dem Rücken der Schwangeren getrennt
werden, um Zwillingsgeburten in der Familie zu verhindern. Der Verzehr von ungelegten Eiern, die beim Schlachten von Hühnern zerbrochen werden, bedingen Kindsdeformitäten oder Kindstod (Pangasinan).
Schwarze, während der Geburt zu sich genommene Speisen rufen schwarze Babies hervor (Bukidnon, Mindanao) und der Verzehr von Ferkels-
ohren ohrlose Kinder (Iloilo, Panay). Andere Analogievorstellungen
sind, daß der Blick auf häßliche Bilder häßliche Kinder und das Um-
legen eines Schals die Nabelumschlingung des Kindes zur Folge haben
sollen (DEMETRIO 1970:206-279).

Berichtet BLUMENTRITT (1885) noch von den Tagalen, daß auch der
Vater "gewisse Regeln aus Rücksicht für seine Nachkommenschaft zu
beachten hat, so muß er den Genuß zufällig zusammengewachsener Früchte unterlassen, weil seine Frau ihm sonst Zwillinge gebären könnte,
was bei den Tagalen durchaus nicht gern gesehen wird" (:1o17), so
finden sich heute pränatale Maritalgebräuche nur noch auf den Inseln
Romblon und Bohol, wo es dem Ehemann verboten ist, sein Haus zu re-
parieren oder Knoten zu binden, da sonst eine schwere Geburt zu erwarten ist. Auf Mindanao darf vom Ehemann Feuerholz bei Anwesenheit
der Schwangeren nicht mit dem schmalen Ende ins Feuer gelegt werden,
da sonst die Geburt erschwert oder das Kind mißgebildet geboren wird
(DEMETRIO 1970: 266 u. 269).

Die Geschlechtsprognose wird bei den Igorot nach zwei Kriterien
gestellt. Ein flacher Schwangerschaftsbauch deutet auf die Geburt
eines Mädchens, ein spitzer dagegen auf die eines Jungen hin. Werden die ersten Kindsbewegungen links gespürt, soll es ein Mädchen
und rechts ein Junge werden. Derselbe Glaube ist für die Provinz
Misamis Oriental (Mindanao) belegt (DEMETRIO 1970:270). Diese Art
Geschlechtsprognose ist bereits in der chinesischen Schrift "ping-yüan-
hon-lun" aus dem Jahre 61o n. Chr. erwähnt, allerdings mit umgekehr-
ten Geschlechtsvoraussagen. "Im siebenten Monat sind beim männlichen Kinde
Fruchtbewegungen fühlbar und zwar auf der linken Seite, im achten Monat sind beim
weiblichen Kinde Fruchtbewegungen fühlbar, und zwar auf der rechten Seite" (HÜBOT-
TER 1929: 41). Auf Mindanao (Bukidnon) heißt es: Schwangere, die nach
Früchten verlangen, werden Jungen, die nach Blumen verlangen, Mädchen gebären. Kinder, die im Mutterleib treten, sind männlich (Cagayan de Oro) (DEMETRIO 1970: 269).

## 2. Die Geburt

Bei den Igorot-Bergstämmen ist es üblich, daß die Schwangeren bis
unmittelbar vor der Niederkunft auf den Reisfeldern arbeiten. Nach
Einsetzen der Wehen wählt die Frau die für sie angenehmste Geburts-
stellung. Nach Möglichkeit will sie auf fremde Hilfe verzichten.
Manchmal wird der Ehemann oder eine ältere erfahrene Frau zur Unterstützung und zur Beratung hinzugezogen. Verzögert sich die Geburt
oder stellt sie sich als schwierig heraus, wird die Verwandtschaft
zusammengerufen, weil man glaubt, das erwartete Kind wolle zu seiner Geburt einen Verwandten bei sich haben. PLOSS vermutet in solchem und ähnlichem Verhalten einen Geburtszauber, in dem andere Kinder das zu gebärende anlocken sollen (BUESS 195o). Nach der Geburt
wird die Nabelschnur zur Plazenta hin ausgestrichen und bis auf eine
Länge abgeschnitten, die der Strecke des kindlichen Oberschenkels
entspricht. Der Schnitt wird mit einem Bambusmesser oder -gras durch-

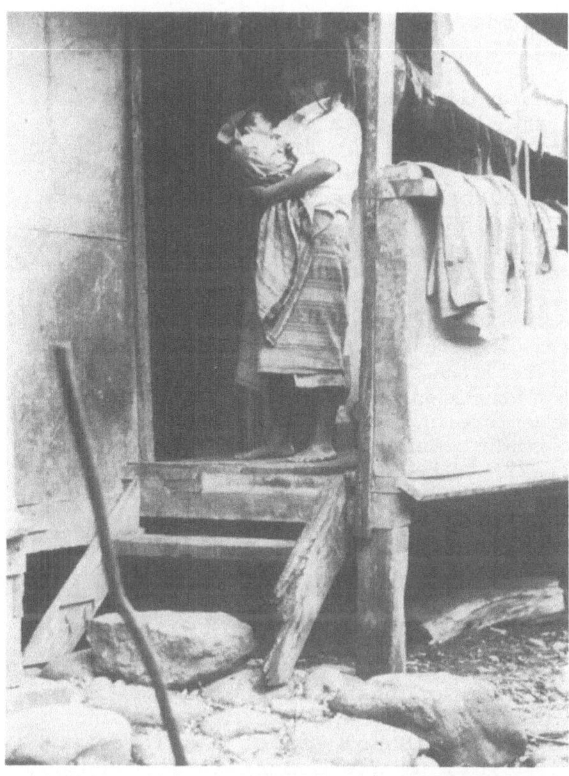

Abb. 1

Junge Mutter mit ihrem 5 Tage alten Kind. Vor dem Haus ist ein Stab von schwarzem Kiefernholz als Pudung aufgestellt.

Abb. 2

Ältere Kinder tragen Halsketten und Amulette zum Schutz vor Krankheiten.

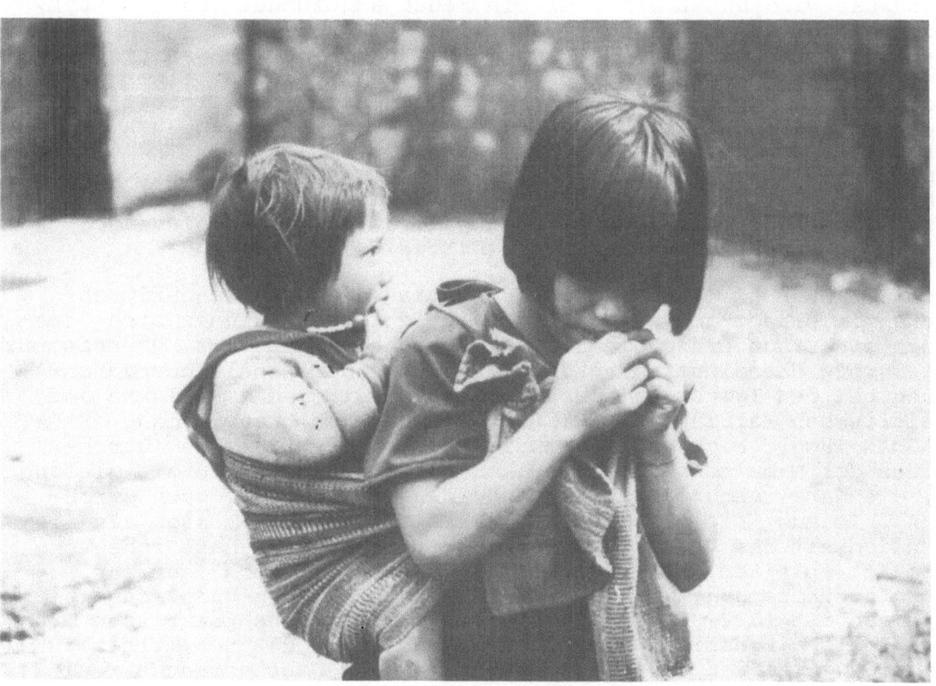

Friedr. Vieweg & Sohn Verlag, Braunschweig/Wiesbaden

geführt. Die Nabelschnur wird dann mit demselben Bambusgras abgebunden
und hängengelassen, bis sie abfällt.

In der älteren Literatur wird von der heute noch gut bekannten
Sitte berichtet, daß die Kinder am Fluß geboren oder unmittelbar
nach der Geburt dorthin gebracht wurden, um sie im kalten Wasser zu
baden und unbedeckt im Freien trocknen zu lassen. Wer dieses Bad
überlebte, war kräftig genug, ein entbehrungsreiches Leben zu über-
stehen (BLUMENTRITT 1882: 27; SCHADENBERG 1888). MEYER (1883) berichtet: "Sofort nach der Geburt wird das Kind in kaltem Wasser gebadet. 1o Tage
lang badet die Mutter sich und das Kind täglich mehrmals. Die Wöchnerin trägt 3
Wochen lang eine Leibbinde und verläßt während dieser Zeit (wenigstens in Lepanto)
die Hütte nicht. Die Haus- und Feldarbeit liegt inzwischen dem Manne und den Kindern ob. Von Zwillingen wird das zuletzt geborene Kind erwürgt, falls sich in der
Rancheria niemand findet, der es adoptieren will. Ebenso wird ein mit der Nabelschnur umschlungenes Neugeborenes sofort vergraben, da der Glaube herrscht, ein
solches Wesen würde in späteren Jahren den Eltern nach dem Leben stehen". Über-
einstimmend mit diesem Bericht erwähnt auch LILLO (1877) schon Zwillingstötungen (BLUMENTRITT 1882: 27). Die Kinder wurden zwei Jahre
gestillt, starb während dieser Zeit die Mutter, so wurde das Kind
mit ihr lebendig begraben (SCHADENBERG 1888). Die Vorstellungen, die
die Zwillingstötungen veranlaßt haben, werden nicht mitgeteilt, doch
werden Mehrlingsschwangerschaften häufig in Verbindung damit gebracht,
daß ein zweiter Mann an der Zeugung beteiligt gewesen sein soll,
oder, wie sehr häufig auf den Philippinen, mit dem Genuß von Zwil-
lingsfrüchten (DIEPGEN 1937: 27).

Magische Übertragungsanalogien zur Geburtserleichterung wie sie
in anderen philippinischen Regionen bekannt sind, werden bei den
Igorot nicht festgestellt. Auf der Insel Bohol öffnet man Türen und
Fenster und hält äußerste Ruhe im Haus, um die Geburt zu fördern.
Auf Mindanao wird unter dem Haus ein Feuer angezündet (Davao City),
ein Affengürtel oder eine Haut einer weiblichen Schlange umgebunden
(Cagayan de Oro, Bukidnon und Davao), der Bauch der Schwangeren mit
dem getrockneten, gerösteten und pulverisierten Schwanz eines Aales,
der mit Öl gemischt ist, eingerieben, damit die Geburt leicht und
aalglatt verlaufen soll. In gleicher Weise verwendet man auch die
Faeces des Regenwurms (Cagayan de Oro) (DEMETRIO 197o: 91, 2o6, 27o).
Um einen Schwächeanfall einer Erstgebärenden zu verhindern, werden
Getränke mit einer kleinen Menge Eigenblut oder durch Verbrennen
pulverisierte Kuh- oder Schweineplazenta, die mit Schokolade gemischt wird, angeboten (auf Bohol) (DEMETRIO 197o: 432).

Nach SCHADENBERG (188o) nehmen die Aetas die Nabelschnurdurch-
trennung mit einem Bambusstück vor; die Negritos bedienen sich daneben auch einer Austernschale oder eines scharfen Steines. Überraschend
ist die große Übereinstimmung des Verhaltens der Nabelschnurdurch-
trennung bei den Igorot und den Eingeborenenstämmen um Malakka auf
der malaiischen Halbinsel (BARTELS 1896) und den Orang-Semang (SKEAT
u. BLAGDAN 19o6). Nicht nur, daß sie Messer oder Eisen zum Durch-
schneiden der Nabelschnur meiden, vor allem benutzen sie die gleiche
Weise, die Nabelschnur abzumessen und zwar so, daß sie nach Durch-
trennung bis zum Knie des Kindes herabreicht. Nun läßt sich aus dieser Ähnlichkeit des Verhaltens keine kulturelle oder rassische Verwandtschaft ableiten, weil das Meiden von Messer oder Eisen zur Na-
belschnurdurchtrennung auch bei den Griechen, Römern und Japanern
vorgekommen ist (DIEPGEN: 89, 18o). Dabei mögen ganz praktische Gründe eine Rolle mitgespielt haben, da bekannt ist, daß Schnitte mit
stumpfen Gegenständen durch die Zerreißung des Nabelstranges weniger Blutungen hervorrufen als glatte Schnitte (PLOSS u. BARTELS
1913: 242).

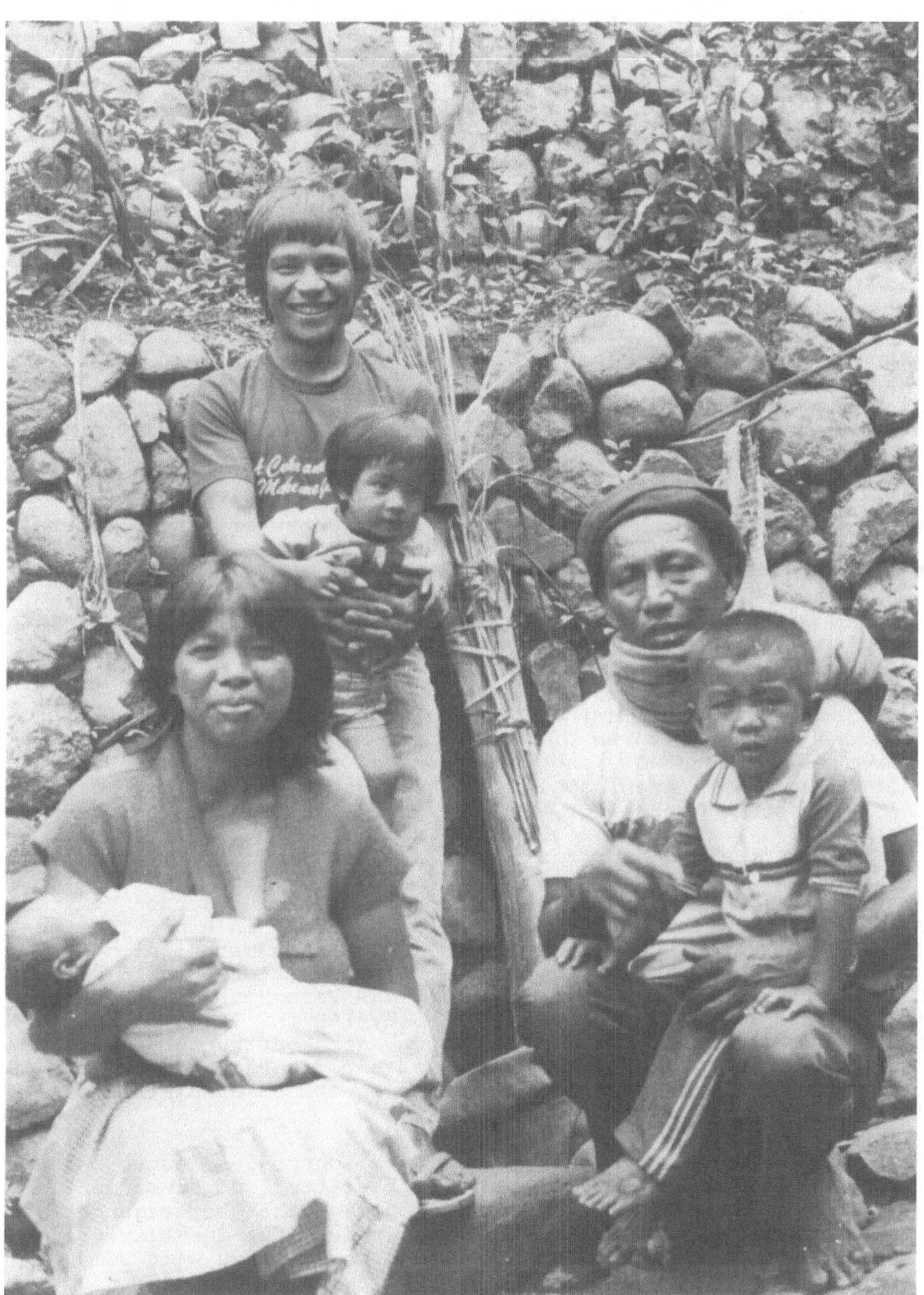

Abb. 3 Familie mit ihrem neugeborenen Kind. Das Haus ist durch mehrere geknotete
     Schilfrohrblätter (ebenfalls Pudungs), die im Hof aufgestellt sind, ge-
     schützt.

Fotos  vom Autor

Friedr. Vieweg & Sohn Verlag, Braunschweig/Wiesbaden

## 3. Postnatale Gebräuche

Die ältere Literatur erwähnt nichts über die Behandlung der Nachgeburt und der Nabelschnur bei den Igorot-Bergstämmen, bei denen es
heute noch allgemeiner Brauch ist, die Nachgeburt zu bestatten und
die Nabelschnur sorgfältig aufzubewahren. Bei einem Jungen soll die
Plazenta in der Nähe der Eckpfähle des Hauses bestattet werden und
nicht tiefer als etwa 3o cm, damit er einen starken und kräftigen
Körper erhalte. Bei neugeborenen Mädchen wird die Nachgeburt nicht
unmittelbar am Haus, sondern in dessen Nähe bestattet. In manchen
Igorot-Dörfern hängt man die Plazenta in Bäumen auf. Sollte ein
Blitz den Baum treffen, wird dies als außergewöhnlich gutes Omen gedeutet, wodurch das Neugeborene als jemand ausgezeichnet wird, dessen Wort befolgt werden muß. Man sagt, es werde Kräfte wie "Blitz
und Donner" erhalten und großen Einflußreichtum erlangen.

Die Bestattung der Plazenta darf nur von älteren Leuten durchgeführt werden, was von niemandem beobachtet werden darf, da derjenige, der die Ruhestätte kennt und die Nachgeburt an sich nimmt, die
Gewalt über den neugeborenen Menschen erlangen kann. Ein Versäumnis
der Bestattung oder ein Mißachten der Vorschriften zieht Geistes-
schwäche des Kindes nach sich. Sollten gar frei umherlaufende Tiere,
Hunde oder Schweine, die Plazenta aufspüren und verzehren, würde dies
nicht nur das Kind schwächen, sondern ihm den Tod bringen. Ereignet
sich am Abend nach der Bestattung ein Erdbeben, so gilt dies als
schlechtes Omen. Dagegen wird derjenige, bei dem noch vor der Bestattung der Nachgeburt ein Erdbeben auftritt, durch Vermögen und Einflußreichtum ausgezeichnet.

Das Plazentabegräbnis ist auf den Philippinen ein weitverbreite-
ter Brauch. Aus der älteren Literatur wissen wir, daß die Negritos
von Zambales auf Luzon die Nachgeburt sofort nach der Geburt verbrann-
ten (REED 19o4: 55). Auch damals wird schon über den Brauch berichtet, die veraschte Nachgeburt als Medizin für das Kind zu benutzen
(MONTANO 1885). Noch heute begräbt man auf Mindanao die Plazenta entweder unter dem Balisbisan, damit das Kind nicht zu weit wegreist
(Cagayan de Oro), in der Nähe einer Bananenstaude, in einem Bambus-
zylinder oder im Boden, damit das Neugeborene einen gesunden Verstand
erhalte (Misamis Oriental) oder sie wird vom Vater in einem irdenen
Behältnis möglichst in aller Stille unter dem nach Osten gelegenen
Teil des Hauses vergraben (Cagayan de Oro, Misamis Oriental) (DEME-
TRIO 197o: 264, 265). Das Begräbnis oder das Verbrennen der Nachgeburt ist ein universales Phänomen (PLOSS u. BARTELS 1913: 277ff.).
Auch die eigentümliche Beziehung zwischen Nachgeburt und Bäumen finden wir bei vielen Völkern. Nicht nur, daß sie die Plazenta unter,
sondern auch auf bestimmten Bäumen beisetzen (PLOSS u. BARTELS 1913:
283).

Fällt nach fünf bis sechs Tagen die Nabelschnur des Neugeborenen
ab, so wird sie bei den Igorot ebenfalls bestattet, um niemanden Gelegenheit zu geben, durch ihren Besitz und magische Übertragungen
dem Kind zu schaden. Bei Jungen wird sie in der Nähe der Plazenta,
bei Mädchen von der Nachgeburt getrennt, doch nicht zu weit vom Haus,
begraben. Häufig wird sie zuerst in einen verschlossenen Bambusbe-
hälter oder ein kleines irdenes Gefäß gebracht und dann beim Haus
beigesetzt. Andere wieder legen sie in das obere Ende der Bambuslei-
ter ein, die am Eingang der Hütte steht und verschließen sie sorgfältig. Die abgefallene Nabelschnur darf nicht zu tief eingegraben
werden, weil dies eine verzögerte Zahnung beim Kind verursachen würde.

In der Provinz Quezon bestattet man die Nabelschnur des Neugeborenen unter dem Haus desjenigen Verwandten, zu dem es einen engen Kontakt haben soll. Auf Mindanao wird sie im Fußboden aufbewahrt, damit das Kind stark wird und immer wieder zu diesem Platz zurückfinden soll, oder sie wird an einen Baumzweig gehängt, damit sie stets vom Wind erreicht werden kann. So soll verhindert werden, daß das Kind einmal an "schlechten Winden" im Magen leiden wird. Das Auflegen der abgefallenen Nabelschnur auf die Brust verhindert Hautfalten. Weitverbreitet auf Mindanao ist die Vorstellung, daß die Nabelschnüre aller Kinder einer Gruppe zusammengelegt werden sollen, um Streit untereinander zu verhindern (DEMETRIO 1970: 272, 273). Zeigt sich auch hier wieder im Vergleich des Behandelns der Nabelschnur eine auffallende Übereinstimmung der Igorot mit den übrigen philippinischen und malaiischen Eingeborenenstämmen um Malakka (BARTELS 1896) mit den Orang-Semang (SKEAT u. BLAGDAN 1906), mit den Batak (BRAUN 1959) und den Chinesen (PLOSS u. BARTELS 1913: 272), so kann hieraus nur die Universalität von gleichartigen Vorstellungen abgeleitet werden, da ähnliche Verhalten alle Völker aufweisen (PLOSS u. BARTELS 1913: 222ff.).

Zum Schutz für Mutter und Kind wird nach der Geburt eines Neugeborenen ein Abwehrzeichen gegen Dämonen und krankheitsbringende Geister vor dem Hause aufgestellt. Dies ist in der Regel ein Stab aus altem schwarzen Kiefernholz (Abb. 1), das in den Bergen unter der Erde liegend gefunden wird. Man sagt, es seien uralte besonders kraftvolle Kiefern gewesen, die durch Erdbeben und Wasserflut verschüttet worden seien. Im allgemeinen besteht kein Besuchsverbot für Mutter und Neugeborenes. Dagegen wird das Haus aber durch andere Abwehrzeichen (Pudungs) gegen dämonische Angriffe geschützte. Diese Pudungs sind z.B. Schilfrohrblätter, die zu einer Schlinge zusammengebunden sind (Abb. 2). Gehen Mutter und Vater mit dem Kind zu Verwandtenbesuchen in ein anderes Dorf, wird dem Kind ein schwarzes Kohlenkreuz auf die Stirn gemalt. Bei älteren Kindern sind Amulette und Armbänder sowie Halsketten als Abwehrzeichen beliebt (Abb. 3). Blaue Steine und Perlen werden bevorzugt.

## 4. Zusammenfassung

Die noch im vorigen Jahrhundert beobachteten pränatalen Schwangerschaftsriten und Maritalgebräuche lassen sich heute bei den Igorot-Bergstämmen nicht mehr nachweisen, dagegen leben einige Vorstellungen zu Essensgeboten und Arbeits- bzw. Handlungsvorschriften für den Ehemann in anderen Gebieten der Philippinen besonders auf Mindanao im volkstümlichen Glauben fort. Es lassen sich insbesondere Verbindungen zu Gebräuchen der Bataker (BRAUN 1955), den Eingeborenenstämmen um Malakka auf der malaiischen Halbinsel (BARTELS 1896), zu den Orang-Semang (SKEAT U. BLAGDAN 1906) und anderen südostasischen Völkern (HÜBOTTER 1929; SICH 1982) herstellen. Völlig verschwunden sind die noch bis ins vorige Jahrhundert übliche Tötung eines Neugeborenen bei Zwillingsgeburten und die Lebensfähigkeitsprüfung durch ein kaltes Bad im Fluß. In vielfältiger Weise dagegen leben in anderen Gebieten der Philippinen im Volksglauben Geburtsvorschriften weiter, die volksmedizinische Mittel angeben, um den Geburtsvorgang zu erleichtern. Sie alle werden von magischen Analogievorstellungen begleitet. – Die Bestattung von Plazenta und Nabelschnur zum Schutz des Kindes ist allgemein gebräuchlich und findet auch in anderen philippinischen Gebieten, z.B. auf Mindanao, statt. – Hat auch in allen Bereichen die naturwissenschaftliche Aufklärung eingesetzt, so flüchten sich manche Vorstellungen und Ängste, die aus dem Analogiedenken entspringen, in Handlungsweisen des Volksglaubens hinüber, um dem alltäglichen Leben eine breitere Sicherheit zu finden.

**Friedr. Vieweg & Sohn Verlag, Braunschweig/Wiesbaden**

## LITERATURVERZEICHNIS

BARTELS M. 1896. Mitteilungen aus dem Frauenleben der Orang-Belendas der Orang-Djâkun und der Orang-Lâut (v.H.V. Stevens, bearb.v.Bartels, M.) *Z.f.Ethn.* 28: 163-2o2.

BLUMENTRITT F. 1882. *Versuch einer Ethnographie der Philippinen.* 1. Aufl. Gotha.

BLUMENTRITT F. 1885. *Sitten und Bräuche der Tagalen.* 1. Aufl.,s.l.

BRAUN G.K. 1959. Untersuchungen über das Brauchtum um Schwangerschaft und Geburt bei den Batakstämmen in Sumatra. Diss. phil. Fak. Köln.

BUESS H. 195o. Geburtshilfe bei den Primitiven. *Ciba Z.* 11: 447o-4474. Basel.

DEMETRIO F.R. 197o. *Dictionary of Philippine folk beliefs and customs.* 1. Aufl. Bd. I-IV. Pasay City (Manila).

DIEPGEN P. 1937. Die Frauenheilkunde der alten Welt, in *Handbuchder Gynäkologie,* Bd. 12, Teil 1. Hrsg. v. W. Stoeckel, 1. Auflage. München.

HÜBOTTER F. 1929. *Die chinesische Medizin zu Beginn des XX Jahrhunderts und ihr historischer Entwicklungsgang.* 1. Aufl. Leipzig.

KARUTZ,1913. Der Emanismus. *Z.f. Ethn.* 45: 545-611.

MEYER H. 1883. Die Igorrotes von Luzon (Philippinen). *Z.f. Ethn.* 15: 377-39o.

MONTANO J. 1885. Rapport à M. le Ministre de l'Instruction publique sur une mission aux Îles Philippines et en Malaise (1879-1881). Paris.

PEREZ A. 19o2. *Igorotes. Estudio geográfico y ethnográfico solve algunos distritos del Norte de Luzon,* 1. Aufl. Bd. 1. Manila.

PLOSS H. u. BARTELS M. 1913. *Das Weib in der Natur- und Völkerkunde,* 1o. Aufl. Bd. II. Leipzig.

REED W.A. 19o4. *Negritos of Zambales.* Departm. of the Interior. Ethn. Survey Public, vol. II, p. 1.

SCHADENBERG A. 188o. Über die Negritos der Philippinen. *Z. f. Ethn.* 12: 133-174.

SCHADENBERG A. 1888. Beiträge zur Kenntniss der im Inneren Nordluzons lebenden Stämme. *Z. f. Ethn.* 2o: 34-42.

SCHMIDT W. 1955. *Gebräuche des Ehemannes bei Schwangerschaft und Geburt.* 1. Aufl. Wien.

SICH D. 1982. *Mutterschaft und Geburt im Kulturwandel,* 1. Aufl. Frankfurt, Bern.

SKEAT W.W. u. BLAGDAN Ch.O. 19o6. *Pagan races of the Malay Peninsula.* 2 Bde. London

# Krid, ein kulturgebundenes Syndrom von den Kei-Inseln
## Winfried Effelsberg

### Einleitung

Kulturgebundene Syndrome lassen sich definieren als Symptomkom-
plexe, die in einer Kultur anders zusammengefaßt werden als in einer anderen. Obwohl die einzelnen Symptome transkulturell verständlich sind,
so unterscheiden sich doch die daraus systematisierten Krankheits-
einheiten (1).

Auf einer ethnomedizinischen Feldforschung im Herbst 1982 sties-
sen wir auf ein solches Syndrom, das bisher aus medizinischer Sicht
noch nicht beschrieben worden ist. Wir entschlossen uns daher, systematisch nachzuforschen und uns um eine Beschreibung zu bemühen.
Es stellte sich heraus, daß die Kenntnisse und Vorstellungen von
dieser Krankheit recht unterschiedlich waren. Einige Hauptaspekte
fanden sich stets, doch die Einzelheiten waren unterschiedlich und
auch in sehr verschiedenem Grad differenziert. Die vorliegende Arbeit kann daher keine umfassende oder endgültige Darstellung von
*krid* bieten, vielmehr eine Zusammenstellung von Informationen aus
verschiedenen Quellen, so wie sie den Autoren nach mehreren Beratun-
gen mit örtlichen Kennern am genauesten den einheimischen Vorstellungen zu entsprechen schien. Westlich ausgebildete Ärzte kannten
die Krankheit nicht, aber alle befragten Keiesen und die erfahrenen
holländischen Missionare und Ordensschwestern hatten schon damit zu
tun gehabt, und es wurde deutlich, daß die Erkrankung traditionell
in den Dörfern eine große Rolle spielte.

Einzige schriftliche Quelle über *krid* ist eine kurze Beschreibung
in der ethnographischen Studie der Kei-Inseln von GEURTJENS (2). Er
behandelt dieses Phänomen zwar als Erkrankung, ordnet es aber in sein
Kapitel über die Haartracht ein. Er wählt die Schreibweise *karit*.

### Ort der Forschung

Die Kei-Inseln sind ein kleiner tropischer Archipel in den zu Indonesien gehörenden Südmolukken nahe Westneuguinea. Die Hauptinseln
sind Klein-Kei (mit der Hauptstadt Tual-Langgur) und Groß-Kei; sie
haben je etwa 4o ooo Einwohner. Die einheimischen Keiesen sind eine
Mischbevölkerung der alt- und jungindonesischen Rassen. Die alte
keiesische Sprache, die zu den austronesischen Sprachen zählt, wird
zwar noch überall gesprochen, doch wird sie vor allem in der jüngeren Generation rasch von der viel einfacheren Verkehrssprache und
Staatssprache Bahasa Indonesia verdrängt. Die Keiesen leben in Sub-
sistenzwirtschaft hauptsächlich vom Anbau von Knollenfrüchten und
Fischerei. Ein Problem für die Landwirtschaft bilden die zunehmende
Verkarstung der armen Korallenkalkböden und die in manchen Jahren
recht ausgeprägte Trockenheit von August bis November. Die einzige
Geldquelle von Bedeutung für die Dörfer ist der Verkauf von Kopra,
und dafür wird Reis als Grundnahrungsmittel eingeführt. Die traditionelle Kultur wurde aus mehreren Quellen gespeist, deren wichtigste das südlich angrenzende Tanimbar und die Insel Bali sind. Vor
ca. 1o Jahren hat ein rapider Kulturwandel eingesetzt, der heute
von den Zentren aus alle Dörfer ergreift. Damit wird auch die traditionelle keiesische Medizin allmählich von der modernen Medizin ver-

drängt. Heute ist sie aber noch allgemein verbreitet, und sie spielt
die mit Abstand wichtigste Rolle in der Gesundheitsversorgung der
Bevölkerung.

## Arbeitsmethode

Die dieser Arbeit zugrundeliegenden Informationen wurden fast aus-
schließelich durch Befragungen gesammelt, die der Autor zusammen mit
Pater Antonius van Lith, MSC, durchführte, einem holländischen Mis-
sionar. Pater van Lith hatte 45 Jahre lang auf den Molukken gearbeitet, davon 15 Jahre auf den Kei-Inseln, und so konnte er die Gesprä-
che in Keiesisch und Bahasa Indonesia in einer der einheimischen Men-
talität angepaßten Weise führen. Seine Kollegen und insbesondere die
holländischen und einheimischen Ordensschwestern, die in der Gesundheitsfürsorge arbeiten, hatten Wertvolles beizutragen. Doch die meisten Informationen stammen von älteren, in ihrer Kultur besonders
bewanderten Keiesen, die uns immer wieder bereitwillig Auskunft gaben. In zwei Dörfern war auch Gelegenheit, aktuell an *krid* erkrankte Patienten zu untersuchen und zu befragen, im einen Fall auch die
behandelnde traditionelle Heilkundige. Die für eine modern-westli-
che Diagnose notwendige naturwissenschaftliche Technologie stand
allerdings nicht zu Verfügung.

## Verbreitung der Krankheit

*Krid* ist auf den gesamten Kei-Inseln bekannt. Von außerhalb liegt
nur eine Angabe aus Tanimbar vor, die aber nicht bestätigt werden
konnte. *Krid* soll auf dem weniger vom Kulturwandel erfaßten Groß-
Kei häufiger sein als auf Klein-Kei. Alle Informanten stimmten über-
ein, daß die Krankheit generell im Abnehmen begriffen ist. *Krid* kommt
anscheinend in Gemeinden mit schlechter Trinkwasserversorgung häufiger vor als bei guten Voraussetzungen für regelmäßige Körperhygiene.
Als eine Art *Krid*-Zentrum wird das Dorf Waur auf Groß-Kei benannt.
Nach Aussagen der dort arbeitenden Krankenschwester treten unter den
2 ooo Einwohnern pro Jahr ca. drei bis vier neue Fälle auf   (Inzidenzrate: 1,5-2°/oo pro Jahr ). Von diesen stirbt im Durchschnitt in
jedem Jahr einer ( Letalität:  25 - 33°/o ).  Es werden beide Ge-
schlechter befallen, aber weit mehr Frauen als Männer. Alle Lebensalter sind betroffen, ausgenommen Kinder und junge Leute unter 2o
Jahren (geht man davon aus, daß etwa die Hälfte der Bevölkerung in
diese Altersgruppe fällt, so errechnet sich für die exponierte ältere Bevölkerung eine  Inzidenzrate  von 3-4°/oo pro Jahr). Man kann
mehrmals im Leben an *Krid* erkranken. Diese Zahlen können nicht auf
die gesamten Kei-Inseln extrapoliert werden. Quantitative Schätzun-
gen für andere Ortschaften liegen nicht vor.

## Krankheitsursachen

Wir konnten keine eindeutigen ätiologischen Vorstellungen heraus-
arbeiten. Auch für die Krankheit *Krid* scheinen die Regeln zu gelten,
die von den Keiesen generell zur Erklärung von Leiden herangezogen
werden. Im weitesten Sinne unterscheidet man "natürliche" und "übernatürliche" Krankheitsursachen (die Begriffe hier im westlichen Sinne gebraucht). Diese schließen einander aber keineswegs aus, sondern
sind komplementär. Die "übernatürlichen" Ursachen kann man in drei
Kategorien unterteilen: Verstöße gegen das traditionelle *adat*-Recht,
religiöse Sünden und magische Beeinflussung (Verhexung).

## Krankheitsablauf und Symptome

Die Krankheit beginnt mit Mißempfindungen am ganzen Körper, ein
Gefühl etwa wie Ameisenlaufen stellt sich ein. Es wird dann heiß im
Bauch. Krämpfe in Händen und Füßen können auftreten. Die Hitze steigt

dann aus dem Bauch in den Kopf auf (Bahasa Indon.: *panas naik ke kepala*). Fieber kann unterschiedlich hoch sein. Rückenschmerzen und ein wenig Schwitzen können vorkommen. Meist juckt der ganze Körper. Wenn die Krankheit in den Kopf aufgestiegen ist, vermehren sich dort die Läuse. Der ganze Kopf beginnt, entsetzlich zu jucken. Der Kranke kann dann nächtelang nicht schlafen. Ihm ist sehr schwindlig (*pusing*), er kann auch Sehstörungen bekommen. Augen und Fingernägel werden manchmal gelb. Der Kranke verliert den Appetit, wird schlaflos und schwach. Frauen bekommen die Krankheit manchmal nach der Geburt eines Kindes.

## Traditionelle Diagnostik

Als besonders deutliche Zeichen stehen das Aufsteigen des Bauchschmerzes zum Kopf und dann die Vermehrung der Kopfläuse im Vordergrund. Sie führen zu einem unangenehmen sauer-ekligen Körpergeruch, etwa vergleichbar dem Geruch von Meerwasser. Der Bauchnabel des Patienten pulsiert, das kann man auf Fingerdruck spüren (*pukul pusat*).

Im Dorf Rumaat an der Ostküste von Klein-Kei unterscheidet man zwei Arten von *Krid*: *Krid biasa* (gewöhnliches Krid) und *Krid wuar* (Oktopus-Krid). *Krid wuar* ist die wesentlich schwerere Erkrankung, dabei kann man den Verstand verlieren, "so wie bei der Malaria Tropica". Die Leute von Rumaat kennen eine Testarznei, mit der sie herausfinden können, ob eine beginnende Krankheit nun *Krid* ist oder nicht: man stampft junge Stengel und Blätter der Pflanze *Laúr* und bereitet daraus einen Trank, den der Patient einnimmt. Treten darauf viele Läuse auf, so hat er *Krid*. Es handelt sich also um eine Art "Läuseprovokationstest". (*Krid*, *Wuar* und *Laúr* sind Wörter der keiesischen Sprache). Der Ausdruck *Oktopus-Krid* geht möglicherweise darauf zurück, daß die mit Läusenissen besetzten Haare Oktopusarme mit ihren Saugnäpfen aussehen.

## Krankheitskonzept und Verhaltensanweisungen für Kranke

Auch in der traditionellen keiesischen Medizin findet man das auf der ganzen Welt weit verbreitete Kalt/Heiß-Schema. Für diese Inseln ist nicht bekannt, auf welchem Wege es Eingang gefunden hat: ob über die weiter westlich gelegenen indonesischen Hochkulturen, die indische und islamische Elemente enthalten, oder gar über portugiesische oder altholländische humoralpathologische Krankheitsvorstellungen. In diesem System ist *Krid* eine 'heiße' Krankheit. Gemäß der allopathischen Grundüberlegung dieses Konzepts muß der Kranke 'heiße' Speisen und Getränke meiden, wie etwa Zwiebeln, Gewürze (z.B. sambal, die indonesische Würzsoße), heiße Getränke, aber auch Fett, Süßigkeiten, saure Getränke, Bananen-, Durian-, Ananas- und Nangkafrüchte. Auch Salz und Milch gelten als 'heiß', sowie frischer Fisch und frisches Fleisch.

Der Kranke soll in einem ruhigen, dunklen Zimmer im Haus bleiben (eine Vorschrift, die auch für zahlreiche andere Krankheiten gilt). Er darf sich zwar den Körper kratzen und waschen, aber nicht den Kopf. Hier darf er den Juckreiz nur ein wenig mit einem Bambusstab lindern. Sechs Wochen lang dürfen die Haare nicht geschnitten werden, werden vielmehr zusammengebunden und oft noch in ein Tuch eingeschlagen (die Zeitangabe wird in der traditionellen Weise als *tiga meti* angegeben, d.h. bis die Ebbe des Meeres zum dritten Mal zur gleichen Tageszeit kommt).

## Traditionelle Therapie

Den 'übernatürlichen' Ursachen für *Krid* entsprechen analoge Therapien, etwa ein Kompensationsopfer für einen Bruch des traditionel-

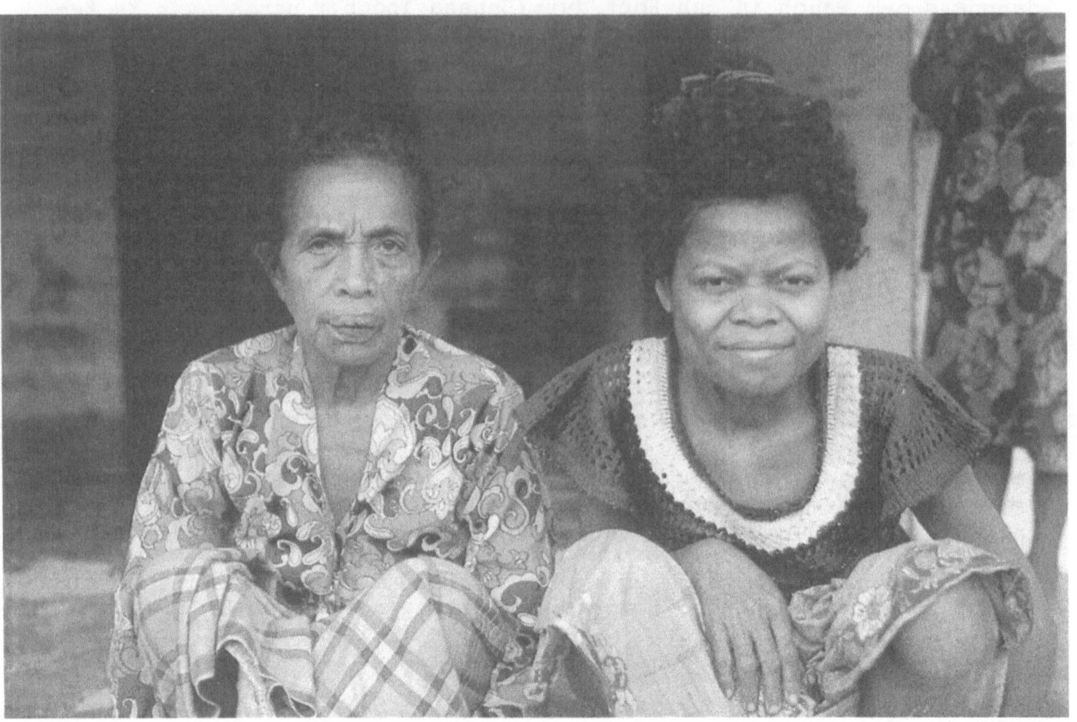

Zwei heilkundige Frauen aus Duroa

len Rechts, Gebet und Opfer für eine Sünde gegen göttliche Gebote
und Abwehrmagie gegen Verhexung. Dazu tritt aber in allen Fällen
die naturalistische Therapie. In dem Dorf Waur besteht sie in einem
Trank aus vier Pflanzen: Blätter von *Labné, Wuar Sarlin, Wuar Krid*
und *Karin* werden mit Wasser gekocht; der Absud wird getrunken und
auch lokal auf die Kopfhaut geträufelt. Obwohl alle Menschen im Dorf
diese Pflanzen kennen, so wirkt die Behandlung doch nur, wenn sie
von einem fachkundigen Heiler durchgeführt wird (*dukun*). In Waur
gibt es sechs solche Heilkundige, meist ältere Männer und Frauen.
In Langgur wurde noch Tee aus dem Holz *Ai Kabá* als Heilmittel genannt.

Ziel der Behandlung ist es, das Aufsteigen der Krankheit aus dem
Bauch zu fördern, bis sie sich auf dem Kopf in den Läusen manifestiert. Wenn man das Aufsteigen der Krankheit verhindert, etwa durch
Medikamentenbehandlung im Krankenhaus, so kann sie nach innen schlagen, und der Mensch muß dann sterben. Die traditionelle Vorstellung
besagt, daß die Krankheit nach oben den Körper verläßt, sich in den
Haaren und in den Läusen materialisiert und so in angemessener Weise entfernt werden kann: wenn die Krankheit sechs Wochen (*tiga meti*,
s.o.) Zeit hatte auszureifen, dann kann der verlauste Kopf gescho-
ren und gewaschen werden. Nun ist die Krankheit vorbei. Das Scheren
und Waschen muß allerdings von einem fachkundigen Heiler durchgeführt
werden, entweder am Meeresstrand oder an einem wasserführenden Fluß.
Die beginnende Ebbe oder der Bachlauf muß die krankheitsbeladenen
Haare und Läuse, das Waschwasser und die Schere, oft auch noch die
Kleider des Patienten, fortspülen. Zur Waschung werden Seife und Zi-
trusfruchtsaft angewandt, insbesondere solcher der Pflanze *Rowin
Matbár* (*Mat* = Auge, *Bar* = geschwollen; alle Pflanzennamen in Bahasa
Kei).

Friedr. Vieweg & Sohn Verlag, Braunschweig/Wiesbaden

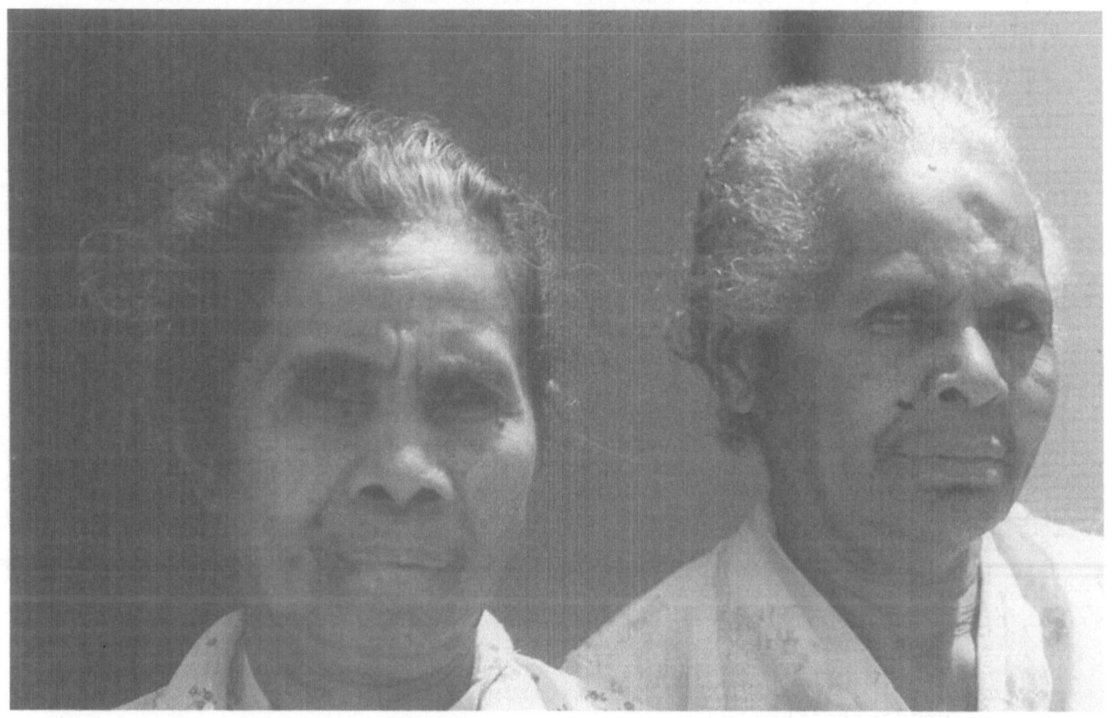

Kridpatientin und Kridheilerin aus Waur, Groß-Kei. Die Haare der Patientin sind
nach oben zusammengebunden                                    (Fotos vom Autor)

## Kommentare zu *Krid*

Wie in der Einordnung als 'Kulturgebundenes Syndrom' zum Ausdruck
kommt, kann *Krid* nicht in eine Krankheitseinheit der naturwissen-
schaftlich-medizinischen Nosologie übersetzt werden. Trotzdem lassen sich die Symptome in moderner Weise interpretieren: die meisten
erfahrenen Praktiker aus dem staatlichen und kirchlichen Gesundheitswesen meinten, es läge wohl meist eine Malaria zugrunde. Dafür sprechen wechselnde Fieber mit Schwitzen, Glieder- und Kopfschmerzen.
Sowohl Malaria tertiana als auch tropica sind in Kei endemisch. Auch
eine Hepatitis kann, die Gelbfärbung der Fingernägel und Augen und
viele der Allgemeinsymptome verursachen; sie ist ebenfalls endemisch.
Die Läuseinfestation ist für keiesische Verhältnisse nichts besonderes. Sie führt zu einem säuerlichen Geruch der Kopfhaut. Wegen des
starken Juckreizes kratzen sich die Befallenen wund, und sekundäre
Infektionen mit Fieber können leicht daraus resultieren. Eine Malaria- oder
Hepatitiserkrankung wird sicher zu einer relativen Vernachlässigung
der Körperhygiene führen, besonders wenn der Kranke ruhig in einem
dunklen Hinterraum zu liegen hat. Da Frauen das Haar länger tragen
als Männer, können sich bei ihnen die Läuse leichter vermehren. Den
Rückgang von *Krid* kann man mit der allgemein besseren Hygiene erklären, mit der besseren Ernährung und gesünderen Lebensweise. Moderne
Kleiderstoffe lassen sich mit der nun überall preiswert erhältlichen
Seife gut waschen, während die alten groben Gewebe nie ganz sauber
wurden. Die stärkere Abnahme von *Krid* auf Klein-Kei und der hier weiter gediehene Kulturwandel sind zeitlich parallel. Das diagnostische
Kriterium des pulsierenden Nabels kann die moderne Medizin als nor-
males Phänomen aus der topographischen Anatomie ableiten: unter dem

Friedr. Vieweg & Sohn Verlag, Braunschweig/Wiesbaden

Nabel verläuft die Bauchaorta gut tastbar über der Lendenwirbelsäu-
le; sie pulsiert selbstverständlich auch beim gesunden Menschen, doch
eine fieberhafte Erkrankung läßt dies über eine erhöhte Herzfrequenz
deutlicher werden. Krankheiten lenken ja allgemein die Aufmerksamkeit auf physiologische Vorgänge.

Es ist nicht klar, wie die hohe Letalität der Erkrankung in Waur
zustande kommen könnte. Die *Krid*kranken haben meist kein hohes Fieber, und nur mit hohem Fieber ist Malaria manchmal tödlich. Von zwei
Informanten aus dem Gesundheitswesen wurde daher eine sogenannte
'kalte Malaria' zur Erklärung herangezogen.

Schlußbemerkungen

Die hier wiedergegebenen Daten sind nur vorläufig. Es bleiben
viele Fragen offen, und viele der geschilderten Sachverhalte müßten
unbedingt noch genauer untersucht werden. Der dazu nötige Aufwand
war im Rahmen unserer Studie leider nicht möglich.

In diesen Jahren werden die ersten Keiesen in Indonesien und auch
an holländischen und deutschen Universitäten zu Ärzten der westlichen Medizin ausgebildet. Es wäre sehr zu begrüßen, wenn sie sich
für diese Krankheit und ihre Einbindung in die keiesische Kultur und
traditionelle Heilkunde interessierten und vor ihrem Verschwinden
die faszinierenden Zusammenhänge aufzeichneten. Sicher warten hier
noch viele Schätze der Ethnomedizin darauf, gehoben zu werden, die
nicht nur für ein tieferes Verständnis des hergebrachten Denkens auf-
schlußreich sind, sondern auch wichtige Schlüsse für eine moderne
Versorgung ergeben würden. Damit könnte solche ethnographische Forschung helfen, die Konflikte des medizinischen Kulturwandels zu erhellen und zu bearbeiten.

## ANMERKUNGEN

(1) Vgl. dazu FOSTER G.M. und B.G. ANDERSON 1978. *Medical Anthropology.*
    New York: John Wiley. Dort S. 96 - 99.

(2) Vgl. GEURTJENS P.H. 1921. *Uit Een Vreemde Wereld.* S'Hertogenbosch: Teu-
    lings'. Dort S. 27-29.

# Die Rolle der traditionellen Medizin in der Entwicklung Afrikas*

## Wolfgang Bichmann

> Tatsächlich scheinen alle großen Fortschritte der
> Wissenschaft entweder weitgehende kulturelle Verän-
> derungen oder die Übernahme fremder wissenschaftli-
> cher Kenntnisse vorauszusetzen ... Da nun aber die
> Kultur eine strukturierte Art und Weise ist, sich
> selbst und die Welt zu begreifen, kann die Art und
> Weise, ein gegebenes Element zu begreifen, bei den
> Mitgliedern einer Kultur in Diskrepanz sowohl zur ob-
> jektiven Realität, als auch zu der Art und Weise ste-
> hen, wie andere Kulturen dieses selber begreifen.
>
> George Devereux (1)

Seit ca. 10 Jahren findet eine intensive Diskussion über traditionelle afrikanische Medizin und ihre Bedeutung im Rahmen des öffentlichen Gesundheitsdienstes statt. Im selben Zeitraum setzten sich tief-
greifende Änderungen der gesundheitspolitischen Konzeptionen durch(2).
Gleichzeitig entstanden auch neue theoretische Ansätze in Entwicklungs-
soziologie und Entwicklungspolitik, die sich im *Grundbedürfniskonzept*
und der Diskussion um eine neue Weltwirtschaftsordnung konkretisier-
ten (3). Tiefgreifender kultureller Wandel in afrikanischen Staaten
findet nicht länger bloß im Verhalten verwestlichter Eliten (4) seinen Ausdruck, sondern ist selbst auf der dörflichen Basisebene, an
den *Graswurzeln* der Gesellschaft, feststellbar. "Offen gesagt,befindet
sich die afrikanische Zivilisation in der Auflösung, und viele Länder sind auf dem
Weg der wirtschaftlichen und kulturellen Unterentwicklung" (5).

### Traditionelle Medizin in Afrika

Diskussionen über *traditionelle Medizin* sind allzuoft durch unkla-
re Definitionen dessen beeinträchtigt, was Betrachtungsgegenstand
sein soll. *Traditionelle afrikanische Medizin* umfaßt gemäß einer Definition eines Expertenkomitees der Afrikanischen WHO-Region (6)
"...die Gesamtheit aller Kenntnisse und Praktiken, seien sie erklärbar oder nicht,
die bei der Diagnose, der Verhütung oder der Beseitigung eines physischen, psychischen oder sozialen Ungleichgewichtes zur Anwendung kommen, die ausschließlich auf
früherer Erfahrung und Beobachtung beruhen und mündlich oder schriftlich von Generation zu Generation weitergegeben wurden und die die ursprüngliche Vorstellung
von der Natur berücksichtigen, welche in Afrika zugleich die materielle Welt, die
soziologische Umgebung - tot oder lebendig - und die metaphysischen Kräfte des Uni-
versums umfaßt". Der Begriff *traditioneller Heilkundiger* wurde definiert als
"eine Person, die von der Gemeinschaft, in der sie lebt, als fähig anerkannt ist
Gesundheitsfürsorge zu betreiben durch Anwendung pflanzlicher, tierischer oder mi -
neralischer Substanzen und gewissen Methoden, die auf dem sozialen, kulturellen und
religiösen Hintergrund sowie auf Kenntnissen, Verhaltensweisen und Glaubensvorstellungen beruhen, die in der Gemeinde bezüglich physischem, psychischem und sozialem
Wohlergehen und der Verursachung von Krankheit und Behinderung vorherrschen ".

---

*Überarbeitete Fassung eines Arbeitspapiers für das Seminar "Kulturelle Entwick-
lung, Wissenschaft und Technik in Afrika südlich der Sahara" der Deutschen Stif-
tung für Internationale Entwicklung, 26.-30.9.1983.

Diese globalen Definitionen gestatten Einblicke in die ihnen zugrundeliegenden Weltbilder - sie enthalten Anschauungen und Werturteile. Ebenso wie keine universell akzeptierte positive Definition des Begriffs Gesundheit existiert - die Definition der Weltgesundheitsorganisation ist nicht operational, weil zu allgemein gefaßt - so gehen auch die Ansichten darüber, was Krankheit ist, weit auseinander (7). Dies liegt unter anderem daran, daß in verschiedenen Kulturen unterschiedliche medizinische Konzepte vorherrschen (8). *Medizinische Systeme** stellen konzeptuelle Ideenraster und kognitive Strukturen dar und stehen in enger Verbindung mit der Kultur. Jede Kultur produziert so ihr eigenes kulturelles Subsystem medizinischer Vorstellungen (10). So wenig es eine einheitliche afrikanische Kultur gibt, so wenig kann es die eine traditionelle afrikanische Medizin geben. Allerdings erscheint eine generalisierende Aussage zur afrikanischen Medizin, zumindest in Gegenüberstellung zur westlichen Medizin, sinnvoll.

Die Konzepte der afrikanischen traditionellen Medizin beruhen auf afrikanischer Philosophie, ihrer Kosmologie - ihrem Weltbild. Krankheit ist keine Angelegenheit von Zufall, sondern umfaßt übernatürliche Dimensionen (11). Heilung setzt ein tiefgehendes Verständnis der Krankheitsbedeutung voraus und die Identifikation einer zugrundeliegenden Ursache. Heilen erfordert eine Fähigkeit, mit den Kräften umgehen zu können, von welchen angenommen wird, daß sie jedem lebenden oder toten Wesen eigen seien. Zwischen Heiler und Patienten besteht ein intensives wechselseitiges Verhältnis, und die Behandlung schließt die gesamte soziale Umgebung, die Familie, mit ein. Deshalb wird oft von einem *ganzheitlichen therapeutischen Ansatz* geredet: Afrikanische traditionelle Medizin behandelt nicht in erster Linie Krankheiten, sondern Kranke (12).

Krankheit, wie sie von der afrikanischen traditionellen Medizin verstanden wird, ereignet sich nicht individuell, sondern drückt auch eine Störung des sozialen Kontextes aus. Die Wiederherstellung des durch Verletzung sozialer Normen gestörten sozialen Konsenses, wird durch kollektiv praktizierte Rituale vermittelt. Diese Rituale und die kommunikativen Fähigkeiten des Heilers sind von größter Bedeutung im Heilungsprozeß - nicht etwa nur bei der Behandlung kleinerer Befindlichkeitsstörungen, psychosomatischer Symptome, Neurosen und Psychosen, sondern auch bei der Behandlung organischer Krankheiten. Die naturwissenschaftliche Anschauung führt die Ergebnisse solcher Behandlungen auf den *Placebo-Effekt* zurück, der durch die Heilerpersönlichkeit und den Glauben des Patienten an die therapeutische Wirksamkeit des Rituals zustande kommt (13). Das heißt nicht, daß die Behandlung mit traditioneller afrikanischer Medizin sich auf - in der Sprache der westlichen wissenschaftlichen Medizin - *psychosoziale Interventionen* beschränken würde. Im Gegenteil, Arzneimittel mineralischen, tierischen und pflanzlichen Ursprungs werden reichlich angewandt. Diese Arzneimittel entfalten ihre Wirkung jedoch nicht nur aufgrund ihrer physikalisch-chemischen Zusammensetzung, sondern fungieren auch als Vermittler der Kräfte des Heilers (14).

---

* Die Terminologie ist hier uneinheitlich. Während *medical system* im allgemeinen eher die konzeptuelle Dimension und die kognitiven Aspekte betont und hier als *medizinisches System* oder *Medikalsystem* bezeichnet wird, ist im Begriff *Gesundheitssystem* stärker die soziale Organisationsform beinhaltet. Indessen verwendet YOUNG den Begriff *medical system* auch im letzteren Sinne und gliedert dieses in *Sektoren* und *Segmente*, die jeweils spezifische *medical traditions* umfassen (9). Vgl. auch (51).

Traditionelle Heiler kennen Krankheiten im Sinne von spezifischen Symptomkonstellationen - ob diese nun mit der Nosologie der modernen Schulmedizin übereinstimmen, oder vielmehr sogenannte *folk-illnesses* darstellen. Die Behandlung wird jeweils nach der Diagnosestellung festgelegt und schließt auch magische Techniken mit ein. Während in der Kolonialzeit das Interesse der Ethnologen auf Magie und Hexerei ausgerichtet war, wurde die afrikanische Medizin in den letzten Jahren in erster Linie unter der Überschrift *Pflanzenheilkunde* betrachtet. Das oben zitierte WHO-Expert-Committee hob hervor, daß ein solches Konzept, das die afrikanische Medizin auf reine Phytotherapie reduziert, den Bedeutungsgehalt der traditionellen afrikanischen Medizin ernsthaft einschränken und dadurch ihre wirklichen Dimensionen beschneiden würde (15). Eine große Zahl der benutzten Pflanzenarzneimittel sind analysiert worden, und bei vielen wurden pharmakologisch aktive Inhaltsstoffe gefunden. Die Situation wird allerdings dadurch kompliziert, daß sowohl die Arzneipflanzenarten, als auch die Dosierungen, die bei einer bestimmten Krankheit zur Anwendung kommen, zwischen verschiedenen Heilern stark variieren. Einige von ihnen wenden eine einzige Arzneipflanze unterschiedslos bei der Behandlung verschiedener Krankheiten an und schreiben gewissen Pflanzen geheime Werte als Träger übernatürlicher Kräfte zu (16).

Wenigstens 37 afrikanische Länder haben nationale Forschungsinstitute für traditionelle Medizin und Phytotherapie eingerichtet, von welchen allerdings nur wenige in der Lage sind, biochemische Analysen pflanzlicher Arzneistoffe durchzuführen. Die anderen beschränken ihre Aktivitäten auf die Sammlung traditioneller Rezepte und auf das Anlegen nationaler Herbarien (17). Aus theoretischen Überlegungen über die Pflanzenbiochemie resultieren jedoch ernsthafte Einwände gegen den Enthusiasmus gewisser Kreise, daß durch die Analyse traditionell angewandter Arzneipflanzen neue, bis dato unbekannte Arzneistoffe zur Behandlung von Krankheiten gefunden werden könnten (18). Andererseits wurden durch Forschungen über Arzneipflanzen, die in der Afrikanischen Region verwendet werden, substantielle Kenntnisse über therapeutische Eigenschaften verschiedener Pflanzen gewonnen. Das Problem ist derzeit eher, wie diese Kenntnisse der Allgemeinheit vermittelt werden können, und zwar nicht nur traditionellen Praktikern, sondern auch medizinischen und paramedizinischen Studenten (19). Zaire unternimmt sogar Anstrengungen, eine manufakturielle Herstellung standardisierter lokaler Pflanzenarzneimittel aufzunehmen. Indes gibt es eine ganz wesentliche Bedrohung der traditionellen Medizinalpflanzen, die allzuoft übersehen wird: das fortwährende Verschwinden großer Zahlen von Pflanzenarten aufgrund ökologischer Umweltveränderungen und der Vernichtung von Wäldern.

## Die soziale Bedeutung traditioneller
## afrikanischer Medizin

Aus der vorkolonialen Zeit ist auch in Afrika die Existenz professionalisierter Medizinsysteme bekannt (20). Heutzutage wird traditionelle Medizin jedoch im allgemeinen nur individuell von Frauen und Männern ohne formale Ausbildung betrieben, die über entsprechende Kräfte verfügen. Medizinische Kenntnisse werden durch individuelle Lehre und innerhalb von Familien weitergegeben. Entsprechend gibt es viele verschiedene, mehr oder weniger spezialisierte Heilertypen: Pflanzenheilkundige, Knochenrichter, Gesundbeter, Fetischeure, auf die Behandlung bestimmter Krankheiten spezialisierte Praktiker, Hebammen usw. Man schätzt, daß die Interventionen dieser Heilkundigen bis auf den heutigen Tag etwa 80% der gesamten medizinischen Versor-

gung in den ländlichen Gebieten Afrikas ausmachen, und noch vor einem
Jahrhundert war jegliche Behandlung Kranker ausschließlich durch sie
erfolgt. Dabei ist diese traditionelle afrikanische Medizin keineswegs statisch: täglich entstehen neue volksmedizinische Praktiken,
die Elemente der traditionellen und Einflüsse der modernen Medizin
in ihrer Praxis integrieren. Von der unkontrollierten Anwendung *moderner* Arzneimittel durch Laien und Heilpraktiker gehen dabei allerdings auch Gefahren für die Gesundheit aus (21). Der wachsende Einfluß sogenannter *heilender Kirchen* (22) spiegelt gleichfalls die
Veränderungen innerhalb der Volksmedizin wider, die weder ein *traditionelles*, noch ein *modernes, wissenschaftliches* Medizinsystem darstellt. Zumindest in den ländlichen Gebieten werden verschiedene
Formen traditioneller Medizin weiterhin praktiziert. Es gibt wohl-
begründete Zweifel bezüglich ihrer Wirksamkeit bei der Behandlung
verschiedener Krankheiten - im Ganzen scheint sie jedoch eine geeig-
nete Form medizinischer Behandlung für ein breites Spektrum von Befindlichkeitsstörungen darzustellen. Ihre Ausübung ist dabei keineswegs sicher, aber die nachteiligen Nebenwirkungen - meist in Form
von Vergiftungen - wurden im allgemeinen überbetont (23). Traditionelle Medizin kann Krankheiten, die einer chirurgischen Versorgung
bedürfen, wie z.B. Darmperforationen, eingeklemmte Hernien, offene
Frakturen und Geburtskomplikationen, nicht mit Erfolg behandeln. Sie
kann jedoch eine große Zahl innerer Erkrankungen, leichtere Infektionen und die große Mehrzahl der alltäglichen Befindlichkeitsstörungen, inclusive derer, die - in schulmedizinischer Terminologie -
*durch psychosomatische Reaktionen verursacht* wurden, zufriedenstel-
lend behandeln. Ob eine Behandlung vollständige Heilung oder lediglich symptomatische Besserung bewirkt, ist dabei von zweitrangiger
Bedeutung. Als wesentlicher Vorbehalt bleibt jedoch auch bei dieser
Betrachtungsweise, daß akute und lebensgefährliche Erkrankungen oft
nicht richtig diagnostiziert und nicht rechtzeitig in eine chirurgische Abteilung überwiesen werden, da das einzige vorhandene *Referenz-
System* darin besteht, daß der Patient selbst sich entscheidet, einen
anderen Heilkundigen oder einen Arzt zu konsultieren, wenn er mit
der erhaltenen Behandlung unzufrieden ist.

Obwohl wir gerade feststellten, daß die bestehende traditionelle
medizinische Versorgung - trotz aller Einschränkungen - angemessen
sei, zeigt doch ein einziger Blick auf die Gesundheitsstatistiken
der meisten afrikanischen Staaten deutlich, daß die Gesundheitszustandsindikatoren der afrikanischen Bevölkerung schlecht sind (24).
Kinder- und Säuglingssterblichkeitsraten sind hoch, verursacht durch
respiratorische und gastrointestinale Infekte, Masern und Malaria.
Andere wichtige Infektionen, die nicht sofort zum Tode führen, sondern bleibende Behinderungen verursachen, sind Polio, Tuberkulose
und Lepra. Subklinische und manifeste Unterernährung und damit verbundene sekundäre Infektionen sind allgegenwärtig, ohne systematisch
dokumentiert zu werden. Parasitäre Krankheiten, die zu Mangelernäh-
rung, Anämie und verminderter Produktivität führen, betreffen sowohl
Kinder als auch Erwachsene. Diese leiden darüberhinaus oft an rheumatischen Erkrankungen, und behindernden Infektionen wie Tbc, Ge-
schlechtskrankheiten, Filariosen sowie unter gehäuften Unfällen. Gegenüber diesem Krankheitsspektrum ist die Wirksamkeit der traditionellen Medizin deutlich eingeschränkt. Ein guter Teil dieser Krankheiten wird durch soziale und Umweltveränderungen sowie durch Verarmung zumindest *begünstigt*, wenn sie nicht sogar als Nebenwirkungen
von Kolonisierung und post-kolonialer Ausbeutung verbreitet wurden
(25). Bei der Behandlung solcher sozio-ökonomisch beeinflußter Krankheiten bleibt daher die Wirksamkeit der traditionellen Medizin ebenso auf palliative Maßnahmen beschränkt, wie die der modernen Medizin (26).

## Die Rolle der modernen wissenschaftlichen Medizin in Afrika

In der Mitte des 19. Jahrhunderts wurde der biologisch-naturwissenschaftliche Ansatz als theoretisches Konzept der modernen Medizin begründet. Bis heute jedoch koexistieren wissenschaftlich begründete und vorwissenschaftliche Elemente in der Praxis moderner Medizin, wie dies die häufige Placebobehandlung beweist (27). In der Kolonialzeit wurde das in den kolonialen Metropolen dominierende medizinische Konzept zusammen mit seinen Krankenhäusern auch in Afrika eingeführt, obgleich die therapeutischen Erfolge der modernen Medizin zu jener Zeit noch sehr beschränkt waren (28).

Zweifellos hat die moderne Medizin viele Patienten gerettet, die an chirurgischen Krankheiten litten, oder an Infektionen, die durch die Verabreichung von Antibiotika und Chemotherapeutika geheilt werden können. Dies ist auch einer der Gründe dafür, warum die moderne Medizin in Afrika heutzutage so hochgeschätzt wird (29), was sogar den Mythos hervorbrachte, daß sie für jegliche Krankheit ein Heilmittel besäße. Andere Gründe für die Verbreitung der modernen Medizin waren ihre enge Verbindung mit missionarischer Tätigkeit und ihre Annahme und Weiterverbreitung durch die herrschenden Klassen und Eliten während der Kolonialzeit (30). Es wäre ein Irrtum, etwa eingetretene Verbesserungen bezüglich Gesundheitsproblemen und Gesundheitszustand der Bevölkerung ohne Hinterfragung auf die Wirkungen moderner Medizin zurückführen zu wollen, da Gesundheit durch vielfältige soziale, ökonomische und biologische Variablen beeinflußt wird. So war bekanntlich in Europa der größte Teil der durch Infektionskrankheiten verursachten Mortalität bereits abgebaut, bevor die Medizin wirksame Behandlungsmethoden einsetzen konnte (31). Und vor dem Hintergrund der gegenwärtigen Morbidität in industrialisierten Ländern verfügt auch die moderne Medizin weder über einfach anwendbare Lösungen bei der Behandlung, noch bei der Vorbeugung, was einer der Gründe für die sogenannte Kostenexplosion im Gesundheitswesen in den vergangenen Jahren war (32).

Das naturwissenschaftliche Paradigma der modernen Medizin führte darüberhinaus zu einer Situation, in der quantitatives Messen körperlicher Funktionen für Diagnose und Therapiekontrolle immer wichtiger wurde. Klinische Diagnose, Kommunikation zwischen Arzt und Patient, wechselseitige und zwischenmenschliche Beziehungen gingen darüber sukzessive verloren (33). Andererseits liegt eine stets wachsende Zahl an Beobachtungen darüber vor, daß in der medizinischen Behandlung suggestive und subjektive Faktoren eine wichtige Rolle spielen: 30-60% der medizinischen Behandlungserfolge werden auf den Placebo-Effekt zurückgeführt (34). Verhalten und kommunikative Fähigkeiten von Patienten und Therapeuten spielen im therapeutischen Geschehen eine wichtige Rolle. Dies wurde allerdings erst in den letzten Jahren von der Schulmedizin wieder aufgenommen, und bis heute bestehen noch Widerstände dagegen, die psychologischen und sozialen Dimensionen von Erkrankung und Behandlung neben den biologischen Dimensionen als gleichwertig anzuerkennen (35).

Abgesehen von dieser Kritik an der Praxis der modernen Medizin, wird ihre Ausübung in Entwicklungsländern noch durch andere Probleme zusätzlich kompliziert, die mit den dort wirksamen ökonomischen Zwängen und dem allgemeinen Ressourcenmangel verbunden sind. Unter diesen ökonomischen Bedingungen sind deshalb in Entwicklungsländern keine Gesundheitssysteme des westlichen Typs für die Gesamtbevölkerung finanzierbar (36). Aus diesem Grund finden sich auch in allen nationalen Gesundheitssystemen in Afrika erhebliche soziale und geographische Disparitäten, durch die die städtischen Eliten zum Nachteil der ländlichen Bevölkerungsmehrheit begünstigt werden (37).

Friedr. Vieweg & Sohn Verlag, Braunschweig/Wiesbaden

Theoretisch könnte die westliche Schulmedizin die häufigsten Krankheiten in Afrika sowohl durch Behandlung, als auch durch Vorbeugung
reduzieren (38). Das Beispiel Kuba zeigt darüber hinaus, daß eine
radikale Verbesserung des Gesundheitszustandes in der Tat möglich
ist, sofern sich die nationale Politik diesem Ziel verpflichtet fühlt
und die erforderlichen Finanzierungszuweisungen erfolgen, in Verbindung mit einer sozialen Mobilisierung, die den Gesundheitssektor begünstigt (39). Die Behandlung etwa von Gonorrhoe, Malaria, Tuberkulose, Durchfallserkrankungen oder gar Bilharziose ist ja nicht ein
Problem verfügbarer Technologien. Auch Impfstoffe und wirksame um-
welthygienische Maßnahmen zur Prävention wurden entwickelt. Die Tatsache, daß in den letzten Jahrzehnten so wenig Veränderungen in den
Gesundheitszustandsindikatoren in Afrika stattfanden, weist vielmehr
nach, daß die verfügbaren Techniken und Methoden nicht richtig eingesetzt wurden oder aber, daß sie nicht in die gegebene sozioökono-
mische und soziokulturelle Umgebung eingepaßt sind. Aber auch die
Länder, die feste Verpflichtungserklärungen für raschen sozialen Wandel abgegeben haben, sind mit äußeren politischen und ökonomischen
Zwängen konfrontiert, die ihre Auswirkungen auf Produktion, terms
of trade und Einkommensverteilung haben und dadurch den Gesundheitszustand der Bevölkerung negativ beeinflussen (40).

Organisatorische Unzulänglichkeiten und unsoziales Verhalten des
Gesundheitspersonals haben negative Rückwirkungen auf die Struktur
des Gesundheitsdienstes: eine Impfabdeckung, die nicht vollständig
die Bevölkerung erfaßt; Gesundheitserziehungsmaßnahmen, die die Zielgruppe gar nicht erreichen; Gemeindebeteiligung, die durch Verwal-
tungsbeamte verhindert wird; Medikamente, die in unwirksamer Dosie-
rung eingesetzt werden; Langzeitbehandlungen von Tbc oder Lepra, die
abgebrochen werden.

Da nahezu jedes afrikanische Land mit internen oder externen Problemen konfrontiert ist, genügt die moderne *wissenschaftliche* Schulmedizin, wie sie innerhalb der Gesundheitseinrichtungen eines nationalen Gesundheitswesens angeboten wird - auf 'Dispensary-', Gesundheits-
zentrums- oder Krankenhausebene - in der Praxis keinesfalls wissenschaftlichen Anforderungen. Ob daher diese Art medizinischer Versorgung auf lange Sicht eher eine Gefahr oder eine Hilfe für die Bevölkerungsgruppen in Afrika darstellt, kann heute nicht abschließend
entschieden werden. Die medizinische Versorgung, die angeboten wird,
besitzt überwiegend symptomatischen Charakter und unterscheidet sich
insofern nicht von den Wirkungen traditioneller Medizin, wie sie in
den ländlichen Gebieten praktiziert wird. Die gemeinhin unterstellte
Überweisungs-Funktion der ländlichen Gesundheitsposten funktioniert
in der Praxis ebensowenig, und zwar aufgrund unterschiedlicher Einflüsse:
Mangel an Transportmöglichkeiten; Widerstand von seiten der Familienmitglieder der Patienten; Mangel an diagnostischen Möglichkeiten und
an Kenntnissen beim Personal der peripheren Gesundheitseinrichtungen;
Mangel an Behandlungsmöglichkeiten, Medikamenten und Material am Re-
ferenzkrankenhaus usw. Somit trifft einer der wesentlichen, oben genannten Vorbehalte gegenüber der Behandlung durch traditionelle Heilkundige ebensogut auf die peripheren Gesundheitseinrichtungen der
*modernen und wissenschaftlichen* Medizin zu, daß nämlich die Patienten, die an lebensgefährlichen Krankheiten leiden, nicht rechtzeitig
überwiesen werden.

Diese Unzulänglichkeiten sind in erster Linie struktureller Natur.
So ist z.B. Medikamentenmangel im Ansatz eines Systems eingebaut,
das eine flächendeckende Versorgung anstrebt und dabei auf Medikamen-
tenimporte angewiesen ist: die Handelsbilanz wird dabei nachhaltig
belastet (41). Überdies ist die moderne medizinische Versorgung in

Friedr. Vieweg & Sohn Verlag, Braunschweig/Wiesbaden

der Art, wie sie in den peripheren Gegenden angeboten wird, in keiner Weise an die soziokulturelle Umgebung angepaßt: weder achtet sie noch berücksichtigt sie zumindest lokale Vorstellungen, Sitten und Gebräuche; es bestehen Sprachbarrieren zwischen dem Gesundheitspersonal und der Masse der Patienten, die dementsprechend eher als untergeordnete Bittsteller innerhalb einer rigiden institutionellen Hierarchie behandelt werden, denn als Klienten, die Dienstleistungen erhalten. Probleme dieser Art, die in der institutionellen Versorgung in westlichen Ländern gut bekannt sind, treten oft im sozio-kulturellen Umfeld der Entwicklungsländer noch krasser zutage.

Demzufolge ist moderne medizinische Versorgung keineswegs überall in afrikanischen Ländern verfügbar, nicht einmal in allen Institutionen der nationalen Gesundheitsdienste, die das System der modernen Schulmedizin repräsentieren. Vielmehr ist ihre Effizienz im allgemeinen mangelhaft, selbst wenn sie korrekt praktiziert wird, und sie ist nicht in der Lage, einen zufriedenstellenden Gesundheitszustand der Gesamtbevölkerung zu gewährleisten.

Die erwähnten Umstände sind in den letzten zwanzig Jahren von engagierten Medizinern und Wissenschaftlern immer wieder analysiert worden (42), und seit nunmehr einem Jahrzehnt befaßt sich die WHO mit der Problematik angemessener und annehmbarer medizinischer Versorgung in Entwicklungsländern. Diese Betroffenheit drückte sich schließlich in der Deklaration von Alma Ata aus, die von der Internationalen Konferenz über Primary Health Care (essentielle Gesundheitsdienste) 1978 beschlossen wurde (43). Die PHC-Strategie (44) und die WHO-Strategie 'Gesundheit für alle bis zum Jahr 2000' (45) beabsichtigen, gewisse Hindernisse, die im Aufbau und der Arbeitsweise nationaler Gesundheitsversorgungssysteme angelegt sind, z.B. durch Planungsberatung zu beseitigen. Die PHC-Strategie ist inzwischen zu der wesentlichen Gesundheitsversorgungs-Philosophie zur Stärkung der Basisgesundheitsdienste geworden. Ein wesentliches Element dabei ist die Schaffung gemeindebezogener und gemeindegetragener Aktionen auf der *Graswurzel*-Ebene innerhalb der Dörfer (46). Gesundheit wird als wesentliche Determinante und gleichzeitig als Ergebnis der Entwicklungen in der Gesamtheit der verschiedenen Gesellschaftssektoren angesehen: Erziehung, Landwirtschaft, Handel, Infrastruktur usw. Die Gründung von Dorfgesundheitskomitees und die Ausbildung von Dorfgesundheitshelfern wurde in fast allen afrikanischen Ländern als eine Möglichkeit angenommen, um Gemeindebeteiligung im Gesundheitssektor zu organisieren (47).

### Ein theoretischer Rahmen: Gesundheitssysteme und Kultur

Seit 1975 gibt es eine andauernde wissenschaftliche Diskussion über das Wesen *traditioneller* und *moderner* Medizin sowie über eine mögliche Zusammenarbeit zwischen beiden Formen (48). Die Beschreibung von einigen ihrer Eigenschaften in den vorangehenden Abschnitten zeigte, daß es nicht etwa einen einfachen Dualismus in Afrika gibt, hier die moderne, wissenschaftliche Schulmedizin und dort ein traditionelles, magisches Medikalsystem, sondern daß wir eher einen *medizinischen Pluralismus* vorfinden (49). Verschiedene Kategorien von Heilkundigen und unterschiedliche Erklärungsmodelle (50), bezogen auf Ätiologie, Nosologie und Therapiearten, stehen stellvertretend für unterschiedliche medico-kulturelle Systeme (51). Ebenso wie sich in verschiedenen Kulturen Systeme von Religion, Philosophie, Verwandtschaftsklassifikation und Produktion unterscheiden, so auch die Medikal-Systeme, und innerhalb eines gegebenen Sozialsystems, das verschiedene Kulturen bzw. Sub-Kulturen umfaßt, wird durch deren Koexistenz der pluralistische Charakter des Gesundheitssystems geschaffen.

Friedr. Vieweg & Sohn Verlag, Braunschweig/Wiesbaden

    Aus Gründen der Anschaulichkeit haben wir an anderer Stelle eine
Unterscheidung zwischen vier Avten medizinischer Versorgung vorgenommen: Hausmedizin, Volksmedizin, traditionelle medizinische Systeme
und kosmopolitische Medizin (52). Die Konzepzualisierung von Krankheit ist innerhalb dieser Kategorien unterschiedlich. Es gibt Kulturen, die Krankheit als Begriff gar nicht kennen, sondern nur den Begriff "Mißgecshick" (53). In analoger Weise beschränken sich traditionelle Heilkundige nicht auf medizinische Maßnahmen, sondern stehen ihren Klienten auch im Umgang mit a-len Formen anderer Mißge-
schickes zur Seite (54), z.B. im Zusammennhang mit schlechten Geschäften oder durch Schutzmaßnahmen gegen Zauberei. Die Grenzen zwischen den Kategorien Haus- und Volksmedizin oder zwischen dieser und traditionellen
medizinischen Systemen sind fließend (55). Kosmopolitische Medizin
stellt nicht deshalb eine eigene Kategorie dar, weil nur ihr Ansatz
*wissenschaftlich* und auch nicht, weil sie überall voll anerkannt wäre, sondern vielmehr weil sie - im Gegensatz zu allen anderen Traditionen - das einzige medizinische System ist, das nicht nur lokale
oder regionale, sondern weltweite Verbreitung gefunden hat. Hausmedizin, das Laiensystem, ist von hervorragender Bedeutung, obwohl nur
unzureichende Kenntnisse und Informationen über ihre Bedeutung und
Praxis in unterschiedlichen Kulturen vorhanden sind (56). Innerhalb
des Laiensystems finden die Entscheidungen darüber statt, ob und welche  Art von Heilkundigen bei Krankheitsepisoden hinzugezogen werden.
Das Laiensystem besteht in erster Linie aus der Familie, Verwandten
und anderen Bezugspersonen, die auch als *therapy managing group* (57)
bezeichnet werden. Die Therapiewahl ist weiterhin durch die innerhalb der jeweiligen *Gesundheitskultur* (58) vorherrschenden Vorstel-
lungs- und Bedeutungssysteme beeinflußt. Aber darüber hinaus spielen
die empirischen Erfahrungen mit unterschiedlichen Therapien und ebenso soziale, ökonomische und geographische Zugänglichkeit unterschiedlicher medizinischer Versorgungseinrichtungen eine sehr wesentliche
Rolle bei der Therapiewahl.


    Medikal-Systeme sind absolut nicht statisch, sondern befinden
sich in fortwährendem Wandel, was ihre zugrundeliegenden Konzepte,
aber auch ihre Therapieformen angeht. Dieser konzeptuelle Wandel und
ebenso der sich wandelnde Einfluß verschiedener Medikalsysteme spiegeln deutlich den Wandel sozialer, ökonomischer und politischer Ein-
flußgrößen innerhalb der Machtstrukturen des Sozialsystems wider
(59). Die Situation des kulturellen Wandels in Abhängigkeit vom über-
geordneten sozialen Wandel im zeitgenössischen Afrika (60) läßt neue
volksmedizinische Formen von synkretistischem Charakter entstehen,
die Elemente sowohl   traditioneller als auch moderner Medizin verbinden.  Man könnte hierbei nachgerade von einer *Integration* der Elemente sprechen, die aus verschiedenen Medikalsystemen stammen und
die von verschiedenen Heilern insbesondere im Prozeß rasch verlaufen-
der Urbanisation auf individueller Ebene geleistet wird. Eben dieses
Milieu bildet andererseits auch den Nährboden für eine stetige Zunahme von Hexerei und psychiatrischen Erkrankungen (61) und spiegelt
darin die Spannungen und die soziale Unsicherheit wider, die hier
vorhanden sind und die auch zu wachsender Nachfrage nach Versorgung
und Therapie führen. Die neuen synkretistischen Formen der Volksmedizin schließen normalerweise eben diese geistige Dimension des Hei-
lens mit ein, die in der modernen Medizin vernachlässigt worden ist.
Bis heute beruhen aber die offiziellen Gesundheitssysteme in Afrika
so gut wie ausschließlich auf dem biomedizinischen - modernen - System, obwohl bekannt ist, daß es unter den gegebenen ökonomischen
Bedingungen der Gesamtheit der Gesundheitsprobleme nicht gewachsen
ist.


Friedr. Vieweg & Sohn Verlag, Braunschweig/Wiesbaden

Der PHC-Ansatz war entwickelt worden, um die bestehenden Gesundheitsbedürfnisse besser zu befriedigen und um eine vollständige, flächendeckende Versorgung der Bevölkerungsmassen in den verschiedenen Ländern sicherzustellen. Die Länder der afrikanischen WHO-Region haben dieser Politik zugestimmt, deren hervorragendste Elemente Dezentralisierung, Gemeindebeteiligung, Ausbildung sogenannter *Dorfgesundheitsarbeiter* und die funktionelle Integration von modernen und traditionellen medizinischen Kenntnissen sind.

Die WHO förderte im Zusammenhang mit der PHC-Politik Bemühungen, den Reichtum an traditionellen medizinischen Kenntnissen, wie auch die traditionellen Heilpraktiker in nationale PHC-Programme zu integrieren (62). Während traditionelle Hebammen (traditional birth attendants) in verschiedenen Ländern fortgebildet und in nationale PHC-Programme integriert worden waren (63), wurde nirgendwo über einen vergleichbaren Ansatz bezüglich traditioneller Heilkundiger berichtet. Lediglich bei der Behandlung von psychiatrischen Patienten wurden Projekte zur Integration traditioneller Heiler entwickelt (64). In mehreren Ländern wird von den nationalen Regierungen die Gründung von körperschaftlichen Heilpraktiker-Organisationen gefördert und ihre Lizensierung durchgeführt. Solche gesetzgeberischen Maßnahmen üben entscheidende Einflüsse auf die Professionalisierungstendenzen der bestehenden Medikalsysteme und ihren Konkurrenzkampf um knappe Mittel innerhalb eines pluralistischen medizinschen Gesundheitssystems aus und tragen zur Rollenanpassung der traditionellen Heilpraktiker an die veränderten gesellschaftlichen Verhältnisse bei (65).

Theoretisch kann man zwischen vier möglichen politischen Maßnahmen von Regierungen gegenüber parallelen Medikalsystemen unterscheiden (66):

- Illegalisierung,
- Gestattung einer *unstrukturierten Koexistenz,*
- Durchführungsverordnungen über *strukturierte Koexistenz,* die zur Kooperation führen, und
- Integration.

Bis heute scheint die Förderung unstrukturierter Koexistenz ohne Kommunikation zwischen den verschiedenen Medikalsystemen die vorherrschende Politik zu sein. Strukturierte Zusammenarbeit scheint das von den meisten Gesundheits-Verantwortlichen angestrebte Ziel zu sein, aber die Aufgabe der Supervision soll dabei der Schulmedizin vorbehalten bleiben. Somit ist das Problem der *Integration* traditioneller und moderner Medizin innerhalb eines nationalen Gesundheitswesens in der Praxis auf die Frage der Unterordnung der traditionellen Heilpraktiker als neue Kategorie paramedizinischer Hilfskräfte unter das vorherrschende medizinische Konzept und seine Experten, die Ärzte, reduziert worden (67). Genau dieser Vorgang spielte sich im Rahmen der PHC in der Geburtshilfe ab: die *traditional birth attendants* wurden nach einer kurzen Zusatzausbildung in das Basisgesundheitssystem eingegliedert und werden von westlich-medizinisch ausgebildetem Personal supervidiert. Dies war für die betroffenen TBAs akzeptabel, da der Gesamtbereich der normalen Geburtshilfe in ländlichen Gebieten an sie delegiert wurde, ohne daß in der Regel außerhalb der Referenz-Entbindungszentren Hebammen als Konkurrentinnen gleichzeitig praktizieren würden (68).

Perspektiven der Entwicklung der
Gesundheitssysteme in Afrika

Die vier oben genannten möglichen politischen Optionen gegenüber traditioneller Medizin wurden auch von KIKHELA et al. (69) herausgearbeitet. Demnach besteht eine politische Wahlmöglichkeit zwischen folgenden Strategien:

1) Illegalisierung, 2) informelle Anerkennung, 3) einfache gesetzli-
che Vorschriften, 4) schrittweise Kooperation. Die Autoren streben
die schrittweise Integration der traditionellen Medizin ins nationale Gesundheitswesen an und führen ermutigende Beispiele aus Guinea,
Mali und Senegal an. Indessen scheint in der afrikanischen Region
Zaire das einzige Land zu sein, das den Versuch begonnen und konsequent entwickelt hat "ein neues System des öffentlichen Gesundheitswesens (zu
errichten), in welches traditionelle Heiler schrittweise integriert werden und
eine definierte Rolle bei der Versorgung mit primären und spezialisierten Gesund-
heitsdiensten spielen" (70).

Die Tendenz, traditionelle Heilpraktier unterzuordnen und das
Fehlen weiterer ermutigender Beispiele von neuen, in Entwicklung be-
griffenen nationalen Gesundheitssystemen, die auf Integration beruhen, kann nach inzwischen 10 Jahren Diskussion nicht ohne Bezug zu
den politischen, ökonomischen und sozialen Bedingungen, die in den
jeweiligen Ländern vorherrschen, erklärt werden. JANZEN (71) streicht
klar die spezifische politische Situation in Zaire heraus, die das
Emporkommen einer bestimmten Kategorie traditioneller Heilpraktiker,
die dann auch offiziell anerkannt wurden, gestattete. Die nationalen
medizinischen Standesorganisationen, ihre ökonomischen Interessen
und ihre politischen Verbindungen spielen dabei eine entscheidende
Rolle in der Gesundheitspolitik.

Die Diskussion möglicher Kooperationformen zwischen traditioneller und moderner Medizin lediglich in Begriffen von kultureller und
konzeptueller Verträglichkeit würde daher die wirklichen Konflikte
verdecken. Ein analytischer Makrosystem-Ansatz ist erforderlich, der
Rolle, Status und Klassenunterschiede auch aus soziologischer Sicht
betrachtet (72). In diesem Zusammenhang wurden etwa von ELLING und
McDONALD auch Typologien vorgestellt, die verschiedene Länder politisch kategorisieren, um dadurch Hinweise geben zu können, ob die
traditionelle Medizin im Entwicklungsprozeß Aussichten auf Regierungs-
unterstützung erwarten kann (73). ELLING kommt dabei aber zu der Einschätzung, daß es nicht zu sehr der *medical mix* sei, auf den es in
diesem Zusammenhang ankomme, sondern vielmehr die Struktur und die
Entwicklungsrichtung der Gesellschaft sowie die Kontrolle über die
gesellschaftlichen Ressourcen und ihre Verteilung  entscheidend für
Gesundheit der Menschen sei.

Thesenartig zusammengefaßt stellt sich somit der Beitrag der traditionellen Medizin zur Entwicklung Afrikas wie folgt dar:
1. Traditionelle afrikanische Medizin, die aus verschiedenen,unter-
   schiedlich konzeptualisierten Medikalsystemen besteht,und die von
   einer Vielzahl unterschiedlich spezialisierter und professionalisierter Heilpraktiker vertreten wird, stellt ein breites Angebot
   verschiedener Therapieformen für kranke Menschen zur Verfügung.
2. Moderne, wissenschaftliche Medizin, eine kosmopolitische,biomedi-
   zinische Wissenschaft, kann die vollständige, flächendeckende Versorgung der Bevölkerung in Afrika gar nicht sicherstellen, sondern bleibt überwiegend auf städtische Gebiete beschränkt, wo sie
   hochentwickelte Dienstleistungen für die politischen und ökonomischen Eliten anbieten kann und dabei gleichzeitig die "Philosophie"
   des nationalen Gesundheitswesens bestimmt. In ländlichen Gebieten
   stellt die moderne Medizin eine rudimentäre Versorgung, die nicht
   mit ihren grundlegenden wissenschaftlichen Konzepten vereinbar
   ist, zur Verfügung.
3. Moderne Medizin hat die Tendenz, den Patienten auf seine biologische Existenz zu reduzieren und seine psychologischen und sozialen Dimensionen zu vernachlässigen, weshalb ihre Relevanz für die
   Gesundheitsversorgung zunehmend in Zweifel gezogen wird (74).

4. Traditionelle afrikanische Medizin hat die Bereiche Chirurgie, aber auch Präventiv-Medizin (75) und Umwelthygiene - abgesehen von Regeln zur richtigen Lebensführung -, nicht ausreichend entwickelt, Fachgebiete in welchen der biomedizinische Ansatz gute Resultate bezüglich einer Verbesserung der Gesundheit erzielen kann.

5. In der Realität gibt es überall eine Koexistenz mehrerer Medikalsysteme im Prozeß des fortwährenden kulturellen Wandels und des allgemeinen sozialen Wandels. Förderung und Unterdrückung der traditionellen Medizin müssen daher im Zusammenhang mit dem sozioökonomischen und politischen Makrosystem gesehen werden. Auch das Ausmaß an *Flächendeckung* der modernen Medizin und ihr Herangehen an die Gesundheitsprobleme einer Nation hängen direkt von dieser sozioökonomischen und politischen Struktur ab.

6. Während jetzt über einen Zeitraum von gut 10 Jahren eine andauernde Diskussion um die Integration des modernen und der traditionellen Medikalsysteme geführt wurde, lassen sich in Afrika, abgesehen von einzelnen Ausnahmen, keine Fortschritte in dieser Hinsicht finden. Obwohl kulturelle Authentizität und Identität im allgemeinen weithin hervorgehoben werden, leisten die nationalen Eliten Widerstand gegenüber strukturellen Veränderungen innerhalb des Gesundheitssystems. Mit den Worten MBURUS: "Es besteht eine weite Kluft zwischen den Verlautbarungen und dem Verhalten der Politikerschaft. Die Entwicklung eines relevanten Gesundheitswesens wird im Stadium der Absicht gestoppt... Die Gesundheitspolitik kann sich nicht verändern, solange sich nicht zunächst die sozial-politische Philosophie verändert"(76).

Eine Art der Zusammenarbeit zwischen diesen Medikalsystemen könnte möglicherweise erzielt werden durch die Kombination von Gesundheitspersonal des modernen und des traditionellen Medikalsystems auf den verschiedenen Ebenen umfassender Basisgesundheitsdienste, ohne dabei den Versuch zu unternehmen, gleichzeitig den jeweiligen gesellschaftlichen Status von Ärzten und Heilern zu tangieren. Heute besteht die Tendenz der nationalen Gesundheitspolitiken in Afrika darin, gemeindegetragene PHC-Systeme zu fördern, die von speziell dafür ausgebildeten Hilfskräften und dörflichen Gesundheitshelfern getragen werden, da "der Ansatz für die traditionelle Medizin für die Behandlung akuter Erkrankungen inadäquat und ... der Ansatz der Schulmedizin auf große Städte beschränkt (ist) und bürokratische Kulturelemente enthält" (77). Eine Untersuchung aus Nigeria zeigt jedoch, daß "in der Untersuchungsregion sowohl Ärzte als auch traditionelle Heilkundige bereit sind, sich (in ein einziges Gesundheitsversorgungssystem) integrieren zu lassen, sofern ein akzeptables Programm entwickelt werden kann" (78).

Es wäre in der Tat überraschend, wenn eine einzige Lösung der Problematik der Integration traditioneller afrikanischer Medizin existieren würde. Da es viele verschiedene Nationen, Ethnien, Kulturen und Medikalsysteme gibt, müssen auch die Lösungen in lokalen, nationalen oder regionalen Zusammenhängen gefunden werden. Die biomedizinische Wissenschaft mit ihren Behandlungstechniken, die vorwiegend in Europa und Nordamerika entwickelt wurden, hat auch in Afrika ihren festen Platz. Aber ihr Bedeutungsgehalt ist nicht in jedem kulturellen Kontext der gleiche. Gesellschaftliche Klassenzusammensetzung, Verhaltensweisen, Ethik und vorhandene Ressourcen differieren in unterschiedlichen Ländern. Die naturwissenschaftliche Medizin muß daher an die jeweilige kulturelle Umwelt angepaßt werden, um optimal wirksam werden zu können (79). Jedes Gemeinwesen oder jede Nation muß ihre eigenen politischen Entscheidungen über den Entwicklungsweg, den sie einschreiten will, alleine fällen. Die *traditionelle Schulmedizin* erhält bis heute in Afrika eine hohe Wertschätzung. Ob dies bei Berücksichtigung ihrer augenblicklichen gesellschaftlichen Effizienz berechtigt ist, bleibt jedoch fraglich.

Friedr. Vieweg & Sohn Verlag, Braunschweig/Wiesbaden

## ANMERKUNGEN


(1) DEVEREUX G. 1974. *Normal und Anormal. Aufsätze zur allgemeinen Ethnopsychiatrie,* p. 350-352. Frankfurt/M.:Suhrkamp.

(2) DJUKANOVIC V., MACH P. (Hrsg.) 1975. *Alternative approaches to meeting basic health needs in developing countries.* A joint WHO/UNICEF study. Geneva: WHO.
- WHO, 1978. *Primary Health Care.* A joint WHO/UNICEF report, Geneva-New York.
- WHO, 1977. *Primary Health Care.* AFRO Tech. Rep. Ser. No.3, Brazzaville.
- BIBEAU G. 1979. The World Health Organization in Encounter with African Traditional Medicine, in *African Therapeutic Systems.* Ed. by. Ademuwagun ZA, Ayoade JAA, Harrison IE, Warren DM, p. 182-186. Waltham: Crossroads Press.
- BENNET F.J. 1979. Primary health care and developing countries. *Soc.Sci. & Med.* 13A: 505-514.

(3) OLDENBRUCH G. 1978. Zur Strategie der Erfüllung von Grundbedürfnissen. Bad Honnef: DSE, Dok. Nr. 967 C.
- SCHWEFEL D. 1977. Bedürfnisorientierte Planung und Evaluierung. Berlin: DIE.
- LACHENMANN G. 1982. Entkolonisierung der Gesundheit. Diessenhofen: Rüegger, Konkrete Fremde Bd. 4.
- SCHMIDT A. (Hrsg.) 1976. *Strategien gegen Unterentwicklung. Zwischen Weltmarkt und Eigenständigkeit.* Frankfurt-New York: Campus.
- SENGHAAS D. 1978. *Weltwirtschaftsordnung und Entwicklungspolitik.* Frankfurt: Suhrkamp.

(4) RODNEY W. 1975. *Afrika, die Geschichte einer Unterentwicklung,* Berlin: Wagenbach, p. 217.

(5) KI-ZERBO J. 1979. *Die Geschichte Schwarz-Afrikas,* Wuppertal: Hammer, p. 679.

(6) WHO, 1976. *African Traditional Medicine.* AFRO Techn. Rep. Ser. No.1, p. 16. WHO, 1976. *Traditional Medicine and its role in the development of health services in Africa.* Doc. AFR/RC 26/TD/1, 23 June, p. 2. Brazzaville.(Übers.W.B.).

(7) FABREGA H. 1979. The ethnography of illness. *Soc.Sci. & Med.* 13A: 565-576.
- ROTHSCHUH K.E. (Hrsg.) 1975.*Was ist Krankheit?* Darmstadt: Wiss. Buchgesellschaft, Wege der Forschung Bd. CCCLXII.
- EISENBERG L. 1977. Disease and illness. *Culture Med. & Psychiat.* 1:9-23

(8) UNSCHULD P.U. 1978. Die konzeptuelle Überformung der individuellen und kollektiven Erfahrung von Kranksein, in *Krankheit, Heilkunst, Heilung,* 491-516. Hrsg.v. SCHIPPERGES H., SEIDLER E., UNSCHULD P.U. Freiburg: Alber.

(9) v. FERBER 1975. *Soziologie für Mediziner,* Berlin-Heidelberg-New York: Springer, p. 92.
- YOUNG A. 1983. The relevance of traditional medical cultures to modern primary health care. *Soc. Sci, & Med.* 17: 1205-1211.

(10) LESLIE C. (Hrsg.) 1978. *Theoretical Foundations for the comparative study of medical systems.* Special issue, Soc. Sci.& Med., vol. 12, No. 2B.
- UNSCHULD P.U. 1979. Comparative systems of health care. *Soc.Sci. & Med.* 13A: 523-529.
- PRESS I. 1980. Problems in the definition and classification of medical systems. *Soc. Sci. & Med.* 14B: 45-58
- JANZEN J.M., PRINS G. (Hrsg.) 1981. *Causality and classification in African medicine and health.* Special issue, Soc.Sci.& Med., vol. 15B,No. 3.

(11) PARRINDER G. 1950. *La réligion en Afrique Occidentale.* Paris: Payot, p.183ff.
- MBITI J.S. 1974. *Afrikanische Religion und Weltanschauung.* Berlin-New York: de Gruyter, p. 213.
- IMPERATO P.J. 1977. *African folk medicine.* Baltimore: York Press, p. 26.

(12) GREEN E.C. 1980. Roles for African traditional healers in mental health care. *Med. Anthropol.* 4: 489-522, p. 493.
- NEMEC J. 1980. Rediscovering an ancient resource... a new  look at traditional medicine. *Contact* No. 58. Geneva: CMC.


Friedr. Vieweg & Sohn Verlag, Braunschweig/Wiesbaden

(13) HONKO L. 1967. Über die tatsächliche Wirkung der Volksmedizin, in *Volksmedizin*. Hrsg.v. E. Grabner. Darmstadt: Wiss. Buchges. Wege der Forschung Bd. LXIII.

(14) CONCO W.Z. 1979.The African Bantu traditional practice of medicine: some preliminary observations. Hrsg.v. Z.A. ADEMUWAGUN et al., *op. cit.* 58-80.(2)

(15) *African traditional medicine*, *op. cit.*, p.15 (6)

(16) ibid., s.a. NGUBANE H. 1977. *Body and mind in Zulu medicine.* London-New York-San Francisco: Academic Press, p. 101.

(17) ENDA 1980. *Phytopharmacopée et Médecine Traditionelle.* 3ème édition. Envir. Afric. No. 28, suppl.: kuigu mayele. Dakar.

(18) VELIMIROVIC H. u. B. 1980. Do traditional plant medicines have a future in Third World Countries? *Curare* 3: 173-191.
 - GOTTLIEB R.O. 1982. Only science will reveal the full potentialities of medical plants. *World Hlth Forum* 3: 14-16.
 - SENGBUSCH V.v. 1980. *Das Entwicklungspotential afrikanischer Heilpflanzen.* Möckmühl: IFB-Publikation Nr. 1.

(19) ENDA *Plantes Médicinales Intertropicales. Fiches Pratiques.* Envir.Afric. No. 23/1979 und No. 30/1980, suppl: kuiga mayele.
 - FOOK W.T. 1980. *The Medicinal Plants of Mauritius.* Dakar: ENDA. Envir. Afric. Doc. 10.

(20) BRANDL L. 1966. *Ärzte und Medizin in Afrika.* Pfaffenhofen/Ilm: Afrika-Verlag, p. 73.

(21) van der GEEST S. 1982. The illegal distribution of western medicines in developing countries: pharmacists, drug pedlars, injection doctors and others. A bibliographic exploration. *Med. Anthropol.* 6: 197-220.

(22) HAAF E. 1978. Heilende Kirchen in Ghana. *curare* 1: 73-84.
 - OYEBOLA D.D.O. 1980. Traditional medicine and its practitioners among the Yoruba of Nigeria: a classification. *Soc. Sci. & Med.* 14A: 23-30, p. 27.
 - APPIAH-KUBI 1975. The church's healing ministry in Africa. *Contact* No. 29, Geneva: CMC, p. 6.

(23) TELLA A. 1978. Traditional Medicine - safety and efficacy. *curare* 1: 43-46.

(24) WORLD BANK 1980. *Health Sector Policy Paper.* Washington.
 - MAHLER H. 1981. The meaning of "health for all by the year 2000". *World Hlth Forum* 2: 5-22.

(25) VYSOHLID J. 1970. Development of health services in the African region: a short historical review, in *An integrated concept of public health services in the African region.* AFRO Techn. Pap. No, 2, 13-26. Brazzaville: WHO, p.16.
 - DOYAL L., PENNELL I. 1979. *The political economy of health.* London: Pluto-Press, 239-290.

(26) GISH O. 1979. The political economy of primary care and "Health by the People": an historical exploration. *Soc. Sci & Med.* 13C: 203-211.

(27) RILEY J.N. 1977. Western medicine's attempt to become more scientific: examples from the United States and Thailand. *Soc. Sci. & Med.* 11: 549-560.

(28) McKEOWN T. 1982. *Die Bedeutung der Medizin.* Frankfurt/M.: Suhrkamp, p. 114ff.

(29) LESLIE C. 1980a. Medical pluralism in world perspective. *Soc. Sci. & Med.* 14B: 191-195, p. 194.

(30) BICHMANN W. 1979a. *Die Problematik der Gesundheitsplanung in Entwicklungsländern.* Medizin in Entwicklungsländern, Bd. 1, p. 167ff. Frankfurt/M.-Bern-Las Vegas: Peter Lang.

(31) McKEOWN T. 1982. *op. cit.*, p. 57ff. (28)

(32) LIEFMANN-KEIL E. 1975. Wirtschaftswissenschaft - Medizin - Gesundheitspolitik, in *Handbuch der Sozialmedizin*, Bd. 1: 326-340, p. 334. Hrsg.v. M. BLOHMKE et al.

Friedr. Vieweg & Sohn Verlag, Braunschweig/Wiesbaden

(33)  v. FERBER C. 1975. Medizin und Sozialstruktur, in *op.cit.*, Bd.1: 261-300,
      p. 284ff. Hrsg.v. M. Blohmke et al.(32)
  –   v. UEXKÜLL T. (Hrsg.) 1979. *Lehrbuch der psychosomatischen Medizin*. München-
      Wien-Baltimore: Urban & Schwarzenberg, p. 1.

(34)  MOERMANN D. E. 1979. Anthropology of symbolic healing. *Curr. Anthropol.* 20:
      59-80.

(35)  SCHAEFER H. 1979. Zur neuen Theorie der Medizin. *MMG* 4: 210-216.

(36)  McEVERS N.C. 1980. Health and the assault on poverty in low income coun-
      tries. *Soc. Sci. & Med.* 14C: 41-57.
  –   HOWARD L.M. 1981. What are the financial resources for "Health 2000"? *World
      Hlth.Forum* 2: 23-29.
  –   DUNLOP D.W. 1983. Health care financing. Recent experience in Africa, in
      *Health and development in Afrika*. Hrsg.v. P. OBERENDER, H.J. DIESFELD, W.
      GITTER. Medizin in Entwicklungsländern Bd. 15: 113-133. Frankfurt-Bern-New
      York: Peter Lang.

(37)  BRYANT J.H. 1969. *Health and the developing world*. Itahaca-London: Cornell
      Univ. Press.
  –   GISH O. 1973. Resource allocation, equality of access and health. *Int. J.
      Hlth. Serv.* 3: 399-412.
  –   PEARCE T.O. 1980. Political and economic changes in Nigeria and the organi-
      sation of medical care. *Soc. Sci. & Med.* 14B: 91-98.

(38)  DIESFELD H.J. 1982. "Grundbedürfnisstrategie" - "Health for all by the year
      2000" und "Primary Health Care" - Utopie oder Lösung des Problems der Armut,
      in *Grundbedürfnisse als Gegenstand der Entwicklungspolitik*. Hrsg. v. N. WAG-
      NER, H.C. RIEGER. Beiträge zur Südasienforschung Bd. 70: 135-151. Wiesbaden:
      Franz Steiner.

(39)  GUTTMACHER S., R. DANIELSON 1977. Changes in Cuban health care: an argument
      against technological pessimism. *Int. J. Hlth. Serv.* 7: 383-400.

(40)  GISH O. 1983. Some observations on health development in three African so-
      cialist countries: Ethiopia, Mozambique and Tanzania, in *op.cit.* 225-248.
      Hrsg.v. P. OBERENDER, H.J. DIESFELD, W. GITTER .

(41)  PIACHAND D. 1980. Medicines and the Third Wold. *Soc. Sci. & Med.* 14C:
      183-189.
  –   ENGELHARD P., L. ROBINEAU. 1981. *La Pharmacopée, composante de l'économie
      de la santé an Sénégal*. Dakar: ENDA, et. 59, p. 60.

(42)  KING M. 1966. *Medical care in developing countries*. Nairobi-Lusaka-Addis
      Ababa-London: Oxford University Press.
  –   BRYANT J.H. 1969. *op.cit.*(37)

(43)  abgedruckt z.B. in *curare* 1 (1978): 97-98.

(44)  WALT G., P. VAUGHAN. 1981. *Introduction to the Primary Health Care Approach
      in developing countries*. Publication No. 13. London: Ross Institute.
  –   WHO, 1976. *Promotion of national health services relating to Primary Health
      Care*. Off. Rec. No. 226, Separate Printing. Geneva.

(45)  WHO, 1981. *Global strategy for Health for All by the year 2000*. Geneva.

(46)  ORUBULOYE I.O., O.Y. OYENEYE. 1982. Primary Health Care in developing coun-
      tries: the case of Nigeria, Sri Lanka and Tanzania. *Soc. Sci. & Med.* 16:
      675-686.
  –   TAYLOR C. E. 1978. Development and the transition to global health. *Med.
      Anthropol.* 2: 58-70.

(47)  GRIFFITHS J., C.B. LIRHUNDE. 1983. Partnership between people and profes-
      sionals in selecting Community Health Workers. *Comm. Dev. J.* 18: 139-145.
  –   RIFKIN S.B. (Hrsg.) 1980. *The human factor. Readings in health, develop-
      ment and community partizipation*. Contact Special Series No. 3. Geneva: CMC.

(48)  BANNERMAN R.H. 1977. WHO's programme in traditional medicine. *WHO-Chronicle*
      31: 427-428.
  –   --- 1982. Traditional medicine in modern helath care. *World Hlth Forum* 3:
      8-26.

(49)  LESLIE C. (Hrsg.) 1980b. *Medical Pluralism*. Special Issue. Soc. Sci. & Med.
      14B, No. 4.

Friedr. Vieweg & Sohn Verlag, Braunschweig/Wiesbaden

- LIEBAN R. W. 1977. The field of medical anthropology, in *Culture, disease and healing*. Hrsg.v. D. LANDY, 13-31, p. 27. New York-London: Macmillan.

(50) KLEINMAN A. 1978. Concepts and a model for the comparison of medical systems as cultural systems. *Soc. Sci. & Med.* 12B: 85-93.

(51) LESLIE C. (Hgs.) 1978. *op. cit.*
- RUBEL A., C. SARGENT (Hrsg.) 1979. *Parallel medical systems: papers from a workshop on "the healing process"*. Special Issue. Soc. Sci. & Med., 13B: No. 1.
- UNSCHULD P.U. 1979. Comparative systems of health care. *Soc. Sci. & Med.* 13A: 523-527.
- KLEINMAN A. 1973. Toward a comparative study of medical systems: an integrated approach to the study of the relationship of medicine to culture. *Sci. Med. & Man* 1: 55-65.
- COMAROFF J. 1978. Medicine and culture: some anthropological perspectives. *Soc. Sci. & Med.* 12B: 247-254.

(52) BICHMANN W. 1979b. Primary Health Care and Traditional medicine - considering the background of changing health care concepts in Africa. *Soc. Sci. & Med.* 13B: 175-182.

(53) UNSCHULD P.U. 1978. *op. cit.*, p. 5O1.(8)

(54) FEIERMAN S. 1979. Change in African therapeutic systems. *Soc. Sci. & Med.* 13B: 277-284, p. 279.(54)

(55) PRESS I. 1980. *op. cit.*(1O)
- DIEPGEN P. 1967. Volksmedizin und wissenschaftliche Heilkunde, in *Volksmedizin*. Hrsg. v. E. GRABNER , 200-222.

(56) SCHENDA R. 1976. Das Verhalten der Patienten im Schnittpunkt professionalisierter und naiver Gesundheitsversorgung, in *op. cit.*, Bd. 3: 31-45. Hrsg. v. M. BLOHMKE et al. (32)
- KICKBUSCH I. 1979. Laiensystem und Krankheit. *MMG* 4: 2-8.
- KROEGER A. 1983. Anthropological and socio-medical health care research in developing countries. *Soc. Sci. & Med.* 17: 147-161.
- CHRISMAN N. 1977. The health seeking process: an approach to the natural history of illness. *Culture Med. & Psychiat.* 1: 351-377.

(57) JANZEN J.M., W. ARKINSTALL. 1978. *The quest for therapy in lower Zaire*. Berkeley-Los Angeles-London: Univ. of California Press.
- ABASIEKONG E.M. 1981. Familism and hospital admission in rural Nigeria - a case study. *Soc. Sci. & Med.* 15B: 45-5O.

(58) WEIDMAN H.A. 1979. The transcultural view: prerequisite to interethnic (intercultural) communication in medicine. *Soc. Sci. & Med.* 13B: 85-88.

(59) FEIERMAN S. 1979. *op.cit.*(54)
- JANZEN J.M. 1978. The compartive study of medical systems as changing social systems. *Soc. Sci. & Med.* 12: 121-129.
- ELLING R.H. 1981. Political economy, cultural hegemony, and mixes of traditional and modern medicine. *Soc. Sci. & Med.* 15A: 89-99.

(60) JANZEN J.M., S. FEIERMAN (Hrsg.) 1979. *The social history of disease and medicine in Africa*. Introduction. Soc. Sci.& Med. 14B: 239-244.
- AYISI E.O. 1979. An Introduction to the study of African culture, 2nd edition, Kap. XIII: Social Change in Africa, p. 94ff. London-Ibadan-Nairobi: Heinemann.

(61) KATZ S.S., KATZ S.H., V.N. KIMANI 1982. The making of an urban Mganga: new trends in traditional medicine in urban Kenya. *Med. Anthropol.* 6: 91-112.
- FEIERMAN S. 1979. *op. cit.*, p. 283.
- BAETTIE J. 1966. *Other cultures*. London: Routledge, p. 259ff.

(62) WHO, 1978. *The promotion and development of traditional medicine*. Report of a WHO meeting. Tech. Rep. Ser. No, 622. Geneva.
- PILLSBURY B.L.K. 1982. Policy and evaluation perspectives on traditional health practitioners in national health care systems. *Soc. Sci. & Med.* 16: 1825-1834.
- GOOD C.M. et al. 1979. The interface of dual systems of health care in the developing  world: toward health policy initiatives in Africa. *Soc. Sci. & Med.* 13D: 141-154.


Friedr. Vieweg & Sohn Verlag, Braunschweig/Wiesbaden

(63) VELIMIROVIC H. u. B. 1978. The role of traditional birth attendants in health
     services. *curare* 1: 85-96.
   - McCLAIN C. 1981. Traditional midwives and family planning: an assessment of
     programs and suggestions for the future. *Med. Anthropol.* 5: 107-136.
   - WHO, 1979. *Traditional Birth Attendants.* Offset Publ. No. 44. Geneva.

(64) GREEN E.C. 1980. *op. cit.* (12)
   - JEGEDE R.O. 1981. A study of the role of socio-cultural factors in the treat-
     ment of mental illness in Nigeria. *Soc. Sci. & Med.* 15A: 49-54.
   - FOSTER G.M. 1978. *Medical Anthropology.* New York-Chichester-Brisbane-Toronto-
     Singapore: John Wiley & Sons, p. 254ff.

(65) UNSCHULD P.U. 1977. Konfliktanalyse in medizinischen Transfersituationen, in
     *Ethnomedizin.* Beiträge zu einem Dialog zwischen Heilkunst und Völkerkunde.
     Hrsg.v. G. RUDNITZKI , W. SCHIEFENHÖVEL , E. SCHRÖDER, Ethnol.Abhandlungen Nr.1,
     79-85. Barmstedt: Detlev Kurth.
   - UNSCHULD P.U. 1974. Professionalisierung im Bereich der Medizin. *Saeculum*
     25: 251-276.
   - LANDY D. 1977. Role adaptation: traditional curers under the impact of we-
     stern medicine, in *op.cit.,* 468-481. Hrsg.v. D. LANDY.(49)

(66) UNSCHULD P.U. 1976. Western medicine and traditional healing systems: com-
     petition, cooperation or integration? *Eth. Sci. & Med.* 3: 1-20.

(67) NEUMANN J. 1978. *Eingeborenenheilkunde und europäische Medizin in Kamerun.*
     Freiburger Forschungen zur Medizingeschichte, Neue Folge, Bd.7, p.174. Frei-
     burg/Br.: Hans Ferdinand Schulz Verlag.
   - LEE R.P.L. 1982. Comparative studies of health care systems. *Soc. Sci. & Med.*
     16: 629-642.

(68) WHO, 1982. *The extension of health service coverage with traditional birth
     attendants: a decade of progress.* WHO-Chronicle 36: 92-96.

(69) KIKHELA N., BIBEAU G., E. CORIN.1979. Steps toward a new system of public
     health in Zaire, in *op.cit.,* 217-224. Hrsg.v. Z.A. ADEMUWAGUN et al.(2 )
(70) KIKHELA N., BIBEAU G. E. CORIN 1981. Africa's two medical systems: options
     for planners. *World Hlth.Forum* 2: 96-99, p.98 (Übers.W.B.).

(71) JANZEN J.M. 1978. *op.cit.,* p. 126. (9)

(72) ELLING R.H. 1981. *op.cit.,* p. 93. (59)
   - LACHENMANN G. 1982. *op. cit.,* p. 42ff. (3)

(73) ELLING R.H. 1981. *op.cit.,* p. 97.
   - McDONALD C. 1981. Political-economic structures - approaches to traditional
     and modern medical systems. *Soc. Sci. & Med.* 15A: 101-108.

(74) TWUMASI P.A. 1975. *Medical systems in Ghana.* Accra: Ghana Publ. Corp., p.119.

(75) MBURU F.M. 1976. The duality of traditional and modern medicine in Africa:
     mystics, myths and reality. *The Conch* vol. VIII, Nos 1 & 2: 158-185, p. 182.

(76) MBURU F.M. 1981. Implications of the ideology and implementation of health
     policy in a developing country. *Soc. Sci. & Med.* 15A: 17-24, p.17 (Übers.
     W.B.).
   - de KADT E. 1982. Ideology, social policy, health and health services: a
     field of complex interactions. *Soc. Sci. & Med.* 16: 741-752, p. 748ff.

(77) TWUMASI P.A. 1979. A social history of the Ghanaian pluralistic medical sy-
     stem. *Soc. Sci. & Med.* 13B: 349-356, p.355 (Übers. W.B.).

(78) OJANUGA D.N. 1980. The attitudes of medical and traditional doctors towards
     integration of the government health services in the western states of Nige-
     ria. *J. Trop. Med. Hyg.* 83: 85-90, p.89 (Übers. W.B.).
   - HYAVYAR D.A. 1982. Traditional and modern medicine: possible patterns of
     integration. *Contact* No. 70: 5-7. Geneva: CMC.

(79) PFEIFFER W.M. 1981. Traditionale Heilkunde und naturwissenschftliche Medi-
     zin. *MMG* 6: 14-22.

# Die traditionellen Krankheiten und ihre Therapie in
# San Pedro de Moya / Huancavelica

Barbara Mainzer-Heyers

Die Dorfgemeinschaft San Pedro de Moya ist eine der Distrikthauptstädte in der Provinz Huancavelica. Sie liegt im Norden des gleichnamigen Departments und umfaßte im April/Mai 1965(1) zur Zeit der Erhebung rund 1ooo Einwohner, von denen aber nur 60% ständig im Orte lebten. Das öffentliche Gesundheitswesen Huancavelicas gehört zum Zuständigkeitsbereich der "Zona de Salud Centro-Medio", welchem die vier zentralen Departments   Andenhochland Pasco, Junín, Huancavelica und Ayacucho angehören. Der Sitz der Hauptverwaltung befindet sich in Huancayo, Hauptstadt des Departements Junín. Die "Zona" ist untergliedert in sechs "Areas Hospitalarias", welche in den einzelnen Distrikten je einen "Puesto Sanitario" haben. Moya besitzt einen schwer zugänglichen Sanitätsposten, so daß die ohnehin schlechte medizinische Versorgung des ländlichen Raumes hier zusätzlich gemindert wird.

Die Befragung der Haushalte ergab, daß "banale" Krankheiten wie Durchfall, Bronchitis oder Masern endemisch-epidemisch auftraten und verhältnismäßig hoch zum Sterben führten. Während des erfragten Zeitraumes von Mai 1964 bis April 1965 traten neben den genannten Krankheiten auch traditionelle Krankheiten mit tötlichem Verlauf auf. Die indianische Bevölkerung Huancavelicas lebt auch heute noch weitgehend nach ihren verwurzelten Traditionen, welche das tägliche Leben sozio-kulturell prägen. Sie kennt bei der traditionellen Heilkunde bestimmte Begriffe für Krankheit (2), weil das magische Denken von isolierten Symptomen wie Schmerz, Schüttelfrost, Fieber oder Blutung ausgeht. Eine Krankheit ist für den Indio das Ergebnis einer Einwirkung von äußeren und fremden Kräften. Diese dringen durch die Bösartigkeit anderer Personen oder durch die Einwirkungen von Göttern und Geistern in den Körper ein. Andererseits kann es sich auch um Krankheiten handeln, die den Menschen als Strafe wegen Verletzungen von Normen und Gesetzen heimsuchen. Und diese Krankheiten können einzig und allein durch den Volksmediziner *curandero* geheilt werden, welcher dadurch eine wichtige soziale Aufgabe innehat, weil die Ärzte im allgemeinen die kulturellen Aspekte, die sich als krankheitserregend auswirken können, nicht genau kennen. Der *curandero* und der Erkrankte leben in der gleichen Kulturgemeinschaft, das heißt es liegt eine absolute Übereinstimmung zwischen den kulturellen Leitbildern des Erkrankten und dem Weltbild und den Glaubensvorstellungen des Heilers vor, welcher dadurch die Ursachen und die Symptome der Krankheit kennt. Somit ist die Übereinstimmung im selben Milieu für die Therapie und die Heilung des Patienten wichtig. Der *curan-*

---

(1) Die Daten wurden durch Frau Dr. T. Valiente während ihrer Teilnahme am Forschungsprojekt über ländliche Dorfgemeinschaften – veranstaltet vom Institut Français d' Etudes Andines und der Universidad Nacional Mayor de San Marcos – ermittelt und mir freundlicherweise zur Verfügung gestellt.

(2) Krankheit bedeutet in der Quechua-Sprache "onjoi"; krank werden, leiden "onjonayay"; kränklich "achacoso"; ich bin krank "onjoiwan kani"; der Anfall "achaque"; chronische Erkrankung "mana kachariq onjoi"; ziemlich krank oder ein bißchen krank "onjopayay;; (PERROUD 197o: 124).

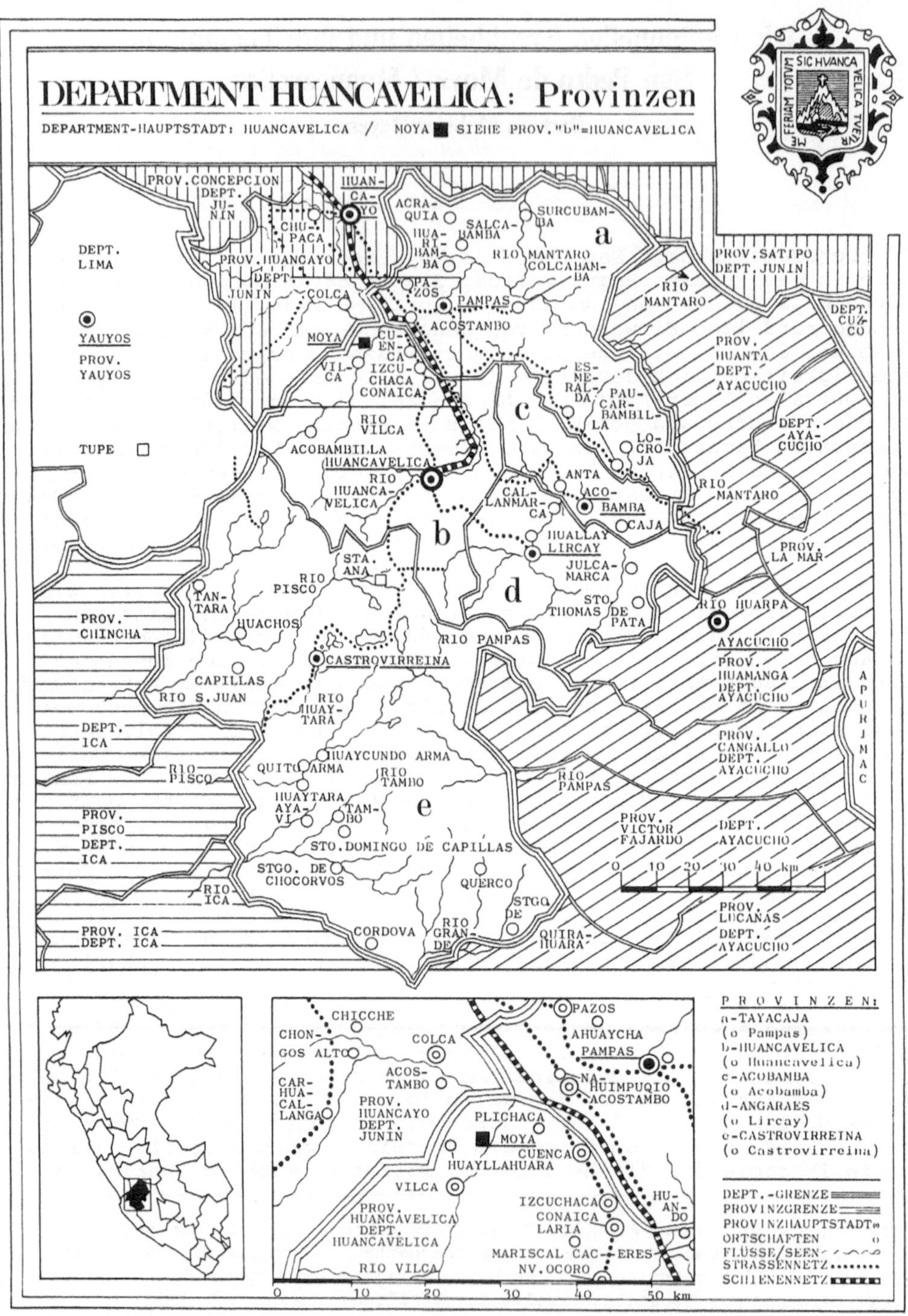


aus  T. Valiente 1979: 134

*dero* tritt im Kulturkreis der Andenbevölkerung aber nicht nur als
Linderer oder Heiler auf, sondern spielt dabei auch eine zentrale
Rolle im sozialen Leben.

Die Krankheiten selber werden von den Indios personifiziert. So
wird z.B. die Malaria als ein weibliches Wesen betrachtet, Hautkrank-
heiten und Allergien als durch den Quellengott "Puquio" verursacht.
Viele Krankheiten werden als *Espiritus diabólicos* (diabolische Geister) bezeichnet, die in der Nacht ihre Opfer aufsuchen, so z.B.
"die Krankheit des bösen Blicks" - *mal de ojo* oder *ojeo*. Die Ursache
liegt in Blicken, die Personen anderen, speziell Kindern, zuwerfen,
und die krankheitsauslösend wirken sollen. Diese Krankheit äußert
sich in Durchfällen, Fieber, Schlaflosigkeit, Traurigkeit, Erbrechen, Gewichtsverlust und zunehmender Schwäche. Dieses Syndrom wird
häufig als Ursache von Säuglingsdiarrhöen diagnostiziert. Prophylak-
tisch und therapeutisch werden Amulette empfohlen, außerdem Gebets-
formeln durch den curandero. An der Todesursache *chacho* (3) verstar-
ben in dem genannten Zeitraum zwei Kinder; ein 8 Monate altes Mädchen und ein 1 1/2 Jahre alter Junge. *Chacho* bedeutet "Krankheit des
fremden Körpers". "Diese Krankheit, als *chacho* bei der Bevölkerung
Huancavelicas sehr gefürchtet, wird als Strafe für frevelhaftes Betreten heiliger Bereiche verhängt, in denen 'die Berge Macht haben'.
Sie besteht im plötzlichen Erscheinen eines fremden Körpers, meist
eines Steines, im Leib des Frevlers und soll äußerste Schmerzen verursachen. Durch Opfergaben wie Blumen, Brot, Schnaps oder Coca-Blät-
ter ist der Indigena bemüht, die Seelen und Geister in seiner Umwelt
wohlwollend zu stimmen, um Krankheiten fernzuhalten. Krankheiten
sind im allgemeinen Strafen und werden je nach Art der Erkrankung
bestimmten Verfehlungen oder Götterwesen zugeschrieben." (ROSENBAUM
1976: 2o9).

Eine weitere spezifische Erkrankung ist *burla*, eine Erkrankung,
die durch "sich über jemanden lustig machen" eines Menschen gegenüber einem anderen, d.h. durch Spott, hervorgerufen wird. Der Betroffene leidet so sehr unter seiner Erkrankung, daß er vor Gram an Appe-
titlosigkeit, Durchfällen und Gewichtsverlust leidet und schließlich
auch sterben kann.

Eine weitere Krankheitstheorie, an die weite Teile der indianischen Bevölkerung glauben, beschreibt die Trennung von Körper und
Seele, welche durch ein starkes Erschrecken ausgelöst wird. *Susto,*
auch *manchay, mantzaqué, mal de espanto, patza, mancharisqa* oder *pa-
chachari* genannt, ist die wohl bedeutendste Erkrankung bei Kindern
und Jugendlichen. Die Symptome, Kopfschmerzen, Gewichtsverlust, blas-
se Hautfarbe, schwacher Allgemeinzustand, Depressionen, Diarrhöen
und Erbrechen, werden durch eine emotionelle Erregung, insbesondere
durch Erschrecken ausgelöst. Über die Ursache für den übernatürlichen
Ursprung sagt ein in den Dörfern von Peru kursierender Mythos, daß
der Schreck darauf beruht, daß durch die Fähigkeit einer übermensch-
lichen Macht sich die Seele vom Körper trennt (4). Auch kann die
Krankheit als Bestrafung wegen Entweihung eines heiligen Ortes oder
der Unterlassung einer Ehrerweisung gegenüber diesem Orte vorkommen

---

(3) Chacho oder čaču ist nach ADELAAR (1977: 431) eine kulturelle Krankheit, die
    durch eine schädliche Ausstrahlung im Zusammenhang mit Mumien und Grabungen
    oder Metallen hervorgerufen wird. Es wird also der Mensch durch übernatürli-
    che Einwirkungen krank gemacht.

(4) Pulgar Vidal definiert die Erkrankung susto folgendermaßen: Enfermedad que
    afecta a las personas y que en realidad es una forma de tuberculosis" (1967:
    147).

(SAL y ROSAS 1971/72: 75). Nach der mir zugänglichen Literatur werden von diesem Leiden überwiegend Kinder befallen, so daß sich der
Fall des zweijährigen Mädchens aus Moya in dieses Bild einfügt.

In diesem Zusammenhang gibt es eine weitere Krankheit, *huari* genannt, die an der Körperstelle auftritt, an der die Seele ausgetre-
ten ist. Symptomatisch handelt es sich um Haut- und Knochenläsionen.
Die Behandlung der traditionellen Krankheiten erfolgt wie auch bei
den vorherigen Krankheitsbildern durch den *curandero*. Im Falle von
*susto* durch magische Handlungen, um die "entflohene Seele" zurück-
zuholen. Dabei spielt die Therapie mit dem Meerschweinchen, dem
schwarzen Kater oder einem Ei eine bedeutende Rolle.

Zusammenfassend ergibt sich somit, daß gerade die Volksmedizin
mit ihren traditionellen Riten und Glaubensvorstellungen bei der
Landbevölkerung eine dominierende Rolle spielt. Zum einen, weil
die Heilmethoden der curanderos aufgrund jahrhundertelanger Erfahrung ebenso wirksam sind wie die der westlichen Medizin und zum anderen, weil auch die moderne Medizin selbst mit ihren neuesten Methoden nicht gegen die kulturellen Krankheiten ausrichten kann, da sie
außerhalb ihres Einflußgebietes liegen.

## BIBLIOGRAPHIE

ADELAAR W.F.H. 1977. *Tarma Quechua, Grammar, texts, dictionary*. Amsterdam.

BLANCO CRUZ E. 1978. Von der "Volkskrankheit" zur "Krankheit des Teufels", Aspekte der Volksmedizin in Peru. Dissertation. Med. Hochschule, Hannover.

PERROUD P.C. 197o. *Diccionario Castellano-Kechwa*. Kechwa-Castellano. Hrsg.: Semi-
nario San Alfonso: Padres Redentoristas, Lima

PULGAR VIDAL J. 1967. *Notas para un Diccionario de Huanuqueñismos*. Lima.

ROSENBAUM R.F. 1976. Die Effizienz moderner Gesundheitsfürsorge im traditionellen
Kulturkreis Perus. Dissertation, Med. Fakultät, Heidelberg.

SAL y ROSAS F. 1968. El Mito del Jani o Susto de la Medicina Indígena del Perú.
*Revista de la Sanidad de Policia,* 167-21o. Lima.

-- 1971/72. Obervaciones en el folklore psiquiátrico del Perú. *Folklore Americano,*
vol. 21/22, Nr. 17, 249-262. Lima.

VALDIVIA PONCE O. 1975. *Hampicamayoc*. Lima: Universidad National Major de San
Marcos.

VALIENTE Teresa 1979. Der Lebenszyklus in inkaischer Zeit und Quechua - Dorfgemeinschaften der Gegenwart. Dissertation, Berlin: FU, FB 14

# Die Mythenfigur des „kharisiri" bei den Aymara
## Horst Bornhütter

In den Vorstellungen der Aymara(1) ist bis heute ein uralter Glaube an eine mythische Person - den 'Kharisiri' - lebendig, die den Menschen bedroht, ihm Schaden zufügen, Krankheiten verursachen und sogar seinen Tod herbeiführen kann. Zum näheren Verständnis möchte ich das Wort 'Kharisiri' aus dem Aymara übersetzen. 'Khari' bedeutet die Lüge. In Verbindung mit einer Person ist der 'Kharisiri' also ein Lügner. Die Bedeutungsinhalte der Verbengruppe von 'khari', wie 'kharisiña' =leugnen; 'khariña" = verzehren, auffressen; 'kharicaña = schneiden und 'kharitaña = beschuldigen, anklagen, haben, wie wir noch sehen werden, vieles mit der Mythenfigur gemeinsam.

PAREDES (1976: 24) vermutet, daß der Aymara den 'Kharisiri' vor der Konquista als unsichtbares Wesen ansah, welches Krankheiten verursachte. Nach der Konquista soll er anfangs den Scharfrichter der Spanier repräsentiert haben. Danach wurde der Mönch mit der mythischen Person identifiziert. So glaubt die Aymara-Bevölkerung in Bolivien, daß sich diese Person in Form eines Mönches auf äußerst freundliche Weise dem Opfer nähert, sanft auf es einredet und dann einschläfert. Anschließend schlitzt er ihm die Haut auf und holt das begehrte Fett heraus. Dies soll später entweder zur Verbesserung der Erträge seiner Mühle oder Gießerei dienen oder er verkauft es an den Bischof für die letzten Ölungen. Der alte Volksglauben soll zu Zeiten der spanischen Herrschaft neu aufgelebt sein. Die 'Kharisiri'-Attacken wurden mit dem Überfall der Spanier auf die Eingeborenen in Verbindung gebracht (HARGOUS 1976: 1o8).

Von vielen Aymara wird heute auch das Mythenbild des 'Kharisiri' auf den westlich ausgebildeten bolivianischen Arzt übertragen. Er, so argumentieren sie, wolle sich das Fett des Patienten aneignen. Darum würde er den Kranken auch immer einzeln in seinem Büro empfangen.

MONAST (1973: 244) - ein katholischer Priester - sieht in der imaginären Person des 'Kharisiri' auch einen unscheinbaren Campesino. Er beschreibt, daß der 'Kharisiri' in den Vorstellungen der Aymara mit einer weißen Decke über dem Kopf, in einer Hand eine Glocke, in der anderen eine Kerze, umherwandert, vor allem zu Zeiten des Festes zu Ehren des heiligen Santiago. So wartet er an den Wegen, wo seine Feinde vorbeigehen. Er trägt eine Art Spritze zum Aussaugen des Fettes und ein Fläschchen zum Aufbewahren desselben bei sich. Er macht sich unsichtbar, um nicht ergriffen zu werden. Die Wunde, die er seinen Feinden beifügt, heilt er sofort. Nur eine rote Narbe bleibt übrig. Die attackierten Personen sollen nach kurzer Zeit mit Sicherheit sterben. Ausgerechnet in diesem Punkt, meint MONAST, hätten die Mythen ihre Berechtigung. Die Personen, welche als Opfer des 'Khari-

---

(1) Die Volksgruppe der Aymara kennzeichnet eine gemeinsame Sprache und gemeinsame kulturelle Züge. Die etwa 1.5 Millionen Aymara - vorwiegend Bauern - bewohnen einen großen Teil des bolivianischen und peruanischen Hochlandes und einen Grenzstreifen zwischen Chile und Bolivien.

Friedr. Vieweg & Sohn Verlag, Braunschweig/Wiesbaden

siri' bezeichnet würden, pflegten erkrankt zu sein. Häufig handele
es sich um Tuberkulosepatienten. Aber auch jene, die an einer akuten
Appendizitis oder an einer plötzlichen Darmerkrankung litten, würden
berichten, daß sie von einem 'Kharisiri' attackiert worden seien.
Wer daran glaube, Gefangener von diesem mythischen Wesen zu sein,
würde mutlos werden und sterben.

Aymara-Bauern aus dem Kanton Ilabaya(2) berichteten, daß sie in
früheren Zeiten Frondienste bei den Priestern von Ilabaya (Kantons-
hauptstadt) leisten mußten, z.B. beim Kirchenbau oder bei Instand-
setzungsarbeiten. Sie hatten große Angst, daß sie nachts von einem
'Kharisiri' in Gestalt eines Priesters überfallen werden könnten.
Als Schadenzauberschutz trugen sie Knoblauchzehen oder Amulette mit
sich. In einem Dorf, welches noch stark traditionelle Lebensformen
pflegte, war der Glaube an den 'Kharisiri' weit verbreitet. Laut Erzählungen von zwei Informanten sollen in diesem Dorf mehrere Jugendliche innerhalb von wenigen Wochen gestorben sein. Einer der beiden
berichtete, daß er selbst die Einschnittstelle eines 'Kharisiri',
einen etwa 2o bis 3o cm langen Schnitt im Lendenbereich, gesehen habe.

In einer weiteren Erzählung berichten Dorfbewohner, daß eine Familie vom Altiplano zur Übernahme der Patenschaft eines Kindes in
ein "Dorf der Täler" kam. Das Ereignis wurde gebührend gefeiert. Im
betrunkenen Zustand soll der Hausherr, Don Juan, betont haben, daß
er ein 'Kharisiri' sei. In jener Nacht wurde seine Aussage nicht weiter ernst genommen  Die Familie kehrte nach den Feierlichkeiten in ihr
Dorf im Hochland zurück. Eine Woche später starb dort eine kleine
Nichte an einer nicht erklärbaren Krankheit. Die Altiplano-Familie
erinnerte sich des Wortes 'Kharisiri' des Verwandten Don Juan und
gab ihm die Schuld am Tode des Mädchens. Fortan mied sie die ver-
wandtschaftlichen Beziehungen zu Don Juan und betrat das Dorf nicht
mehr. Einwohner des Taldorfes, die sich öfters zum Tauschhandel auf
dem Altiplano befinden, wurden gefragt, ob denn jener 'Kharisiri'
immer noch existiere und nicht mehr Unheil angerichtet habe. Dorfmitglieder, die Don Juan feindlich gesonnen sind, ärgern ihn mit dem
Namen 'Kharisiri', worauf er gereizt und erbost reagiert.

Um die bisherigen Erzählungen auf der sozialen wie auch der psychischen Ebene näher verstehen zu lernen, greife ich auf psychoanalytische Grundannahmen zurück. FREUD (19o8: 222) hat in seinen Werken auf die Symbolik von Mythen als "den entstellten Überresten von
Wunschphantasien ganzer Nationen" hingewiesen und sie gleich den
Träumen als kollektive Ausdrucksformen der Triebe und des Unbewußten
miteinander verglichen.

Nach psychoanalytischer Auffassung verfügen Mythen im Denken
schriftloser Völker über eine ordnende Funktion, nach der Bedürfnisse und Emotionen in ein systematisches und umfassendes Bild der Wirklichkeit integriert werden (SCHMIDT-NOERR 1982: 598f.). Mythische
Phantasiebildungen haben von jeher den Völkern die Möglichkeit geboten, das unterschiedliche Verhältnis von sozialer und psychischer
Realität und damit den Mangel an Wunschbefriedigungen, Enttäuschun-
gen und Versagungen, auszugleichen. Mythische Bilder dienen den Aymara noch heute zur Verarbeitung von Aggressionspotentialen, die
durch psychosoziale Konflikte in der eigenen Kultur als auch in der
psychokulturellen Auseinandersetzung mit den Unterdrückern entstehen.

---

(2) Im Kanton Ilabaya, einer Talregion östlich des Titicaca-Sees, hielt ich mich
    in den Jahren 1977 und 1978 zu Feldforschungen auf.

Friedr. Vieweg & Sohn Verlag, Braunschweig/Wiesbaden

Der symbolischen Verbildlichung vom 'Kharisiri' liegen Bedeutungsinhalte zugrunde, die ich in ihrer historischen und gegenwärtigen
Funktion interpretieren möchte. In dem uralten Glauben gilt die My-
thenperson als Erklärungsmöglichkeit für die Verursachung von Krankheiten. Der 'Kharisiri' stellt eine aggressive, von den Aymara in
die Außenwelt projizierte Person dar, die für eine nicht kontrol-
lierbare Wirklichkeit (Schicksal, Tod und Krankheit) verantwortlich
gemacht wird. Mit dem Bild des phantasierten, aggressiven Angrei-
fers schützt sich der Aymara vor seinen eigenen aggressiven Triebregungen, die ihm Schuldgefühle machen. Einem äußeren Objekt wird
die Schuld an der Krankheit zugeschrieben. Der 'Kharisiri' als das
Bild des Bösen, der Vernichtung von individueller Existenz, wurde
von den Aymara in der symbolhaften Sprache des Mythos auch auf den
gesellschaftlichen Bereich übertragen. Es war der Spanier in Gestalt
eines Scharfrichters oder Priesters, der persönlichen und materiellen Schaden verursachte.

Zum Verständnis der Geschichte: Die Priester der katholischen
Kirche zu Zeiten der Kolonie und Republik unterstützten die Herr-
schaftsinteressen und waren vom Machtapparat der Spanier abhängig.
Für die "Überwachung" der Indios bekamen sie Rechte. Sie waren es
auch, die die indianischen Bauern wirtschaftlich ausbeuteten. Sie
besaßen Ländereien, indianisches Land, und bedienten sich der Arbeitskraft der Indios. In den Mythen stellt der Mönch oder Priester
als 'Kharisiri' den Ausbeuter dar. Diesen konnte man aber nicht mit
den vorhandenen Möglichkeiten der gesellschaftlichen und individuellen Abwehr überwinden. Nur einmal in der Geschichte Perus und Boliviens gibt es Hinweise, daß die Indios aggressiv gegen Priester und
Kolonialherren vorgingen. Gegen Ende der Kolonialzeit (1780) wurden
bei indianischen Rebellionen der Aymara und Quechua etwa 10% der
Priester von den indianischen Bauern getötet. Die anderen flüchteten
sich in die befestigten Städte der Spanier. Die Anführer der Bauern
riefen mit "messianischer Ausschließlichkeit" auf, die Priester zu
töten (GOLTE 1982: 144). Die Spanier schlugen die Aufstände blutig
nieder.

Der 'Kharisiri' wird auf der gesellschaftlichen Ebene mit der
fremden sozialen und wirtschaftlichen Ausbeutung gleichgesetzt. Eine
kulturelle Form der Bewältigung einer unbefriedigenden Wirklichkeit
durch eine Befreiung von den Unterdrückern gelang durch die Aufstände
nicht. Mit dem Mythos, der kollektiven Phantasie eines nicht gelö-
sten Widerspruches zwischen Wunschphantasie und  Wirklichkeit,
wurde die Unterdrückung weiterhin kompensiert. In den Mythen um den
'Kharisiri' taucht des öfteren das menschliche Fett als Symbol der
Kraft auf. In unseren Beispielen entzieht der Priester und Spanier
dem Volke Kraft (persönliche Arbeitskraft, Besitz und Eigentum). In
der gegenwärtigen symbolischen Verbildlichung wird der bolivianische
Arzt als 'Kharisiri' verdächtigt und beschuldigt. Auch hier tritt
das Bild des Bösen in Form von Diebstahl des Fettes in Erscheinung.

Soziale Realität in Bolivien ist, daß die Aymara-Bauernbevölke-
rung die vorhandenen medizinischen Einrichtungen auf dem Lande nicht
oder nur in seltenen Ausnahmefällen in Anspruch nimmt. Der bolivani-
sche Arzt wird kaum konsultiert, er besitzt ein negatives Image bei
den Bauern. Er gilt als ausbeuterisch, weil er zu hohe Preise verlangt; gleichzeitig behaupten die Bauern, er behandele sie wie Menschen zweiter Klasse und habe Vorurteile gegenüber ihrer kulturellen Lebensweise. Die Aymara wissen, wie wenig Zuwendung und Hilfe
sie von dieser "Art von Arzt" erwarten können. Traditionelle Heiler
forderten bereits einen "medico de un nuevo estilo", einen Arzt neu-
en Stils, der den medizinischen Bedürfnissen ihres Volkes gerecht

Friedr. Vieweg & Sohn Verlag, Braunschweig/Wiesbaden

wird. Die Abneigung und Verweigerungshaltung gegenüber dem "modernen
Arzt" geht teilweise so weit, daß ein kranker Aymara den Tod einer
Behandlung durch den Arzt vorzieht. Neben der Verweigerung existiert
allerdings auch der Wunsch, vom Arzt des westlichen Systems behandelt
zu werden. Da die soziokulturellen Gegensätze des Arzt-Indio-Verhält-
nisses dem Bedürfnis nach Fürsorge nicht gerecht werden, ist der Widerspruch bisher nur mit einer aggressiven Zuschreibung an den Arzt
zu kompensieren. Der "gesuchte Sinn", die Aggression gegen den Arzt,
tritt im Mythos nicht offen  zutage, sondern nur über das Symbol des
Kraftentzuges, vergleichbar mit der Versagung medizinischer Hilfe
durch den Arzt.

Das Fett hat neben der symbolischen Bedeutung bei den Aymara auch
eine therapeutische Funktion. Wer einmal die Indiomärkte in Bolivien
oder Peru besuchte, erinnert sich vielleicht, daß unter den vielen
pflanzlichen und mineralischen Heilmitteln auch tierische Fette zu
finden sind. Als Zugabe für Opfergaben fehlen sie fast nie.

Im Untersuchungsgebiet ist es dem 'Yatiri' (magischer Heiler) erlaubt, etwas Fett von sterbenden oder gerade verstorbenen Menschen
zu entnehmen. Als Symbol der Kraft und als Heilmittel darf er es
zur Potenzierung seiner "Energie" selbst benutzen oder es bei kranken Menschen zur Unterstützung des Heilungsprozesses - zur Zufuhr
von Energie - anwenden. Zur Gesundung eines Kranken gibt der 'Yatiri' einen Tropfen tierischen, bei schweren Fällen menschlichen Fettes in eine Tasse heißen Wassers  zum Trinken. Der Yatiri als Institution der eigenen Kultur darf nur über dieses Mittel verfügen,
da er für seine Kultur ein wirkungsvoller Heiler sein soll. Seine
Heilkraft kommt seinen Stammesmitgliedern wieder zugute.

Manche Erzählungen bleiben trotz Nachforschungen mysteriös. HAR-
GOUS (1976: 282, Anm. 71) beschreibt, daß die peruanische Polizei
zu Anfang der siebziger Jahre in den Zentralanden einen merkwürdigen
und breiten Handel mit Menschenfett entdeckte (Bei den Quechua ist
der 'Kharisiri' unter dem Namen des 'Pistac' zu finden).

Innerhalb der Aymara-Gesellschaft verfügt der 'Kharisiri' über
eine psychosoziale Funktion. Der Aymara Don Juan, der von Dorfmit-
gliedern als 'Kharisiri' beschimpft wurde, war ein langjähriger Vertrauter amerikanischer Missionare und zum  lutherischen Glauben übergetreten. Die 'hermanos', wie die Lutheraner auch genannt
werden, entziehen sich traditionellen Verpflichtungen des Dorfes
und begründen dies mit ihrem neuen Glauben. Sie geraten durch ihre
neuen sozialen Verhaltensregeln unter starken psychischen Druck der
traditionellen Dorfmitglieder, die ihre nicht offen geäußerten Aggressionen über die Form der mythischen Person abbauen. Eine soziale Isolation von Don Juan war die Folge. Don Juan war die schuldige,
böse Person, die es moralisch zu strafen galt . Tatsächlich gelang
diese Vorhaben. Don Juan bezichtigte sich eines Tages selbst, ein
'Kharisiri' zu sein und identifizierte sich somit mit dem traditionellen Aymara-Überich, dem er mit seinem neuen Glauben eigentlich
entfliehen wollte. Seine Schuldgefühle verursachten später einen
psychophysischen Zusammenbruch, einen 'susto'. Die Mythenfigur erscheint hier als Korrekturmittel oder Strafe für soziale Abweichungen. Wiederum läßt es der Zensurmechanismus der Aymara-Psyche nicht
zu, offene Aggressionen gegenüber eigenen Stammesmitgliedern zu äus-
sern. Aggressive Triebregungen der Aymara-Kinder werden in der Erziehung bereits weitgehend verhindert. Über den Mythos werden aggressive Triebbedürfnisse auch im Erwachsenenalter als Teil des noch
vorhandenen infantilen Seelenlebens unschädlich gemacht.

Friedr. Vieweg & Sohn Verlag, Braunschweig/Wiesbaden

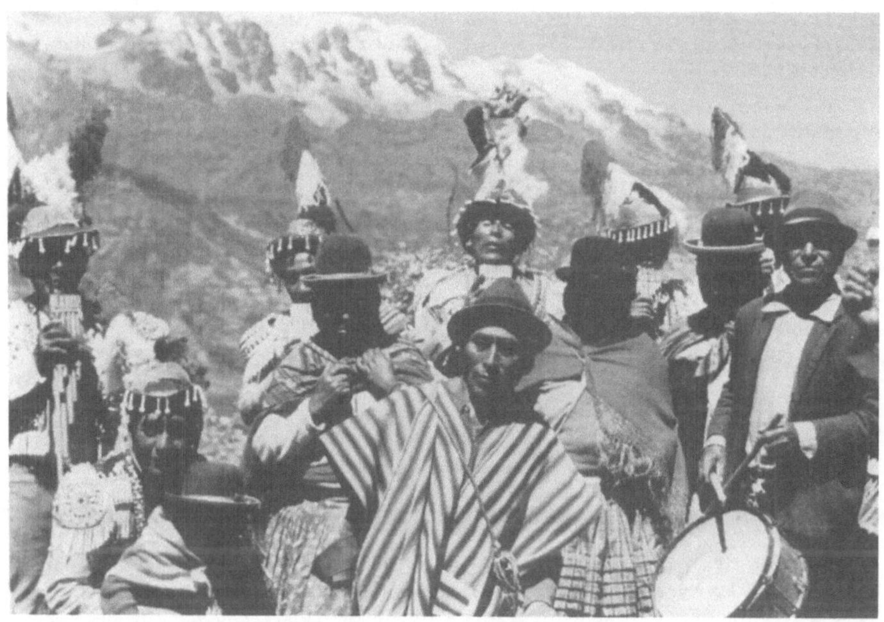

Das Bild zeigt eine "Abordnung" von Aymara aus dem Dorf Ch'ejje mit dem
gastgebenden Dorfführer ('Jilakata' - im Vordergrund mit Poncho ), welche
zu einem großen Fest im Nachbardorf Pocobaya erschienen sind. Die Männer
tragen bunte Trachten, die sie aus der Stadt entliehen haben - eine Mischung aus spanischen und indianischen Elementen. Diese Gruppe ist mit
Zampona-(Pan-)flöten und einer Trommel erschienen. Das Dorf liegt in den
Tälern östlich des Altiplano auf etwa 3000 m Höhe. Im Hintergrund ist der
schneebedeckte Illampu ( ca. 7000 m ) zu sehen. Bei diesem Dorffest müssen
nach traditioneller Regel reichere Bauern die Bewirtung der Dorfbevölkerung
übernehmen. Wirtschaftliche Ungleichheiten werden so durch eine Umvertei-
lung des Reichtums ( Ernteüberschüsse ) ausgeglichen, soziale Besitzdif-
ferenzen also egalisiert. Große Eß- und Trinkgelage über einige Tage mit
Tanz und Musik beherrschen die Festszene.                    ( Foto vom Autor )

---

    Obgleich die Mythen zum Abbau von Aggression führen und damit
gleichzeitig Schuldbewältigungsarbeit leisten, bilden sie doch im
gesellschaftlichen Bereich zugleich ein kollektives Bewußtsein gegenüber den Unterdrückern aus. Da eine reale Aggressionsbewältigung gegenüber der herrschenden Kultur nicht gelingt, dürfte sie zumindest
in der psychischen Realität der Aymara vorgebildet sein. In dieser
Symbolik bildet der 'Kharisiri'-Mythos für die Aymara eine Resistenz-
kraft, eine psychische Grundlage des Widerstandes und eine Verwei-
gerungsstrategie gegenüber dem politischen Unterdrückungssystem, das
auf die Bedürfnisse der Bauern nicht reagiert. Die Mythenfigur des
'Kharisiri' ist Zeuge einer unbefriedigenden Wirklichkeit boliviani-
scher Verhältnisse.

Friedr. Vieweg & Sohn Verlag, Braunschweig/Wiesbaden

## LITERATUR

BORNHÜTTER H. 1983. *Der medizinisch-kulturelle Konflikt.Historisches und Aktuelles zum sozio-kulturellen Wandel im Bereich der Medizin am Beispiel der Aymara-Bevölkerung in Bolivien.* Vorlieg. Medizinische Dissertation Köln 1983 ( ungedruckt, i.Ersch. 1984).

BOSSE H. 1979. *Diebe, Lügner, Faulenzer. Zur Ethno-Hermeneutik von Abhängigkeit und Verweigerung in der Dritten Welt.* Frankfurt a.M.: Syndikat.

FREUD S. 19o8. *Der Dichter und das Phantasieren.* G.W. VII: 213-223 . Fischer.

-- 1921. *Massenpsychologie und Ich-Analyse.* G. W. XIII: 71-161.Fischer.

GOLTE J. 1982. Kirche und Indianer in Peru. In *Indianer in Lateinamerika.* Wuppertal :Hammer .

HARGOUS Sabine 1976. *Beschwörer der Seelen. Das magische Universum der südamerikanischen Indianer.* Basel: Sphinx.

MONAST J.E. 1972. *Los indios aimaraes.* Buenos Aires - Mexico : Edic. Carlos Lohlé.

PAREDES R. 1976. *Mitos, Supersticiones y Supervivencias Populares de Bolivia.* 5. Aufl., La Paz: Editores: Biblioteca del Sesquicentenario de la Republica.

PARIN P. 198o. Die äußeren und die inneren Verhältnisse. Ethnopsychoanalytische Betrachtungen auf unsere Ethnie angewandt. *Berliner Hefte* 15: 5-34. Berlin.

-- 1983. *Der Widerspruch im Subjekt: ethnopsychoanalytische Studien.* Frankfurt a. M.: Syndikat.

SCHMIDT NOERR G. 1982. Mythologie des Imaginären oder imaginäre Mythologie? Zur Geschichte und Kritik der psychoanalytischen Mythendeutung. *Psyche* 36, Heft 7.

Friedr. Vieweg & Sohn Verlag, Braunschweig/Wiesbaden

# IV.
# Freie Beiträge

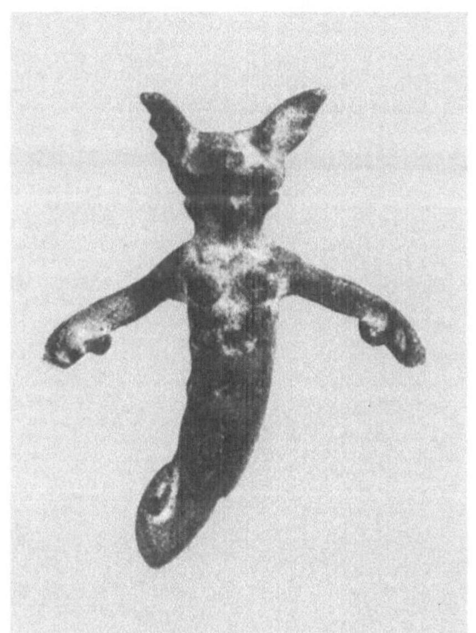

Friedr. Vieweg & Sohn Verlag, Braunschweig/Wiesbaden

Die Abbildung auf der Vorderseite zeigt die 1915 erworbene
kaukasische "Medusa" des Museums
für Völkerkunde in Berlin (Stu-
diensammlung der Abteilung Europa, Kat.Nr. II D 248): vergleiche in diesem Band HAUSCHILD
S. 218.

Friedr. Vieweg & Sohn Verlag, Braunschweig/Wiesbaden

# Abwehrmagie und Geschlechtssymbolik im Mittelmeerraum*

## Thomas Hauschild

In den letzten dreißig Jahren hat sich weitgehend unabhängig von den nationalen Volkskunden eine Ethnologie des Mittelmeerraumes konstituiert, die in erster Linie von Wissenschaftlern britisch-sozialanthropologischer Prägung getragen wird (vgl. BOISSEVAIN 1978; PERISTIANY 1965; PITT-RIVERS 1963/1977; DAVIS 1975). Ein wesentliches Thema der Diskussion in dieser Studienrichtung ist immer wieder die Frage nach der Berechtigung der geographischen Abgrenzung des Untersuchungsfeldes. Diese Problematik der Identifikation mediterraner kultureller Identität schlägt in letzter Zeit um in Bemühungen auch der Sozialanthropologen, Materialien und Perspektiven der Volkskunde in ihre Analysen von kultureller Kontinuität und Wandel der Kulturen einzubeziehen (vgl. BLOK 1983).

Der vorliegende Aufsatz ist als Beitrag in dieser Diskussion zu verstehen. Ich möchte aufzeigen, daß bestimmte Motive der Mythologie und der Amulettbildnerei im Mittelmeerraum wandern und sich zu einem immer aufs Neue wirksamen kathartischen Mechanismus verbinden, der die Geschlechterbeziehungen regulieren hilft. Sozialanthropologische Daten sollen sich zur Darstellung dieses Zusammenhanges verbinden mit Ergebnissen der Kulturgeschichte und Volkskunde und so zu einem schlüssigeren Bild von Geschichte und Funktion religiöser Symbolik beitragen.

### Mythen und Amulette

Bei genauerer Analyse erweist sich, daß ganz unterschiedliche Amulette gegen den bösen Blick aus weit voneinander entfernten Zeiten und Regionen des Mittelmeerraumes und angrenzender Gebiete überraschend eng mit einer sich immer wiederholenden mythischen oder literarischen Grundform verknüpft sind. Am Beispiel des antiken Mythos der Gorgo Medusa** soll diese Grundform hier vorgestellt und dann in einigen Variationen nachgezeichnet werden.

Nach ROSCHERs (1886: 169ff.) gültigem Rekonstruktionsversuch auf Grund erhaltener Fragmente und Bildwerke hat die Medusa folgende Eigenschaften: "Im äußersten Westen jenseits des Okeanos, in der Nähe des Totenreiches und des im ewigen Frühlingsschmucke prangenden Gartens der Unsterblichen... hauste einst ein entsetzliches Ungeheuer weiblichen Geschlechts, das Kind der beiden Meergottheiten Phorkys und Keto ... Von seinem furchtbaren Gebrüll

---

* Der vorliegende Aufsatz ist eine abgewandelte und aktualiserte Version meines Beitrages "Abwehrmagie und Geschlechtssymbolik im mittelmeerischen Volksglauben" (Baessler Archiv, Neue Folge, Band XXVIII, 1980, S. 74-103). Die dort zur Analyse zweier kaukasischer Messingobjekte herangezogenen Aussagen werden hier ohne diesen Bezug auf die Objekte vorgestellt. Ich bin Frau Dr.H.Nixdorff und Prof. Dr. K. Krieger (beide Museum für Völkerkunde SMPK, Berlin) für den Anstoß zum Schreiben der ersten Version dankbar. Stud. phil. Stephan Kinkele war bei der stilistischen Überarbeitung des Manuskriptes behilflich.

**Ich bin Herrn Prof. Dr. Fehr vom Archäologischen Institut der Universität Hamburg für zahlreiche Hinweise zur Gorgo Medusa dankbar.

hieß es Gorgo, die donnergleich Brüllende... Diese Gorgo hatte ein entsetzliches,
rundes, wuterfülltes Antlitz..., eherne Locken...oder Schlangen im Haar oder am
Gürtel...,eine plattgedrückte Nase..., einen Rachen voll langer, weiß glänzender
Schweinszähne... und weit aufgerissene blitzende Augen... Wer dieses Antlitz er-
blickte oder wen die Blitze aus den Augen der Gorgo trafen, der geriet sofort in
den Zustand der Erstarrung und wurde in Stein verwandelt... Die Arme der Gorgo
waren von Erz... außerdem hatte sie noch gewaltige Flügel, mit denen sie rasch
durch  die Lüfte zu fliegen vermochte... die Farbe ihres Gewandes oder ihres Körpers war schwarz".

Frühe Versionen, wie z.B. die hesiodische Theogonie (FURTWÄNGLER
1886: 1704), enthalten allerdings keine Anspielung auf dieses er-
schreckende Äußere. Nach Ansicht von RANKE-GRAVES (1960 I: 112) wurde die Medusa erst durch Athene in ein Ungeheuer verwandelt, weil
sie mit Poseidon geschlafen hatte. ROSCHER führt diese Eifersuchts-
szene nicht auf. Er berichtet nur von verschiedenen Darstellungen
eines Wettstreites zwischen Athene und der anscheinend zu jener Zeit
noch gut aussehenden Gorgo um den "Preis der Schönheit" (1886: 1698).
Der thematisch verwandte Lamia-Mythos enthält das Motiv der Verun-
staltung aus Eifersucht in viel deutlicherer Form. Auch die Lamia
(STOLL 1894: 1818ff.) war eine "Tochter des Meeres". Sie verwandelte sich in ein kinderfressendes, neidisches Ungeheuer, nachdem die
eifersüchtige Hera sie gezwungen hatte, ihre mit Zeus gezeugten Kinder umzubringen. Aus ROSCHERs (1886: 1698) Material geht indirekt
hervor, daß Athene auf Medusa eifersüchtig war. Er beschreibt, wie
Athene (nach der Schwängerung ihrer Rivalin durch Poseidon) den mythischen Helden Perseus mit der Ermordung der Gorgo beauftragte: "Als
nun jene schwanger geworden war, wurde Perseus ausgesandt... die Welt von der ver-
derblichen Gorgo zu befreien. Er machte sich auf, gelangte glücklich an den Wohn-
sitz der  Gorgo im äußersten Westen, fand dieselbe neben ihren Schwestern in einer
Höhle schlafend... und durchschnitt ihren Hals mit einem Schwerte, einer sichel-
artigen Waffe".

Aus ihrem Haupt entsprangen dann das Flügelroß Pegasus und Chrya-
sor mit seinem goldenen Schwert, beides mögliche Symbole des Gewit-
tersturmes (Donner und Blitz). Perseus ließ die ihn verfolgenden wütenden Schwestern der Medusa hinter sich und nutzte das weiterhin
durch seinen Blick versteinernde Haupt als Waffe, z.B. im Kampf um
Andromeda, die er vor einem Menschenopfer bewahrte und heiratete.
Das Gorgoneion wurde schließlich auf dem Panzer von Perseus' Schutz-
herrin Athene angebracht und ist als Abwehrmittel und Ornament auf
unzähligen Kleidungsstücken, Gefäßen, Verzierungen usw. zu finden
(FLOREN 1977, FURTWÄNGLER 1886). In zahlreichen Abwandlungen ist das
Amulett der "wilden Frau" bis heute im Mittelmeerraum zu finden (vgl.
HAUSCHILD 1980, JAHN 1855, BENWELL/WAUGH 1961, BERRY 1968, SELIG-
MANN 1910 II: 310), insbesondere in den Versionen der "Hockerin" und
der "fischschwänzigen Frau" (vgl. DEVEREUX 1981). Der Mythos berichtet, wie dieses Mittel durch die Bezwingung einer tierischen, an
einem wüsten Ort jenseits von Zivilisation und Mutterschaft lebenden und mit dem bösen Blick ausgestatteten Frauengestalt gewonnen
wurde.

Einige Mythen von der Bezwingung der "wilden Frau" stehen nicht
mehr in direktem Bezug zu Amuletten; immer jedoch wird sie in eine
hilfreiche Gestalt, z.B. eine Schutzgöttin der Geburten, verwandelt.
SPIEGELBERG (1915: 876ff.) beschreibt nach einem demotischen Papyrus aus dem Ägypten der römischen Kaiserzeit, wie Tefnut, die Schutzgöttin der Geburt und Tochter des Sonnengottes, sich nach Äthiopien
begibt. Dort rebelliert sie als wütende Löwin (ebd., 884 vergleichbar dem "Löwentypus" der Medusa) mit brüllender(!) Stimme gegen ihre bisherige Lebensordnung. Ihr Blick (!) lodert, ihre Augen glühen
wie Feuer. Sie benimmt sich wie ein "Tier, das den anderen die Jun-

gen wegfrißt" (ebd., 881). Erst ein wortgewandter Botschafter des
Sonnengottes, der Hundsaffe Thot, kann sie durch Ermahnungen, Hinweise auf die Macht des Vaters und das Erzählen unzähliger Tierfa-
beln wieder besänftigen. Ihr "Antlitz wird Ägypten wieder gnädig",
sie verwandelt sich in die "schöne Gestalt der Tefnut" zurück und
wird wieder zur ägyptischen Schutzgöttin der Geburten (ebd., 886ff.).
Hinweise im Papyrus auf die beim Vorlesen notwendigen Stimmlagen lassen es möglich erscheinen, daß diese Erzählung in einem rituell-thea-
tralischen Zusammenhang vorgetragen wurde. ( Vgl. hier Abb. 1 u. 2 )

Das läßt sich von dem thematisch ähnlichen spätantiken Roman
"Äthiopische Geschichten" (JACOBS 1838) nicht mehr behaupten. Hier
sind Motive des bösen Blickes, der Wiedereinsetzung einer Königs-
tochter in ihrer rechtmäßige Stellung und die Überredung einer unabhängigen schönen Jungfrau zur Heirat unentwirrbar zu einem rein litera-
ischen Ganzen miteinander verbunden (vgl. HAUSCHILD 1979/82: 13 ff.).

Auch in der oralen Tradition haben sich ähnliche Geschichten erhalten. Von HAXTHAUSEN notierte schon 1856 (S. 318ff.) mehrere armenische Fabeln von einer Schlangenkönigin (Schlangen waren Attribut
der Gorgo) auf dem Berg Ararat. Mit ihren Augen bezauberte sie die
anderen Schlangen, so daß sie erstarrten. Zudem besaß sie den sagenhaften blendenden Lichtstein Hul, der uns an die Sonnenabkunft der
Tefnut und die Bezüge des Gorgonenhauptes zum blendenden Helioskopf
(FURTWÄNGLER 1886: 1726) erinnert. Die Schlangenkönigin wurde von
einem griechischen Mönch besprochen. Er segnete das Land und verkündete: "Nur so lange wird der Segensspruch dauern und die giftigen
Schlangen vom Lande abhalten, als meine Zähne noch nicht verwest
sind." Daraufhin ließ ein Fürst ihn köpfen und die Zähne in Gold fas -
sen - in diesem Fall ist es also der Kopf des Bezwingers, der weiteren Schutz vor dem Bösen garantiert. Die beschriebene Schlangen-
gestalt steht in enger Beziehung zu einem anderen Schlangenkönig,
dem Regulus oder Basilisken, dem man wiederum in der Spätantike und
im Mittelalter die Kraft des bösen Blickes zugeschrieben hat (SELIG-
MANN 1922: 184).

Aber nicht nur als literarisches Motiv hielten sich Versionen der
Bezwingungsmythe. Auch in einem Amulette "erklärenden" oder bilden-
den Zusammenhang ist das Thema heute noch im mittelmeerischen und z.
B. zumindest bis zum Beginn des Jahrhunderts auch im armenischen
Volksglauben auffindbar. Im Jahre 1913 übergab der armenische Wissenschaftler HAGOPIAN der Académie Française ein Familienamulett aus
seiner Heimat, dessen Übersetzung 1930 von WINGATE herausgegeben
wurde. Die in einer Kapsel zu tragende Schriftrolle behandelt in mehreren illustrierten Texten die Bezwingung von in der "Einöde" lebenden Blickdämonen (Abiahu) durch Beschwörung, In-Ketten-Legen und Drohung mit dem magisch mächtigen "Ring des Salomo" (WINGATE 1930: 170
170ff.). Bezwinger des Ungeheuers sind St. Sisianus und verschiedene andere Heilige. Der Dämon hat einmal feurige Augen und Kamelzäh-
ne, in einer anderen Version berichtet er von sich selbst folgendes:
"I am the one who enters into the sons of men and (who) sits upon the woman who
is with the child, and strangles mother and child... I am he who causes the mother's womb to miscarry forty days too soon". (WINGATE 1930: 178).

Häufig in den Texten erwähnt und zitiert ist auch die biblische
Geschichte von der Unfruchtbarkeit der Elisabeth (Markus 1, 11-13,
Lukas 1, 1-23), die allerdings in keinem engeren Zusammenhang mit
der Bezwingungsmythe steht. Als die Heiligen das Monstrum bändigten,
nahmen sie Abiahu den Eid ab, daß, wo immer dieser Bericht von ihrer Bezwingung vorhanden ist, es dort nicht mehr die Kinder und Un-
geborenen morden wird (WINGATE 1930: 176/177). Unschwer erkennen wir
in den flammenden Augen und Kamelzähnen des Dämons das Medusenhaupt

und im Kindermorden den schon bei Medusa und Lamia beschriebenen Zusammenhang zwischen weiblicher Eifersucht, Kindermord und Monstro-
sität. An die Stelle des antiken Perseus sind christliche Heilige
oder sogar Jesus Christus (SELIGMANN 1922: 7/8) getreten, und das
Gorgoneion-Amulett wurde zu einer entsprechend wirksamen Schriftrolle. Allerdings finden wir auch Übergangsformen. So zeigen byzantini-
sche Medaillen gegen den bösen Blick Schriftzeichen und Abbildungen
der Niederwerfung eines weiblichen - manchmal fischschwänzigen - Dämons durch St. Georg oder Salomo (SELIGMANN 1910 II: 311ff., Fig.
230ff.; KRISS/KRISS-H. 1962: 23/24; SCHIENERL 1982: Abb. 16/17). Später scheint man sich vom Schriftamulett mit dem Bericht von der Niederwerfung des Dämons mehr Schutzwirkung versprochen zu haben als
von der bildlichen Darstellung des Vorganges. GOODY (1968) und KRISS/
KRISS-HEINRICH (1962: 58ff.) haben diese amulettwertige Wirkung der
als höhere Kommunikationsform betrachteten Schrift gerade auch bei
nicht schreibenden Gesellschaften und Personen im islamischen Macht-
bereich geschildert.

Bei der Skizzierung des wohl heute noch am weitesten in der arabischen Welt verbreiteten Bezwingungsmythos kann auf die reichhaltigen Untersuchungen von WINKLER (1931) und KRISS/KRISS-HEINRICH (1962)
zurückgegriffen werden. Eine als Qarīna, Umm as- Sibyān (Mutter des
Knaben) oder Tabiᶜa (Nachfolgende) bezeichnete Dämonin wird besonders von arabischen Frauen und Kindern gefürchtet. Wie ein böses
zweites Ich verfolgt die aus dem Totengeist einer im Wochenbett verstorbenen Frau entstandene "Kinderbettdämonin" jede andere Frau. "Die
Qarīna einer Frau gönnt ihr keine Kinder.. Sie macht sie unfruchtbar oder bewirkt
eine Frühgeburt... Auch die Kinderkrankheiten werden diesen Wesen zur Last gelegt,
so Krämpfe, Zahnkrämpfe, Brechdurchfall, unaufhörliches Schreien, Keuchhusten etc."
(KRISS/KRISS-H. 1962: 22, nach WINKLER 1931: 81ff.). Auch Äußeres und Wesens-
art der Qarīna tragen die von Medusa, Lamia, Tefnut usw. her bekannten Züge. Sie füllt das Land mit ihrem Geschrei wie die brüllende
Gorgo. Aus ihrer Nase quillt Rauch, aus ihren Augen blitzt Feuer
(böser Blick?). Sie hat sich in die Einöde zurückgezogen und ist den
Tieren gleich geworden wie die einer Löwin gleich gewordene Tefnut
oder die in der Bergeinsamkeit lebende armenische Schlangenkönigin:
"Sie weilte zwischen den Bergen, Hügeln und Täler... Ihr Haar ließ
sie ungeordnet fliegen". (KRISS/KRISS-H., 1962: 75).

Amulette gegen die Qarīna bilden (neben kleinen Säckchen mit Ge-
treide, Gewürzen, einem Stückchen Nabelschnur u.a.m. (1)) vor
allem die "sieben Siegel Salomos", welche sich aus dem bekannten
Schema der Bezwingungsmythe ergeben. Salomo begegnet der Qarīna in
einem abgelegenen Tal und zwingt sie zur Ableistung von sieben Eiden,
deren aus Buchstaben und Zeichen bestehende, in einen Amulettbehäl-
ter gepackte Kurzform den Träger vor der Macht der Dämonin schützt
(ebd., 75ff.). Die beschriebenen Formen von Schriftamuletten gegen
den bösen Blick der wilden Frau scheinen auf den islamischen und daran grenzenden armenischen Bereich beschränkt zu sein. Im christlichen Bereich des Mittelmeerraumes dagegen hat sich, z.B. im griechischen Volksglauben des vorigen Jahrhunderts, noch die Vorstellung von
fischschwänzigen, sogar als solche benannten "Gorgonen" gehalten.
Es handelt sich dabei um durch unglückliche Schicksale in Seeunge-
heuer verwandelte Frauen mit "schrecklichem Gesicht", die nur durch
die Erinnerung an einen früher Alexander dem Großen geleisteten Treue-
eid vom Morden abgehalten werden können (LAWSON 1910: 181ff). Die
schon in den Mythen von Medusa und Lamia hergestellte Verbindung
zwischen Kindbettdämonie und Eifersucht wiederholt sich ebenfalls
in einer rezenten Form des Volksglaubens, beim Schutz der Kinder vor
dem "Berufen". Im Neapel des 19. Jh. wurden doppelschwänzige *sirene* oder die mit ihnen verquickten *cavalli marini* aus Silber mit

kleinen Glöckchen als Amulette den Kindern an die Wiege gehängt (SE-
LIGMANN 1910 II: 310, Fig. 228, BERRY 1968: Fig. 3, hier Abb. 3).
Näherte sich ein "jettatore", eine mit dem bösen Blick behaftete Person, so wurde mit dem Amulett geklingelt, um die neidische Aufmerksamkeit von dem Kinde abzulenken (BERRY 1968: 255). Leider liegen
uns keine Berichte über Bezwingungsmythen vor, die möglicherweise
mit diesen Fischamuletten verbunden waren. Ihre Ornamentik und Funktion
stehen jedoch in engem Zusammenhang mit der antiken Kinderbettdämonie,
deren Grundformen auch heute noch im süditalienischen Volksglauben
anklingen: 1983 konnte ich in der Provinz Basilikata eine von alten Frauen gebrauchte Beschwörung sammeln, deren Wirksamkeit bei
verzögerter Niederkunft durch die Geschichte eines Geköpften verbürgt
wird, der ruhelos umherwanderte, bis er endlich einen Beichtvater
fand. Der Beschwörungstext soll in seiner Tasche gefunden worden
sein. Das Museum Pitrè (Palermo) konserviert einen populäre Druckgra-
phik des 18. Jahrhunderts mit demselben Text.

Die neapolitanichen Amulette führen uns zu der von TREDE und verschiedenen anderen Autoren (z.B. De MARTINO 1963: 63ff.; PAZZINI
1948: 101) eindringlich beschriebenen Situation des "Berufens" angesichts von Neugeborenen: "Vor uns liegt ein munteres, liebliches Kindlein,
ein Angesicht wie Milch un Blut... Eine Frau tritt ein, sieht das Kind mit Stau-
nen, ruft: Fora affascinu, fora mal occhiu, d.h. Fort Bezauberung, fort böser
Blick! Dabei spuckt sie dreimal dem Kind ins Gesicht, und dies tut sie, damit ihre Augen, die vom dämonischen Einfluß des Staunens erregt sind, das Kind nicht
behexen" TREDE 1909: 110). "Berufen", Bewundern und gieriges Betrachten
eines neuen Gutes sind Zeichen des Neides, die vom Beneideten als
"böser Blick" gedeutet werden. Gegenüber neuen materiellen Gütern
bremsen die Nachbarn diesen Neid keineswegs so, wie es die Frau in
dem zitierten Beispiel angesichts eines Säuglings macht.

Die Drohung mit dem bösen Blick ist in diesem Zusammenhang als
Überrest eines archaischen Teilzwanges anzusehen, welchen egalitäre
agrarische Gesellschaften auf den Begüterten ausüben (vgl. COLCLOUGH
1971: 226; HAUSCHILD 1979/82: 157ff.). Möglichst viele mitarbeiten-
de Kinder sind auf Grund der besonderen Verknüpfung zwischen Familienstruktur und Wirtschaftsform in Süditalien (BRÖGGER 1971: 50ff.)
fast das einzige innerhalb des Rahmens der bäuerlichen Gesellschaft
sich bietende Mittel zur Verbesserung der finanziellen Lebensgrundlage der Familie. Kinder sind also eines der wertvollsten "Güter"
überhaupt. Gerade dieses Gut aber kann durch die Ausübung des Teilzwanges nicht eingefordert werden. Dieser Problematik sah sich schon
der Bändiger der Qarīna, Salomo, in der bekannten biblischen Geschichte vom Streit der Frauen um das Kind gegenüberstehen (1. Könige 3,
16ff.). Nur ungeteilt können die Kinder aufwachsen und so eines Tages den Bestand der gesamten Gesellschaft sichern. Der Neidblick
muß angesichts der Kinder letztlich auch im Interesse des Neiders ge-
bremst werden. Darum sind den bösen Blick bremsende Verhaltensregeln, ein das Lob begleitendes *Dio ti benedica* oder das Spucken,
den Kindern gegenüber in der ganzen italienischen Kultur auch heute
noch häufig zu finden (RUSH 1974: 58).

Überhaupt scheinen die Frauen in der Vorstellungswelt des bösen
Blickes als Sonderfall eine Rolle zu spielen. Nach SELIGMANN (1922:
5f.) sind ganz allgemein der Neid und das "Berufen" als Hauptursache
des bösen Blickes zu betrachten. In seiner vor allem sich auf Material aus dem Mittelmeerraum stützenden Sammlung von Glaubensvorstellungen treten jedoch nicht die Neider allgemein, sondern die Frauen
als Personifikation des bösen Blickes in den Vordergrund. Auffällig
ist dabei, daß besonders der Blick alter Frauen, die nicht mehr men-
struieren und Kinder gebären können, gefürchtet wird (evd., S. 111ff.).
Die neidische Kraft dieser Frau muß gebändigt werden, von der "ele-

mentaren Erfahrung" ihres gierig verzerrten Angesichts sollen die
dargestellten Mythen und Amulette Mütter und Kinder durch "Vergegenständlichung" befreien (HANSMANN/KRISS-R. 1966: 186). Dabei ver-
schwimmt vielfach der Unterschied zwischen den Müttern und den ihnen
neidisch "nachfolgenden" Kindbettdämoninnen. Ähnlich wie die neidische Nachbarin, aber weit wirksamer als diese, kann die potentielle
Mutter sich der Tradition entziehen und das Weiterzeugen der Gesellschaft verhindern, indem sie das Gebären verweigert. In diesen Zusammenhang gehören wohl auch Geschichten der antiken und altdeut-
schen Literatur über das Umherschweifen des nach Befruchtung suchen-
den Uterus in Form einer "Gebärmutterkröte" (KRISS 1929: 33ff.). Die
Besitzerin der Kröte muß sich wieder mit ihr versöhnen  bzw. der Uterus muß auf der Suche nach Befriedigung erst Erfolg haben, um wieder
in den Körper an seinen angestammten Platz zurückkehren zu können.
Die umherschweifende Gebärmutterkröte ähnelt der umherschweifenden
Kindbettdämonin, da auch sie das Gebären vorerst verweigert. Zugleich
ist die Kröte ein Stück der Frau selbst. Insofern verbindet diese
Vorstellung den Glauben an die mythische "wilde Frau" als Mutter und
Kind bedrohende Dämonin mit der Überlegung, daß die Mütter selbst
das Gebären verweigern und den Kindern Schaden zufügen könnten.
Schließlich ist die Kindbettdämonin auch eine Frau, die entweder mit
Gewalt ihrer Muttereigenschaften beraubt wurde (Lamia, Medusa) oder
die sich aus freien Stücken entschlossen hat, das Gebären zu verweigern (Tefnut). Im Widerspruch zu ihrem "Umherschweifen" äußert sie
noch im Neidblick den Wunsch nach eigener Mutterschaft. In verschiedenen Glaubensformen wird diese Auflösung der Grenze zwischen Muttergestalt und Dämonin deutlich. So soll das Medusenhaupt nicht nur gegen den Neidblick, sondern auch gegen Gebärmutterleiden wirksam gewesen sein (HANSMANN/KRISS-R. 1966: 186). Gleichermaßen folgerichtig
erscheint deshalb, daß ägyptische Mütter zum Schutz vor der Qarīna
eine gewissermaßen sie selbst bezwingende Fußfessel tragen (KRISS/
KRISS-H. 1962: Fig. 113), und daß zu den Maßnahmen gegen eine kinder-
tötende und Männer verführende Dämonin des neugriechischen Volksglaubens das Äußern aggressiver Impulse seitens der Mütter gegen die
Kinder gehört: Zum Schutz gegen die der "Gorgone" verwandte fischschwänzige "lamia" wurde den Kindern das Gesicht zerkratzt (LAWSON
1910: 179; das Bespucken der Kinder als Abwehrmittel wurde bereits
erwähnt).

    Neben der Ablehnung der belastenden Mutterschaft (im Widerspruch
mit dem gleichzeitigen Bedürfnis nach Kindern) werden noch andere
verbotene Gefühle der Mütter im Mythos formuliert. So interpretiert
der Physiologus das Brüllen der Gorgo als einen Ausdruck grenzenlo-
ser sexueller Gier (SELIGMANN 1922: 180f.). Der hier als Bezwinger
auftretende Zauberer übertölpelt das Monstrum mit dem Versprechen,
"mit ihr zu ruhen" und köpft sie dann. Bei Gorgo Medusa und Lamia
steht ein Ehebruch am Beginn der Verwandlung zum kinderfeindlichen
Ungeheuer. Es wäre noch genauer zu klären, inwieweit das Motiv des Köp-
fens hier im Zusammenhang mit der in Nordafrika oft bewußt zur besseren "Kontrolle" der Frau durchgeführten Klitorisbeschneidung steht
(HUBER 1971: 78ff.). Dieser Zusammenhang rechtfertigt die Aufnahme
des vornehmlich von Frauen besuchten Zār-Kultes in eine Arbeit über
das ägyptische Amulettwesen von KRISS/KRISS-HEINRICH: Der Zār mit
seinen Verkleidungen und ekstatischen Rollenspielen wirkt wie ein
Ventil des nach der "salomonischen" Bezwingung zurückgehaltenen Wun-
sches nach weiblicher Unabhängigkeit (vgl. LEIRIS 1977). Bezeichnenderweise ist ein auf Amuletten vielfach dargestellter Zār-Geist die
fischschwänzige Safīna (KRISS/KRISS-H. 1962: Fig. 119).

    Sei es nun die Drohung mit dem "Köpfen", "In-Ketten-Legen" usw.,
wie wir es im Medusamythos und z.B. in dem armenischen Schriftamu-

lett formuliert finden, oder das Versprechen der Wiedereinsetzung
in eine ehrenhafte Rolle als "Schutzgöttin der Geburt", wie in dem
altägyptischen Fragment - in jedem Fall erinnern Mythen und Amulette unwillige Mütter wie neidische Nachbarinnen an die Forderung der
patriarchalischen Gesellschaft, angesichts der Kinder ihre aggressiven Impulse zu bezwingen und in Ersatzhandlungen umzuleiten. Sie
sollen ihren "narzißtischen" Wunschtraum (KOHUT 1973; HAUSCHILD
1979/82: 135ff.) von einer ungebundenen Existenz mit fliegendem Haar,
jenseits von Gemeinschaft und Tradition, aufgeben zugunsten der geforderten Unterordnung als Frau und Mutter. Geschickt wird neben der
Drohung dabei argumentativ an die Tatsache angeknüpft, daß ein Leben
jenseits von Mutterschaft und Gesellschaft als Leid empfunden werden
kann; die Gorgo ist "frei", sie schreit aber nach Befriedigung und
ist neidisch auf alle Mütter. Daß gerade der Blick zum Symbol dieses Komplexes wurde, könnte mit einer von verschiedenen Untersuchungen über visuelle Kommunikation festgestellten Tatsache zusammenhängen. Danach verläuft die primäre Kommunikation des Säuglings mit
seiner Pflegeperson vor allem über die Blicke. Durch sie werden die
ersten visuellen Eindrücke der Außenwelt, der sich im buchstäblichen
Sinne "zuneigenden" oder "ablehnenden" Muttergestalt empfangen (SPITZ
1960: 24ff.; ARGYLE/COOK 1976: 16). Gerade angesichts der beschriebenen Vermischung von realer Mutter und Dämonin könnte man das Gorgoneion als Ausdruck des in der frühen Kommunikation mit der Mutter
erfahrenen, wütenden (archaischen Gorgo) oder kalten, ablehnenden
("lieblichen" Medusa) Blickes deuten. Die beschriebenen Mythen und
Amulette enthalten also zweierlei: Zum einen sind sie die Verallge-
meinerung verschiedener ambivalenter Gefühle der Frauen: der Suche
nach Unabhängigkeit, des Neides auf die Kinder anderer Frauen und des
Versuchs der Erlangung eines höheren Status durch eigene Kinder. Zum
anderen finden wir die sich in Überredung oder Bezwingung äußernden
Forderungen der Gesellschaft immer vertreten durch männliche Gestalten. Der Konflikt geht stets zugunsten des Mannes aus. Mythos und
Amulett enthalten ein von den Vorstellungen patriarchalischer Gesellschaften und den Notwendigkeiten der Fortzeugung gleichermaßen
geprägtes Lösungsmodell.

De MARTINO (1963: 123) bezeichnet deshalb den Glauben der Süditaliener an den bösen Blick als einen Versuch, den in jeder einzelnen
Lebensgeschichte neu auftretenden menschlichen Krisen eine mythische,
zeitlose "Verankerung" oder Lösung gegenüberzustellen. Das hier vor-
gestellte Material kann als Bestätigung dieser Seite seiner Interpretation angesehen werden. Es bestätigt aber nicht unbedingt De MAR-
TINOS Ansicht, daß der Mythos die Krise bloß zum Schein, durch reine
Verschleierung löst. In den Mythen von Tefnut, Medusa oder Qarīna
wird der Konflikt zwischen Frau und Gesellschaft mit drastischer Offenheit bloßgelegt und nicht minder die männlich geprägte Lösung. Auch
einzelne Glaubensformen - wie z.B. das Kratzen der Kinder zum Schutz
gegen die "lamie" oder das rituelle *Dio ti benedica* der Italiener
- enthalten kaum verhüllte Hinweise auf die Impulse der Frauen, vor
denen das Kind zu schützen ist. Insofern könnte man die Bezwingungsmythen als kathartische Verdeutlichung des Konfliktes zwischen Frau-
en und Gesellschaft verstehen.

Die jeweils sich aus dieser mythischen "Lösung" ergebenden bzw.
diese in die Realität umsetzenden Amulette sind in einem der Theorie
SELIGMANNS (1927: 41) fast entgegengesetzten Sinne "Erinnerungs-
zeichen", Unterpfande des "Vertrages" zwischen der Frau und der gesellschaftlichen Tradition (Freilich enthält der "Vertrag" nur im
Falle der Tefnut Verpflichtungen beider Seiten). Es sind also nicht,
wie SELIGMANN meinte, per se auffällige oder schreckerregende Gegenstände, welche später wegen ihrer blickablenkenden Wirkung zu Amulet-

ten gemacht werden. Umgekehrt schafft das Bedürfnis nach einer pas-
senden "Vergegenständlichung" des Eides der Frau Amulette aus Schreck-
und Merkzeichen (2). Beide Elemente - Mythen und Amulette - können
dabei aus ganz verschiedenen Zusammenhängen stammen und sich auch
wieder voneinander lösen. So wurde z.B. die Bezwingungsmythe in der
Spätantike zum Theaterstück und zur Literatur. Das Amulett der fischschwänzigen "sirena" entwickelte sich bei den Süditalienern in den
letzten Jahrzehnten zu einem ganz vage als "Glückbringer" eingestuf-
ten Gegenstand (SWIDERSKI 1976: 38). Aber wie sich am Qarīna-Mythos
zeigt, wurden immer aufs neue Bezwingungsmythen und Amulette zu einem
das Verhalten von Frauen strukturierenden Komplex zusammengestellt.

Unklar bei dieser Rückführung von Amulettformen auf einfache Grundmotive der Beziehung zwischen Individuum und Gesellschaft bleibt dabei die Grundlage des offenkundigen Variantenreichtums von Mythen
und Amuletten. Zur rituellen Verankerung ähnlicher Krisen hätte man
sich doch immer der gleichen Version von Mythos und Amulett bedienen können. Dieser Frage nach der Geschichtlichkeit des allgemeinen
Motivs "Bezwingung der Frau" soll im abschließenden zweiten Teil
dieser Untersuchung weiter nachgegangen werden.

## Wandlungen der Geschlechtssymbolik

Beim Vergleich der Varianten von Amulettformen, z.B. des süditalienischen Volksglaubens (HAUSCHILD 1979/82: 183ff.), wird immer wieder deutlich, daß die phallischen Formen seltener abgeändert oder
verdrängt werden als Amulett-Typen, welche das weibliche Geschlecht
symbolisieren.

Der Phallus und eindeutige Ersatzformen wie Horn, Fisch usw. bilden heute im Mittelmeerraum das wohl häufigste Motiv der gegenständ-
lichen und gestischen Abwehrmagie gegen den bösen Blick. Konsistenz
und Eindeutigkeit dieser Formen stützen das Argument, Amulettwirkun-
gen seien vor allem auf den blickablenkenden Charakter des Öbszönen
zurückzuführen. Einem bis zur Unkenntlichkeit die Urform verändern-
den Phallussymbol hätte man diese Wirkung wohl nicht mehr zubilligen
können. Die bereits von Plutarch vorgebrachte Interpretation des
Phallusamuletts als blickabwehrendes *turpe* oder *ridiculum*     ist
kaum zu erschüttern. Und doch soll in diesem Abschnitt - nach dem
Vorbild der vorausgehenden Erhellung mythischer Hintergründe der oft
fälschlich als bloße Schreckzeichen interpretierten Dämonin-Amulet-
te - versucht werden, noch andere Gründe für die Wirksamkeit des
Phallusamuletts und der Geschlechtssymbolik gegen den bösen Blick zu
finden. Als Anstoß zu dieser Suche mag uns die Darstellung genügen,
welche WAGNER (1937: 85) aus eigener Anschauung vom tatsächlichen
Gebrauch der phallischen Symbolik gegeben hat. Vor dem Hause eines
berühmten *jettatore* forderte ihn ein römischer Freund auf: *Toccati i coglioni.*  Das Berühren von Hoden oder Penis und des entsprechenden Amuletts als Ersatzform ist bis heute bei Süditaliener ein
verbreitetes Abwehrmittel (SELIGMANN 1910 II: 202, RUSH 1974: 59).
Da es im Verborgenen geschieht, ist dieses Verhalten durchaus nicht
im Sinne des Blickablenkens durch Obszönität zu verstehen. Es geht
um eine Art Vergewisserung des eigenen Geschlechts bei Männern und
um Berufung auf die der Männlichkeit zugesprochene Kraft bei Frauen
und Kindern.

Dies führt uns auf den komplexen Zusammenhang zwischen Geschlechtssymbolik und bösen Blick, dessen Verdeutlichung zu der angeschnitte-
nen Frage des Motivwandels Antworten vermitteln kann. Im attischen
Griechenland soll das Medusenhaupt das wichtigste Amulett gegen den
bösen Blick gewesen sein (JAHN 1855: 60). Es bildet das am weitesten

verbreitete Einzelmotiv der antiken Kunst, wobei der Übergang vom
Abwehrzeichen zum reinen Ornament nicht mehr erkennbar ist. Zu den
frühen, eindeutig als solche erkennbaren Amulettdarstellungen der
Antike gehören neben den häufigen Phalli immer wieder Abbildungen
nackter hockender Frauen und Vulven (JAHN 1855: Tafel IV, Fig. 12,
PANSA 1922: 127ff., hier Abb.4 u.5) (3). WAGNER beschreibt eine etrus-
kische Lampe aus Cortona, auf der ein Gorgonenhaupt den bösen Blick
symbolisiert, umgeben von sich abwechselnden, hockenden, fischschwänzigen Sirenen und ithyphallischen Satyrn. Ähnlich zeigen eine ganze
Reihe bekannter antiker Darstellungen des bösen Blickes und der ihn
bekämpfenden Kräfte (JAHN 1855: Tafel III, Fig. 1, SELIGMANN 1912)
in der Mitte ein Auge oder eine andere Verbildlichung des Blickes
und darum herum wilde Tiere, mit ihren Waffen drohende Soldaten,
Liktorenbündel usw. Dabei sind unter dem Gesichtspunkt der Geschlechtssymbolik zwei verschiedene Motive herauszugreifen: zum einen findet
man Bilder, auf denen ein Phallus, eine Schlange o.ä. das Auge be-
drohen. Oft symbolisieren Frauen dementsprechend den bösen Blick
(SELIGMANN 1912: 95, Fig. 6 und 12). Hier ist das Auge als "Vulva"
interpretiert, die eher perzeptive, "schwache" Funktion des Organs
betont. Auf anderen Darstellungen aber schlüpft drohend aufgerichte-
ten Tieren aus dem Auge heraus eine Schlange entgegen  bzw. ist an
Stelle des Auges ein Penis abgebildet (SELIGMANN 1912: 114/115); es
wird also der penetrierende, "angreifende" Charakter des Sehvorgangs
hervorgehoben. Entsprechend bedeutet der römische Ausdruck *fascinum*
zugleich "böser Blick" und "Phallus". Einerseits wird also der böse
Blick durch phallischen Abwehrzauber angegriffen, andererseits ist
er selbst phallisch. Ist in diesem Zusammenhang das Männliche noch
als das jeweils "stärkere" interpetierbar, so wird in der Darstellung der nackten "Hockerin" als Amulett gegen den bösen Blick eine
gewisse Austauschbarkeit der "Kraft" verdeutlichenden Sexualsymbolik
erkennbar. Die antiken Vulva-Amulette könnte man als eine Demonstra-
tion weiblicher sexueller Macht angesichts des "phallischen" Blickes
oder als Zurückspiegeln der als "böser Blick" verstandenen aggressiven Weiblichkeit interpretieren. Diese Form weiblicher Gleichbe-
rechtigung in der Amulettdarstellung ist jedoch in dem bis heute
publizierten antiken Material relativ seltener zu finden als das
Phallusmotiv.

In den heutigen Mittelmeerkulturen sind nur noch Reste einer dua-
len Geschlechtssymbolik gegen den bösen Blick zu beobachten. In Süditalien besteht dem ersten Eindruck nach keinerlei Gleichwertigkeit
der männlichen und der weiblichen Symbole. So bezeichnet z.B. das
Wort *furbizia* eine in gerissenem, vorausdenkenden Handeln sich äus-
sernde Männlichkeit. Das Gegenteil ist *fesso*, wörtlich "Riss", Vulva, die Bezeichnung für schwächliches, ehrloses Handeln. Diese Wertung setzt sich in den Glaubensvorstellungen fort. Die durch den
bösen Blick ausgelöste Schwäche ist ein *guai*, von *guaina*, Vagina
(GALT 1974: 186/201; TREDE 1890: 244). Dagegen stehen der Penis  bzw.
das *corno* (Horn) als wichtigste vor dem bösen Blick schützende Amulette (WAGNER 1937: 79ff.). Andererseits findet sich unter den gegen
den bösen Blick gerichteten Gesten und Amuletten auch die im Mittelmeerraum weit verbreitete *mano fica* (der zwischen Zeige- und Mittel-
finger geklemmte Daumen), eine von Bezeichnung und Form her eindeutige Darstellung der Vulva (WAGNER 1937: 90-93).  Diese und verschiedene andere verwandte Formen, wie z.B. vulvaförmig zugeschlif-
fene Muscheln gegen den bösen Blick (KONIETZKo o.D.: Nr. 2653, 955;
BELLUCCI 1898: 94)   fügen sich nicht in das System von *furbo* und
*fesso*. Eine Sammlung italienischer Muschel- und Kaurischnecken-Amu-
lette gegen den bösen Blick legte noch in den 20er Jahren KONIETZKO
an, sie befindet sich heute z.T. im Berliner Museum für Völkerkunde.

Friedr. Vieweg & Sohn Verlag, Braunschweig/Wiesbaden

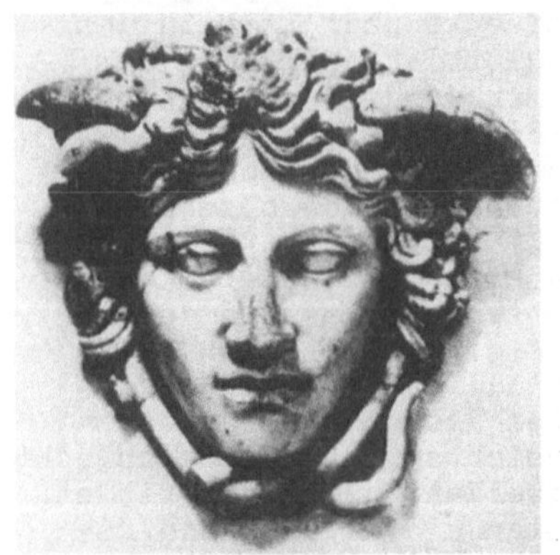

Abb. 1

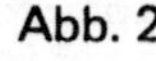

Abb. 2

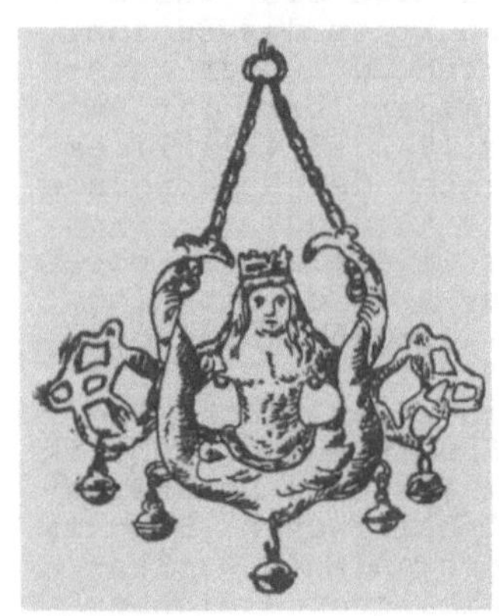

Abb. 3

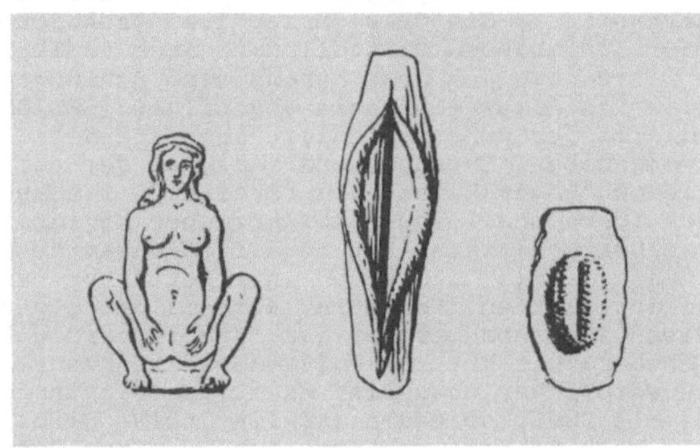

Abb. 4

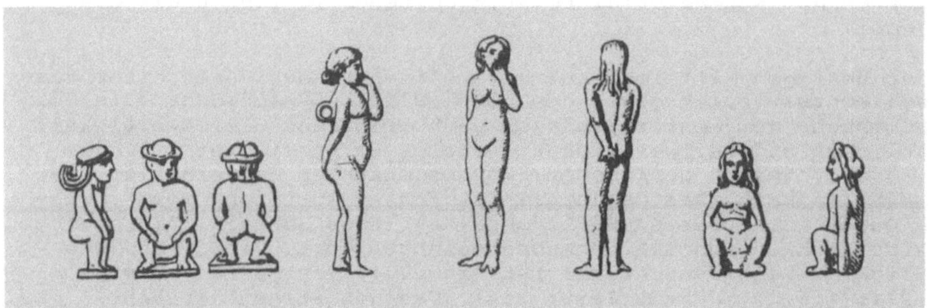

Abb. 5

Abb. 1   Der "liebliche" Typ der Medusa, hier als Replik der von Goethe entdeckten
         "Medusa Rondanini". ( BUSCHOR E. 1959. Medusa Rondanini. Stuttgart.

Abb. 2   Der archaische "Löwentypus" der Gorgo Medusa. ( Floren 1977, Tafel 1 )

Abb. 3   Die fischschwänzige "Hockerin", ein neapolitanisches Amulett des 19. Jh.,
         das über der Wiege aufgehängt wurde, um die Kinder vor dem bösen Blick zu
         schützen. ( SELIGMANN 1910 II: Fig.228 (Teil), S. 439 )

Abb. 4   Amulette gegen den bösen Blick aus dem antikem Rom mit weiblicher Ge-
Abb. 5   schlechtssymbolik. ( JAHN 1855: Tafel IV )

Friedr. Vieweg & Sohn Verlag, Braunschweig/Wiesbaden

Abb. 6

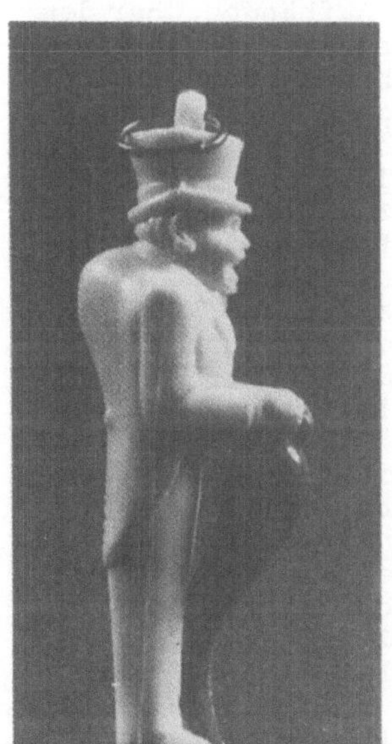

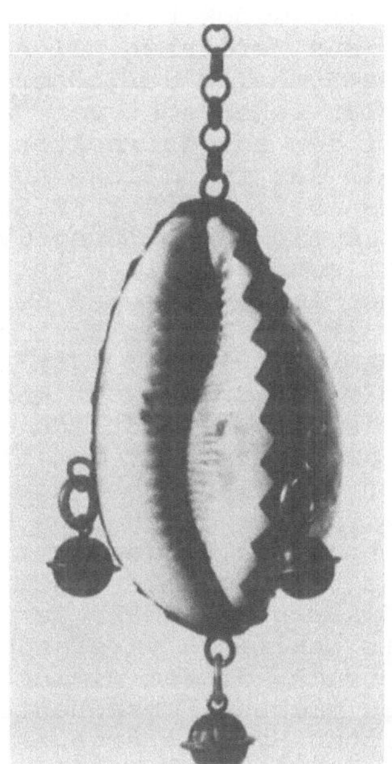

Abb. 7

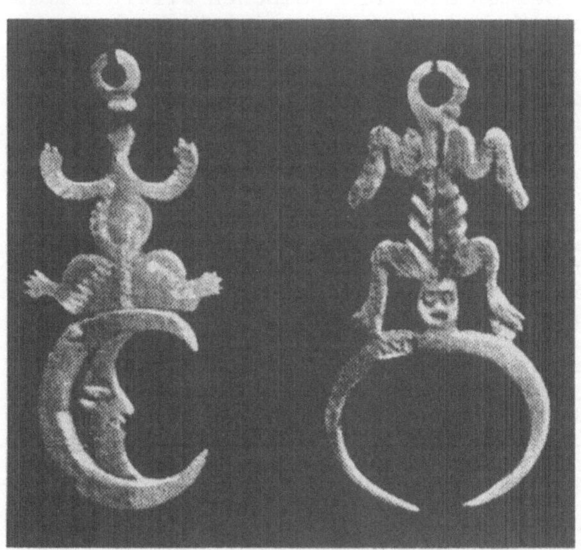

Abb. 8                                          Abb. 9

Abb. 6   Ein 1978 in Salerno erworbenes "gobbocorno" zum Schutz vor dem bösen Blick.
         ( Studiensammlung der Abt. Europa, Berlin, Kat. Nr.II A 4495 )

Abb. 7   Eine Panthermuschel mit Glöckchen. Sie diente in den zwanziger Jahren die-
         ses Jh. auf Sardinien dem Schutz der Kleinkinder vor dem bösen Blick.
         ( Studiensammlung der Abteilung Europa, Kat. Nr II A 233 )

Abb. 8   Das Amulett der "Kröte auf der Mondsichel" und das sie auf kirchlichen
Abb. 9   Druck hin ersetzende Motiv des "St. Donatus auf der Mondsichel" (19. Jh.,
         Italien). ( BELLUCI 1907: 114 ff. )

Friedr. Vieweg & Sohn Verlag, Braunschweig/Wiesbaden

Unter den Objekten ist sogar eine in der Tradition neapolitanischer
*sirene* mit Glöckchen versehene Panthermuschel zum Aufhängen über der
Wiege (aus Sardinien, II A 233, hier  Abb. 7) . Genauso ist die allgemeine Symbolik des bösen Blickes in den arabischen Ländern nur
scheinbar beherrscht von "anstößigen" Formulierungen, welche zusammen mit den ausgestreckten fünf Fingern, dem Fisch und dem Penis den
Blick in das feindliche Auge phallisch "zurückschleudern" sollen
(WAGNER 1937: 112ff.; KRISS/KRISS-H. 1962: 3,9). Zugleich ist nämlich die als Nachbildung des weiblichen Geschlechtsteiles verstandene Kaurischnecke ein wichtiger Bestandteil nicht nur von Frauen ge-
tragener Amulette gegen den bösen Blick und Dämonen (KRISS/KRISS-H.
1962: 34). In diesem Zusammenhang interessant erscheint auch noch
SELIGMANNS (1910 II: 178) Hinweis, daß die auch im Griechenland seiner Zeit von Frauen oft benutzte Geste des "Fünf in deine Augen",
das *pháskelon*, eigentlich den Satz "Ich will dich" bedeute. Zum Amulett, das Kinder vor dem bösen Blick schützt, wurde dieser Zusammenhang in sizilianischen *manu*-Objekten der 20er Jahre verdichtet. Die
Hand wird hier durch eine Muschel (*Aporrhais pes pelicani*) mit fünf
abstehenden Kalkenden symbolisiert, die zugleich eine ovale, vulven-
förmige Öffnung hat (Objekte IIA 1574 und 1893, Abt. Europa, Museum
für Völkerkunde, SMPK, Berlin). Den Einsatz weiblicher Symbole gegen
den als phallisch verstandenen Blick könnte man also auch verstehen
als Versuch, diesem mit der Vulva zu verschlingen und dadurch unschädlich zu machen. Konsequenterweise ist diese Doppeldeutigkeit der
weiblichen Symbole ergänzt durch das Bild einer die Vorstellung des
starken Phallus  relativierenden "schwachen Männlichkeit". Anton
BLOK (1983) hat einen entsprechenden Gegensatz in der mediterranen
Hornsymbolik herausgearbeitet. Gelten die ihre Weibchen allein domi-
nierenden Widder (4) als Symbol des potenten Mannes, ist der betro-
gene Ehemann, *cornuto*, gehörnt im Sinne des Ziegenbockes (becco, ca-
brón, cabrão, BLOK 1983: 169), der die Weibchen nach der Begattung
den Rivalen überläßt. Vermutlich spiegelt die heute noch verbreitete phallische Symbolik gegen den bösen Blick in Süditalien diesen aus
der Hirtenkultur abgeleiteten symbolischen Zusammenhang: die zwischen
Stier- und Widderhorn stehenden *corni* werden in der Tasche, eher ver-
steckt, berührt (*toccati i coglioni*), während die an Ziegenbockhör-
ner erinnernde Geste der *mano cornuta* (empor- oder ausgestreckter
kleiner- und Zeigefinger) offen in beleidigender Absicht gegen *jet-
tatori* ("Täter" des bösen Blickes) gemacht wird. Der "passive" Schutz
von Häusern oder Geschäften geschieht heute noch manchmal durch auf-
gehängte, eigenartig verwachsene Widderhörner oder Bullenhörner, nie
aber durch Ziegenhörner (vgl. Italiensammlung der Europa-Abteilung
des Berliner Museums für Völkerkunde SMPK). Die inneren Gegensätze
dieses Symbolkomplexes lassen sich als vierpolige Entfaltung des traditionellen mittelmeerischen Ehrbegriffes (PERISTIANY 1965; BLOK 1983:
171ff.) deuten, wobei das soziale Abstractum "Ehre" (Kraft) durch
die physischen Eigenschaften sowohl der Tiere wie der Menschen ver-
sinnbildlicht wird:

|          | Ehre (Kraft)             | Scham (Schwäche)                |
|----------|--------------------------|---------------------------------|
| männlich | *furbizio*<br>Penis/corno-Amulett<br>Widder(horn) | Böcke, *cornuti* (Gehörnte, denen<br>denen man *mano cornuta*<br>zeigt) |
| weiblich | Vulvenamulett<br>Hockerin, wilde Frau<br>Medusa | *guai* ("Vagina"-Schaden)<br>*fesso* ("Riss"-Schwäche) |

De MARTINO (1963: 102ff.)(5) interpretierte - in Anwendung psychologischer Konzepte Janets - den Glauben an den bösen Blick in Süditalien als Ausdruck einer durch die chronische "Misere" des Landes und seiner Geschichte verursachten Melancholie. Sie sei Ausdruck einer geschwächten und stets vom "Schiffbruch" des Lebens bedrohten Persönlichkeit, die sich vergebens gegen den durch archaische Teilzwänge bedingten Neid abzusichern versucht. Aus dieser heute oft als "narzißtisch" (KOHUT 1973) gefaßten Haltung heraus versucht der Beschädigte, durch äußerliche Zeichen von Macht, durch forcierte Ehrbegriffe, durch die Anlehnung an starke ökonomisch oder spirituelle "Patronate" oder eben durch Ersatzobjekte seinem Leben mehr Sicherheit und Vollständigkeit zu geben. Unter den Ersatzobjekten zur Stärkung des Selbst befinden sich seit langem weibliche Symbole - allerdings mit historisch abnehmender Bedeutung.

Bereits bei den antiken Darstellungen ist die Tendenz unverkennbar, allzu deutlich weibliche Symbole zu verschleiern oder durch eher männliche Formen zu ersetzen. JAHN (1855: 66) war dies bei der zunehmenden Stilisierung des Gorgoneions aufgefallen, denselben Vorgang kann man bei der Ersetzung der "Hockerin" durch die (doppelt) fischschwänzige Frau erkennen, eine Vermischung weiblicher mit eher männlicher Symbolik (WAGNER 1937: 121; HANSMANN/KRISS-R. 1966: 251ff.). In der vorantiken Bildnerei, z.B. in der Raute/Fisch-Symbolik assyrisch-babylonischer Siegel, scheinen Phallus und Vulva als Symbole der Lebenskraft noch gleichwertig nebeneinander zu stehen (WAGNER 1937: 112). Auch die bei JAHN (1855, Tafel IV, Abb. 7, 8, 14, 12) abgebildeten Darstellungen nackter Frauen und Vulven lassen noch auf eine gegen den bösen Blick gerichtete duale Geschlechtssymbolik der Römer schließen. Allerdings überwiegt bei diesen Materialien schon die Zahl der Phallusamulette. Seit dem Übergang vom 3. zum 2. vorchristlichen Jahrtausend waren zunehmend die Geschlechtsteile "als Vorstellung den unterschiedlichsten ästhetischen und moralischen Wertungen ausgesetzt" (HANSMANN/KRISS-R.: 208). Bei der Symbolik des bösen Blickes können wir solche "Wertungen" nicht nur in der steigenden Bedeutung der Interpretation von Geschlechtssymbolik als "obszön" erkennen, sondern auch in der Aussonderung weiblicher Bilder, die anscheinend schon früher als die Phallusdarstellungen für anstössig gehalten wurden. Damit bewegte sich die Geschlechtssymbolik immer weiter auf die im Mittelmeerraum allgemein vorherrschende Teilung von Ehre/Männlichkeit und Scham/Weiblichkeit zu. Reste der wesentlich komplexeren früheren Formen hielten sich nur in den Kulturwandel schwer zugänglichen Gebieten, als Verhaltensreste (Unterscheidung von *mano cornuta* und *corno, guai* und *mano fica*).

Noch in der Spätphase dieses Verdrängungsprozesses sind Unterschiede im Schicksal der weiblichen und der männlichen Symbole erkennbar. Das heutige Amulettwesen in Süditalien ist beherrscht von deutlich phallischen Formen, vor allem dem leuchtendroten *corno* manchmal in Kombination mit dem auf die Problematik von Neid und Teilzwang (Abb.6) verweisenden *gobbo*. *Corno* bedeutet in der italienischen Umgangssprache soviel wie "Phallus". Offene Phallusdarstellungen sind heute noch in Süditalien häufig als Grafitti zu beobachten. WAGNER berichtet, wie in den zwanziger Jahren Phallusmalereien in Sardinien nicht entfernt wurden, weil man allgemein ihren abwehrmagischen Charakter akzeptierte (1937: 84). Andererseits erlebte er, wie wohl zum letzten Male beim Piedigrottafest in Neapel ein Junge nach alter Sitte mit dem allgemein als Phallus verstandenen auf den Kopf gestülpten Papierfisch umherlief. Die faschistische Regierung hatte diesen Brauch zuvor verboten. Allzu offene Formen, wie die Verehrung phallischer Votive an St. Kosman und Damian in Isernia, waren bereits En-

de des 18. Jahrhunderts verboten worden (WAGNER 1937: 125ff.). Phallische Symbole des Volksglaubens wurden also von den Oberschichten
als "obszön" empfunden und daher bekämpft. Man konnte sie jedoch ungehindert durch sehr ähnliche Formen (Horn, Fisch) ersetzen und in
einigen Bereichen, z.B. im illegalen Handel mit Phallusamuletten,
bestanden und bestehen sie in unverhüllter Form weiter (WAGNER 1937:
86). Dagegen konnte ich bis heute nur ein Amulett mit eindeutig weiblichen Merkmalen in den Sammlungen und Darstellungen der seit dem
letzten Jahrhundert gearbeiteten italienischen Objekte entdecken,
ein von KONIETZKO (1932, Nr. 3) 1931 in Neapel erworbenes silbernes
Hufeisen mit eingearbeiteter Vulva.

Im übrigen sind aus der Moderne nur mehr oder weniger deutliche
Verformungen der antiken Hockerin bekannt. Im Zusammenhang der Kindbettdämonie wurde bereits die neapolitanische *sirena* des vorigen
Jahrhunderts geschildert, in der wir auf Grund der gleichen Haltung
die Hockerin wiedererkennen können. Diese Amulette und die verwandten *cavalli marini* verschwanden aus ungeklärten Gründen im Laufe des
vorigen Jahrhunderts aus dem neapolitanischen Amulettwesen. PANSA
(1922: 130ff.) führt noch eine andere sehr verbreitete Form auf die
antike Hockerin zurück, die im ganzen Mittelmeerraum bekannte Darstellung der Kröte als kleiner amulettwertiger Anhänger (Abb. 8).
PANSAs Darstellung macht einsichtig, daß diese Kröten mit ihren weg-
gespreizten Gliedmaßen formengeschichtlich und von der Bedeutung her
auf die schon bei JAHN (1855: Tafel IV, Fig. 12/14, hier Abb. 8) publizierten hockenden Frauen zurückgehen müssen. Die besondere Fruchtbarkeit der Kröten und Übergänge zum bereits erwähnten Komplex der
Gebärmutterkröte (KRISS 1928: 65ff., Fig. 23) lassen diesen Weg von
einer weiblichen Form zur anderen als durchaus plausibel erscheinen.
Weiter konnte BELLUCCI (1907: 114ff.) nachweisen, daß im 19. Jahrhundert auf kirchlichen Druck hin das Amulettmotiv der auf der Mondsichel hockenden Kröte ersetzt wurde durch die Darstellung des buck-
ligen, dem *gobbo* ähnelnden Heiligen Donatus auf der Mondsichel (Abb.9)
Eine Tendenz der Hochkirche zur Überformung besonders weiblicher
Motive des Volksglaubens mit den bösen Blick, Hexerei, Krämpfe und
die Tarantelbesessenheit heilenden sakralen Darstellungen ist für
Süditalien verschiedentlich nachweisbar (De MARTINO 1962: 120/121).

Diesen Wunsch nach Überformung weiblicher durch männliche Motive
interpretierte FREUD (1922: 45ff.) in seiner Analyse des Medusenhauptes als Folge des Erschreckens der Männer über die Tatsache, daß
Frauen keinen Penis haben. In der dadurch ausgelösten Kastrationsangst ersetzten sie das fehlende Glied der Frau durch phantasierte
Ersatzformen, z.B. die Schlangenhaare der Medusa. Dieser Antrieb
könnte tatsächlich bei der Kombination einer kaukasischen Messingmedusa
(Abb.S.218) mit einem oft als phallisch interpretierten Fischleib (WAGNER
1937: 104ff.) eine Rolle gespielt haben. Solche Interpretation des 19.Jahr-
hunderts übersieht allerdings alle übrigen Konnotationen des Fischleibes,
z.B. die Beziehungen zu Meer und Fruchtbarkeit, Meergöttern, Über-
seereisen usw. Angesichts der im selben Messingobjekt dargestellten
Umwandlung der wilden Frau in eine nicht ohne weiteres als "phallisch" zu interpretierende Löwin erscheint das Freudsche Motiv der
männlichen Angst vollends erweiterungsbedürftig. So versuchte bereits
JAHN (1855: 66) den in der Antike sichtbaren Wunsch nach Transformie-
rung der Gorgo damit zu erklären, daß "dabei eine gewisse Scheu vor
der allzu großen Realität derselben" mitgespielt haben könnte. Er
wollte also ein allgemeineres Angstmotiv beschreiben als Freud. Ähnlich schreibt THEWELEIT (1977: 247ff.) in seiner Kritik an FREUDs
Analyse des Medusenhauptes, der in Form von Schlange, Fischschwanz
usw. erdichtete "Penis der Frau" sei nur eine von vielen Möglichkeiten des Patriarchen, sich auszumalen, was er eigentlich fürchtet:

Die z.B. in der Hockerin verbildlichte herausfordernde Weiblichkeit
der "wilden Frau", der sich dem Gebären und der Tradition verweigern-
den Kindbettdämonin.

Die in dem dargestellten Komplex aus Bezwingungsmythen und Amuletten zur Katharsis notwendig offene Verbildlichung gerade des weiblichen Unabhängigkeitsdranges und aggressiver Weiblichkeit wird aus
der Angst der Männer heraus durch immer neue Formvariationen verhüllt.
Dabei verläuft die Entwicklung der Amulettformen vom deutlichen Gorgonenhaupt oder hockenden Weib zu immer verhüllteren Motiven: z.B.
zu den Schriftamuletten, die nur noch ein Siegel der salomonischen
Macht darstellen, oder bis zur völligen Abschaffung der weiblichen
Natur des Dämons im armenischen Schriftamulett.

Die Diskussion mittelmeerischer Mythen und Amulette führt uns
einerseits auf einfache Grundmotive und andererseits auf die historische Bedingtheit der gegen den bösen Blick gerichteten Amulettbildnerei. Allgemein an die Gegenstände als "weibliches" oder "männli-
ches" Symbol geknüpft ist ihre Rolle als Mittel zur Stärkung der Persönlichkeit in der durch Neid, Kargheit der Ressourcen und Stimmungs-
schwankungen geprägten Atmosphäre der Mittelmeerkulturen. Diese
Funktion der Geschlechtssymbolik gegen den bösen Blick ist angesichts
der sich andeutenden präantiken Hintergründe vielleicht ursprüngli-
cher als die in der bisherigen Literatur vor allem angeführte Bedeutung als blickablenkendes *turpe* oder *ridiculum*. Die Darstellung der
wilden Frau wiederum verbildlicht den durch die Tradition regulier-
ten und bestimmten Konflikt zwischen weiblicher Selbstverwirklichung
und Mutterschaft. Hier kommt der Interpretation als "Schreckzeichen"
ebenfalls sekundäre Bedeutung zu.

Der Unterschied im Variationsreichtum der beiden Objekte aber erinnert daran, daß es sehr verschiedene Formen der Auseinandersetzung
mit der gefürchteten Macht der Frauen gibt: Im arabischen Qarīna-Mythos ist der Kampf zwischen Weiblichkeit und Tradition um einen die
Nachkommenschaft sichernden Vertrag unverhüllt dargestellt, während
im süditalienischen Volksglauben die direkte Wahrnehmung der Angst
vor der Kindbettdämonin oder wilden Frau durch die Umwandlung in
christliche und männliche Symbolik immer mehr verstellt wird. Die dabei gleichbleibenden Formen der Vergegenständlichung männlicher Macht
können als Hinweis auf die patriarchalische Kultur als treibende
Kraft im historischen Prozeß des Motivwandels verstanden werden. Ihr
ist allein die männliche Sexualsymbolik als Zeichen von Macht ange-
nehm. Aufklärung, christliche Hochkirche und Industriegesellschaft
drängen schließlich zur Abschaffung auch dieser männlichen Symbolik,
weil die Oberschicht sie als nicht mehr akzeptierbare "obszöne" Aspekte des Volksglaubens betrachtet. Andererseits ist die Heilung
eines durch Neidblicke tatsächlich verursachten Schadens mit Orakel
und Heilritualen in Süditalien immer noch in erster Linie Sache der
Frauen, der *fattuchiere*, geblieben (BRÖGGER 1968: 19; RUSH 1974: 31).
Die Kirche hat zwar diesen Bereich in ihre Bildwelt aufzulösen versucht, indem sie Heilige und Priester als Heiler der Folgen des bösen Blickes verehren ließ (SELIGMANN 1910 I: 345). Sie war jedoch
damit ebenso erfolglos wie die Aufklärung: Die *fattuchiera* ist bis
heute selbst in Großstädten wie Neapel (MAGNANI 1977) oder in der
Emigration (RUSH 1974: 43ff.) eine bedeutsame Institution des Zusammenlebens von Süditaliener. Ebenso unverändert bleiben seit langem
die angesichts neugeborener Kinder angebrachten Verhaltensformen,
durch welche der böse Blick vermieden werden soll (TREDE 1890: 226ff.).
Konstant blieben im islamischen Teil des Mittelmeerraumes auch die
hier dargestellten Grundformen der Bezwingungsmythe und die damit
verbundenen Amulette.

Friedr. Vieweg & Sohn Verlag, Braunschweig/Wiesbaden

In einem Kernbereich - dem in den diskutierten Messingstatuetten
repräsentierten und immer mit derselben kulturellen Mechanik aus Mythen und Amuletten geführten Kampf um die Fruchtbarkeit der Frau
und die Heilung der "schiffbrüchigen" Persönlichkeit - hat sich der
mittelmeerische Volksglauben seit Jahrtausenden dem Wandel der Hoch-
kultur weitgehend entzogen.

## ANMERKUNGEN

(1) Dieses Amulett könnte man im Zusammenhang mit der Fütterung der sieben dämonischen "Engel" beim Fest der Namensgebung als eine Art symbolische "Abspei-
sung" der Kindbettdämonin verstehen (KRISS/KRISS-H. 1962: 25).

(2) Ähnlich kommt SCHIENERL in zahlreichen Arbeiten (z.B. 1978,1980,1982) zu einer
Kritik an vereinfachenden Interpretationen mittelmeerischer Amulettformen,
die er auf die antike Mythologie zurückführt.

(3) Hierbei muß angemerkt werden, daß keine umfassende Beschreibung des antiken
Amulettwesens vorliegt. Aussagen über die Häufigkeit oder Seltenheit einzelner Motive könnten also auf den Auswahlkriterien oder anderen Begrenzungen
der bisherigen Literatur beruhen.

(4) Die Kraft des Widders kann durch symbolische Anspielungen auf seine Hörner
und sein Gehänge (*coglioni*) dargestellt werden (BLOK 1983: 167). Möglicherweise ist "Widdergestik" heute noch verbreiteter als selbst BLOK annimmt: in
der Kraftgestik, bei der süditalienische Männer im Streit ruckartig mit der
nach hinten gekrümmten rechten Faust die flache linke Hand "rammen" und dann
gegen die Schulter pressen. Diese Geste wird mit Vorliebe so ausgeführt, daß
der (beleidigte) Betrachter sie von der Seite sehen muß, so daß die Krümmung
und das Rammen ihn an die Betrachtung eines Widders beim Kampf erinnern können.

(5) Ähnlich MÜHLMANN 1973: 98; APPEL 1977: 75ff ; BANFIELD 1958: 63ff.

## LITERATUR

APPEL W. 1977. Idioms of Power in Southern Italy. *Dialectical Anthropology*, vol.
2: 74-80.

ARGYLE M. und M. COOK. 1976. *Gaze and Mutual Gaze*. Cambridge.

BANFIELD E.C. 1958. *The Moral Basis of a Backward Society*. New York.

BELLUCCI G. 1898. *Amuleti italiani contemporanai. Catalogo descrittivo*. Perugia.

-- 1907. *Il feticismo primitivo in Italia*. Perugia.

BENWELL Gwen und A. WAUGH. 1962. *Töchter des Meeres*. Hamburg.

BERRY Veronica. 1968. Neapolitan Charms against the Evil Eye. *Folk Lore* 79:
250-256.

BESIG H. 1937. Gorgo und Gorgoneion in der archaischen griechischen Kunst.
Berlin (Diss. phil.).

BLOK A. 1983. Widder und Böcke - ein Schlüssel zum mediterranen Ehrkodex, in *Europäische Ethnologie*. Hrsg. v. NIXDORFF, H. u. T. HAUSCHILD. Berlin, 165ff.

BOISSEVAIN D. 1978. Towards a Social Anthropology of the Mediterranean. *Current
Anthropology* XX: 81-93.

BRÖGGER J. 1968. The Evil Eye in a Calabrese Village. *Folk* Bd. 10, 13-24.

-- 1971. *Montevarese*. Bergen.

BUSCHOR E. 1944. *Die Musen des Jenseits*. München.

COLCLOUGH N.T. 1971. Social Mobility and Social Control in a Southern Italian Village, in *Gifts and Poison*. Hrsg.v. F.G. BAILEY. Oxford, 212-230.

DAVIS J. 1975. *People of the Mediterranean*. Cambridge.

Friedr. Vieweg & Sohn Verlag, Braunschweig/Wiesbaden

De MARTINO E. 1963. *Italie du Sud et Magie*. Paris (Sud e Magia. Mailand.(1982[16]).

DEVEREUX G. 1981. *Baubo – die mythische Vulva*. Frankfurt

FLOREN J. 1977. Studien zur Typologie des Gorgoneion. *Orbis Antiquus* Heft 29. Münster.

FREUD S. 1922. Das Medusenhaupt. *Gesammelte Werke*, Bd. XVII, 45-48.

FURTWÄNGLER A. 1886-90. Die Gorgonen in der Kunst, in *Ausführliches Lexikon der griechischen und römischen Mythologie*. Hrsg.v. W.H. ROSCHER, Leipzig, Bd. I, 2. Abteilung, 170ff.

GALT A.H. 1974. Rethinking Patron-Client Relationships. *Anthropological Quarterly* 47: 182ff.

GOODY J. 1968. Restricted Literacy in Northern Ghana, in *Literacy in Traditional Societies*. Hrsg.v. J. GOODY. Cambridge, 198ff.

GRUBER G.B. 1955. Historisches und Aktuelles über das Sirenen-Problem in der Medizin. *Nova Acta Leopoldiana*, N.F., Nr. 115, Bd. 17. 85-122, Leipzig.

HAUSCHILD Th. 1979/82. *Der böse Blick – Ideengeschichtliche und sozialpsychologische Untersuchungen* (Beiträge zur Ethnomedizin, Ethnobotanik und Ethnozoologie, Bd. VII). Hamburg; zweite Auflage, Berlin 1982 (Seitenangaben beziehen sich auf die zweite Auflage).

HANSMANN Liselotte und L. KRISS-RETTENBECK 1966. *Amulett und Talisman*. München.

HAXTHAUSEN A. Freiherr von. 1856. *Transkaukasia*. 1. Teil. Leipzig.

HUBER A. 1971. Genitalverletzungen afrikanischer Mädchen. *Ethnomedizin* Bd. I, 1: 71ff.

JACOBS F. 1838. *Äthiopische Geschichten*. (Übersetzung des "Aethiopicus" von Heliodor mit Einleitung). Stuttgart./(Siehe auch HELIODOR 1972. Die äthiopischen Abenteuer von Theasenes und Charikleia. Ed. Horst Gasse. Stuttgart.

JAHN O. 1855. Über den Aberglauben des bösen Blicks bei den Alten. Berichte über die Verhandlungen der Königlich Sächsischen Gesellschaft der Wissenschaften zu Leipzig, Phil-Hist. Classe, Bd. VII, 28ff.

KALTWASSER 1911. Plutarch, Tischgespräche (Symposiaka). *Vermischte Schriften,* erster Band, München.

KLINGBEIL W. 1935. *Kopf-, Masken- und Maskierungszauber in den antiken Hochkulturen, insbesondere des alten Orients*. Berlin.

KOHUT H. 1973. *Narzißmus*. Frankfurt.

KONIETZKO J. o.D. Amulettkartei im Magazin der Eurasienabteilung des Hamburgischen Museums für Völkerkunde. (Teile der dort beschriebenen Sammlung italienischer Amulette sind heute in der Europa-Abteilung des Berliner Museums für Völkerkunde).

-- 1932. Katalog der Neuerwerbungen an Amuletten, Votiven etc.,Liste Nr. 2, Hamburg.

KRISS R. 1929. *Das Gebärmuttervotiv*. Augsburg.

KRISS R. und H. KRISS-HEINRICH. 1962. *Volksglaube im Bereich des Islam*, Bd. II, Wiesbaden.

LAWSON J.C. 1910. *Modern Greek Folklore and Ancient Greek Religion*. Cambridge.

LEIRIS M. 1977. Die Besessenheit und ihre theatralischen Aspekte bei den Äthiopiern von Gondar, in ders., *Die eigene und die fremde Kultur*. Hrsg.v. H.J. Heinrichs, Berlin 1977, 135ff. (La Possession et ses aspects théatraux chez les Éthiopiens de Gondar, Paris 1958).

MAGNANI Franca.1977. Film: Der böse Blick, in Römische Skizzen, Bayerischer Rundfunk, ARD, 13. November,17.45h.

MÜHLMANN W.E. 1973. *Strummula Siciliana*. Meisenheim.

Friedr. Vieweg & Sohn Verlag, Braunschweig/Wiesbaden

PANSA G. 1922. Riti e simboli fallici dell'Abbruzzo. *Rivista di Anthropologia,* Bd. XXV, 107ff.

PAZZINI A. 1948. *La Medicina Popolare in Italia.* Triest.

PERISTIANY J.G. (Hg.)1965. *Honour and Shame. The Values of Mediterranean Society.* London.

PITT-RIVERS J.R. (Hg.) 1963. *Mediterranean Countryman.* Paris.

-- 1977. *The Fate of Shechem.* Cambridge.

RANKE-GRAVES R. 1960. *Griechische Mythologie,* Bd. I und II. Reinbek.

ROSCHER W.H. 1879. *Die Gorgonen und Verwandtes.* Leipzig.

-- 1886-80. Gorgonen und Gorgo, in ders.(Hg.) *Ausführliches Lexikon der griechischen und römischen Mythologie.* Bd. I, 2.Abt. S. 1695ff. Leipzig.

RUSH J.A. 1974. *Witchcraft and Sorcery.* Springfield/Ill.

SCHIENERL P.W. 1978. Miszellen zum ägyptischen Amulettwesen. *Baessler Archiv,* neue Folge, Bd. XXVI, 37-57.

SCHIENERL P.W. 1980. Die antiken Wurzeln des volkstümlichen ägyptischen Schmucks. Diss., Wien.

SCHIENERL P.W. 1982. *Zur magischen Wirkungsweise rezenter ägyptischer Skorpionamulette.* Archiv f. Völkerkunde, Bd. 36, 147-159.

SELIGMANN S. 1910. *Der böse Blick und Verwandtes,* Bd. I und II. Berlin.

-- 1912. Antike Malocchio-Darstellungen. *Archiv für Geschichte der Medizin,* Bd. VI, Heft 2: 94ff.

-- 1922. *Die Zauberkraft des Auges und das Berufen.* Hamburg (Nachdruck o.D., Amsterdam).

-- 1926. Sammlung Seligmann im Hamburgischen Museum für Völkerkunde, Eurasienabteilung.

-- 1927. *Die magischen Heil- und Schutzmittel aus der unbelebten Natur.* Stuttgart.

SPIEGELBERG W. 1915. Der ägyptische Mythos vom Sonnenauge, in *Sitzungsberichte der Königlich-Preußischen Akademie der Wissenschaften,* Phil.-Hist. Klasse, 9. Februar, S. 876ff.

SPITZ R.A. 1960. *Die Entstehung der ersten Objektbeziehungen.* Stuttgart.

STOLL H.W. 1894(-1897). Lamia, in *Ausführliches Lexikon der griechischen und römischen Mythologie.* Hg.v. W.H.Roscher, Bd. II, 2. Abt. S. 1818ff., Leipzig.

SWIDERSKI R. 1976. From Folk to Popular: Plastic Evil Eye Charms, in *The Evil Eye.* Hg.v. Maloney C., New York.

THEWELEIT K. 1977. *Männerphantasien,* Bd. I., Frankfurt.

TREDE Th. 1890. *Das Heidentum in der römischen Kirche,* zweiter Teil. Gotha.

-- 1909. *Bilder aus dem religiösen und sittlichen Volksleben Süditaliens.* Gotha.

WAGNER M.L. 1937. Phallus, Horn und Fisch. *Donum Natalicum Carolo Jaberg, Romanica Helvetica,* Series linguistica, Bd. IV, S. 77ff. Zürich.

WINGATE J.S. 1930. The Scroll of Cyprian - An Armenian Family Amulet. *Folk Lore* 41: 169-187.

WINKLER H.A. 1931. *Salomo und die Karīna.* Stuttgart.

WUNDT W. 1906. *Völkerpsychologie,* 2. Bd. 2. Teil. Leipzig.

Friedr. Vieweg & Sohn Verlag, Braunschweig/Wiesbaden

# Infibulation feminine et phallicisation de la vulve / Infibulation und Phallizisierung der Vulva*

## Michel Erlich

*Chaque société humaine est parcourue par un réseau de liens inter-individuels multiples, dont l'équilibre fragile repose sur la maitrise de diverses tensions externes et internes. La sexualité, prise dans son sens le plus général, représente la force dominante dont le controle est une constante de toute structure sociale. L'impérieuse necessité d'une régulation des mouvements pulsionnels a donné naissance à un ensemble d'injonctions et d'interdits de l'espèce. L'universalité des processus sociaux, fait intervenir une logique reposant sur un compromis entre l'expression de conduites résultant de phénomènes biologiques individuels et les exigences de la vie collective, aboutissant à un code social matérialisé par des pratiques dont l'hétérogénéité apparente, recouvre en fait le même substrat fondamental.*

*La sexualité, à son niveau le plus manifeste, est constituée de données anatomo-physiologiques innées, sur lesquelles vont s'imprimer les marques culturelles, aboutissant à l'émergence d'un individu sexué. Ce processus général revêt pourtant des aspects forts divers à travers le monde, notamment en ce qui concerne l'accentuation du dimorphisme sexuel, conduisant en particulier à la modification physique de zones corporelles spécifiques, c'est-à-dire des régions génitales. C'est ainsi qu'apparait l'importance de certaines pratiques que l'on retrouve sous des formes variées dans de nombreuses sociétés, telle la circoncision, opération dont l'ancienneté, la perennité et l'extension géographique, qui continue de poser des problèmes étiologiques complexes.*

*Décrite à l'origine chez l'homme, limitée à l'aire Moyen-orientale et attestée par les textes mythiques, elle est mentionnée plus tardivement chez la femme*

Jede menschliche Gesellschaft wird von einem Netz vielfältiger interindividueller Bande durchzogen, dessen fragiles Gleichgewicht auf der Beherrschung verschiedener innerer und äußerer Spannungen beruht. Die Sexualität in ihrem allgemeineren Sinne repräsentiert die beherrschende Macht, deren Kontrolle eine Konstante in allen sozialen Gebilden darstellt. Die gebieterische Notwendigkeit einer Regulierung der triebhaften Regungen hat überall einem Kanon von Geboten und Verboten Pate gestanden, dessen Bestimmung das Überleben und die Fortentwicklung der Gattung Mensch geprägt hat. Der universelle Charakter der sozialen Prozesse drängt eine Gesetzmäßigkeit auf, die auf einem Ausgleich zwischen dem Ausdrucksverhalten, das von individuellen biologischen Phänomenen entstammt, und den Erfordernissen des menschlichen Zusammenlebens beruht, welche sich an einem sozialen Kodex ausrichten, der in unterschiedlichen Handhabungen deutlich wird, deren augenscheinliche Heterogenität jedoch dasselbe fundamentale Substrat abdeckt.

In ihrer deutlichsten Ausprägung zeigt sich die Sexualität in den angeborenen anatomisch-physiologischen Fakten, über die die kulturellen Markierungen sich stülpen, indem sie ein Individuum als ein spezifisch charakterisiertes Geschlechtswesen zutage treten lassen. Dieser allgemeine Vorgang zeigt jedoch auch über die Welt verteilt die unterschiedlichsten Aspekte, besonders im Bereich des Grades der Betonung des sexuellen Dimorphismus. Dabei erfahren besonders die spezifischen Körperregionen, insbesondere die Genitalien, verschiedenste physische Abwandlungen. Daher rührt auch die Bedeutung gewisser in zahlreichen Gesellschaften in verschiedener Form zu findender Praktiken, insbesondere die der Beschneidung, einem operativen Eingriff, dessen Alter, Dauerhaftigkeit und geographische Verbreitung uns weiterhin sehr komplexe Probleme der Herkunft stellen.

---

* übersetzt von Ekkehard Schröder

Friedr. Vieweg & Sohn Verlag, Braunschweig/Wiesbaden

*d'abord en Egypte puis sur les rives méridionales de la Mer Rouge, par les géographes grecs du début de notre ère (Agatharchides,Strabon). Considérée comme caractéristique des civilisations hamito-sémitiques de l'Afrique du Nord-Est, la "circoncision" féminine apparait progressivement à travers l'Histoire dans les récits des premiers voyageurs arabes puis européens, comme une opération rarement rituelle, (que les non-musulmans ont tendance à associer à l'Islam) nettement plus mutilatrice "improprement appelée circoncision" comme l'écrit BARTHOLIN (1651:I,34,186) essentiellement destinée à corriger certaines anomalies naturelles génératrices d'un désir sexuel immodéré. La protection de la chasteté féminine passe par la suppression de la partie érogène de l'appareil génital, accompagné du désir manifeste de supprimer le désordre originel et mythique, matérialisé par l'hypertrophie du clitoris et des petites lèvres, dont étaient censées être affligées les femmes des sociétés ayant institutionnalisé ces pratiques. Ce discours ethnocentrique de l'Occident chrétien s'est poursuivi depuis la fin du Moyen-Age jusqu'à nos jours, en empruntant alternativement les voies de la médecine et celles de l'ethnographie. Demeuré confidentielle pendant des siècles, la question des "mutilations génitales féminines" a fait l'objet tout récemment d'une campagne internationale visant à sensibiliser l'opinion publique occidentale, afin de promouvoir auprès des autorités de certains pays africains, l'abolition de ces coutumes.*

*J'ai été confronté, en tant que médecin, au cours d'un séjour d'une dizaine d'années (entre 1965 et 1975) à Djibouti, capitale d'un petit état souverain d'Afrique orientale, à l'une de ces pratiques mutilatoires: l'infibulation féminine également appelée "circoncision pharaonique".*

*Il s'agit d'une opération réalisée chez toutes les petites filles âgées de 8 à 12 ans, appartenant aux deux principales ethnies autochtones du pays, les Somali et les Afar (également appelés Danakil). Elle comporte l'excision plus ou moins complète du clitoris et d'une partie des petites lèvres, et la suture des bords internes des grandes lèvres préalablement avivés de manière à obtenir par accollement cicatriciel de ces dernières, une obturation vulvaire, en ne laissant subsister qu'un petit orifice postérieur, afin de permettre le passage des urines et des menstrues. La vulve ainsi "cousue",*

Dem Menschen seit Anbeginn zugeschrieben, auf den Bereich des vorderen Orient begrenzt und durch alte mythologische Texte bezeugt, wird sehr viel später die Beschneidung bei der Frau für Ägypten und an den Ufern des Roten Meeres von griechischen Geographen zu Beginn unserer Zeitrechnung beschrieben (Agatharchides, Strabon). Als Merkmal der hamitosemitischen Zivilisationen Nordostafrikas betrachtet, erscheint die weibliche "Beschneidung" im Verlaufe der Geschichte in den Berichten erster arabischer und später europäischer Reisender kaum als eine rituelle Operation (die die Muselmanen tendenziell mit dem Islam assoziieren), sondern eher als eine verstümmelnde, die "zu Unrecht Beschneidung genannt" werde, wie BARTHOLIN (1651:I,34,186) schreibt, und in erster Linie als eine Operation zur Korrektur gewisser Anomalien der Zeugungsorgane bei übermäßigem sexuellen Verlangen. Der Schutz der weiblichen Keuschheit werde durch die Ausschaltung der erogenen Zone des Geschlechtsorgans hergestellt und durch den offensichtlichen Wunsch geleitet, die ursprüngliche und mythische Unordnung zu unterdrücken, die sich an der Hypertrophie der Klitoris und der kleinen Schamlippen zeige. In Gesellschaften, wo diese Praktiken institutionalisiert waren, glaubte man, daß die Frauen von dieser Unordnung befallen seien. Solche ethnozentrische Auslegung des christlichen Westens wurde seit dem Ende des Mittelalters bis heute verfolgt, indem man sich abwechselnd der Pfade der Medizin oder denen der Ethnographie bediente. Sich selber treu bleibend über die Jahrhunderte, ist die Frage der "weiblichen Genitalverstümmelungen" erst jetzt wieder Gegenstand einer internationalen Kampagne geworden, die die westliche Öffentlichkeit dafür sensibilisieren soll, um letztlich auf die Autoritäten verschiedener afrikanischer Staaten einzuwirken, diese Gebräuche aufzugeben.

Ich selber war in meiner Eigenschaft als Arzt im Verlaufe meines zehnjährigen Aufenthaltes (1965-1975) in Djibouti mit einer dieser verstümmelnden Praktiken konfrontiert: der weiblichen Infibulation, auch die "pharaonische Beschneidung" genannt.

Dabei handelt es sich um eine Operation, die bei allen Mädchen zwischen acht und zwölf Jahren bei den Somali und den Afar (auch Danakil genannt), den beiden Hauptethnien, durchgeführt wird. Sie schließt

Friedr. Vieweg & Sohn Verlag, Braunschweig/Wiesbaden

*sera ouverte lors du mariage, en principe par le mari ou éventuellement par une matrone spécialisée (qui pratique l'infibulation) et même depuis peu par un médecin. C'est ainsi que j'ai eu à intervenir de nombreuses fois pour pratiquer la défibulation (ouverture de la vulve "cousue".) Il n'est pas rare que des femmes soient partiellement ré-infibulées dans le post-partum, afin de conserver les voies génitales dans un état conforme aux exigences coutumières, c'est-à-dire dans un état considéré comme "normal". GRUENBAUM (1982:7) ethnologue américaine qui a réalisé une enquête sur l'infibulation féminine au Soudan (pays où 90 % des femmes subissent cette opération) rapporte qu'en déclarant à des femmes soudanaises que les américaines étaient laissées "naturelles", celles-ci répliquèrent que la "circoncision" était naturelle pour elles!*

*Je n'aborderai pas ici le problème des conséquences médico-psychologiques immédiates et lointaines d'une telle intervention, pratiquée dans des conditions artisanales et sans anesthésie chez des enfants plus ou moins consentants; toutefois, qu'il me soit permis de témoigner de mon étonnement devant le faible taux de complications graves immédiates et lointaines... et de l'opiniâtreté avec laquelle ces populations continuent de se soumettre à de telles coutumes.*

*A côté de ces modifications réductrices de l'appareil génital externe féminin, allant de la clitoridectomie (avec ou sans nymphectomie) à l'infibulation, il existe un certain nombre de déformations provoquées allant en sens inverse, généralement moins connues et moins répandues que les diverses variétés de "circoncision" féminine. Ce sont des pratiques visant à accentuer les dimensions de l'une ou de plusieurs formations génitales externes: le clitoris, les petites lèvres, le vagin. Elles ont été signalées depuis longtemps principalement dans les sociétés bantoues d'Afrique Australe où l'étirement des petites lèvres et du clitoris est décrit chez certains clans Zoulou et Pedi-Souto (JUNOD 1936,I:172), chez les Venda (SCHAPERA 1950:104), au Mozambique (ALBERTO 1955:35), mais également en Afrique centrale chez les Luba du Kasai, les Havu et Munde du Rwanda (KASHAMURA 1973:114 sq) et en Afrique occidentale au Dahomey (HERSKOVITS 1938,I:279-283). FINSCH (1880:316) rapporte qu'elles existaient à Ponapé (Micronésie) où c'étaient des*

die mehr oder weniger vollständige Entfernung der Klitoris und eines Teiles der kleinen Schamlippen ein, sowie die Vernähung der inneren Ränder der großen Schamlippen nach einer vorhergehenden Aufrischung, um durch eine narbige Verklebung dieser einen Verschluß der Vulva zu erzielen, der nur eine kleine hintere Öffnung zum Abfließen von Urin und Menstruationsblut freiläßt. Die derartig verdeckte Vulva wird bei der Hochzeit wieder offengelegt, im Prinzip durch den Ehemann oder durch eine darauf spezialisierte Frau (die auch die Infibulation ausführt), oder seit neuestem sogar durch einen Arzt. Auf diese Weise mußte ich selbst wiederholt Defibulationen durchführen, also die Eröffnung der "vernähten" Vulva. Nicht selten werden Frauen nach einer Niederkunft wieder teilweise re-infibuliert, um die Genitalien entsprechend der herrschenden Sitten zu behandeln, sie also in einen für "normal" erachteten Zustand zu führen. Die amerikanische Ethnologin GRUENBAUM (1982:7) berichtete nach einer Untersuchung über die Infibulation im Sudan (einem Land, in dem sich 90% der Frauen dieser Operation unterziehen), daß die sudanesischen Frauen die "Beschneidung" für sich als das "Natürliche" ansahen, als sie ihnen von den Amerikanerinnen berichtete, die man "natürlich" in unserem Sinne belasse.

Ich möchte hier nicht die Probleme der medizinisch-psychologischen Folgeschäden und Spätfolgen einer solchen Maßnahme übergehen, die unter rein handwerklichen Bedingungen und ohne Anästhesie an den mehr oder weniger vertrauensvollen Kindern ausgeübt wird; trotzdem kann ich nicht umhin, meine Überraschung über die geringe Quote schwerer sofortiger und späterer Komplikationen zum Ausdruck zu bringen, sowie der Beharrlichkeit, mit der diese Völker sich weiterhin der Sitte unterziehen.

Neben diesen Veränderungen des äußeren weiblichen Genitales, von der Klitoridektomie (mit oder ohne Nymphektomie) bis zur Infibulation, existieren noch einige weitere gewollte Deformierungen in einem entgegengesetzten Sinne, die im allgemeinen weniger bekannt und weniger verbreitet als die verschiedenen Varianten der weiblichen "Beschneidung" sind. Dazu gehören Maßnahmen, die die Ausmaße einer oder mehrerer Partien der äußeren Genitalien betonen wollen, der Klitoris, der kleinen Schamlippen

Friedr. Vieweg & Sohn Verlag, Braunschweig/Wiesbaden

*vieillards impuissants qui étiraient
les petites lèvres et le clitoris des
jeunes filles pré-pubères. A Truk
(GLADWIN, SARASON en DEVEREUX 1958:279)
la femme dont la vulve est "pleine de
choses" est réputée obtenir plus facile-
ment l'orgasme et donner davantage de
plaisir à l'homme. Ces "choses" sont un
clitoris proeminent et des petites lèvres volumineuses; par ailleurs, la présence d'une abondante toison pubienne
est hautement appréciée.*

*LAGERCRANTZ (1937:146) considère que le
"tablier" hottentot, contrairement à
l'opinion généralement admise d'une origine génétique, serait une déformation
acquise, secondaire à des manoeuvres
d'étirement comparables à celles que l'on
trouve dans certaines ethnies bantoues
voisines. Selon lui, elle aurait été a-
doptée par les Hottentots au cours de
leur séjour en Afrique orientale à l'épo-
que proto-historique, introduite par voie
maritime en provenance d'Asie du Sud-est
ou du Pacifique occidental; il faut noter
par ailleurs, que les Hottentots auraient
pratiqué la castration unilatérale chez
les garçons, opération mentionnée par
Finsch à Ponapé, mais également chez les
Beja du Soudan et les Janjero d'Ethiopie
méridionale (CRAWLEY 1960,I:254; CIPRIANI
1939 : 77, STRAUBE 1963,III:363) ces der-
niers pratiquant également l'extirpation
des mamelons (considérés comme fémini-
sants) chez les jeunes sujets mâles.*

*Georges DEVEUREUX m'a rapporté le cas
d'un patient hospitalisé dans le service
de psychiatrie du Winter Veterans Administration Hospital de Topeka (Kansas,
USA), dont les symptomes se rattachaient
à une double mastectomie chirurgicale que
son père avait fait pratiquer dans un but
prophylactique, afin d'éviter qu'il ne
contracte un cancer du sein comme sa mère
(qui était décédée des suites de cette
affection).*

*Il apparait donc, que dans un certain
nombre de sociétés africaines et océanien-
nes notamment, les organes génitaux externes féminins sont l'objet de déformations
provoquées ayant pour but manifeste de mo-
difier leur aspect dans le sens d'une suppression du sexe féminin, en produisant
soit une vulve ankleitoridica ("circoncision") soit une vulve hypertelica (étirement) selon la terminologie de BRYK (1939:
58 sq). En Afrique, les sociétés pratiquant des mutilations du premier type ap-
partiennent aux cultures pastorales hami-
tiques musulmanes, alors que celles qui*

und der Vagina. Diese sind seit langem
vor allem aus dem Bantubereich Ostafri-
kas überliefert, wo das Ausziehen der
Nymphen und der Klitoris bei einigen Zu-
lu- und Pedi-Soto-Klanen beschrieben
wird (JUNOD 1936, I:172), sowie bei den
Venda (SCHAPERA 1950:104), in Mozambique (ALBERTO 1955:35), aber auch für die
Luba im Kasaigebiet, die Havu und Munde
in Rwanda (KASHAMURA 1973:114f.) und in
Westafrika in Dahomey (HERSKOVITS 1938,
I:279-283). FINSCH (1880:316) berichtet
dies auch von Ponape (Mikronesien), wo
die alten impotenten Greise den jungen
präpubertären Mädchen die kleinen Schamlippen und die Klitoris ausgezogen haben. In Truk (GLADWIN und SARASON in
DEVEREUX 1958:279) nahm man an, daß eine
Frau, deren Vulva "voller Dinge" war,
leichter zum Orgasmus käme und daher
auch dem Manne mehr Vergnügen bereite.
Diese "Dinge" sind eine hervorragende
Klitoris und füllige kleine Schamlippen; darüberhinaus wurde ein üppig aus-
geprägter Schamhügel hoch geschätzt.

LAGERCRANTZ (1937:146) meint, daß die
sogenannte Hottentottenschürze im Gegensatz zur allgemeinen genetischen Auffassung eine erworbene Verformung darstellt, eine sekundäre Folge der Aus-
ziehung, die denen der benachbarten
Bantuethnien verglichen werden könne.
Nach ihm hätten die Hottentotten während ihres frühgeschichtlichen Aufenthaltes in Ostafrika diesen Brauch angenommen, nachdem er über den Seeweg von
Südasien und dem Westpazifik eingedrun-
gen sein soll. Es soll nebenbei erinnert
werden, daß die Hottentotten die einseitige Kastration an Jungen ausübten,
einer Operation, die FINSCH für Ponape
erwähnt, die aber ebenso bei den Beja
im Sudan und den Janjero in Südäthiopien
beschrieben wird (CRAWLEY 1960, I:254;
CIPRIANI 1939:77; STRAUBE 1963, III:
363). Letztere entfernten auch bei männlichen Jugendlichen die Brustwarzen,
die für feminisierend gehalten wurden.
G. DEVEREUX hat mir den Fall eines stationären Patienten in der Psychiatrie
des Winter Veterans Administration Hospital von Topeka (KANSAS, USA) berichtet, dessen Symptome sich auf eine dop-
pelseitige chirurgische Mastektomie bezogen. Sein Vater ließ diese unter pro-
phylaktischen Gesichtspunkten durchführen, um zu verhindern, daß der Sohn sich
Brustkrebs wie die Mutter zuzog, (welche
an dessen Folgen verstarb).
Anscheinend werden in einer Reihe gewisser afrikanischer und ozeanischer

*sont concernées par le deuxième type se rattachent au monde bantou animiste. DEVEREUX (1982:160/48/) souligne avec raison qu'on peut considérer qu'il y a en Afrique (et ailleurs) des "amis" et des "ennemis" du clitoris (conformément à la formule de BONAPARTE). Il émet l'hypothèse selon laquelle l'excision pourrait être considérée comme une manifestation de différenciation par le processus d'acculturation antagoniste de la part de populations se trouvant en contact avec des groupes Khoisan (Hottentot) dont l'aire d'extension primitive se trouvait située plus au nord (supra) et dont les femmes présentaient une hypertrophie labiale. Par contre, l'étirement labio-clitoridien des cultures bantoues, pourrait représenter un phénomène d'acculturation imitative (.1972:150).*

*Sur le plan psychologique, DEVEREUX (1958:278 sq) a mis en évidence la notion de "phallicisation de la vulve" tel qu'elle s'exprime à travers le caractère bombé, convexe, proeminent des organes génitaux féminins externes, évoquant une forme phallique et niant la castration de la femme. ROHEIM (1945: 350 sq) avait déjà souligné l'abondance du matériel clinique et ethnographique évocateur de la Mère Phallique, ainsi que ses multiples représentations à travers la mythologie indo-européenne, exprimant une tentative de déni du vagin, de l'absence du pénis, c'est-à-dire du rôle joué par l'angoisse de castration. Sa connaissance des Somali (1932:199) lui donna l'occasion de s'intéresser à l'infibulation, qu'il considère comme une suppression du penis féminin en obturant les voies génitales, contrairement aux pratiques de certains groupes bantous voisins, tendant à créer une femme à pénis, à l'image des Hottentots aux labiae hypertrophiées. DE PEDRALS (81950:11) trouve que le "tablier" donne aux organes génitaux une "sorte de faciès masculin, qui peut tout autant compromettre l'acte sexuel que le faciliter...". Au siècle dernier, GABET (1842,I:182) considérait que les petites lèvres de certaines africaines étaient douées de propriétés erectiles. DUHOUSSET 81877:129) cite même l'amusante histoire de deux egyptiennes "..vivant ensemble dans une grande intimité. Le mariage de l'une n'interrompit pas leurs coupables embrassements. Un beau jour, celle qui n'avait pas de mari devint enceinte; à côté de l'affirmation qu'elle en donnait, il fut presque prouvé qu'elle*

Ethnien die weiblichen äußeren Geschlechtsorgane bestimmten Deformierungen mit dem deutlichen Ziele unterzogen, ihren Aspekt im Sinne einer Unterdrückung des weiblichen Geschlechtes zu verändern. Nach BRYK (1939:58f.) wird entweder eine "vulva ankleidoridica" ("Beschneidung") oder eine "vulva hypertelica" (Ausziehen) gebildet. In Afrika gehören die Gesellschaften, die ersteren Typ praktizieren, den hamitischen muselmanischen Hirtenvölkern an, die den zweiten Typ repräsentierenden sind der animistischen Bantuwelt verbunden. Mit Recht unterstreicht G. DEVEREUX (1982:160), daß es danach in Afrika (und anderswo) "Freunde" und "Feinde" der Klitoris geben müsse (in Übereinstimmung mit BONAPARTEs Formel). Er stellt die Hypothese auf, daß die Excision als ein Ausdruck der Differenzierung betrachtet werden könnte im Verlaufe einer "antagonistischen Akkulturation" seitens der Völker, die in Kontakt zu Khoisangruppen (Hottentotten) stünden, deren ursprüngliche Ausdehnung sich bekanntlich weiter nördlich befand, und deren Frauen die Hypertrophie der Schamlippen boten. Demgegenüber könnte das Ausziehen der Labien und der Klitoris in den Bantukulturen ein Phänomen "imitativer Akkulturation" darstellen (1972: 150).

Psychologischerseits hat DEVEREUX (1958: 278ff.) den Begriff der "Phallizisierung der Vulva" geprägt, welcher entsprechend des bauchigen, "konvexen" hervorstehenden Charakters der äußeren weiblichen Genitalien die phallische Form zum Ausdruck bringen soll und deren Kastrierung ablehnt. ROHEIM (1945:350ff.) hat bereits auf die klinische und ethnographische Materialfülle verwiesen, die an die "Phallische Mutter" denken läßt, wie etwa deren zahlreiche Repräsentationen durch die indo-europäische Mythologie, wo eine Neigung zur Verleugnung der Vagina und der Abwesenheit des Penis ausgedrückt wird, d.h. der Rolle, die der Kastrationsangst zukommt. Durch seine Begegnung mit den Somali (1932: 199) fand er die Gelegenheit, sich mit der Infibulation zu beschäftigen, die er für eine Unterdrückung des "weiblichen", die Genitalwege verlegenden "Penis" hielt. Im Gegensatz dazu gäbe es bei den Praktiken der Bantu den Versuch, die Frau mit Penis zu erschaffen, nach dem Vorbild der Hottentotten mit den hypertrophierten Labien. De PEDRAL (1950:11) fand, daß diese "Schürze" den

*ne recevait pas d'homme...". Il n'est
pas question de disserter sur la vrai-
semblance de cette étrange fécondation
par tribadisme, mais plutôt de noter
une référence explicite au pénis féminin,
si souvent présent dans le système ex-
plicatif des sociétés pratiquant l'excision.*

*Parmi les exemples tirés de l'ethnologie
africaine, on peut citer celui des Sara-
M'Baye du Moyen-Chari (Tchad-Republique
Centre-Africaine) décrits par MURAZ
(1932:103 sq) dont les femmes portent un
étrange cache-sexe, le "Gol yamodo" dont
la partie antérieure fermant l'entrée de
la vulve, a la forme manifeste d'un phallus en érection, accompagné parfois du
"houla", grappe de cauris simulant par sa
forme et sa situation les bourses.*

*Ce dispositif est accroché à la ceinture
par un cordon, à la manière d'un gode
miché. Le "Gol" est lui-même constitué
de fibres tressées d'un arbre appelé
môteu; ce même nom désigne le pénis dans
la langue locale. Enlevé et lavé plusieurs fois par jour, après les mictions
et les rapports, le Gol est remplacé tous
les six mois par le mari. Il est destiné
selon les Sara-M'Baye à protéger le corps
féminin contre l'irruption d'un principe
maléfique empruntant les voies génitales.
On retrouve ce même type d'explication
chez les femmes somali avec lesquelles je
me suis entretenu au sujet de l'infibulation, formulé en termes médicaux (rem-
part contre les microbes exogènes) ou ma-
giques avec le rôle joué par les sâr
(ERLICH 1983:49 sq), génies maléfiques
qui investissent le corps de leurs victi-
mes féminines en passant par l'orifice
génital.*

*Une des modalités de phallicisation de la
vulve, se rattache selon DEVEREUX (1983:
passim) à la peur du phallos féminin et
donc indirectement aussi à la motivation
inconsciente de l'exision. L'infibulation
des Somali et des Afar, qui est manifestement une mutilation féminisante en relation avec l'angoisse de castration,
s'inscrit tout à fait dans cette perspective, si l'on prend en considération
le rôle joué par la protubérance du Mont
de Vénus, glabre chez la petite fille,
évoquant selon R. Mack Brunswick la présence du "pénis invisible" et recouvert
de la toison pubienne chez la femme, in-
duisant le fantasme de "pénis caché". On
notera qu'en français le Mont de Vénus
est également appelé pénil, terme d'anatomie datant du XIIIe. siècle, dérivé du*

Genitalien "eine Art männlichen Anstrich
gebe, der eher gefährlich anmute als
"den Geschlechtsakt erleichtere". Im
letzten Jahrhundert glaubte GABET (1842,
I:182), daß die kleinen Schamlippen gewisser Afrikanerinnen mit erektilen
Eigenschaften ausgestattet seien. DU-
HOUSSET (1877:125) zitiert sogar die
Anekdote von zwei Ägypterinnen, "die in
großer Intimität zusammenlebten. Die
Heirat der einen unterbrach nicht ihre
'schuldhaften' Vereinigungen. Eines Tages wurde die Unverheiratete schwanger.
Neben der eigenen Versicherung war es
praktisch erwiesen, daß sie keinen Mann
empfangen hatte." Es steht hier weniger
die Diskussion der Wahrscheinlichkeit
dieser seltsamen Befruchtung durch Tri-
badismus an als auf den ausdrücklichen
Bezug zum weiblichen Penis hinzuweisen,
der so häufig als Erklärungssystem in
den Gesellschaften gefunden wird, die
die Beschneidung strikt praktizieren.

Unter den aus der afrikanischen Ethnologie herangezogenen Beispielen kann man
das der Sara-M'Baye des mittleren Schari
(Tschad) erwähnen. MURAZ (1932:103ff.)
beschreibt, daß die dortigen Frauen eine
auffallende "Untergarnitur" trügen, den
"Gol yamodo", dessen vorderer Teil in
Form eines erigierten Penis den Eingang
der Vulva abschließt und der gelegentlich von dem "hula" begleitet wird, der
Kaurischnecke, die nach Form und Lage
dem Hodensack ähnele. Diese Vorrichtung
ist durch einen Knoten am Gürtel befestigt nach der Art eines Godemiché. Der
"Gol" besteht selbst aus geflochtenen
Fasern eines Baumes, der môteu genannt
wird. Das gleiche Wort wird in der Umgangssprache für Penis verwandt. Mehrere Male am Tag wird der Gol an- und ab-
gelegt und gereinigt, nach der Miktion
und beim Verkehr, und alle 6 Monate
tauscht der Ehemann ihn aus. Seiner Bestimmung nach soll er gemäß der Sara-
M'Baye den weiblichen Körper davor schützen, daß etwas Böses den Weg der Genitalien benutzt: Die gleiche Art Erklärung findet sich bei den Somalifrauen,
mit denen ich mich über die Infibulation
unterhalten habe, und zwar ausgedrückt
in medizinischen Vorstellungen als
"Schutzwall gegen Mikroben von außen"
oder magisch mit der Rolle, die die Zâr
spielen (ERLICH 1983:49ff.), die böse-
wollenden Geister, die in den Körper
der weiblichen Opfer über den Weg der
Genitalöffnung eindringen.

Friedr. Vieweg & Sohn Verlag, Braunschweig/Wiesbaden

*latin pectiniculum, de pecten: peigne, désignant la saillie inférieure du pubis (dictionnaire Robert, 1979). Il est intéressant de constater que peigne se traduit par kteis en grec, qui désigne les parties "honteuses" c'est-à-dire celles du mâle chez Hippocrate (Aphrorismes 7.39) mais également celles de la femme chez Callimaque (Frag.308), dans l'Anthologie Palatine (Philodemus, 5.131), chez Rufus (Onomast.109) et chez Soranos (2.18).*

*La vulve infibulée des femmes somali que j'ai eu maintes fois l'occasion d'examiner, se présente comme une surface convexe soigneusement épilée et parfaitement lisse, surtout dans sa partie antérieure, comme l'avaient déjà noté ROHEIM (1945:5) et JOUSSEAUME (1889:679). La saillie pubienne apparait nettement plus accentuée chez elles que chez les femmes "entières", fussent-elles noires ou blanches, probablement du fait de l'absence de toison pubienne, mais également de celle d'une véritable rima pudendi. La présence fréquente d'un bourrelet plus ou moins marqué au niveau du site clitoridien recouvert par le rideau cutané formé par les grandes lèvres soudées ensemble, renforce encore la production de fantasmes de phallus caché, considérés par G. Devereux comme susceptibles de conduire à la supposition selon laquelle les capacités orgasmiques de la femmes découleraient de son côté "masculin" (BONAPARTE, 1948:213 sq).*

*On peut donc admettre que l'infibulation féminine, telle qu'on la rencontre de nos jours massivement dans plusieurs sociétés d'Afrique orientale (et notamment à Djibouti), constitue manifestement une opération de négation du sexe féminin, mais également une tentative de phallicisation secondaire de la vulve ainsi remaniée, traduisant sur le plan psychodynamique, l'importance de l'angoisse de castration dans ces cultures.*

---

→ Eine der Modalitäten der Phallizisierung der Vulva geht nach DEVEREUX (1983) auf die Angst vor dem weiblichen Phallus zurück und somit indirekt auf eine unbewußte Motivation für die Exzision. Die Infibulation bei den Somali und Afar als eine eindeutig auf die Kastrationsangst bezogene feminisierende Verstümmelung reiht sich auf jeden Fall in diese Perspektive ein, wenn man berücksichtigt, welche Rolle die Vorwölbung des nackten Venusberges bei kleinen Mädchen spielt, der nach BRUNSWICK einen "unsichtbaren Penis" vortäusche, sowie der mit Schamhaar bedeckte. der Frau, der die Phantasie eines "versteckten Penis" herbeiführe. Nebenbei wird im Französischen der Venusberg auch "pénil" genannt, ein anatomischer Begriff aus dem XIII. Jahrhundert, der sich vom populärlateinischen "pectiniculum, pecten" ableitet: "peigne" bezeichnet den unteren hervorragenden Teil des Schamberges (vgl. Dict.Robert 1979). Interessant ist auch, daß "peigne" mit "kteis" ins Griechische übersetzt wird und damit die "Scham"-Teile bezeichnet werden, also die des Mannes bei Hippokrates (Aphorismen 7.39), aber auch die der Frau bei Kallimachos (Fragm.308), in der Palat. Anthologie (Philodemus 5.131), bei Rufus (onomest. 109) und Soran (2.18).

Die infibulierte Vulva der somalischen Frauen, die zu untersuchen ich wiederholte Male Gelegenheit hatte, stellt sich als eine konvexe, sorgfältig enthaarte und völlig geglättete Oberfläche dar, wie dies ROHEIM (1945:5) und JOUSSEAUME (1889:679) bereits beschrieben. Der pubische Vorsprung erscheint bei ihnen sicher wegen der fehlenden Schamhaare viel betonter als bei den "ganzen" Frauen, ob nun schwarz oder weiß, aber auch wegen des Fehlens einer echten "rima pudendi". Die häufige Anwesenheit eines mehr oder weniger auffälligen Wulstes in Höhe der Klitoris, bedeckt von einem häutigen Vorhang, der durch die aneinandergenähten großen Schamlippen gebildet wird, verstärkt eher die Phantasie eines "versteckten Phallus", was von G. DEVEREUX für "verdächtig" gehalten wird, zur Annahme zu führen, die orgastischen Fähigkeiten der Frau würden ihrer "maskulinen" Seite entstammen (BONAPARTE 1948:213ff.).

Zu ergänzen wäre noch, daß die weibliche Infibulation, wie sie noch häufig heutzutage in mehreren ostafrikanischen Gesellschaften und besonders in Djibouti angetroffen wird, eine Operation ist, die eindeutig das weibliche Geschlecht negieren soll, aber auch einen Versuch einer sekundären Phallizisierung der so behandelten Vulva darstellt, und die, in die Ebene der Psychodynamik übersetzt, die Bedeutung der Kastrationsangst in diesen Kulturen aufzeigt.

Friedr. Vieweg & Sohn Verlag, Braunschweig/Wiesbaden

<u>LITERATUR</u>

ALBERTO M.S. 1955. Mutilacoes etnicas entre os negros de Moçambique. *Bol. Soc. Estud. Moçamb.* 90:35-49.

BARTHOLIN T. 1651. *Anatomia ex Caspari Batholini*. Lugdun. Batav.: F. Hackium.

BONAPARTE M. 1948. Notes sur l'excision. *Revue Française de Psychanalyse* XII: 213-231.

BRYK F. 1939. *Dark rapture. The sex-life of the African Negro*. New York: Walden Publications.

CIPRIANI L. 1939. Sul monorchidismo rituale dei Giangero. *Archivio per l'Antropologia e l'Etnologia* LXIX:77-84.

CRAWLEY E. 1960. *The Mystic Rose*. New York: Meridian Books.

DEVEREUX G.   1958. The significance of the external female genitalia and of female orgasm for the male. *Journal of the American Psychoanalytic Association* VI (2):278-286.

--     1972. *Ethnopsychanalyse complementariste*. Paris: Flammarion.

--     1982. *Femme et mythe*. Paris: Flammarion.

--     1983. *Baubo, La vulve mythique*. Paris: J.C. Godefroy.

DUHOUSSET M. 1877. Moeurs orientales. De la circoncision des filles. *Bulletin de la Société d'Anthropologie de Paris* XII, 2e serie, 125-136.

ERLICH M. 1983. Exorcismes à Djibouti: le sâr et le wadâdo. *Psychiatrie Française* 5, sept.oct.:49-54.

FINSCH O. 1880. Über die Bewohner von Ponape. *Zeitschrift für Ethnologie* XII: 301-332.

GABET G. 1842. *Traité élementaire de la Science de l'Homme*, vol. I. Paris-Londres: J.B. Baillière.

GRUENBAUM E. 1982. The Movement against clitoridectomy and infibulation in Sudan; Public Health Policy and the Women's Movement. *Medical Anthropology Newsletter* XIII (2)Febr.:4-12.

HERSKOVITS M.J. 1938. *Dahomey*, vol. I. New York: J.J. Augustin.

JOUSSEAUME F. 1889. Sur l'Infibulation ou mutilation des organes genitaux de la femme. *Revue d'Anthropologie*, 675-686.

JUNOD H.A. 1936. *Moeurs et coutumes des Bantous*, vol. I. Paris: Payot.

KASHAMURA A. 1973. *Famille, Sexualité et Culture*. Paris: Payot.

LAGERCRANTZ S. 1937. Ethnological reflections on 'Hottentot aprons'. *Ethnos* 4: 145-174.

MURAZ G. 1932. Le cache-sexe du Centre-Africain. *Journal de la Société des Africanistes* II (1):103-111.

PEDRALS de D.P. 1950. *La vie sexuelle en Afrique Noire*. Paris: Payot.

ROHEIM G.   1932. The national character of the Somali. *International Journal of Psycho-Analysis* 13:199-221.

--     1945. Aphrodite, or the Woman with the Penis. *Psychoanal. Quarterly* XIV: 350-390.

SCHAPERA I. 1950. *The Bantu-speaking Tribes of South Africa*. London: Routledge, Kegan and Paul.

STRAUBE H. 1963. *Westkuschitische Völker Süd-Aethiopiens*. Stuttgart: W. Kohlhammer.

Friedr. Vieweg & Sohn Verlag, Braunschweig/Wiesbaden

# Zur Heilkunde der Germanen – Materialien aus Edda und Sagas

## Alfred Dieck

## 1. Vorbemerkung

Eins der schwierigsten Unternehmen ist, das Hintergründige, Esoterische im Leben der Germanen seit der Zeit schriftlicher Überlieferung über sie hinter dem vordergründig Geschriebenen, dem Exoterischen, zu erkennen zu versuchen. Mehrererlei schuf diese Verwirrung.

So sind die ältesten Nachrichten von Außenstehenden (Griechen und Römern) geschrieben, die entweder ihren Wert auf Notizen über kaufmännische Reiserouten legten oder – wie Tacitus in der "Germania" – trotz seines Versuches einer objektiven Darstellung als Römer Fremdes aufzeichnete und es für die in römisch geprägter Umwelt Lebenden "römisch verständlich" niederschrieb. Das wird besonders deutlich bei dem Versuch, die "Gottheiten der Germanen" in ihrem Wesen mit "Gottheiten der Römer" gleichzusetzen. Hier sei nur auf "Germania" c. 9 verwiesen, wo er automatisch die germanischen Götternamen durch römische ersetzte und sie "Mercur", "Hercules", "Mars" und "Isis" nannte.

Auch die lateinische Literatur aus der Zeit vor Tacitus über die Germanen im römischen Blickfeld (Cimbern, Teutonen, Cherusker usw.) und die lateinisch oder griechisch geschriebenen Materialien aus der Völkerwanderungszeit, Merowingerzeit und Karolingerzeit sind zu vordergründig oder christlich-politisch geschrieben, als daß sie echte Einblicke in das wirkliche Denken von "heidnischen" Germanen und ihre Handlungen heilkundlicher Art gewährten.

Hinzu kommt als Weiteres, daß die altnordische Literatur (einst nur mündlich aus dem Gedächtnis weitergegeben) von Menschen niedergeschrieben wurde, die entweder mitten in einem Glaubensumbruch zum massiv aufgedrängten römisch-katholischen Christentum in der Zeitform karolingischer bzw. nachkarolingischer Prägung standen und das Alte gewollt oder ungewollt in "missionstechnischer Umhüllung" brachten oder "anstößige" germanengläubige Worte wegließen oder änderten oder, daß ihr Abstand zum Vorchristlichen schon zwei bis fünf Generationen zurücklag, also nur vom Hörensagen und nicht mehr aus eigenem Erleben bekannt war. Auch wissen wir zu wenig darüber, was noch vom Glauben an die Wanen lebte, ehe – es dürfte Jahrhunderte vor Chr. gewesen sein – gemäß der Ynglingasaga die "Einwanderung der Asen und des Gefjunmythus" ins Germanengebiet erfolgte.

So bleibt es unklar, wie weit ein Pantheismus in einzelnen Stammesbereichen oder Kultverbänden zu "echten" Göttern oder Göttinnen spezialisiert wurde. Auch vieles Andere, das Rückschlüsse auf die Heilkunde bei den Germanen im Zusammenhang mit "ihrer Religion" erlaubt, ist oft nicht exakt faßbar. Hierzu gehört auch Vieles, das in den Bereich des Schamanismus mit seinen Ausstrahlungen in "Männerbünde" und "Frauenbünde" gehört. Dieses in den Augen christlicher Eiferer damaliger Zeit zum nicht so zu Bekämpfenden des "niederen" Glaubens Gehörende wurde in der damaligen Literatur so nebenbei mit überliefert und besonders von englischer, dänischer, nieder-

ländischer, französischer und deutscher Seite seit über hundert Jahren zu klären versucht. Die einschlägige deutsche Literatur wird jedoch vor allem seit 1945 in Deutschland und Österreich weitgehend
verschwiegen. Den französischen, niederländischen, englischen und
amerikanischen Forschern der Jetztzeit gilt sie jedoch als wesentlich erkenntnisträchtig - nur wirkt sich das noch nicht in der heutigen deutschen völkerkundlichen und ethnomedizinischen Literatur
aus.

### 2. Der "Wahrheitsgehalt" in Edda und Sagas, gezeigt am Beispiel Freyjas und ihrer Heilhelferinnen

    Als Beispiel für die Problemlage sei hier besonders die "Göttin
Freyja" (Frigga, Freia und ähnlich) hervorgehoben. Welche wirklich
große Rolle sie im Glaubensleben der "alten"Germanen - weitgehend
als Schützerin und Hüterin der häuslichen Frauenarbeiten aber auch
als "Muttergottheit" und Frau Odins/Wodans und Schamanin - spielte,
erkennt man daran, daß  h e u t e  noch ein Wochentag nach ihr benannt ist: Freitag (deutsch - vgl. dazu den reichhaltigen "Aberglauben am Freitag" gemäß "Handwörterbuch des deutschen Aberglaubens"),
althochdeutsch: friatag, altnordisch: friggjardagr, später frijadagr,
angelsächsisch: frigedäg, mittelhochdeutsch: vritac, englisch: fri-
day, dänisch: fredag, niederländisch: vrijdag, schwedisch: fredag.
- Freyja war einst die "große Herrin", die in der Mythenüberliefe-
rung bezeugt ist. Ihr "hohes Zeichen", der "Himmelsschmuck (brising-
amen)", läßt an Freyja als ein einst personifiziertes Sternenbild
gemischt mit Anderem eines "niederen Glaubens" denken. Vermutlich war
es der "kleine Wagen", in germanischer Überlieferung "Frauenwagen"
genannt. An ihre Rolle als "Vornehmste der Asinnen" (so Snorri um
1200) erinnert auch der alte Name "Friggs Gürtel" bzw. "Friggs Rok-
ken" für das Orionsternbild. Freyjas "Heilhelferinnen" hatten nach
dem Fjölswinnsmal in der Edda Namen, die Schutz, Schutzkraft, Vol-
kesschützerin, Lichte, Helle, Milde, Liebliche, Schonende, Reich-
tumspenderin bedeuten. Nach des Wächters Fjölswidr's (=Vielwissers)
Worten "schirmen sie, wo immer Menschen ihnen Weihung darbieten an
altar-heiliger Stätte. Keine so hohe Krankheitsgefahr überkommt die
Menschenkinder: jeden nehmen sie aus der Not". Inmitten der u.a.
durch "Vielwisser" geschützten Stätte wächst der Baum "Mimameidr"
(ein Beiname der Weltesche Yggdrasil). "Mit seinen Früchten soll man
Rauch erzeugen, wenn Frauen schwer gebären können". Und was wurde
u.a. aus Freyja, der Muttergöttin, im Glaubenskonkurrenzkampf mit
der himmlischen Jungfrau Maria gemacht? In der Lokasenna beschimpft
Loki Freyja von allen Göttinnen mit dem bei weitem erniedrigsten Namen, nämlich "geile Dirne". In der Sörlathattr beschuldigt Loki sie
vor Odin, sie habe um ihres Brisingenschmuckes willen sich den vier
Schmiedezwergen hingegeben. Nun stiehlt Loki auf Odins Wunsch den
Schmuck. Der Germanengott Odin aber will den Schmuck nur zurückge-
ben, wenn die "Heidin" Freyja folgendes erfüllt: Sie muß zwei mächtige Seekönige mit je 20 Heerkönigen zu dauerndem Kampfe reizen, bis
ein Christ in der Gnade seines Lehnsherren diese Könige zu erschlagen wagt: Was ist das für ein Denkzwiespalt! - Ganz deutlich wird
die "missionstechnische Umhüllung" gelüftet in den wohl echten Worten des Hjalti Skeggjason (Kristnisaga 10), in denen er auf Island
die Nichtchristen herausfordert: "vil ek eigi godh geyja. Grey thykki
mer Freyja! Ä man annat tveggja: Odhinn grey edha Freyja! (Ich will
die Götter nicht lästern. Aber eine Hündin ist Freyja! Immer wird
eins von beiden sein: Odin ein Hund oder Freyja!)". In der Folgezeit
wird aus der "husfreyja" mit ihren Aufgaben als Hausfrau, Fürstin,
Ärztin, Seherin und Priesterin - also dem Inbegriff einer Makellosen,
einer Gefjon (= "des Lasters Feind") (Ynglingasaga c. 2ff) - eine
portkona="Hafendirne Freyja": in der Heilagramannasögur (I 417) wird

Bischof Martinus vom Teufel u.a. in der Gestalt der portkona Freyja
versucht. Dieser äußerlich erkennbare - und an Freyja gezeigte - Deutungswandel ist ein Beleg dafür, wie tief im Laufe von Jahrhunderten
ein Wandel in der Wertung der religionskennzeichnenden Gestalten vor
sich ging. Daß der Deutungswandel aber mehr im "Bewußtseinsbereich"
der Einzelmenschen (wenn auch unzählbar vieler) eintrat, jedoch im
"prälogischen Unterbewußtseinsbereich" weiterlebte und z.T. noch im
heutigen "Aberglauben" weiterlebt (z.B. in Bremen im Winter 1982/83:
"keine Wäsche  zwischen Weihnachten und Neujahr waschen" - eine alte
mit "Frau Holle" zusammenhängende Regelung), ist ein Zeichen, daß
Freyja einst wirklich die Idealverkörperung einer "Muttergöttin" mit
allen "sorgenden Muttereigenschaften", einschließlich der "heilenden", war.

### 3. Hinweise und Materialien zur Heilkunde der Germanen

### 3.1. Allgemeine Hinweise

Der Schlüssel für das Verständnis der Heilkunde - auch bei den
Germanen - liegt in der Tatsache, daß "die Medizin" allüberall auf
der Erde in magisch-religiösen Vorstellungen wurzelt. Wir kennen
zwar schon bei Tieren ein Helfen in Not: So schieben Elefantenkühe
mit ihren Rüsseln ein einen kleinen Abhang herabgerutschtes Elefan-
tenkind wieder nach oben, wie Filmaufnahmen aus freier Natur zeigen.
Ein Hund frißt Gras, um sich innerlich zu reinigen. Tiere "suhlen"
sich bei bestimmten Erkrankungen. Schimpansen legen "besondere" Blätter auf Wunden. usw. - So wird es auch in der "Tier-Mensch-Übergangs-
phase" des Pliozäns (also des Spättertiärs) und in der Frühestzeit
und Frühzeit des Menschseins gewesen sein. Irgendwann im Pleistozän
(= Diluvium) - vermutlich im Zusammenhang mit anfangs versehentli-
chem Genuß von halluzinogenen Pflanzen - kam die E r k e n n t n i s
einer "unwägbaren Abhängigkeit" von etwas, das außerhalb des Menschen existierte: ein Urglaube entstand. Die Entstehung der Erkenntnis der Abhängigkeit von etwas Außermenschlichem war zugleich die
Geburtsstunde für den Versuch der Beeinflussung dieses "Außermensch-
lichen": es war die Geburtsstunde der "Magie" (im weitesten Sinne
dieses Religionsbegriffes gemeint). Es begann die Vorstellung, daß
nicht deutlich deutbare Krankheiten durch "außermenschliche Gewalten" entstanden sein müssen. Anders konnte man es sich nicht erklären (1). Der Kranke war voll "Unheil" - im Gotischen noch "unhails"
genannt. Eine Behandlung durch einen Vertreiber dieser "Mächte" gab
dem wirklich oder vermeintlich Erkrankten "das Heilige" in ihm zurück. Er erhielt also sein "salus", seine "Heilausstrahlung", wieder.
Wer diese "Kunst des Errettens, Erlösens aus der Gewalt widriger
oder gar böser Mächte" am besten beherrschte, wurde "Schamane",
"Exorzist" (2) oder "König". Zu letzterem ist zu vergleichen, was
der Mönch und Lehrer im Kloster Weißenburg im Nordelsaß, Otfrid, in
seinem "Evangelienbuch" (I, 1, 98) um 865 schrieb, nämlich: daß ein
Volk sich nicht fürchte, solange es ihren König "als einen heilvoll
Regierenden habe (unz se inan eigun heilan)". Hier schimmert noch
das Esoterische des Grundwortes für "Heil, Heilig, salus  usw." durch.
Ein "Heilen" war ein "curare" nicht nur exoterischer Art!

Besonders deutlich werden diese Zusammenhänge noch erkennbar in
der gotischen Übersetzung des Neuen Testamentes durch Ulfilas im
vierten Jahrhundert: das griechische Verbum hagiatzo wird stets mit
"weihan" wiedergegeben. Überall ist "weihen", "geweiht werden" ein
Wirken von oben her: es ist eine "Heilsanreicherung". Spürbar wird
dieses auch in dem Gruß "Heil", gotisch "hails". Er findet sich erstmals bezeugt in einem mit gotischen Wörtern untermischten Hexameter
der  Anthologia latina: De conviviis barbaris  (3):

"Inter 'eils' goticum 'scapia matzia        "Zwischen dem gotischen hails und
ia drincan'/ Non audet quisquam             ...wagt niemand (wie beim römi-
dignos edicere versus."                     schen Gastmahl) würdige Verse vor-
                                            zutragen."

Es ist unklar, was "scapia matzia ia drincan" genau bedeutet. Deutlich wird aber, daß bei den bereits christlich-arianischen Goten diese Worte die Beendigung eines Gastmahlabschnittes bedeuten, der mit
dem esoterisch so gewichtigen Wort "hails" eingeleitet wurde, daß
danach eine Art Weihestimmung herrschte.

### 3.2. Hinweise auf Schamanen als Heiler bei den Germanen

Im Rahmen magischer Krankenbehandlung (Magie im weitesten Sinne
dieses Begriffes gefaßt) spielt der Schamane bzw. die Schamanin eine
gewichtige Rolle. Daß es auch bei den Germanen Schamanen gegeben hat,
zeigen u.a. folgende, in der altnordischen Überlieferung erschließ-
baren Hinweise: Um sich das Geheimnis von (heilenden bzw. un-heilen-
den, d.h. schädigenden) Runen anzueignen, bleibt Odin neun Tage und
neun Nächte "am windigen Baum...dem Odin geweiht, mir selbst ich
selbst, am Ast des Baumes, dem man nicht ansehen kann, aus welcher
Wurzel er sproß"(4) (Odins Runenlied im Havamal 138ff.). Dieser Baum
ist z u m   e i n e n   der "kosmische Baum", die Weltesche Yggdrasil.
Yggdrasil bedeutet übersetzt: ygg = "Schrecker" als "Übername" für
Odin und drasill = Pferd. Odins Roß ist das achtbeinige Pferd Sleipnir. Dieses achtbeinige Roß ist aber das "Schamanenpferd par excel-
lence" (5). Man findet es in Sibirien und zwar im ekstatischen Erlebnis. Das vielbeinige "cheval-jupon" ist der mythische Archetypus,
also eine religiöse Grundform im Geheimkult der Männerbünde, auch in
Japan (5). Die Odin (= Wodan) begleitenden Raben "Hugin = Gedanke"
und "Mumin = Gedächtnis" sind im Rahmen des "Schamanen" Odin zwei
"Hilfsgeister" in Vogelform. - Der Baum Yggdrasil hat nach dem Havamal   z u m   a n d e r e n   keine Wurzeln (6). Als "Baum ohne Wurzeln" bzw. als "Pferd des Gehängten" gilt aber in der nordischen,
sehr bilderreichen Sprache auch der Galgen (7). In diesem Zusammenhang sind dann die beiden Odinsraben   e c h t e   Raben in ihrer Eigenschaft als Aasfresser. Durch diese bildhafte Zweideutigkeit entstanden Odins Namen "Hangatyr, Hangagudh, Hangadrottinn" als Herr und
Gott der Gehängten.

Als Weiteres, das auf Schamanismus hinweist, sei auf Freyjas "Fal-
kengewand" verwiesen, das sie gemäß der Thrymskvidha in der Götter-
edda Loki lieh. Weiterhin seien die "Umwandlungen" Odins und anderer
in Tiere erwähnt, die anderorts tätig sind, während ihre Körper ruhen. So schreibt Snorri von Odin (Ynglingasaga 7): "Sein Körper lag
wie schlafend oder tot da. Er selbst aber war ein Vogel oder ein
wildes Tier, ein Fisch oder eine Schlange. Er konnte in einem Augenblick in ferne Länder fahren".

### 3.3. Hinweise auf Magie und Zauberei zur Krankheitsvorhersage

Odin übte nach Snorri die "seidhr" genannte Magie aus, mit der
man in die Zukunft sehen sowie Tod, Unglück und Krankheit verhindern
oder verursachen konnte. Doch diese "Hexerei" war nach der Lokasenna
eines Mannes unwürdig (8). Seidhr war Anrecht der "gydjur", also
der Göttinnen oder - im menschlichen Bereich - der "Priesterinnen".
Stets führt in den "seidhr-Sitzungen" eine "seidhrkona" oder "spako-
na", also eine "Hellseherin", "Priesterin", in Zeremonialtracht den
Vorsitz. Nach der Eiitkassaga raudha bestand diese aus einem blauen
Mantel, einer Mütze aus schwarzem Lammfell, verbrämt mit weißem Kat-
zenfell, Edelsteinschmuck und einem Stab. Bei ihren Sitzungen thron-
te sie auf einem Hühnerfederkissen erhöht auf einer seidhjallr, einer
"Zauberplatte". Um die seidhrkona (oder völva. gemäß der Saga von

Orm Storolfsson c. 5 - vgl. zu "Völva" die "Seherin Veleda" in Tacitus' "Germania" c. 8 und Tacitus' "Historiae" IV 61) scharten sich je
fünfzehn Mädchen und junge Männer und brachten sie durch ihren Ge-
sang und Musik in Trance. Die seidhrkona zog übrigens mit ihrem Gefolge von Hof zu Hof. Weitere Quellen zu "Zauber", "Zauberstab",
"Zauberlieder", "Zauberer" und "Zauberfahrt" finden sich u.a. bei
BAETKE (9).

### 3.4. Arzt und Ärztin und ihre Tätigkeit

Arzt und Ärztin spielten bei den Germanen eine gewichtige Rolle,
wie aus der häufigen Erwähnung erkenntlich wird. Die Wortvarianten
hierfür bei den germanischen Volkssprachen lassen erkennen, daß sie
schon in weite vorschristliche Zeit zurückgehen. So hieß Arzt im Gotischen "lekeis", im Alftfriesischen leza und letza, im Altengli-
schen läce, im Angelsächsischen laki, im Althochdeutschen (also noch
zur Zeit Karls des Großen) lahhi und lachi, im Altnordischen läknir
und läknari. Das germanische Grundwort, der Wortstamm, dürfte verwandt sein mit griechisch und lateinisch lego, das in beiden Sprachen sowohl "sprechen" als auch "sammeln" bedeutet. Hieraus ist zu
schließen - und die schriftlichen Quellen sowohl aus dem germanischen als auch griechischen und lateinischen Sprachbereich bestätigen es -, daß das Wort für "Arzt" sowohl "Krankheiten bzw. Wunden
besprechen" als auch "Heilkräuter anwenden" beinhaltet. Im Germanischen gehören zu dieser Wortsippe u.a. auch gotisch "lekinon", alt-
englisch "lacnian" bzw. "läknian", angelsächsich "laknon", althochdeutsch "lachinon", altnordisch "läkna" = heilen, althochdeutsch
"lahhituom" = Medizin und althochdeutch "lachanarra" = Ärztin. Reste dieses Wortstammes sind u.a. noch im heutigen Dänisch "läge",
im Schwedischen "läkare" und im Isländischen "läknir" = Arzt erhalten. In heutige Dialekte abgesunken ist das Schweizerdeutsche "lachs-
nen" für "Aberglauben betreiben". In Personennamen erscheint die
Wortsippe heute noch im deutschen Sprachbereich als "Lachner",
"Lachsner", "Laxner", "Lachmann" und ähnlich. Das "Singen" von Zau-
bersprüchen und Zaubersegen (golu galdrar) wird in den erhaltenen
Texten über Nord-, Ost-, Süd- und Westgermanen oft bezeugt. In christlicher Zeit - bis heute! - lebt es in zweierlei Linien weiter: Zum
einen im Exorzismus der Kirchen (2) und zum anderen im "Zauber" des
"niederen Glaubens". So weit ich "Zaubersprüche" letzterer Art selbst
erlebte, wurden sie in drängendem, aber den "Patienten" beruhigendem
leichtem Singsangton gesprochen. Wirklich echte Erfolge dürften letztere bei psychisch oder durch Wettereinfluß bedingten leichten "Erkrankungen" haben. Bei uns als Kindern halfen sie bei "rheumatischen"
Krankheiten, z.B. Zahnschmerzen, durch leichtes Streicheln der Wan-
gen und Sprechen in beruhigender Tonlage. Inwieweit in die germanischen Zaubersprüche und Zauberrunen Magie und ähnliches hineinwirk-
te, ist m.W. noch nicht eingehend genug untersucht, weil in ihren
bisherigen Erfassungen weitgehend das Philologische im Vordergrund
stand. Sehr erfahren war man in der Geburtshilfe. Schwangerschaft
wurde im Altnordischen u.a. mit "ganga medh barni" = "Gehen mit Kind"
bezeichnet. "Die Wehen bekommen" hieß "taka iodhsott", "entbinden":
"verdha lettari at barni". Der "Kaiserschnitt" (sära til barnsis)
war bekannt. Auf diese Weise wurde Rerirs Frau von Völsung entbun-
den (Völsungasaga c. 2).

Reiche Erfahrung besaß man auch in der Behandlung von Verletzungen und Wunden: Schon Tacitus (Germania c. 7) berichtet: "ad matres,
ad coniuges vulnera ferunt (zu den Müttern, zu den Frauen  bringen
sie ihre Wunden)". Zu ergänzen ist "zur Behandlung". Hierzu sei als
Parallele aus den Sagas die Vigaglumssaga (c. 23) erwähnt, in der
es ausdrücklich heißt, daß die Frauen zur Kampfstätte, dem Wal-platz,
gingen und alle verbanden, bei denen es erforderlich war. Auch zur

Zweikampfstätte begaben sie sich, um dort "hilfreiche Hand" anzule-
gen und gegebenenfalls die Verfeindeten zu versöhnen. Gemäß dem Land-
namabok (II 6) verwundeten im "Holmgang" Gudlaug der Reiche und Thor-
finn Selthorisson sich gegenseitig schwer. Gudlaugs Schwiegermutter
Thurid versorgte die Wunden beider und versöhnte sie. Hier sei auch
an das Waltharilied erinnert: Im Kampf wird König Gunther am Bein
schwer verwundet, Walther verliert die rechte Hand und Hagen erhält
eine Gesichtswunde, bei der er ein Auge und sechs Zähne verliert.
Hiltgund verbindet ihre Wunden. Jede germanische Frau war imstande,
Wunden zu verbinden - so wie auch noch unsere Urgroßmütter und Groß-
mütter selten einen Arzt holten und ihre Angehörigen weitgehend
selbst kurierten. Bewußt setzte ich einige Zeilen zuvor die Wörter
"hilfreiche Hand" in Anführungsstriche. Hierzu veranlaßte mich die
Sturlaugs saga starfsama (c.26), in der berichtet wird, daß Ingigerd
ein kleines Spital (läknishus) errichten ließ und dem "lindhändigen
Frauenvolk (miuktäku kvennafolki)" die Pflege darin übergab.

Abgeschlagene Beine wurden durch Holzstelzen ersetzt: So nach der
Seeschlacht im Hafursfiörd dem Önund Ufeigsson, der deshalb den Bei-
namen "träfotr" = Holzfuß erhielt (Grettissaga c. 2). In Eyrbyggja
saga c. 18 und c. 45 werden weitere Fälle dieser Art erwähnt. Welche
eigentliche Arztkunst sich hinter dem sagenhaften Bericht aus der
Gönguhrolfs saga c. 25 verbirgt, weiß ich als Nichtmediziner nicht:
Dem Hrolf Sturlaugsson waren beide Füße abgehauen worden. Ein guter
Zwerg, Möndul mit Namen, wußte Rat: er besalbte die abgehauenen Füs-
se und band sie mittels Radstäbchen (spelkur) an die Stümpfe fest.
Anschließend legte er den Verwundeten mit den Füßen gegen ein Feuer und ließ ihn drei Tage liegen, so daß alles gut  aneinanderwuchs.
Darauf war Hrolf heil und konnte gehen, wie vorher. "Wenn aber manchen solches unglaublich dünkt, so kann ihm jeder Zeugnis hiervon
geben, der es gesehen und gehört hat." - Vermutlich handelt es sich
nicht um vollständig abgehauene Füße sondern nur um stark beschädigte. Auch darf man die Zeitangabe nicht zu wörtlich nehmen, zumal die
Mitwirkung eines "Zwerges" erwähnt wird. Allerdings muß ich hier betonen, daß mir noch 1965 in Kopenhagen und Aarhus der echte "Aber"-
glaube an "Nisser", d.h. zwergenhafte Hausgeister, bezeugt wurde,
denen kleine Kuchen und Ähnliches geopfert wurden: Als Familiengast
wurde ich durch Handbewegung eingeladen, mit Großmutter und Enkel-
kindern am Niederlegen der "skrapskage" (= Kuchen aus "Zusammenge-
schrabtem", also dem Rest des Teiges) im Hausgebälk teilzunehmen.

Um die Gefährlichkeit von inneren Verletzungen zu erkennen, wen-
dete man zwei verschiedene Methoden an: Gemäß Eyrbyggjasaga (c. 45)
kostete man von dem ausgeflossenen Blut: So kam Snorri Godi zu der
Stelle, an der seine Freunde, die Thorbrandssöhne, gegen Steinthor
gekämpft hatten. Er findet sie alle schwer verwundet, einer ist erschlagen. Sie bitten ihn dringend, den Steinthor zu verfolgen, um sie
zu rächen. Snorri aber geht zu einer Blutlache des Steinthor, ballt
Schnee und Blut zusammen und kostet: "Das ist inneres Blut (holblodh),
sagt er, und von einem (bald) toten Manne. Da ist die Verfolgung
nicht mehr nötig". Ein anderes Mittel lernen wir durch die Saga
Olafs des Heiligen (Olafs saga helga c. 218) kennen. Nach der Schlacht
bei Siklastad nämlich, in welcher der König fiel, kam sein Skalde
Thormod Kolbrunarskald schwer verwundet in eine Hütte, wo schon Ver-
wundete lagen. Eine Heilkundige war damit beschäftigt, sie zu verbinden und mit warmem Wasser die Wunden zu reinigen. In einem Stein-
kessel kochte sie Lauch und andere Kräuter und gab den Männern davon zu esen. Aus welcher Wunde der Geruch der Kräuter hervorkam, die
bezeichnete sie für gefährlich.

Friedr. Vieweg & Sohn Verlag, Braunschweig/Wiesbaden

Wie Bauchverletzungen behandelt wurden, erfahren wir aus der Hromundhar saga (c. 7f.): Dem Hromund Greipsson war in dem Kampf der Bauch aufgeschlitzt worden. Er stopfte hinein, was heraushing, heftete es mit seinem Messer und einem Bande zusammen, band die Kleider fest darüber und ging wieder ins Gefecht. Nach der Schlacht untersuchte seine Geliebte Svanhvit die Wunde und nähte sie ordentlich zu. Durch die Behandlung des kundigen Hagal und dessen Frau genas Hromund vollkommen. Ein anderes Beispiel für die Verletzung des Bauches gibt Hrolfs saga Gautreksson (c. 20): Thorir Iarnskiöld hat sich mit König Hrolf Gautreksson geschlagen, gesteht aber nur einen kleinen Riss zu. Hrolf will jedoch die Schramme sehen. Hierbei zeigt sich, daß die Bauchdecke so stark verletzt ist, daß nur noch eine dünne Haut die Eingeweide hält. Der König reinigt die Wunde, näht sie mit einem Seidenfaden zusammen und bestreicht sie mit allen Salben (smyrsl), die er für heilsam erachtet. Sofort verschwinden bei Thorir Schmerz und das Hitzegefühl. - Ist mit letzterem Wort gemeint, daß nur geringes Wundfieber auftritt? Weiter oben erwähnte ich schon die "Blutprobe" durch Snorri Sturluson. Anschließend hieran versorgte er die verwundeten Thorbrandssöhne mit Erfolg: dem einen zog er mit einer Zange einen Pfeil aus dem Hals, einem anderen verband er ein durchschossenes Bein, einem dritten den Beinstumpf nach Verlust des Unterschenkels, dem vierten eine gefährliche Hiebwunde am Hals. Besonders gefahrvoll war die Behandlung einer Pfeilwunde, wenn der Pfeil nicht so weit durch einen Körperteil gedrungen war, daß die mit Widerhaken versehene Pfeilspitze abgebrochen, und der Pfeilschaft nicht in Richtung Pfeilfiederung zurückgezogen werden konnte. Das zeigte sich z.B. bei dem schon oben erwähnten Skalden Thormod Kolbrunarskald (Olafs saga helga c. 218): Bei der Untersuchung des Skalden fand die Heilkundige einen Pfeil in der linken Seite. Sie nahm eine Zange (spennitöng), aber das Eisen steckte fest. Auch konnte sie es nicht recht fassen, denn das Fleisch war um die Einschußstelle geschwollen. Da sprach Thormod: Schneide das Eisen frei, dann will ich es selbst herausziehen. So geschah es. Er riß den Pfeil mit seinen Widerhaken heraus, so daß "Herzfasern" mitkamen. Dann betrachtete er sie und sagte: "Sie sind fett. Es war ein guter König, der die Seinen nährte". Dann fiel er zurück und starb.

Besonderen Ruf als Arzt hatte Hrafn Sveinbiörnsson erworben, von dem eine eigene Saga handelt. Durch Aderlassen, Schneiden und Brennen führte er eine Menge glücklicher Kuren aus. Einen Steinkranken behandelte er zwar anfangs so unglücklich, daß der ganze Leib anschwoll. Da entschloß er sich zum Schnitte. Glücklich traf er die rechte Stelle, nahm zwei Steine heraus, heilte die Wunde, so daß der Patient genas. Besonders zu betonen ist, daß Hrafn Sveinbiörnsson sowohl einen "Geschwollenen" als auch einen "Wahnsinnigen" durch "Brennen" heilte. Unter "Brennen" ist vermutlich "Kauterisieren", d.h. ein Offenhalten von künstlichen Wunden durch Ätzen bzw. künstliche Brandwunden zu verstehen, die im "magischen" Zusammenhang mit dem Narbentatauieren (10) zu stehen scheinen.

Wenig bekannt ist, daß die Uvula-Excision, also das operative Entfernen des Gaumenzäpfchens statt der Gaumenmandeln, in Europa durch männliche und weibliche Moorleichen bis in die Jüngere Steinzeit zurückzuverfolgen (11) und auch in den Sagas nachzuweisen ist. Während bei den neolithischen Moorleichen "1831 d Rüschendorf" (Kr. Tecklenburg, Westfalen) und "1902 f Bargstedt" (Kr. Stade, Niedersachsen), der frühbronzezeitlichen "1856 z Mögelmose" (Vejleamt, Dänemark), der mittelbronzezeitlichen Moorleiche "1862 e Eskildstrupmose" (Maribo amt, Dänemark), der früheisenzeitlichen Moorleiche "1883 b Lenzen" (Kr. Priegnitz, Brandenburg), der frühkaiserzeitlichen Moorleiche "1848 j Davert" (Kr. Lüdinghausen, Westfalen) und

der etwa karolingischen Moorleiche "1913 i Börgermoor" (Kr. Aschen-
dorf, Niedersachsen) diese "Halskrankheiten entschärfende" Operation anscheinend schon in der Kinderzeit vorgenommen wurde, geschah
sie im Jahr 1012 bei Erich Jarl Hakonson im Mannesalter (Olafs saga
Tryggvason c. 266). Der Jarl wollte sich durch einen läknir das Zäpf-
chen im Hals operieren lassen. Als der Arzt nachsann, wo er abschneiden sollte, trat ein Mann hinzu und sagte, er würde hier mehr schneiden. "Wie so?" "Nun so, daß man nicht öfter schneiden dürfte". Darauf ging er fort, und der Arzt schnitt tiefer, als er anfänglich wollte. Eirik verblutete daran. Jener verführerische Ratgeber soll
ein Dienstmann König Olaf Tryggvasons gewesen sein, an dessen Untergang Eirik besonders mitgewirkt hatte.

<h3 align="center">4. Schlußbemerkung</h3>

Das Vorstehende kann nicht als Vorlegen des Gesamtmaterials zur
Heilkunde der Germanen gewertet werden. Hierzu stand mir nie eine
umfassende Fachseminarbibliothek über ältere skandinavische und is-
ländische Literatur zur Verfügung. Das hier Vorgelegte umfaßt allein Notizen zum Thema, die ich im Laufe von über fünfundfünfzig Jahren
als "Nebenprodukte" im Rahmen von kulturgeschichtlichen und moor-
archäologischen Materialerfassungen sammelte. Trotzdem dürfte das
Vorstehende repräsentativ einen Einblick in die wichtigsten Sparten
der Heilkunde bei den Germanen gewähren und eine Grundlage für exak-
tes Weiterforschen durch germanistisch geschulte Mediziner bilden.

Hinzuweisen ist noch darauf, daß nach eigenen, neuesten Forschungen
gewisse "Zaubersprüche" abgesprengte Teile vom bei sehr vielen Alt-
völkern nachweisbaren Großmythos von einem schicksalgebundenen, tra-
gischen Weltuntergang und einer anschließenden "besseren" Welt sein
können. Der bisher älteste Beleg für diesen Glauben und ein Fest anläßlich eines "Aion-wechsels = Zeitalterwechsels" findet sich zum
Beginn des "Mittleren Reiches" in Ägypten (1966 ± 4 vor Chr.). Im
germanischen Glaubensbereich lebte er als Vorstellung von der "Rag-
narök". Als Beispiel für einen derartigen "abgesprengten Heilungs-
spruch" nenne ich den "Zweiten Merseburger Zauberspruch", der mindestens seit der Vorvölkerwanderungszeit bis in jüngstvergangene Zeit in
verschiedenen Varianten und als "zersungene Besprechnungstexte" bei
Verletzungen in weiten Teilen Mittel- und Nordeuropas eine gewichtige
Rolle gespielt hat. Bildliche Darstellungen zum "Zweiten Merseburger
Zauberspruch" gibt es auf den "Ragnarök-Brakteaten", d.h. Hängeamu-
letten, seit der "Weltuntergangsangst" erweckenden völlig ungewöhnlichen Häufungen von 21 Mondfinsternissen (flankiert von 2 Sonnen-
finsternissen) innerhalb von nur 27 Jahren zwischen 387 und 413 in
der Gegend von Gallehus unweit der heutigen deutsch/dänischen Grenze.(12)

Friedr. Vieweg & Sohn Verlag, Braunschweig/Wiesbaden

## ANMERKUNGEN

(1) Vgl. A. DIECK "Die Birke (Betula L.) in der Volksmedizin", in SCHRÖDER E. (Hrsg.) 1984. *Ethnobotanik*. curare-Sonderband 3/84. Braunschw./Wiesb.:Vieweg.

(2) Vgl. A. DIECK. 1980. "Vom volkstümlichen Glauben an die Wiederbelebung Gestorbener". *Curare* 3: 74-78. - Hier wird auch auf den *römisch-katholischen* Exorzismus im Jahr 1975 (in Bayern) und auf einen *evangelisch-lutherischen* Fall des Jahres 1978 (in Norwegen) verwiesen. Zu ergänzen ist der *anglikanische* Exorzismus der siebziger und beginnenden 80er Jahre: so gibt es - laut dpa im Weser-Kurier vom 4. März 1983 - in den meisten der insgesamt 43 englischen Diözesen seit einiger Zeit Spezialpriester, die mit Exorzismus und dem Teufel zu tun haben. Die Zahl der englischen Zeitschriften, die sich mit Okkultismus befassen, hat sich in den vergangenen Jahren verzwanzigfacht!

(3) *Anthologia latina*, ed. Al. RIESE, 1894, Nr. 285. - Nach W. BAETKE *Das Heilige im Germanischen*, Tübingen 1942, p. 69. - Zur besseren Erkennbarkeit des Hintergründigen im gotisch-germanischen Begriff "Heil" vergleiche die Ausführungen des jüdischen Philosophen Lapide zu "Schalom" in: P. Lapide und C.F. von Weizsäcker *Die Seeligpreisungen. Ein Glaubensgespräch* Stuttgart/München 1980. Nach Lapide ist "Schalom" nicht identisch mit dem griechischen "eirene" als Friede oder als Nichtkrieg. Schalom ist "ein dreidimensionales Ganzsein, das sowohl n a c h  i n n e n , als Herzenseinheit (Klagelieder 3, 17), n a c h  o b e n , als Mit-Gott-eins-Sein (Richter 6, 24), und n a c h  a l l e n  S e i t e n  h i n, als Menscheneinheit (1. Könige 5, 4), eine gottgewollte Harmonie zum Ausdruck bringt (Psalm 85, 9)".

(4) Vgl. hierzu die mythischen Darstellungen auf dem Grabstein von Lärbro auf Gotland mit dem am Baum Hängenden und den beiden Raben (?) sowie dem "Hrugnirherz", d.h. den drei ineinanderverschachtelten Dreiecken. Er ist u.a. abgebildet in: R. Derolez "Götter und Mythen der Germanen" Wiesbaden 1976, Tf. 23. Der Originaltitel dieser niederländischen Arbeit lautet: *De Godsdienst der Germanen*, Roermond 1959.

(5) M. ELIADE, *Schamanismus und archaische Ekstasetechnik* (Le Chamanisme) Zürich/Stuttgart 1962, p. 363. - Odins achtbeiniges Roß Sleipnir findet sich dargestellt auf dem Runenstein Tjängvide auf Gotland. Vgl. Abbildungen in W. BAETKE, *Die Religion der Germanen in Quellenzeugnissen*. 2. Aufl., Frankfurt/M. 1938, p. 100.

(6) Bei anderen Erwähnungen hat der kosmische Baum Yggdrasil Wurzeln; z.B. im Grimnismal befindet sich unter einer Wurzel "Hel", die Unterwelt.

(7) O HÖFLER. 1934. *Kultische Geheimbünde der Germanen*. Frankfurt/M., p. 234ff.

(8) D. STRÖMBACK, 1935. *Sejd. Textstudier i nordisk religionshistoria*. Stockholm/Kopenhagen u.a. p. 21 ff.

(9) W. BAETKE, 1938. *Die Religion der Germanen in Quellenzeugnissen*. 2. Aufl., Frankfurt/M. - Vgl. des weiteren C. CLEMEN, 1928. *Fontes historiae religionis Germanicae*, Berlin. F.C. Schröder , 1933. *Quellenbuch zur germanischen Religionsgeschichte*, Berlin/Leipzig. W. CAPELLE, 1929. *Das alte Germanien. Die Nachrichten der griechischen und römischen Schriftsteller*, Jena und K. WEINHOLD, 1856. *Altnordisches Leben*, Berlin.

(10) A. DIECK, 1976, "Tatauieren in vor- und frühgeschichtlicher Zeit. *Archäologisches Korrespondenzblatt* 6: 169-173, vor allem Anm. 17. - In diesem Aufsatz sind folgende Fehler zu berichtigen: Auf p. 169, 3. Abs., Z. 4 ist nach "Haut" zu ergänzen "und des Unterhautzellgewebes". Auf derselben Seite muß es Z.7 von unten heißen "Lamprechtshausen, <u>Land Salzburg</u> . Auf p. 173 links oben fehlt die 1. Zeile: "Durch Ätzen Offenhalten von künstlichen Wunden".

(11) A. DIECK, 1981. "Operative Entfernung des Gaumenzäpfchens (Uvula-Excision)
     bei einer neolithischen westfälischen Moorleiche und ihren vor- bis frühge-
     schichtlichen und völkerkundlichen Gegenstücken. *TELMA* 11: 85-96.

(12) Nähere Ausführungen hierzu finden sich in A. DIECK "Magische Kranken-
     behandlung nach Art des 'Zweiten Merseburger Zauberspruchs' bis noch um 1930,
     mit Exkursen über den 'barditus', Ragnarök-Brakteaten und die Goldhörner von
     Gallehus" in dem für 1984 vorgesehenen Sammelband "Volksmedizin" der Hessi-
     schen Vereinigung für Volkskunde (Marburg und Gießen), Verlag W. Schmitz,
     Gießen.

Friedr. Vieweg & Sohn Verlag, Braunschweig/Wiesbaden

# Die Fernreise als Initiation

## Eno Reuchelt

### Vorbemerkung und terminologische Klärung

Erkenntnisse seien den Humanwissenschaften nur möglich, so postulierte der Psychiater George DEVEREUX zu wiederholten Malen, wenn man Psychologie und Anthropologie als komplementäre Bezugsrahmen nähme (z.B. 1967, 1978). Den Grundgedanken dieses Arguments möchte ich hier aufgreifen und auf eine Untersuchung im Bereich des Tourismus anwenden; allerdings ist es nicht meine Absicht, mich methodisch und epistemologisch allzu eng an die Vorgaben zu halten, die sich z.B. in einer Studie über Modalpersönlichkeit von 1961 oder im "Argument" von 1978 finden.

Gegenstand der Betrachtungen ist ein Phänomen, das bei aller zeitgenössischen Relevanz doch eine erhebliche historische Tiefe aufweist: das Reisen, besonders die Große Reise, die Fernreise als Initiation (1). Dabei ist der Begriff der Initiation im weitesten Sinne gemeint als eine mehr oder weniger ritualisierte Einführung in eine sicher nicht immer ganz scharf umreißbare soziale Gruppe signifikanter Personen mit erheblichen psychischen wie sozialen Folgen für den Initianden. Anregung zu einer solchen Sicht gab die Tatsache, daß bei sehr vielen Initiationen im traditionellen Sinne Lokomotionen eine erhebliche Rolle spielen; sei es, daß die schöpferischen Wanderungen der Kulturheroen nachvollzogen werden oder daß die Heranwachsenden das Streifgebiet des Stammes kennenlernen sollen, sei es, daß im einsamen Umherwandern zukunftsbestimmende Trauminhalte gesucht werden oder daß eine längere Reise der Vermittlung spezieller Informationen und Fertigkeiten dient, wie das bei der 'Waltz' der Handwerksgesellen in Zentraleuropa der Fall war.

Haben diese institutionalisierten Verhaltensweisen zunächst sozio-rituelle Begründungen und Auswirkungen, so ist andererseits häufig darauf verwiesen worden, daß sie durchaus auch ein Fundament in den psycho-physischen Eigenarten der Pubertät und Adoleszenz haben, in eben jenen Alters- und Entwicklungsstufen, in denen die betreffenden Lokomotionen erstmalig auftreten und sich deren Grundmuster ausformen. Wandertrieb, juvenile Unrast oder die von HELLPACH sog. thymotische Gleichverstimmtheit der Jugendlichen (1944) sind als Erklärung dafür herangezogen worden (vgl. BEUCHELT 1954). Gewiß sollen diese Phänomene hier nicht Gegenstand näherer Betrachtung sein, doch darf man sie nicht ganz vernachlässigen, wenn es um die Gestaltung von Einführungs- und Übergangsriten einerseits und des Reisens andererseits geht, resp. um deren wechselseitige Beziehungen bei sozialen Bindungsritualen.

Von Bedeutung scheinen mir in diesem Zusammenhang auch die dereinst von van GENNEP (19o9) aufgewiesenen und so benannten *rites de passage*; obwohl damit zumeist Rituale angesprochen wurden, die die Hauptpunkte menschlichen Lebens markieren (Geburt, Tod, Heirat etc.), erweiterte der Autor den Terminus doch ausdrücklich auch auf bestimmte Vorgänge beim Reisen: das Verlassen einer Gemeinde, das Unterwegssein, der Eintritt in eine neue Heimstatt. Dies gilt insbesondere bei Fernreisen, denn - wie WEIDKUHN feststellte - "der klassische

Friedr. Vieweg & Sohn Verlag, Braunschweig/Wiesbaden

*rite de passage* ist das Überschreiten einer Grenze. Es kann nur rituell vollzogen werden"; der Vollzugsritus ordne das Verhalten der zwei Instanzen Tourist und Grenzbehörde (1965: 17). So passager dies alles auch sein mag, so sind doch die wesentlichen Elemente einer Übergangssituation ebenso vorhanden, wie die einer Initiation, deren Ergebnis spätestens nach der Rückkehr offenbar wird; wir werden auf diesen Punkt noch zurückkommen.

Es sollte festgehalten werden, daß es sich bei unserem Beispiel im Grunde um zwei Initiationen handelt: einmal um die oft sehr kurzfristige des Reisenden in eine neue, ihm fremde Sozietät und zum anderen um seine Aufnahme in eine besondere Klasse seiner eigenen Gesellschaft, nämlich in die Gruppe der Viel- und Weitgereisten. Der erstere Vorgang ist recht eindrücklich u.a. in dem oben zitierten Werk von WEIDKUHN abgehandelt und soll hier weitgehend außer Betracht bleiben; uns wird der letztere beschäftigen, der von der modernen Form des Reisens her die gravierenderen Folgen hat. Von dem zuweilen erfahrenen 'Kulturschock' einmal abgesehen, werden weder der Tourist noch die Einheimischen den zumeist nur kurzen Aufenthalt als psycho-sozialen Entwicklungsschritt mit Statusveränderung empfinden. Andererseits entspricht das Verlassen einer Gruppe, das Durchlaufen anderer, oft 'primitiver' Lebens- und Umweltbedingungen, die Rückkehr und der Erwerb eines veränderten Status mit höherem Prestige wesentlich eher dem klassischen Initiationsmuster. Auch die noch immerbeschworenen Gefährdungen und Beschwerlichkeiten selbst organisierten Reisens und das oft geäußerte Gefühl, man sei danach "wie neu geboren", wecken Anklänge an naturvölkische Übergangs- und Reifungszeremonien (vgl. u.a. JENSEN 1933, Popp 1969).

Wie zahlreiche Begriffe der Humanwissenschaften, scheint mir auch der des Ritus, resp. der Ritualisierung so vieldeutig und so wenig festgelegt zu sein, daß es bei seiner Verwendung vorab eines klärenden Wortes bedarf. Soweit ich es zu sehen vermag, hat zuerst Julian HUXLEY den Terminus im hier gebrauchten Sinne eingeführt (1914, h.z. n. 1966); von da aus ist er dann in die  moderne Humanethologie, aber auch in die Psychologie und die Soziologie, eingegangen. Es war u.a. Otto KOENIG, der betonte, daß dabei nicht nur Prozesse angesprochen werden, die sich in der Stammes-, sondern auch solche, die sich in der Kulturgeschichte vollziehen: Verhaltensweisen, die ursprünglich eine arterhaltende Leistung vollbrachten, werden zu Symbolen, die als Signale der Verständigung zwischen Artgenossen dienen (197o: 7). Dieser Vorgang, durch den in einem allmählichen Funktionswechsel das Signal aus seinem unritualisierten Vorbild entsteht, führt oft zur Entwicklung zusätzlicher, auffälliger Merkmale, zu Vereinfachungen, formelhafter Verkürzung oder besonderer Betonung einzelner Strukturzüge; besonders Übersprung- und Intentionsbewegungen zeigen die Tendenz zur Ritualisierung (vgl. IMMELMANN 1975: 1o1f.). Neben Aggressionshandlungen lassen sich hier besonders das Gruß- und Flirtverhalten als Fundgrube für entsprechende Beispiele nutzen. Alle drei Bereiche spielen je gerade in der Übergangsphase der Initiation, der Reise selbst, eine herausragende Rolle (2).

Von der Psychologie her ist der Vorgang wenig präzise untersucht worden und obendrein früh in die Niederungen psychoanalytischer Spekulationen abgeglitten. Rituale als Ersatzhandlungen für unbefriedigte sexuelle Triebwünsche sind empirisch kaum verifizierbar; ihre Funktion für den Angst- und Spannungsabbau hingegen könnte m.E. eher zum Ausgangspunkt sinnvoller Hypothesen werden. Adäquat ist gewiß die in der Sozialpsychologie gängige Definition als System von traditionsgeprägten, normierten Verhaltensweisen, die aus dem realen Lebenszusammenhang herausgenommen und in stilisierter, formalisierter Regel-

haftigkeit in bestimmten Zeiten/Situationen praktiziert werden und
die allzumal der Vereinfachung von Kommunikation dienen (u.a. CLAUSZ
et al. 1976: 456). Daneben wird die Bedeutung der Rituale für Lern-
vorgänge oder für die soziale Bindung betont, wo sie - wiederum im
Rahmen Reise-relevanter Kommunikation - Symbole der Zusammengehörig-
keit, der ökonomischen Werbung oder auch der aggressiven Mißbilli-
gung Außenstehender sein können.

Von großer Bedeutung - und darin scheinen sich alle Autoren einig
- ist die Tatsache, daß zum Wesen des Rituals die Wiederholbarkeit
und die tatsächliche Wiederholung gehört. Es gilt, wie KRETSCHMER
es formulierte, für sakrale wie für säkulare Ritualisierung das "Gesetz der formelhaften Verkürzung oft wiederholter Akte" (1963: 1o4f.).
Einer Reizüberflutung wird demzufolge durch *trial and error*-Verhal-
ten begegnet, bestimmte Reaktionen werden selegiert, formelhaft verkürzt und mit fortschreitender Wiederholung fest eingeschliffen (a.
a.O.: 1o5). Im Zuge einer Verinnerlichung entstehen dann wohl auch
die zugehörigen kulturorientierten Motivationen, die das Individuum
das 'wollen' lassen, was es tun muß, um in den sozial adäquaten Ri-
tual-Systemen zu kommunizieren. Daß wir hier ebenso eng an FROMMs
*social character* (1941) wie an die DEVEREUXschen Konstrukte der *ethnic identity* und *ethnic personality* herankommen, sei nur am Rande
vermerkt (vgl. u.a. 1975 passim).

## Historische Beispiele

Haben wir so die grundlegenden Begriffe umrissen, sollten wir uns
einigen Fakten zuwenden und prüfen, ob sie mit den oben eingeführten
Termini zu beschreiben und evtl. mit den dahinter stehenden Konzepten zu verstehen sind. Soweit es sich dabei nicht um der jeweils zitierten Literatur entnommenes Material handelt, greife ich zurück auf
einige, z.T. unpublizierte Studien und auf Beobachtungen aus einer
langjährigen Praxis in der Touristik (s.a. BEUCHELT 1982a, b). Bei
dieser letzteren Fakten-Kategorie werden eher die Verhaltens- und
Erlebensweisen der Reisenden  als deren Reintegration in die Heimat-
population im Vordergrund der Betrachtungen stehen.

Einführend sei ein historisches Phänomen erwähnt, das den Initia-
tionscharakter des Reisens besonders deutlich zeigt: die sogenannte
*grand tour* (3). Beginnend mit dem 17. Jh. wurde es in Europa üblich
und zunehmend erforderlich, daß junge Männer 'von Stand' Bildungs-
und Kontaktreisen unternahmen, die nach einem festgelegten Ritual
vorbereitet, durchgeführt und ausgewertet wurden; Zielorte, Aufent-
haltsdauer, Form der sozialen Kommunikation unterwegs waren ebenso
festgelegt wie materielle Ausstattung des Reisenden, Art der begleitenden Dienerschaft und der Transportmittel. Dies alles mochte etwas
variieren nach Vermögen, Familientradition sowie dem geographischen
Herkunftsort, hatte aber stets das gleiche Ziel: die Krönung der formalen Erziehung und die Initiation in die durch Geburt vorgegebene
hohe soziale Kaste.

Eine Reihe von Faktoren begünstigte just zu dieser Zeit das Entstehen eines modernen Tourismus: Europa konsolidiert  sich nach den
großen Konfessionskriegen (Westfälischer Friede 1648), die geistig-
religiösen Impulse der Reformation, des Humanismus und der Aufklärung erweitern den Horizont und schaffen zugleich ideologische Groß-
räume; eine europäische *lingua franca* - das Französische - und eine
transferierbare Goldwährung erleichtern technisch das Überschreiten
politischer Grenzen. Das zunehmende Geschichtsbewußtsein verstärkt
das Interesse an den alten mediterranen Kulturen, an deren Größe man
durch persönlichen Kontakt mit ihren Relikten partizipieren wollte -
eine Form der Identifikation, die seit dem Altertum ein  wirkkräfti-

Friedr. Vieweg & Sohn Verlag, Braunschweig/Wiesbaden

ges Reisemotiv abgab. Zugleich war es eine Zeit traditionsgelenkten
Sozialcharakters (vgl. RIESMAN 195o mit Bezug auf FROMM; KNEBEL 196o),
der geschlossenen ständischen Gesellschaft mit streng normierten Einstellungen, institutionalisierten Verhaltensregeln und tradierten
Gruppierungen, die sich durch eine Fülle von ritualen Grenzziehungen
ihre Positionen sicherten. In diese Subkulturen wurde das Individuum
zwar hineingeboren, mußte aber dennoch eine Reihe von Initiations-
stufen - mit den zugehörigen *rites de passage* - durchlaufen, ehe es
zum Vollmitglied mit allen Rechten und Pflichten wurde. In den Bereich der Lokomotion gehören dabei sowohl das seit dem späteren Mittelalter übliche zünftige Wandern der Handwerksgesellen ('Wander-
zwang'), wie die große Bildungsreise des Adels, später auch des wohl-
habenden Bürgertums (4).

    Wohl kam der 'Wanderzwang' der Zünfte formal dem klassischen Ini-
tiationsmodell näher  als die *grand tour*. In einem hochstilisierten
Ritual hatte sich der Handwerker nach Beendigung der Lehre und der
Lossprechung aus seinem bisherigen Lebenskreis zu entfernen, mit festen Formeln bei auswärtigen Meistern um Arbeit, Unterweisung und
Unterkunft nachzufragen, formalisiert mit älteren und jüngeren Kollegen zu kommunizieren und die Erfüllung aller Verpflichtungen in
einem Wanderbrief zu dokumentieren. Erst danach durfte er zurückkehren, wollte er Meister und damit aufgenommen werden in die höchste
Promotionsklasse, die ihm nach Geburt erreichbar war (vgl. STAHL
1874; für die fahrenden Scholaren s. BUTZBACH 1869). Hier soll diese Institution nur beiläufig erwähnt werden, da mir die Anbindung
des modernen Ferntourismus an die *grand tour* angemessener erscheint.
Sie ist eher eine Ahnherrin der Bildungsreisen unserer Tage als die
'Waltz' (7).

    Die Führungselite jener Zeit, Adel und Großbürgertum, hatten für
die gleiche Funktion ein im Detail weniger formalisiertes, aber fi-
nanziell ungleich aufwendigeres Initiationszeremoniell entwickelt.
Anfänglich unterteilt in die *petit tour* (für Franzosen: Paris und der
Südwesten Frankreichs) und die erweiterte *grand tour*, die zudem den
Midi, den Südosten und Burgund einschloß, hatte sich diese enge Bedeutung bald überholt. Für Skandinavier, Holländer und Franzosen, für
Deutsche und Engländer war zwar nach wie vor Paris der Höhe- und Mit-
telpunkt der Reise, doch schloß sie nun auch Süddeutschland, die
Schweiz und vor allem Italien mit Mailand, Florenz, Venedig und Rom,
zuweilen auch Neapel, ein. Die Gesamtdauer betrug zumindest ein Jahr.
An Personal war ein Bedienter erforderlich und ein Hofmeister, "ein
unschätzbarer Mann, wenn er außer ... Gelehrsamkeit und gesetztem Wesen auch Welt- und ... eigene Reiseerfahrung hat" (SCHLÖZER 1777,
§ 1); unschwer erkennen wir hier den 'Seelenführer' klassischer Ini-
tiationswanderungen, resp. den Reiseleiter moderner Bildungsreisen.
Die Zeit war ebenso geregelt - Ostern bis Michaelis Holland, England,
Frankreich; winters Rom und Neapel - wie die Transportmittel: "ein
wolvermachter Wagen mit Pferden", "Karawanen und Escorten nur in dem
barbarischen Asien und Africa nötig"; je nach Wohlstand konnte man
wählen zwischen Extraposten, Diligencen und ordinären fahrenden Posten ("wo meist auch Bediente, Betteljuden, Kinder und Hunde zugelassen sind"); die Kosten betrugen etwa 4ooo Reichsthaler banco pro
Jahr für einen jungen Herrn adligen Standes, der mit Hofmeister und
Bedientem reist, sich lange in der Hauptstadt (i.e. Paris; d.Verf.)
aufhält, "einige Figur macht und nebenher dem und jenem oder wenigstens den... (i.e.Prostituierten; d.Verf.) etwas zu verdienen gibt".
Das Reisealter liegt zwischen 2o und 3o Jahren, denn danach wird der
Körper steif und "die Seele ist nicht mehr des lebhaften Eindrucks
fähig". Unerläßlich sind Adreß-Briefe, d.h. Empfehlungsschreiben an
wichtige Persönlichkeiten der Gastländer, wobei es sich deutlich um

ein Ritual handelt: einst war es überlebenswichtig, in den fremden
Gemeinden einen Gastgeber zu haben, denn beziehungslose Fremde durften die Stadt- oder Dorfgrenze nicht überschreiten, wurden zumindest
des nachts daraus verbannt oder schlicht tot geschlagen (vgl. CASSON
1974). Zur Zeit der *grand tour* waren diese Anlaufadressen wichtig
als Beleg, daß man dagewesen war "und doch zum Hauptzweck an und für
sich meist unbrauchbar" (alle Zitate nach SCHLÖZER 1777). Schließlich war es wichtig, ein Reisejournal zu führen und eine Anzahl von
Souvenirs mitzubringen. Besonders letztere, oft von erheblichem Al-
tertumswert, füllten dann die heimatlichen Salons, Schloßhöfe und
Remisen und wurden nicht selten zum Kern einer jener Kuriositäten-
sammlungen, aus denen viele der heutigen Museen hervorgingen. Mindestens ebenso wichtig waren die immateriellen Mitbringsel: neue höfi-
sche Tänze, Sprachbrocken, politische und merkantile Beziehungen und
französisches Modebewußtsein.

Die Erwartungen, die die Gesellschaft mit einer solchen Initia-
tionsreise verband, waren hoch; die jungen Männer sollten "ihr Ge-
müth durch Ansehung sovieler Veränderungen und verschiedener leben-
diger und lebloser Dinge ergötzen", "ihr Verstand (möge) ... eröffnet, geschärft und erleuchtet werden", "der Leib durch die auf Reisen uns zustoßenden Fatiguen gehärtet ... und das Gute, so man an
Gütern des Verstandes auf solchen Reisen erworben, künfftig hin dem
Vaterland bey glücklicher Retour mitgeteilet werden" (MARPERGER 1733).
Deutlich drückt sich hier die Annahme aus, die *tour* bringe sowohl
eine psycho-physische wie eine soziale Reifung mit sich und es bilde sich das heraus, was - psychologisch gesehen - Ralf LINTON einst
als *status personality* beschrieben hat (vgl. BEUCHELT 1975).

Mit einigem Recht sehen PRAHL/STEINECKE in diesen Pflichttouren
ein Mittel zur Sicherung der Adelsherrschaft (1981: 137); die umfassende Bildung und der Informationsvorsprung, die internationale Pflege gemeinsamer Bezugswerte und die Gewinnung einer die Kleinstaaten
übergreifenden sozialen Identität waren Mittel der Standesdefinition.
In vergleichbarer Weise funktionierten ja die 'höheren Weihen', d.h.
die Promotionen in die oberen Initiationsklassen bei den Bambara in
Mali ebenso wie bei den japanischen Ritterkasten, bei den australi-
schen Gruppen wie bei den polynesischen Arioi.

In der Folgezeit bemächtigten sich neue soziale Schichten dieser
Institution, wobei sie sowohl an Intensität wie an Elaboriertheit
der Details verlor. Bereits mit der großbürgerlichen Imitation der
*grand tour*, wie der besonders von Künstlern unternommenen romantischen
Rheinreise Ende 18./Anf. 19 Jh. und späteren Bäderreisen der Kapita-
listen und Schnorrer, setzte sich eine Verflachung des Rituals, eine
Säkularisierung im Sinne einer immer größeren Maschenweite des rituellen Rasters durch (5). Es ist trotz der umfangreichen 'Bekennt-
nis-Literatur' (Tagebücher, Briefe, Biographien) sehr schwer aus dem
Zeitgefühl unserer Ära nachzuvollziehen, was etwa die Rheinreise
um 1830 oder die Alpendurchquerung um 1860 für den Touristen tatsächlich bedeutet haben mögen; den schriftlichen Zeugnissen jedoch können wir zumindest entnehmen, daß sie für den jeweiligen sozialen Zir-
kel des Reisenden eine gewisse Weihe, den Ausweis des Zugehörens darstellten und daß sie Empfindungen glückhafter Zufriedenheit hinter-
ließen.

Auch äußerlich deutlicher wird der Ritualcharakter dann wieder in
den Zeiten des Wandervogels, wo Kniebundhose, Klampfe und Schiller-
kragen, einfache Herbergen, Volkslieder und Lagerfeuer dem Wandern
erst seinen eigentlichen Sinn gaben; alles zusammen fügte sich dann
zum Komplex des Initiationsrituals in die scheinbar unbürgerliche,
auch sexuell freie Gemeinde moderner Intellektueller gutbürgerlicher

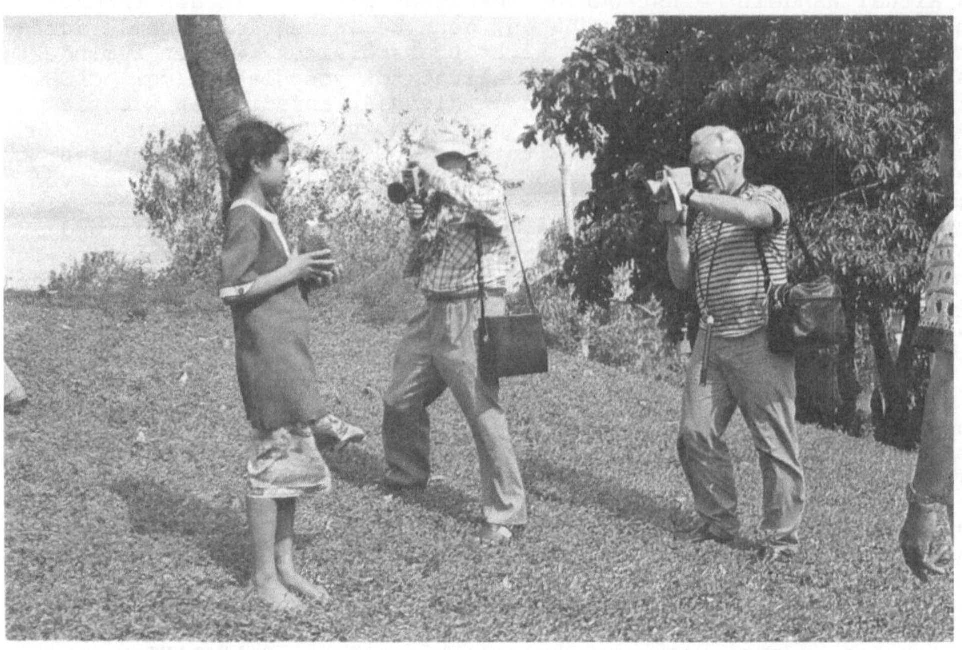

Abb. 1 Die Jagd nach den "Dokumenten" - erbarmungslose Filmhatz auf die
       Dorfjungfrau ( Tonga, Nähe Königsgräber, 1981 )

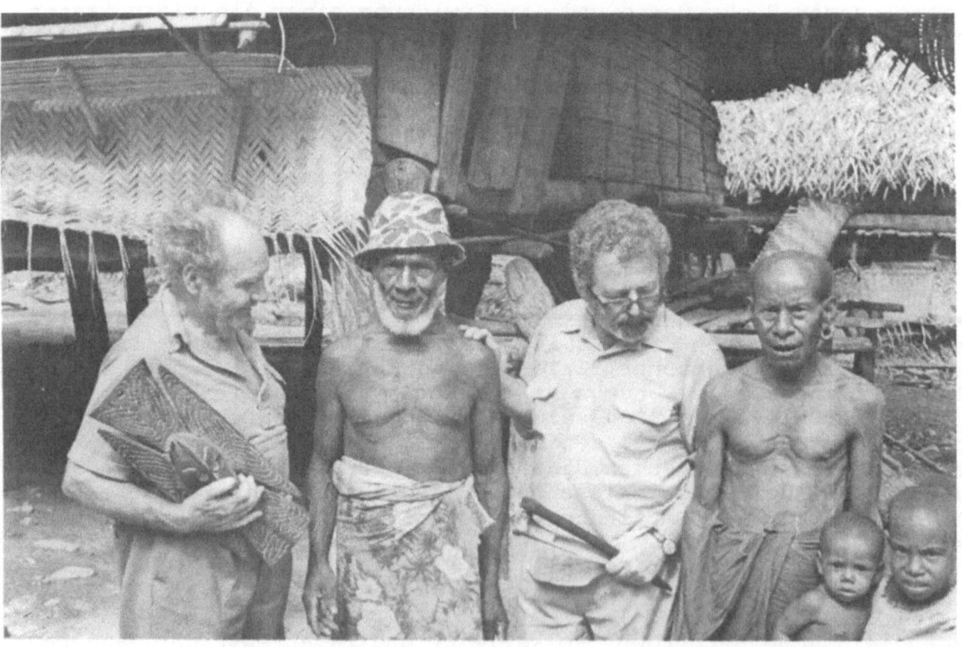

Abb. 2 ICH und die Eingeborenen - der Tourist als Freund und Gönner
       ( Papua-Neuguinea, Boisa, 1981 )

Friedr. Vieweg & Sohn Verlag, Braunschweig/Wiesbaden

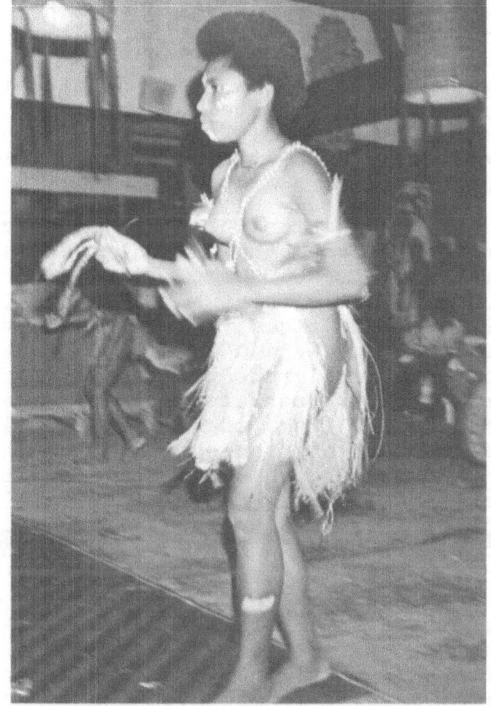

Abb. 3 Die exotische Erotik im Er-
innerungsfoto - gerahmt im
Rauchsalon von hohem
Prestigewert
(Papua-Neuguinea, Madang,
Hotelhalle, 1979 )

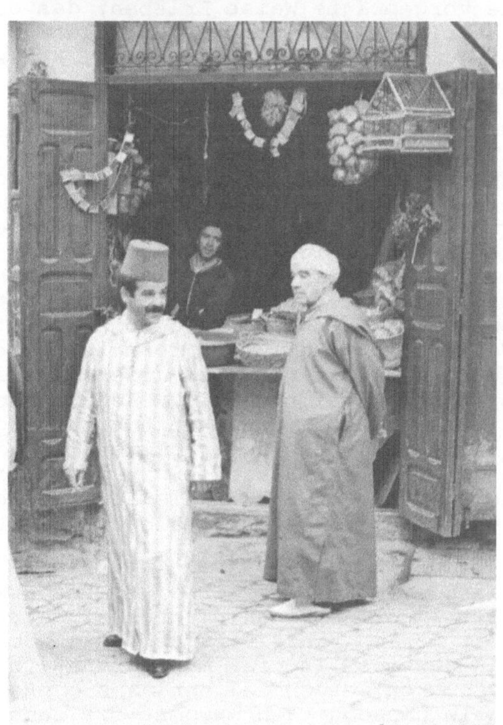

Abb. 4  Die Reiseleiter -
Seelenführer, Informanten,
Gnadenverteiler
( Marokko, Fes, 1983 )

Friedr. Vieweg & Sohn Verlag, Braunschweig/Wiesbaden

Herkunft (vgl. LÜTKENS 1925). Vergleichbare Funktionen mit analogen
Paraphernalia hatten für jeweils andere soziale Schichten "Die Naturfreunde" und die "Alpenvereine" im Grunde der gleichen Länder,
die auch das Hauptkontingent der *grand tour*-Reisenden gestellt hatten (u.a. Denkschrift 1955, STRADNER 19o5). Folgt man der für diese
Zwecke recht einleuchtenden Zeitgeist-Kennzeichnung RIESMANs, so befinden wir uns spätestens seit der Spätromantik in der Phase des innengeleiteten Sozialcharakters, doch hat sich für die Institution
der touristischen Initiation formal nichts geändert, lediglich der
Motivationsbezug hatte sich verlagert.

Wie bei zahlreichen anderen psycho-sozialen Phänomenen, so haben
in den letzten Jahrzehnten auch beim institutionalisierten Reiseverhalten die Bedeutsamkeit des 'richtigen' Vollzuges, die Formalisierung und Ritualisierung, die soziale Kontrolle und die damit verbundene Streßhaltigkeit stark zugenommen. Dies mag auf den ersten Blick
verschleiert werden durch die Pluralität der betreffenden Vorgänge,
die dem Pluralismus unserer westlichen Gegenwartsgesellschaft entsprechen. Gruppenreisen zu den Badestränden mit Bildungshintergrund
(Modell Sri Lanka oder Marokko), Odenwaldbeschaulichkeit und Rucksackwandern über griechische Inseln, Trekking in Nepal, Massage-
Touren nach Bangkok und Studienweltreisen, Mittelmeerkreuzfahrten,
Havel-Musikdampfer und Anden-Alpinismus scheinen sehr unterschiedliche Urlaubsgestaltung zu sein, und doch sind sie oft jede für sich
oder mehrere in der richtigen Mischung ein Entree für klar definierte soziale *settings*. Auch Alternativer, Polit- und Turnschuhtourismus bilden da keine Ausnahme - was dem Kegelbruder sein Thai-Girl,
ist der Emanze ihr Rastafari. Es ist gewiß schwierig, einen gemeinsamen Nenner zu finden, vielleicht könnte man am ehesten noch zurückgreifen auf das, was als "demonstrativer Erfahrungskonsum" (*conspicious experience*) bezeichnet worden ist: man sammelt auf bestimmte vorgeprägte Weise Erleben, das dann vorgewiesen werden kann als
materialler Beweis einer Sozialweihe wie Ziernarben, Zahnfeilung oder
Zirkumzision, Kommunionskleid, Kahlschur oder Kopfputz. Mitreden können über Reisekriterien (Hotels, Spezialgetränke, örtliche Originale), Vorzeigen von Dias, Filmen und Souvenirs, Verschicken von Ansichtskarten sind die faßbaren Zeugen der *passage*; rituell wird sie
akzentuiert durch entsprechende Kleidung (Schnorchel, Khaki-Tracht),
Ausrüstung (Surf-Brett, Rucksack), die Segnungen der pharmazeutischen Industrie (Impfungen, Immodium, Resochin), Modeausdrücke und
Trinkgeldsitten. Besonderes Prestige können Zeichen an und für sich
negativer Ereignisse verleihen: der Beingips mit Filz- und Lippenstiftautogrammen aller Mitinitianden nach Rückkehr aus dem Ski-Urlaub, Hautverbrennungen von St. Tropez (sog. 'Sonnenbräune') oder
eine mittlere Diarrhoe ("noch am letzten Tag in Acapulco geholt").
Weiterhin beeinflussen formale Kriterien die Gültigkeit einer Reise
für die Clique: Gruppen- oder Einzelreisen unterscheidet sich stark
nach dem jeweils gültigen Kodex; sich über ein Reisebüro Transportmittel und/oder Unterkunft zu besorgen, kann ebenso ehrenrührig sein
wie es für rückständig gelten mag, dies nicht zu tun; vorbereitend
etwas über das Reiseziel zu lesen, gilt den einen für klug bis selbstverständlich, während die anderen vermeinen, es raube ihnen die erlebnismäßige Unschuld, die Ur-Naivität gegenüber dem Fremdphänomen.

Viel stärker als bei früheren Initiationsreisen kommt bei alledem
das Element der Wiederholung ins Spiel. Eine Reise für sich allein
gilt im allgemeinen nur für ein Arbeitsjahr. Sie muß ständig wiederholt werden, ihre Paraphernalia wechseln in immer rascherer Folge;
was jeweils 'in' ist muß gekannt, besucht, getan, mitgebracht oder
getrunken werden und nur ganz große Snobs können sich über diese Rituale hinwegsetzen - womit sie dann u.U. wiederum sich ausweisen als
Mitglieder einer ganz besonders elitären Gruppe.

Einen sehr interessanten und m.E. für künftige Untersuchungen fruchtbaren Aspekt trug MacCANNELL an die touristische Initiation heran (1976). Dabei geht es weniger um die Einführung eines Reisenden in eine bestimmte Gruppe seines Heimatlandes, sondern um diejenige in spezifische Reise-Umwelten. Die Perzeption der touristischen Erlebnisgegenstände und -werte wird durch die Schaffung von Symbolen ritualisiert. Im Verlaufe der zentralen Kulthandlung - der *sight seeing tour* - wird der Tourist mit Bauwerken, Denkmälern, Landschaften etc. konfrontiert; diese werden jedoch nicht in ihren tatsächlichen, vollständigen Strukturen erfaßt, sondern reduziert entsprechend Reiseleiterinformationen, sowie Zeitplan und perzeptivem Horizont des Reisenden. Die Dinge der touristischen Umwelt werden zu Sehensw ü r d i g k e i t e n , sie werden sakralisiert, zum Symbol verkürzt und ritualisiert konsumiert (vgl. obige Bemerkung zur Ritualisierung). Solcherart wird der Tourist rituell mit Natur und Geschichte verbunden, also in diese initiiert. Je nachdem was, wieviel, wie adäquat wahrgenommen wird, bilden sich *in-* und *out*-Gruppen oder, mit anderen Worten, unterschiedliche Promotionsstufen der Initianden; jede Stufe hätte dann ein spezifisches Konstrukt der touristischen Umwelt, einen eigenen, auf Symbole reduzierten Ausschnitt aus der Realität. Vergröbert formuliert, könnte dann für die einen Monaco die Spielbank, für den anderen die Tiefsee-Aquarien und für einen Dritten der letzte Hort repräsentativer Fürstlichkeit sein; Nepal stünde für erhabene Naturschönheit des Himalaya, für religiöse Bau- und Schnitzkunst, für eine farbige Völkervielfalt, für imponierende Straßenbauten usw. - dies alles entweder für sich allein oder in beliebigen Kombinationen und das wieder auf verschiedenen Ebenen der Kennerschaft. Nur hingewiesen werden kann hier auf den Forschungsbereich der Länder-Images und selektiver Wahrnehmung bei Stadtbesichtigungen; hier liegen auch vielversprechende Ansätze zu empirischen Untersuchungen vor (vgl. u.a. Studienkreis für Tourismus 1981).

## Touristische Verhaltens- und Erlebensweisen

Vor diesem institutionalen Hintergrund wird das Erleben und Verhalten verständlich, die sich bei Reisenden zeigen im Umgang miteinander und mit Daheimgebliebenen, die teilweise für sich wiederum einen Kreis Initiierter bilden können mit Balkon, Schrebergarten und Freibad als Erfahrungsebenen. Als ein Beispiel für die psychologische Relevanz sei hier abschließend eingegangen auf Teilnehmer von Studienfernreisen, bei denen sich diese Beobachtungen ergaben. F e r n r e i s e n überschreiten nach allgemeinem Verständnis zumindest eine Länder-, oft aber eine Kontinentalgrenze; S t u d i e n - r e i s e n erheben den Anspruch, eher Kenntnisse über Land und Leute, Geschichte und Geographie zu vermitteln, als daß sie reine Erholung anbieten; dieser organisierte Bildungstourismus wird kommerziell als der zukunftsträchtigste Zweig der Reisebranche angesehen, sein Erfolg entscheidet sich "am Engagement und Können seiner Reiseleiter" (GÜNTER 1982: 1) - eben jener bereits mehrfach erwähnten 'Seelenführer' der klassischen *passage*-Situation einer Initiation (6). Gruppen der hier angesprochenen Art haben zumindest seit der Mitte der 7oer Jahre einen relativ hohen Anteil an Oft-Reisenden, von denen einige bereits gemeinsam unterwegs waren, ohne daß daheim andere Verbindungen zwischen ihnen bestehen. Sie sind unbestritten die prestigehaltigste Untergruppe. Wenn sie abends im "Mendoza" in Honiara heitere Histörchen über den Oberkellner vom Coffee shop des "Oberoi" in Kathmandu zum besten geben und das dann vergleichen einerseits mit dem "Tour Hassan" in Rabat und andererseits mit dem einzig passablen Hotel in Hangaroa auf der Osterinsel, sind alle Rang- und Positionskämpfe zu ihren Gunsten entschieden. Ruhe und Sicherheit hoher Initiationsklassen gehen von ihnen aus, und höchstens der Rei-

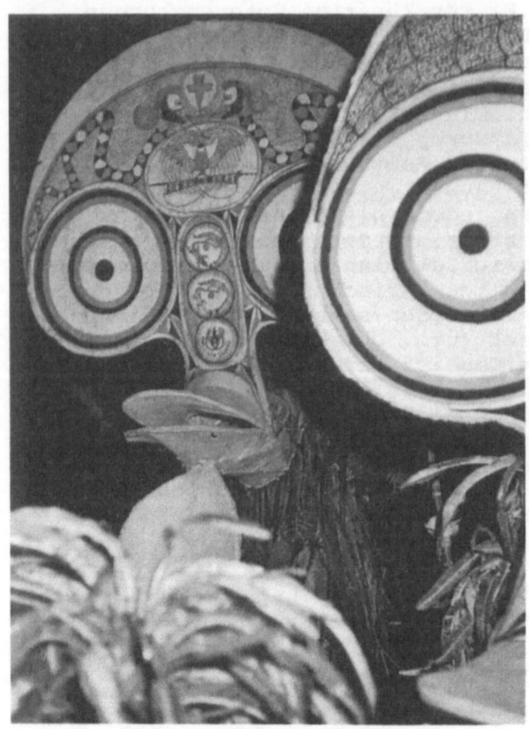

Abb. 5 Die "Andenken" - zwischen
        Kitsch und Kunst, der
        raumfüllende Souvenir
        ( Neubritannien, Gazelle-
        halbinsel, 1980 )

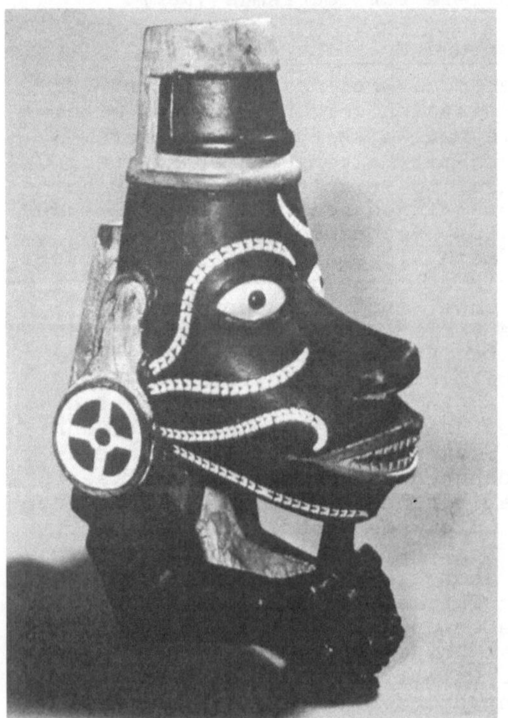

Abb. 6  Airport art - gehobenes Kunst-
         handwerk als Initiationsnarbe
         ( Solomon Islands,1982 )

Friedr. Vieweg & Sohn Verlag, Braunschweig/Wiesbaden

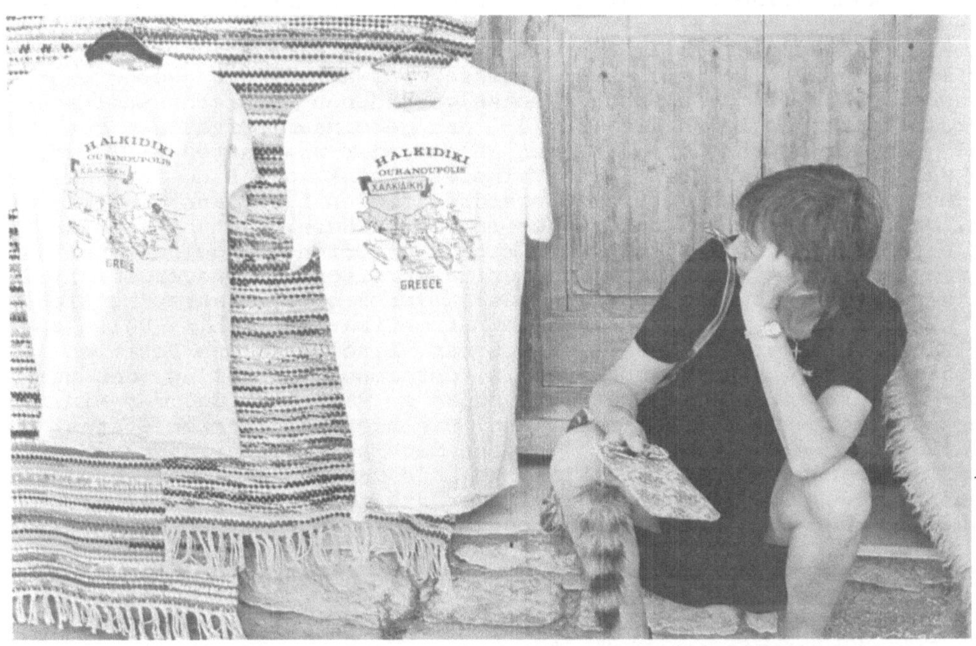

Abb. 7 Das T-shirt als Kultobjekt - vom richtigen Ort, zur richtigen
       Zeit, sonst lieber garnicht ( Griechenland, Ouranopolis, 1983 )

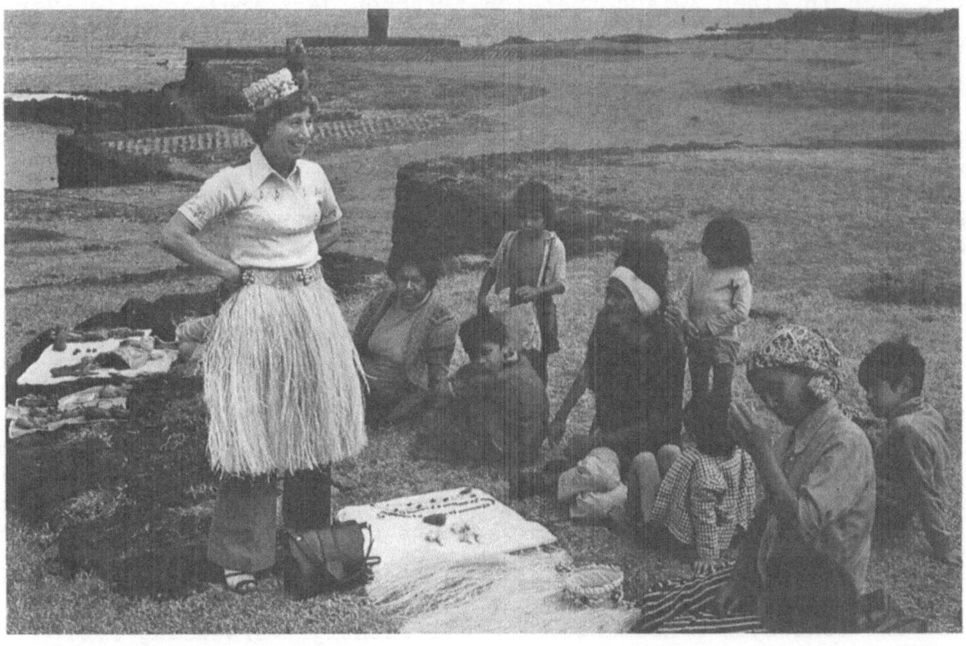

Abb. 8 Dokument des Erwerbs - Prestige hoch zwei ( Osterinsel, Nähe Han-
       garoa, 1978 )

Alle Fotos vom Autor

Friedr. Vieweg & Sohn Verlag, Braunschweig/Wiesbaden

seleiter kann seine Suprematie dann noch wahren mit der Feststellung,
dies alles möge bis 1977 gegolten haben, aber schon Ostern '78...
Einzelne Vielgereiste rangieren ein wenig unterhalb solcher Cliquen;
sie können wohl mit gleichen Erlebnissen aufwarten, sie jedoch nicht
so zwanglos in Form eingeübten Wechselgesprächen darbieten und haben
überdies nicht sogleich die 'Zeugen' des gemeinsam Erfahrenen zur
Hand. Mit der abnehmenden Zahl der Reisen, der angelaufenen Plätze
und der 'in'-Hotels, Ruinen und Volksfeste sinkt der Rang der Paxe
eindeutig ab. Auf den unteren Rangstufen finden sich dann diejenigen, die wohl schon hin und wieder in die 'nähere Umgebung' gefahren sind (Nord-Afrika, Vorder und Mittlerer Orient, Madeira), nun
aber erstmalig Fernost  oder Südamerika bereisen. Ihnen vergleichbar sind Weit-, aber Selten-Reisende: aller 5 oder 7 Jahre das Wie-
derholungsritual einer Südsee-, Zentralamerika- oder China-Reise zu
vollziehen, mindert die Position spürbar. Eine besondere Position
hat dann höchstens noch der Benjamin, der absolute Neuling, der zu-
gibt, zum ersten Mal die Grenzen Europas zu verlassen und der einer
rührenden Betreuung sicher sein kann. Die hier skizzierten Status
per se sind - nebenher bemerkt - keine Machtpositionen innerhalb
einer Reisegruppe; die wirkkräftigste *pressure group* bilden verbün-
dete Ehepaare. Tun sich deren zwei oder drei zusammen, ist kein
Kraut dagegen gewachsen, und auch erfahrene Reiseleiter können dann
nur noch mit List, Demuts- und Beschwichtigungsgesten lavieren.

   Das Verhalten einer solchen Reisegruppe weist natürlich eine Reihe von Facetten auf, von denen einige für uns hier ohne Belang sind, so
z.B. Positionskämpfe innerhalb der Gruppe, persönliche Auseinandersetzungen mit dem hergebrachten Partner oder das Anknüpfen neuer
Bekanntschaften. Sie mögen zwar Interdependenzen mit dem Folgenden
aufweisen, doch soll dies hier nicht erörtert werden; manches davon
gehört auch in einen Zwischenbereich zwischen ganz individuellen Vorstellungen von einer solchen Reise und den normierten Ansprüchen:
so spielen erotische Abenteuer eine erstaunlich geringe Rolle, doch
kann in einem Einzelfall das Verlangen nach einem Renommierverhält-
nis erstaunliche, zumeist sehr störende Dynamik entfalten. Relevant
für den allgemeinen Initiationsaspekt scheinen mir im wesentlichen
drei Kategorien zu sein:
a) das Sammeln von verwertbaren Erfahrungen (*conspicious experience*
   i.E.S.),
b) die Jagd nach auszeichnenden Besonderheiten und
c) das Dokumentieren von a) und b).

a) Zu jeder Reiseform gehören bestimmte Erlebnisse, die der Tourist
haben muß, um vor sich selbst die Reise anerkennen, als gelungen betrachten zu können; wie stark gerade hier die psychische Belastung
im Zweifelsfall sein kann, hat u.a. OPASCHOWSKI immer wieder eindringlich dargelegt (1977, 1981). Es müssen nicht nur die Programm-
punkte abgehakt werden - denn Verpaßtes nicht zu reklamieren zeugt
von Schwäche oder Dummheit - und das jeweilige Flair erfahren, es
muß sich zudem das Verständnis einstellen für die Erläuterungen der
Reiseleiter und der evtl. erfahreneren Mitreisenden. Wie peinlich
wäre es, am Abend oder zu Hause feststellen zu müssen, daß man Wesentliches aus eigenem Unvermögen versäumt habe. Hier ist zu erinnern an den oben zitierten Aspekt MacCANNELLs: die der jeweiligen
Initiationsstufe entsprechenden Symbole müssen erfaßt und gespei-
chert worden sein. Auch die richtige Nutzung der Ruhepausen, der Nah-
rungs- und sonstigen Konsumangebote, die richtige Verwendung evtl.
zur Verfügung gestellter Transportmittel, die richtige verbale und
non-verbale Kommunikation mit den Einheimischen (Herunterhandeln im
Bazar, Übersehen von Bettlern, Tippen bei Führungen), die richtige
Kleidung zu jeder Tageszeit und Gelegenheit, Magen-, Mücken- und Ka-
terschutz in den richtigen Dosierungen - bei alledem mag es vernünf-

tige Dosierungen und Varianten geben, doch käme dies allenfalls dem
momentanen Wohlbefinden zugute, würde aber bei späterer Berichter-
stattung entweder im Sinne der Norm zu korrigieren sein oder aber
den Betreffenden als zumindest partiellen Versager ausweisen.
b) In Anbetracht des hohen Wertes, den unsere Gesellschaft der Individualität, dem Nicht-Masse-Sein zumißt, ist es sodann wichtig, neben den richtigen allgemeinen Erfahrungen auch einige einmalige, den
Betreffenden als Individualisten ausweisende zu haben. "Masse", so
lautet eine gängige Definition, "sind immer die anderen", und gerade
weil die Maßstäbe für den Erfolg einer touristischen Initiation vom
Verhalten zahlreicher Anderer gesetzt werden, ist es besonders wichtig, auch  d i e  Anforderung zu erfüllen, sich in bestimmten Hin-
sichten als einmalig zu erweisen. Es ist nahezu rührend, von Mitgliedern der Pauschalreise-Gruppen immer wieder zu hören, was nur er allein erlebt hat. Angefangen vom Sonnenaufgang, den die Langschläfer
("die anderen, die Masse") verpaßt haben, über den Kellner, der nur
ihm den Ecktisch freihielt bis hin zum *local guide*, der nur ihm noch
ein Mosaik gezeigt, zugelächelt oder ein altes Lied vorgesungen hat.
Der ganz einmalig niedrige Preis für ein Andenken, ein zugelaufener
Hund, selbst eine plumpe Vertraulichkeit des Reiseleiters werden zum
auszeichnenden Kriterium, gierig registriert, eifersüchtig gehütet
und triumphierend heimgetragen.
c) Ein ganz besonders umfangreiches und differenziertes Kapitel ist
schließlich das der Dokumentation, zum geringen Teil für sich selbst,
zum weitaus größeren Teil für die erwähnten signifikanten Anderen,
die Zielgruppe des Initiationsprozesses. Hier können dazu nur einige
wenige Beispiele gegeben werden. Es war bereits die Rede von den
z.T. sehr aufwendigen Souvenirs, die die Kavaliere von ihrer *grand
tour* mitbrachten; im Zeichen einer allgemeinen Vulgarisierung und
Verkitschung wurden daraus über diverse Zwischenstufen die zahllosen Grotten von Lourdes als Tintenfaß, die Mochica-Figur als Aschen-
becher und die Bali-Batik als Lesezeichen. Die *air port art* als vor-
läufige Endstufe ermöglichte nicht nur, einen minderwertigen Ab-
klatsch der jeweiligen Landeskultur auf dem Flugplatz der Hauptstadt
zu erraffen, sondern auch, ägyptische Nilpferdpeitschen in Manila
und indischen Perlenkitsch im Rest der Welt zu erwerben; Optimisten
mögen daraus folgern, daß sich hier die Möglichkeit anbahnt, die gesamte Menschheitskultur auf einem einzigen gut geführten Flughafen
zu inhalieren. Der Gerechtigkeit halber sei am Rande vermerkt, daß
es auch sehr sorgfältig gearbeitete, historisch getreu imitierte
Stücke zu kaufen gibt und daß deren Anteil zuzunehmen scheint; in
Hangaroa z.B. entleihen die Schnitzer Bücher mit Abbildungen und ko-
pieren die mit erheblichem Geschick; auf den Salomonen und an zahlreichen anderen Plätzen sorgen staatliche Kunsthandwerkerschulen für
eine Qualitätssteigerung.

   Gewiß haben die Souvenirkäufe noch andere Funktionen: angefangen
bei der Ausgestaltung des eigenen Heimes bis hin zur materiellen
Identifikation mit einer geliebten oder verehrten Fremdkultur. Auch
in diesen Fällen ist allerdings der Initiationsaspekt nicht ganz zu
übersehen.

   Ein anderes, in seinem Werdegang vergleichbares Dokumentations-
medium ist die Ansichtspostkarte, jener literarische Endpunkt einer
Entwicklung, die mit den Reisetagebüchern und -briefen der Romanti-
ker begann und die heute wohl den verbreitetsten Niederschlag der
*conspicious experience* darstellt. Die Adressen werden oft vor der
Abreise nach festen Listen auf Aufkleber getippt, dann vor Ort auf
die Karte gebracht, diese mit Gruß und Namenszug versehen und fertig ist das 'Dokument'. Es ist nicht notwendiger materieller Bestandteil einer Korrespondenz, denn eine kommunikative Reaktion darauf

wird weder gegeben noch erwartet - ehe die Antwort einträfe, wäre
der Reisende ja an der nächsten oder übernächsten Station oder bereits wieder zu Hause. Deutlicher kann der Ritualcharakter kaum zutage treten.

In den Bereich des dokumentierenden Imponiergehabes, das mit so
vielen Initiationsvorgängen verbunden ist, gehören eine Reihe weiterer Erscheinungen wie sog. Stocknägel auf Wanderstäben, die heute
nahezu verschwundenen Hotelaufkleber für die Koffer, T-shirts mit
sinnigen Aufdrucken ("Hawaii - Es gab doch Bier!", "Tequila - my
love till liver's last day" etc.), Lauten-Bänder, Sticker der Flug-
häfen etc. Gerade dabei ist es wichtig, das vorzuweisen, das 'in'
ist; Sprüche des Vorjahres oder solche, die man auch in Hamburg auf
der Reeperbahn bekommt, führen nicht zur Initiation, sondern zur Lä-
cherlichkeit. Als letztes sei hier noch ein Phänomen angesprochen,
das nicht nur zum bedeutenden ökonomischen Faktor wurde, sondern
das auch die weitestreichenden Folgen für die Beziehungen zur sozialen Umwelt der Touristen hatte. Aus den Skizzenbüchern und der Reise-
malerei der früheren Jahrhunderte wurde im Zeitalter der Mechanisie-
rung die photographische und filmische Dokumentation, die sowohl
durch ihren Streuungs- und Multiplikatoreffekt und die Entpersönli-
chung des Rezeptors, wie auch durch die untrügliche Fixierung von
Ort und Zeit der Aufnahme entscheidenden Einfluß auf die Reisegestal-
tung und -auswertung ausübte. Münchhausiaden sind erheblich schwieriger zu verbreiten, Streitfragen leichter zu entscheiden, Erzählungen zu verkürzen und zu verdeutlichen, verfälschende Interpretationen zu korrigieren, Verzerrungen des Gedächtnisses zu verringern etc.
Auch hier spielen Prozesse wie Identifikation mit dem aufgenommenen
Objekt, Hortung der Konsumware 'Erlebnis', aesthetische Werkgestal-
tung und vieles andere mehr eine erhebliche Rolle, alles dies wiederum in mehr oder weniger enger Wechselbeziehung zu unserem eigentlichen Anliegen, der Dokumentation initiierender Prozesse. Menge und,
mehr noch, Qualität sind wichtige Prestige-Kriterien; wer originel-
le, scharfe oder auch gewagte Bilder/Filme mitbringt, kann Mitrei-
sende, Freunde und Konkurrenten einladen, zum Zentrum erinnerungs-
trächtiger Kommunikation werden und bei einigem Glück und Geschick
durch kommerzielle Verwertung einen Teil der Initiationskosten wieder bekommen - ein erneuter Beweis für Erfolg und Tüchtigkeit.

Es konnten naturgemäß hier nur einige Aspekte der Initiationsfunk-
tion des Reisens angesprochen werden; an manchen Stellen mag das
Dargelegte auch eher Anregung als Beweis gewesen sein. Dennoch hoffe
ich, daß es gelungen ist, die Interdependenzen zwischen Psychologie
und Anthropologie sowohl auf der Ebene der Phänomene als auch auf
der der deskriptiven und explikativen Ansätze aufgezeigt zu haben.
Keine Kultur existiert außerhalb ihrer Träger, und kein kulturelles
Phänomen wird für uns faßbar, wenn nicht im Verhalten oder dessen ma-
teriellem Niederschlag; auf der anderen Seite bedürfen wir der Ab-
straktionsebene 'Kultur', um menschliches Verhalten in beschreiben-
de und erklärende Konstrukte zu fassen. Erst so werden übergreifende
Zusammenhänge - wie der zwischen Initiation und Lokomotion - sichtbar und sinnvoll.

Friedr. Vieweg & Sohn Verlag, Braunschweig/Wiesbaden

## ANMERKUNGEN

(1) Es hätte in Anbetracht der Eigenart von "curare" vielleicht nahegelegen, eher
auf den psychotherapeutischen Aspekt des Reisens einzugehen: die Institution
der Reise zum Heilen von Liebeskummer oder bei Tod eines nahestehenden Menschen, beim Auskurieren von Verletzungen, bei psychosomatischen Erkrankungen
(Tbc, Allergien, Magenleiden) oder zum Kuren mit Luft, Wasser und Sonne ist
ja ein vertrautes Thema. Einerseits schien mir jedoch der hier gewählte Gegen-
standsbereich eine engere Affinität zu G. DEVEREUX zu haben, andererseits würde eine angemessene Abhandlung des therapeutischen Reisens den hier gegebenen
Rahmen sprengen.

(2) Der Rückgriff auf die Ethologie scheint mir in allen jenen Fällen sinnvoll,
wo wir bestimmte Kultur- oder Verhaltensphänomene zeit- und kulturenübergrei-
fend vorfinden, ohne daß wir einen Kulturkontakt mit Akkulturation nachweisen
oder zumindest glaubhaft machen können. In epistemischer Hinsicht hat die
Ethologie heute für die Psychologie, Anthropologie oder Soziologie die Stelle eingenommen, die früher die Psychoanalyse innehatte.

(3) Die Literatur dazu ist reichhaltig, wenn auch zumeist von Soziologen, Kultur-
historikern oder Journalisten verfaßt, kaum von Psychologen. Die hier folgenden Angaben sind eine rein subjektive Auswahl an Materialsammlungen und keineswegs vollständig: PRAHL/STEINECKE 1981, TURNER/ASH 1975, KNEBEL 1960; diese Werke enthalten zudem reichlich weitere Literatur.

(4) Es sollte nicht übersehen werden, daß letztendlich auch eine Vielzahl weiterer kulturhistorischer Erscheinungen in diesem Rahmen erörtert werden könnten: die frühchristlichen Pilger- und Bischofsreisen, die Fahrenden Scholaren
und Ritter, die den höfischen Reiseusancen folgenden Staatsfunktionäre etc. -
um sich nur auf das nachchristliche Europa zu beschränken (hierzu: CHRIST-
MANN, Flucht und Zuflucht - Reisen in Autobiographien, unveröfftl. MS. 1983).

(5) Zur Entwicklung der Bildungsreise s. W. GÜNTER 1982; zum Gedanken der Säkularisierung s. WEIDKUHN 1965, Kap. 6.

(6a) Das Material zu den hier auszugsweise skizzierten Beobachtungen über einen
Zeitraum von 12 Jahren sind ca. 15 Studienreisegruppen von durchschnittlich
17 Personen auf Südost-Asien-, Fernost- und sog. Südsee-Weltreisen.

(6b) Interessant ist, daß diese teuren Unternehmungen (8-15.000 DM ohne Getränke
und Nebenkosten) keineswegs weder nur von Angehörigen der traditionell wohl-
habenden Berufsgruppen gebucht wurden, noch von Angehörigen aller solcher
Gruppen; während etwa Ärzte und mittlere selbständige Kaufleute relativ zahlreich sind, fehlen Rechtsanwälte, Manager großer Konzerne oder Spitzensport-
ler weitgehend - es gibt sicher für jeden einzelnen Fall gute Gründe, doch
sollen die hier unerörtert bleiben.

(7) Als Kuriosität sei vermerkt, daß der sog. 'Juniorkreis des Handwerks im Kam-
merbezirk Köln' im August 1983 beschloß, den Brauch der Wanderschaft wieder
aufleben zu lassen; besonders Auslandsaufenthalte sollten dabei angeregt werden.


## LITERATURVERZEICHNIS

BEUCHELT E. 1954. Die Pubertät bei Naturvölkern. Köln, unveröfftl. MS.

-- 1975. Zur Status-Persönlichkeit koreanischer Schamanen. *Sociologus NF* 25:139-54.

-- 1982 a. Ferntourismus und Akkulturation. *Sociologus NF* 32: 127-139.

-- 1982 b. "Volksmentalitäten als Problem für Reisende", in *Handbuch für Studienrei-
seleiter*. Hrsg. v. W. Günter, 244-256. Starnberg, Studienkreis f.Tourismus.

**Friedr. Vieweg & Sohn Verlag, Braunschweig/Wiesbaden**

BUTZBACH J. 1869. *Wanderbüchlein*. Regensburg: Manz.

CASSON L. 1976. *Reisen in der Alten Welt*. München: Prestel.

CLAUSS G. et al. 1976. *Wörterbuch der Psychologie*. Köln-Leipzig: Pahl u. Rugenstein.

DEVEREUX G. 1961. "Two types of modal personality", in *Studying personality cross-culturally*. Hrsg. v. B. Kaplan. Evanston: Univ.Press.

-- 1967. *From anxiety to method in the behavioural sciences*. Paris.

-- 1975. "Ethnic identity", in *Ethnic identity - cultural continuity and change*. Hrsg. v. G. de Vos, L., Romanucci-Ross. Stanford.

-- 1978. *Ethnopsychoanalysis*. Berkeley: Univ.of Calif.Press.

FROMM E. 1941. *Escape from freedom*.

v. GENNEP A. 1909. *Les rites de passage*.

HELLPACH W. [2]1944. *Einführung in die Völkerpsychologie*. Stuttgart:Enke.

HUXLEY J.S. 1966. *Ritualization behaviour in animals and man*. London.

IMMELMANN K. 1975. *Wörterbuch der Verhaltensforschung*. München:Kindler.

JENSEN Ad.E. 1933. *Beschneidung und Reifezeremonien bei den Naturvölkern*. Stuttgart: Strecker und Schröder.

KNEBEL H.-J. 1960. *Soziologische Strukturwandlungen im modernen Tourismus*. Stuttgart: Enke.

KOENIG O. 1970. *Kultur und Verhaltensforschung*. München: dtv

KRETSCHMER E. [12]1963. *Medizinische Psychologie*. Stuttgart: Enke.

LÜTKENS Ch. 1925. *Die deutsche Jugendbewegung*. Frankfurt/M.

MacCANNELL D. 1976. *The tourist - a new theory of the leisure class*. London/New York.

MARPERGER P.J. 1733. *Auserlesene kleine Schriften*. Leipzig (h.z.n. PRAHL/STEINECKE 1981: 137).

OPASCHOWSKI H.W. 1977. Urlaub: der Alltag reist mit. *Psychologie heute* 6: 18-21.

-- 1981. Zur Psychologie des Urlaubers, in *St. f. T.*, Hrsg. 41-44. Reismotive-Länderimages-Urlaubsverhalten, Starnberg: Studienkreis f.Tourismus.

POPP V. ed. 1969. *Initiation*. Frankfurt: Suhrkamp.

PRAHL H.-W., A. STEINECKE 1981. *Der Millionen-Urlaub*. Berlin: Ullstein.

RIESMAN D. 1950. *The lonely crowd*. New Haven.

SCHLÖZER A.L. 1777. *Entwurf zu einem Reise-Collegio*. Göttingen.

STAHL J. 1874. *Das deutsche Handwerk*. Gießen.

STRADNER J. 1905. *Der Fremdenverkehr*. Graz.

STUDIENKREIS FÜR TOURISMUS. ed. 1981. *Reisemotive - Länderimages - Urlaubsverhalten*. Starnberg: Studienkreis f.Tourismus

TOURISTENVEREIN "DIE NATURFREUNDE" ed. 1955. Denkschrift zum 60jährigen Bestehen 1895-1955. Zürich.

TURNER L., I. ASH, 1975. *The golden hordes*. London.

WEIDKUHN P. 1965. *Aggressivität Ritus Säkularisierung*. Basel: Pharos.

Friedr. Vieweg & Sohn Verlag, Braunschweig/Wiesbaden

# Heilpflanzen in einem ungarischen Dorf der
# Karpaten-Ukraine*

## Béla Gunda

Dercen (Drisina) ist ein ungarisches Dorf südlich von Munkács (Mukacevo, Karpaten-Ukraine) am Rand des Szernye-Sumpfes, der Ende des vergangenen Jahrhunderts trockengelegt wurde. Eine Religionsstatistik des 19. Jh. dürfte die nationale Struktur der Bevölkerung veranschaulichen: Laut E. FÉNYES waren im Jahre 1851  618 Einwohner reformiert, 4 römisch-katholisch, 5 griechisch-katholisch und 8 jüdisch (FÉNYES 1851: 252). Die Reformierten waren natürlich Ungarn. Nachdem die Ortschaft 1945 der Ukraine angegliedert  wurde, hat sich dieses Bild bis heute im wesentlichen nicht verändert. Noch vor dem I. Weltkrieg besaß das Dorf ausgedehnte Waldungen. Die Bevölkerung stellte verschiedene Holzgeräte her; auch betätigten sich im Dorf einige Töpfer, die u.a. weiße Tonpfeifen herstellten.

Noch im Jahre 194o konnte ich in Dercen und Umgebung Feldforschungen durchführen. Mitglieder der älteren Generation erinnerten sich noch deutlich an die zahllosen Pfuhlfische (*Misgurnus fossilis*), die man im Szernye-Sumpf gefangen und sodann in Fässern nach Munkács gekarrt hatte, wo sie von den Ruthenen gekauft wurden. Bis zum Abtransport hielt man die Pfuhlfische in Fässern im Keller; ins Wasser, welches täglich gewechselt wurde, gab man Zwiebeln, um das Leben der Fische zu verlängern. Selbstverständlich spielte der Pfuhlfisch auch in der Ernährung des Dorfes eine bedeutende Rolle. Überlieferungen zufolge wurde der Fisch gelegentlich auch statt Brot gegessen. Die Bevölkerung hielt zahlreiche Schweine; die Sauherden wurden bis 193o-35 in die entfernten Berge (Szinyák, Borló-Gyil) zur Buchelmast getrieben. Die Herden der Bauern hütete ein gemeinsam angeworbener Schweinehirt, dem die Bauern in der Reihenfolge der Anzahl ihrer Schweine die Nahrung brachten.  Für die Buchelmast wurde dem Waldbesitzer ein Pachtgeld gezahlt.

Die ungarische Bevölkerung von Dercen verfügte über umfangreiche botanische Kenntnisse; ebenso wohlbekannt war auch die Vogelwelt des Szernye-Sumpfes. In den umliegenden Wiesen, Eichenwäldern und den Weiden an der Stelle des trockengelegten Sumpfes wurden noch in der Zwischenkriegszeit zahlreiche Heilpflanzen gesammelt. Nachstehend folgt eine kurze Beschreibung dieser Heilpflanzen und ihrer Verwendung. Der lateinischen Terminologie folgt ihr Name in ungarischer Volkssprache*. Laut Volksüberlieferungen pflückt man die Heilpflanzen am besten auf dem Friedhof und im Wald. Die Alten des Dorfes sind der Ansicht, "wem das Heilkraut nützt, wird zunächst noch kränker als zuvor und beginnt erst nachher langsam zu genesen". Im Jahre 194o waren die Heilpflanzen nicht nur einer oder der anderen älteren Frau bekannt, vielmehr waren Namen und Verwendung in weiten Kreisen geläufig. In den Bauernhäusern fand ich 5 bis 1o verschiedene Heilkräuter, die in kleinen Bündeln in der Speisekammer, am Balken oder unter der Dachtraufe hingen. Im letzteren Falle konnte auch der Fremde sehen, welche Pflanzen im betreffenden Haus vorhanden waren. Den Kranken gab man gern von den Kräutern, doch niemals für Geld.

---

* Der größeren Verständlichkeit willen wurden auch die deutschen Bezeichnungen hinzugefügt. Es handelt sich nahezu ausnahmslos um Arten, die auch in Deutschland heimisch sind; die Herausgeber.

Den im Frühjahr gepflückten Pflanzen schrieb man mehr Heilkraft
zu als den im Sommer gepflückten; im Herbst wurden keine mehr ge-
pflückt. Gewöhnlich wurden die Heilpflanzen im getrockneten Zustand
benützt.

All diese Pflanzen sind in Ungarn auch in anderen Gegenden bekannt und werden meistens schon in den Kräuterbüchern des 16. - 18.
Jahrhunderts erwähnt. Freilich werden in den verschiedenen Gegenden
jeweils andere Krankheiten damit geheilt. *Solanum dulcamare* ist z.B.
auch in der Frauenheilkunde gebräuchlich; bei Gelenkleiden legt man
die Blätter auf den kranken Körperteil (FÄLLER 1943: 52). Die Heilpflanzen der Karpaten-Ukrainer sind uns recht gut bekannt. Dem Buch
von Z.E. BOLTAROVIČ (1980) ist zu entnehmen, daß die Karpaten-Ukrainer nur wenige Heilkräuter benützen, die auch in Dercen bekannt sind
(*Viola tricolor*, *Matricaria chamomilla* (echte Kamille), *Althea officinalis*, *Sambucus nigra*, *Alnus sp.* (Erle), *Crataegus sp.*, *Corylus
avellana*), während viele ihrer Heilkräuter von den Ungarn in Dercen
überhaupt nicht gebraucht werden, wie etwa *Cetraria islandica*, *Arni-
ca montana*, *Inula helenium* (echter Alant), *Levisticum officinale*
(echter Haarstrang), *Bidens tripartita* (dreiteiliger Zweizahn), *Ori-
ganum vulgare* (Dost), *Leonurus cardica* (Löwenschwanz), *Cichorium
intybus* (gemeine Wegwarte), *Juniperus communis* (Heide-Wacholder), *Vaccinium vitis-idaea* (Preiselbeere), *Rubus caesius* (Kratzbeere) usw.
Dies erklärt sich teilweise auch aus den pflanzengeographischen Verhältnissen: *Juniperus communis* und die *Vaccinium*-Arten kommen beispielsweise nur im Hochgebirge vor. Von den pflanzengeographischen
Verhältnissen einmal abgesehen, müssen wir zwei vorzüglichen sieben-
bürgischen Kulturbotanikern recht geben, wonach es heute für den
Forscher bereits völlig hoffnungslos sei, die Quellen und Schichten
der volkstümlichen Pflanzenkunde voneinander trennen zu wollen (SZABÓu.
PÉNTEK 1978: 151).

Ich weiß nicht, wie es heute - über 40 Jahren nach meiner Feldforschung im Jahre 1940 - um die Heilpflanzenkenntnisse der Dorfbevölkerung von Dercen steht, doch ist der Gebrauch der herkömmlichen
Heilkräuter offenbar ganz erheblich in den Hintergrund getreten. Das
gilt übrigens auch für andere Gegenden und Dörfer des ungarischen
Sprachgebiets, und zwar aus mehreren Ursachen. In den letzten Jahrzehnten ist die Behandlung in Krankenhäusern und Kliniken auch für
die Bauern unentgeltlich geworden, die Ärzte verschreiben ohne Schwierigkeit die Medikamente, die in den Apotheken für sehr wenig Geld
erhältlich sind - viele sogar ohne Rezept. Manche Bauernfamilien
haben oft 10 - 15 verschiedene Arzneien zu Hause. Wenn irgendein
Heilmittel nicht mehr notwendig ist, wird es nicht weggeworfen, sondern weiter aufbewahrt, wie einst die Heilkräuter. An die Stelle
der althergebrachten Wurzeln, Gräser und Blüten treten nun moderne
Medikamente, von denen - unter Beachtung der ärztlichen Ratschläge -
den kranken Nachbarn ebenso gegeben wird  wie einst von den heilkräf-
tigen Kräutern. Je nach den eigenen Erfahrungen werden die Medikamente gegen verschiedene Krankheiten empfohlen. Ältere Frauen, die
eine "Hausapotheke" haben, werden ebenso aufgesucht wie einst die
" Kräuterinnen ". In den Dörfern des Zemplén-Gebirges (Füzér, Tel-
kibánya, Pusztafalu) sowie im Nyirség-Gebiet konnte ich beobachten,
daß die älteren Frauen zwei bis drei verschiedene Medikamente gegen
hohen Blutdruck zu Hause haben, manche wurden von Verwandten aus den
USA oder aus West-Deutschland geschickt. In bezug auf solche Heilmittel werden die ärztlichen Ratschläge von den Bauern an die Nachbarn, die Kranken, weitergegeben. Gegenüber den modernen Arzneien
verhält sich die ältere Bauerngeneration ebenso wie einst gegenüber
den Heilpflanzen. Zum schwindenden Gebrauch der herkömmlichen Heilkräuter trägt auch der Umstand bei, daß die pflanzenkundigen Alten

Friedr. Vieweg & Sohn Verlag, Braunschweig/Wiesbaden

allmählich aussterben, während die heutige Generation schon kein Interesse daran bezeugt. Durch die Zurückdrängung der natürlichen Pflanzendecke, das Beackern der Wiesen, die Rodung der Wälder, die Entwässerung der Sümpfe und die Anwendung von Chemikalien sterben zahlreiche Pflanzen aus. Auf der Großen ungarischen Tiefebene kann man beispielsweise *Stachys*-Arten nur mehr auf den Feldern von Einzelbauern finden. Die Gebiete, wo noch Heilpflanzen wachsen, rücken immer weiter von den Dörfern weg. Das Sammeln mancher Heilpflanzen wird gar von den Umweltschutz-Behörden verboten. Eine einzige Diptamstaude (*Dictamnus albus*), welches in den ostungarischen Eichenwäldern (Nyirség-Gebiet, Komitat Hajdu-Bihar) noch vorkommt, kostet dem der sie entwurzelt oder sonstwie vernichtet, eine Geldstrafe im Gegenwert von ca. 80 DM, nur werden die Täter von den Behörden selten ertappt und bestraft.

* * *

## Hier nun das "Herbarium" von Dercen:

*Alnus* (*égerfa*; Erle). Die grünen und trockenen Blätter gibt man ins Badewasser bei rheumatischen Schmerzen.

*Althaea officinalis* (*fehérmályva*; echter Eibisch). Die Oberfläche des Blattes wird mit Speichel befeuchtet und auf die Wunde gelegt. Die Wurzel wird in Milch gekocht und auf eiternde Geschwüre oder Wunden gebunden.

*Aristolochia clematitis* (*farkasalma*; gemeine Osterluzei). Das Blatt legt man auf die Wunde oder auf die Geschwulst am Bein. Auch gibt man Blätter ins Badewasser, um angeschwollene Körperteile zu heilen.

*Asarun europaeum* (*kapuknyik*; Haselwurz). Das Heilkraut wird im Badewasser des Gichtkranken gebraucht.

*Carpinus betulus* (*gyertyánfa*; gemeine Hainbuche). Der Bast wird vom Baumstamm abgeschabt und als Tee gegen Husten und Brustschmerz gekocht.

*Centaurea cyanus* (*buzavirág*; Kornblume). Aus der Blüte wird ein Tee gekocht, der gegen Husten getrunken wird.

*Centaurium minus* (*ezerjófű*; echtes Tausendgüldenkraut). Blüten u. Blätter werden ins Badewasser kränkelnder Kinder gegeben.

*Corylus avellana* (*mogyorófa*; gewöhnliche Hasel). Die Haselgerten legt man aufs Feuer; die Feuchtigkeit, die während des Brennens heraussickert, wird auf die Flechte geschmiert.

*Crataegus monogyna* (*galaginnya*; eingriffeliger Weißdorn). Der aus den Blüten gekochte Tee heilt Darmleiden und Brustschmerz.

*Cypripedium calceolus* (*Boldogasszony füve*; Frauenschuh). Die Blätter werden auf Wunden gelegt.

*Dictamnus albus* (*erősfű*; weißer Diptam). Heutzutage bereits im Aussterben begriffen, war diese Pflanze im Jahre 1940 in der Dorfflur und auf den Lichtungen der Eichenwälder noch in erheblicher Anzahl vorhanden. Stengel, Blätter und Blüten werden ins Badewasser gegeben und zum Heilen von Gelenkleiden benützt. Der daraus gekochte Tee wird bei Brust-, Herz- und Magenschmerzen getrunken. "Wenn man's kocht, wird man schon vom Duft gesund", sagte eine alte Dorfbewohnerin. In einem ungarischen Kräuterbuch wird diese Heilpflanze schon 1578 erwähnt und soll sogar den Biß von wütenden Hunden und von Schlagen heilen (FÄLLER 1943: 22).

*Dipsacus laciniatus* (*gagóhugy*; gelappte Karde).,Das Wasser am Ansatz der gegenüberstehenden Blätter wird vor Sonnenaufgang eingesammelt, um damit kranke Augen
zu waschen.

*Frangula alnus* (*kutyafa*; Faulbaum). Verwendung wie bei *Corylus avellana*.

*Galium verum* (*Szent Antal virága*; echtes Labkraut). Wenn "St. Antons Feuer" (rote Hautfinnen, Bläschen) am Körper erscheint, werden die getrockneten Blüten mit
Honig vermengt, und der kranke Körperteil wird damit eingeschmiert.

*Gentiana pneumonanthe* (*rettegő fű*; Lungen-Enzian). Die getrockneten Blüten,
Stengel und Blätter gibt man ins Badewasser vor erschrockenen, bebenden Kindern.

*Gratiola officinalis* (*innyótó fű*; Gnadenkraut). Wenn jemanden das Bein erstarrt,
gibt man ihm die Pflanze ins Badewasser.

*Hedera helix* (*borostyán*; gemeiner Efeu) zum Heilen verschiedener Geschwülste
im Badewasser benützt; Blätter werden auf die Geschwulst gelegt.

*Helleborus purpurascens* (*hunyor hurny*; Nieswurz) die trockene Wurzel wird in
das durchlöcherte Ohr des kranken Schweines (Milzbrand, Rotlauf) gezogen. In der
unweit gelegenen ebenfalls ungarischen Ortschaft Fornos wird die Wurzel gekocht
und das kranke Schwein mit dem Sud gewaschen. In Dercen wird die Wurzel der Pflanze nicht ausgegraben, sondern von ruthenischen Frauen gekauft, die im Frühjahr im
Dorf erscheinen; ihre Tragkörbe sind voll mit diesem Heilkraut, welches sie in
den Bergen von Szinyák und Borló-Gyil ausgegraben haben und nun für Mehl, Eier
und Geld von Haus zu Haus verkaufen. Wahrscheinlich befindet sich darunter auch
die Wurzel *Veratrum album* (weißer Germer), die man in Siebenbürgen ebenfalls
ins Ohr des kranken Schweines einzieht (FÄLLER 1943: 57). In der Tierheilkunde
ist die Wurzel der *Helleborus* sp. seit der Antike bis heute in ganz Europa bekannt. Sie wird in die Brust des kranken Pferdes, in die Wamme der Kuh und ins
Ohr des Schweines eingezogen (FISCHER 1981: 215-226; AUMÜLLER 1966: 291-312). Auch
in der ungarischen Heilkunde hat der *Helleborus* sp. langjährige Tradition. Laut
A. VESZELSZKI kommen die Hirten aus entfernten Gegenden in ein Dorf des Börzsöny-
Gebirges (Nagymaros), um die *Helleborus*-Wurzeln auszugraben, die sie dann zum
Heilen von Menschen und Tieren benützen. Die Wurzel wurde auch unter die Haut
von pestkranken Menschen eingezogen (VESZELSZKI 1796: 201-203). Über die Heilwirkung der Gattung *Helleborus* ist bereits zu Beginn des vergangenen Jahrhunderts
eine Doktorarbeit an der ungarischen Universität erschienen (E. HUNYOR, Dissertatio inauguralis medica de helleboro. Pest 1834).

*Juglans regia* (*dió*; echte Walnuß). Die grünen Blätter werden auf Wunden gelegt,
die trockenen in das Badewasser gegen Rheumatismus gegeben.

*Lychnis flos-cuculi* (*szunyogvirág*; Kuckucks-Lichtnelke). Getrocknete Blüten,
Stengel und Blätter werden gegen Rheumatismus ins Badewasser gegeben.

*Matricaria chamomilla* (*székfű*; echte Kamille). Der aus den getrockneten Blüten
gekochte Tee ist ein allgemein gebräuchliches Heilmittel gegen Halsweh und Magenleiden. Verschiedene Wunden und Geschwülste sowie entzündete Augen werden damit
gewaschen.

*Pinus silvestris* (*fenyő*; Waldkiefer, Föhre). Das herausrinnende Harz dieses Baumes und anderer Nadelhölzer wird als Heilmittel benützt. Wenn man in einen Nagel
tritt oder an irgendeinem Körperteil ein eiterndes Geschwür entsteht, wird auf
die Wunde bzw. das Geschwür Harz gegeben. Auch bei verschiedenen anderen Wunden
wird Harz benützt. Das Harz fangen die Ruthenen in den Szinyák- und Borló-Gyil-Bergen in Rindengefäßen auf und bringen es in Tragkörben ins Tal, wo sie es für Mehl,
Bohnen oder andere Nahrungsmittel verkaufen. Kockaszállás (Kosino), Kustánfalva
(Kuštanovice), Bábakut (Babice), Dunkófalva (Obova) usw. sind die Dörfer, von wo
diese Wanderhändler nach Dercen und anderen ungarischen Dörfern in der Gegend von
Beregszász (Beregovo) kommen. Wenn es im Haus kein Harz gab, gingen auch die Frauen von Dercen in die Dörfer des Borló-Gyil-Gebirges, um sich welches zu holen. In
Fornos weiß man, daß die aus den Bergen kommenden ruthenischen Drescher jederzeit
Harz mit sich brachten und es den Ungarn verkauften. Als Heilmittel ist Harz im
Karpatengebiet allgemein gebräuchlich. Die Hirten kauen es, um ihre Müdigkeit zu
lindern (GUNDA 1966: 204-210).

Friedr. Vieweg & Sohn Verlag, Braunschweig/Wiesbaden

*Polygonum aviculare* (*porcfű*; Vogel-Knöterich). Malariakranke trinken den aus der Pflanze zubereiteten Tee.

*Salvia glutinosa, S. pratensis* (*vadzsálya*; klebriger Salbei, Wiesen-Salbei). Die Pflanze wird gekocht und der schmerzende Kopf über den Dampf gehalten.

*Sambucus nigra* (*bodza*; schwarzer Holunder). Aus den Blüten kocht man Tee und trinkt ihn gegen Husten.

*Sanguisorba officinalis* (*vérfű*; großer Wiesenknopf) zum Heilen von Frauenkrankheiten ins Badewasser gegeben.

*Satureja hortensis* (*borsfű*; Majoran) ins Badewasser der Gichtkranken gegeben; der Kranke muß darin dreimal baden.

*Scrophularia nodosa* (*feketecsonár*; knotige Braunwurz) dem Badewasser von Rheumatikern beigemengt.

*Sempervivum tectorum* (*fülfű*; echte Hauswurz). Das Heilkraut wurde auf das Strohdach des Wohnhauses gepflanzt. Aus den dicken Blättern wird der Saft in das schmerzende Ohr geträufelt. Im ungarischen Volksgebiet häufig gebraucht. In Westungarn wird es auf das Dach des Hauses oder des Stalles gepflanzt, damit der Blitz nicht ins Gebäude einschlägt. Deshalb nennt man es dort Blitzblume *(mennykővirág)*.

*Solanum dulcamara* (*kutyaszőlő*; bittersüßer Nachtschatten). Die Blätter werden auf die von Stiefeln oder Schuhen wund geriebenen Füße oder auf Geschwüre gelegt und gelten als ein hochbedeutendes Heilmittel.

*Stachys annua* (*tisztesfű*; einjähriger Ziest). Die grüne oder getrocknete Pflanze wird ins Badewasser von Rheumatikern getan.

*Tilia argentea, T. cordata* (*szádokfa*; Silber- und Winterlinde). Die getrocknete Lindenblüte, vermengt mit der Blüte der *Robinia pseudo-acacia* (gemeine Robinie), wird als Tee benützt und gilt als wirksames Heilmittel gegen Husten und Brustschmerz.

*Ulmus minor* (*szil*; Ulme, Rüster). Das Baumharz wird als Wundsalbe benützt.

*Viola arvensis, V. tricolor* (*vadárvácska*; Acker-Stiefmütterchen, gewöhnliches St.). Aus den getrockneten Blüten, Blättern und Stengeln wird ein Tee gekocht, den man gegen Husten trinkt.

*Viola odorata* (*kékibolya*; März-Veilchen) als Tee gegen Husten und Brustschmerz getrunken.

*Viscum album* (*vadgyöngy*; Mistel). Blätter, dünne Zweige und die Früchte werden ins Badewasser von Rheumatikern gegeben.

Drei Pflanzen vermochte ich nicht botanisch zu bestimmen, da ich sie nicht gesehen habe, und so kann ich hier nur ihren Namen in ungarischer Volkssprache angeben. Es handelt sich um folgende:
*Bélfü*, im Badewasser gegen Rheumatismus gebraucht.
*Hopolyag*, im Badewasser gegen Akne und Geschwüre gebraucht.
*Henzeti sás*, es dürfte sich um eine *Carex* - Art handeln; im Badewasser gegen Krätze gebraucht.

* * *

Friedr. Vieweg & Sohn, Braunschweig /Wiesbaden

## BIBLIOGRAPHIE

AUMÜLLER St. 1966. Das Güllwurzel-Einziehen. Ein volkstümliches Heilverfahren bei
Tieren im Burgenland. *Wissenschaftliche Arbeiten aus dem Burgenland,* Heft 35.
Festschrift für Alphons A. Barb, S. 291-312. Eisenstadt.

BOLTAROVIČ Z.E. 1980. *Narodne likuvannja ukrainciv Karpat kincja* XIX-počatki XX
st. Kiev.

FÄLLER J. 1943. *Növényeink a népies gyógyászatban, kuruzslásban és babonában.*
Debrecen.

FÉNYES E. 1851. *Magyarország geographiai szótára,* Bd. I, Pest.

FISCHER K.-D. 1981. The first Latin treatise on horse medicine and its author
Pelagonius Saloninus. *Medizinhistorisches Journal,* Bd. 16, S. 215-226.
Stuttgart/ New York.

GUNDA B. 1966. Etnologisia huomautuksia pihkasta ( Ethnologische Bemerkungen über
das Kauharz).*Virittäja* Nr.2, S.204-210. Helsinki.

SZABÓ A., PÉNTEK J. 1976. *Ezerjófű. Etnobotanikai utmutató.* Bukarest.

VESZELSZKI A. 1798. *A növény plánták országából való erdei és mezei gyüjtemény.*
Pest.

# Freuds Konstruktionen gesellschaftlicher Synthesis

## Hartmut Zinser

Angesichts zahlreicher mit verschiedenen Intentionen und von verschiedenen Standpunkten aus unternommener Versuche, psychoanalytische Erkenntnisse und Methoden auf gesellschaftliche Gegenstände und auf die Gesellschaft als Ganzes anzuwenden, und zugleich eines Unbehagens, ja sogar einer Unzufriedenheit mit diesen Unternehmungen, scheint es einmal angebracht, nach einer der Voraussetzungen dieser Übertragung von in der klinischen Psychoanalyse entwickelten Methoden und Begriffen auf Gesellschaftliches zu fragen. Wenn mit Hilfe der Psychoanalyse nicht nur gesellschaftliche Einzelerscheinungen, als welche man z.B. natürlich auch jede zwangsneurotische Handlung untersuchen muß, sondern auch die Gesellschaft als Ganzes begriffen werden soll, dann muß auch die Frage gestellt werden können, wie mit psychoanalytischen Begriffen gesellschaftliche Vermittlung oder Synthesis zu konstruieren sei. Denn die Konstruktion einer psychischen Vermittlung der Gesellschaft erscheint als die Voraussetzung einer Anwendung der Psychoanalyse auf Gesellschaft, so nur wird man sicher sein können, daß sich eine solche Anwendung nicht nur auf Epiphänomene bezieht, das Wesentliche aber außerhalb einer solchen Anwendung bleibt, so daß die Übertragung psychoanalytischer Begriffe sogar zu einer Verschleierung gesellschaftlicher Verhältnisse beitragen kann. FREUD hat bekanntlich zweimal explizit versucht, eine psychoanalytische Theorie der Gesellschaft zu geben, und für beide Konstruktionen einen für jede Gesellschaftstheorie relevanten Status beansprucht: zuerst in den unter dem Titel "Totem und Tabu" zusammengefaßten vier Aufsätzen aus den Jahren 1912 und 13 und noch einmal, fast zehn Jahre später, nach den Erfahrungen des 1. Weltkrieges und dem Aufbrechen manifester Klassenkämpfe in Europa sowie dem Heraufkommen einer neuen Barbarei, in dem Aufsatz "Massenpsychologie und Ichanalyse" (1921).

Wenn ich diese Schrift FREUDs als psychologische Konstruktion gesellschaftlicher Vermittlung heranziehe, so erhebt sich vorweg die Frage, ob das von FREUD in dieser Schrift verhandelte tatsächlich sich auf die Gesellschaft und nicht nur auf von ihr abzuhebende Massenbildungen bezieht. FREUD unterscheidet in Anlehnung an die von ihm herangezogenen Autoren LE BON, TROTTER, McDOUGALL und andere zwischen "stabilen Vergesellschaftungen", allgemeinen Verbänden, Staat usw. und "natürlichen Massen"; jedoch erläutert er, daß die "Einstellungen der Massenseele" zur "normalen Konstitution der menschlichen Gesellschaft" gehöre (FREUD 1963: 13o), so daß ich mich berechtigt sehe, diese als zur Grundlage jeder Gesellschaft gehörig anzusehen.

In der Darstellung der Masse folgt FREUD - eigentlich recht unkritisch - den Ausführungen LE BONs. Danach seien die Hauptmerkmale des in der Masse befindlichen Individuums: "Schwund der bewußten Persönlichkeit, Vorherrschaft der unbewußten Persönlichkeit, Orientierung der Gedanken und Gefühle in derselben Richtung durch Suggestion und Ansteckung, Tendenz zur unverzüglichen Verwirklichung der suggerierten Ideen. Das Individuum ist nicht mehr es selbst, es ist ein willenloser Automat geworden" (FREUD 1963: 81; vgl.: 129). Auch

wenn FREUD einräumt, daß die Sittlichkeit der Massen unter Umständen
höher sein kann als die der sie zusammensetzenden Einzelnen, so sind
doch die wesentlichen Bestimmungen der Masse herabsetzend: Affektsteigerung und Denkhemmung.

Wie sind nun die Herabsetzung der intellektuellen Leistungen und
die Aufhebung der Verdrängung unbewußter Triebregungen zustande gekommen? Die von Freud herangezogenen Autoren führen Suggestion, Ansteckung, Nachahmung und Hypnose an, ohne daß diese Erklärungen befriedigen können, denn es bleibt bei diesen ungeklärt, welche psychischen Prozesse unter diesen Begriffen zu verstehen seien. Rationale Momente wie Einschüchterung des Einzelnen, d.h. Gewaltandrohung
oder das Interesse der Selbsterhaltung weist Freud ab, um die nach
seiner Ansicht "Haupterscheinung der Massenpsychologie, die Unfreiheit des Einzelnen in der Masse" (FREUD 1963: 1o4), aufzuklären.
Doch führt ihn der Hinweis der genannten Autoren auf Ansteckung und
Hypnose, mit der er sich als einem therapeutischen Mittel beschäftigt hatte und deren psychische Struktur ihm einigermaßen verständlich war, auf die Vermutung, daß das Wesen der Masse in den ihr vorhandenen libidinösen Bindungen bestehe, oder - mit anderen Worten -
"daß Liebesbeziehungen (indifferent ausgedrückt: Gefühlsbindungen)
auch das Wesen der Massenseele ausmachen" (FREUD 1963: 1oo). Um diese libidinösen Bindungen näher bestimmen zu können, stellt FREUD
die von LE BON gar nicht und den anderen Autoren kaum berücksichtig-
te Beziehung der Massenindividuen zum Führer der Masse oder den führenden Ideen in den Vordergrund. Seine Beispiele solcher Massen mit
Führer sind die Kirche und das Heer, beides sind künstliche Massen,
die auch durch einen gewissen äußeren Zwang aufrechterhalten werden.
In beiden aber gelte die Vorspiegelung, daß das Oberhaupt - in der
Kirche Christus, im Heer der Feldherr - jedes einzelne Massenindi-
viduum mit der gleichen Liebe liebt. "An dieser Illusion", so
schreibt FREUD, hänge alles, "ließe man sie fallen, so zerfielen sofort, soweit der äußere Zwang es gestattete, Kirche wie Heer" (FREUD
1963: 1o2).

Er versucht dies durch Verweis auf die Panik, d.h. den Zerfall
der libidinösen Beziehungen und das Freiwerden einer bisher durch
diese gebundenen Angst, die jeden nur noch an sich selber denken
läßt, zu belegen; ebenso durch Verweise auf literarische Beispiele,
was einen deutlichen Fingerzeig auf das von Freud über Massenbildungen herangezogene Material gibt. In beiden künstlichen Massen
aber ist das Oberhaupt durch den Sprachgebrauch als Vater näher bestimmt, auch wird von dem Führer einer Masse erwartet, daß er sich
gegenüber seiner Gemeinde fürsorglich wie ein Vater verhält, so daß
Freud nunmehr die durch die Massenbildung bedingten psychischen Veränderungen des einzelnen auf eine ihm aus der Psychotherapie bekannte Situation zurückführen kann. Das Individuum in der Masse ist einerseits an das Oberhaupt, den Vater, d.h. denjenigen, der sich psychisch an die Stelle des Vaters gesetzt hat oder gesetzt worden ist,
und andererseits an die anderen Massenindividuen libidinös gebunden
(FREUD 1963: 1o4): Verhältnisse also, wie sie aus der Familiensituation, in der die Kinder sowohl libidinöse Beziehungen zum Vater als
auch als Geschwister untereinander haben, bekannt und von der Psychoanalyse einer genaueren Analyse unterzogen wurden. Diese Rückführung der gesellschaftlichen Beziehungen auf die Familie hat Freud
den Vorwurf des "Familiarismus" (z.B. von LORENZER) eingebracht, ohne daß allerdings dieser Vorwurf als eine zureichende Kritik der
Freudschen Konstruktion anerkannt werden kann, noch auch hilfreich
ist, das, was die FREUDsche Konstruktion zu leisten vermag, zu erkennen.

Friedr. Vieweg & Sohn Verlag, Braunschweig/Wiesbaden

Die beiden in der Massenbildung herrschenden libidinösen Beziehungen sind nicht gleichartig, wie ja auch schon in der von FREUD ausführlich angeführten massenpsychologischen Literatur deutlich wird, wenn in dieser einerseits Hypnose und andererseits Ansteckung und deren Abkömmlinge als Grundlage der psychischen Veränderungen des Massenindividuums angegeben werden. Die hypnotische Beziehung dechiffriert FREUD als "uneingeschränkte verliebte Hingabe bei Ausschluß der sexuellen Befriedigung" (FREUD 1963: 126). Sie ist also eine Objektbesetzung, bei der eine sexuelle Befriedigung nicht zustande kommen kann und die sexuellen Strebungen von Anfang an mit zielgehemmten oder zärtlichen Komponenten versetzt sind oder in diese umgewandelt werden.

Aus der Verliebtheit sind die Charakteristika der psychischen Veränderungen des Massenindividuums - aber eben nur in Beziehung auf das eine geliebte Individuum - ja bekannt: die Affektsteigerung und die Herabsetzung der kritischen Denkfunktionen: gegenüber dem geliebten Objekt hat die Kritik zu schweigen. Das Liebesobjekt wird in gewissen Beziehungen an die Stelle der psychischen Instanz des Ichideals oder, wie FREUD später in "Das Ich und das Es" (1923) schreibt, (FREUD 1963: 256), des Überichs gesetzt. Ein Gleiches nun geschehe in der Masenbildung, bei welcher die Massenindividuen den Führer oder - im Falle einer Abstraktion - die führende Idee zum Liebesobjekt gewählt und an die Stelle ihres Ichideals gesetzt hätten, woraus zunächst sowohl die Hemmung der kritischen intellektuellen Funktionen als auch die Affektsteigerungen verständlich würden. Bei der Massenbildung nun zeige es sich, daß die einzelnen Massenindividuen, die alle in der "Gleichartigkeit der Lebensumstände" und in dem "Fehlen eines privaten Eigentums" die Voraussetzungen für eine "Gleichartigkeit der seelischen Akte" haben, wie FREUD in einer Anmerkung schreibt (FREUD 1963: 137), alle das gleiche Objekt an die Stelle ihres Ichideals oder Überichs gesetzt haben. Da aber keines von ihnen das Objekt tatsächlich haben kann, sind sie zu einem Stück Regression gezwungen und, weil sie insoweit gleich sind und auch sein sollen, identifizieren sie sich miteinander. FREUD kann aufgrund dieser Überlegungen eine Formel für eine noch nicht durch allzuviel sekundäre Organisation überformte und gegliederte Masse angeben: "Eine solche primäre Masse ist eine Anzahl von Individuen, die ein und dasselbe Objekt an die Stelle ihres Ichideals gesetzt und sich infolgedessen in ihrem Ich miteinander identifiziert haben" (FREUD 1963: 128). Merken wir gleich an, daß eine der Voraussetzungen dieser psychischen Formel der Massenbildung, das Fehlen eines privaten Eigentums und die Gleichartigkeit der Lebensumstände, die sowieso zur Anmerkung herabgesetzt war, in dieser Formel nicht mehr erwähnt wird, auch in der Untersuchung sonst nicht wieder Berücksichtigung findet. Zum psychischen Mechanismus der Identifizierung, der eine Grundlage des sozialen Gefühls bildet, ist gleich hinzuzufügen, daß er eigentlich eine Reaktionsbildung bzw. Umwandlung der aus der Konkurrenz herrührenden feindseligen Gefühle der Massenindividuen gegeneinander darstellt, die mit einer Regression von der Stufe der Objektwahl zu der der Identifizierung einhergeht. Diese Regression ist erzwungen, da keines der Massenindividuen den Führer tatsächlich haben kann; die unabgeführten oder unerfüllten libidinösen Strebungen verwandeln sich einerseits gegenüber dem Führer in zielgehemmte und andererseits gegenüber den anderen Massenindividuen in die Forderung nach Gleichheit und Gleichbehandlung, - eine Umwandlung der psychischen Strebungen, die zur Identifizierung der Massenindividuen untereinander führt.

FREUD konstruiert als grundlegenden Prozeß der Vermittlung von Menschen zwei psychische Mechanismen: erstens die Identifizierung

und zweitens die Objektwahl, sei es die direkte, sei es die zielgehemmte. Ich will noch gleich auf eine dritte aufmerksam machen: die
Übertragung; von dieser ist aber nicht klar zu sagen, ob sie ein
dritter, von den anderen beiden deutlich unterschiedener, psychischer Prozeß ist oder ob sie von diesen beiden nur durch den Charakter der Wiederholung oder der Wiederauflage von ursprünglich im Verhältnis zu den Eltern und Geschwistern angeeigneten psychischen Vor-
gängen unterschieden ist. Identifizierung und Objektwahl mit ihren
verschiedenen Schicksalen machen in dieser Konstruktion FREUDs die
Grundlage der gesellschaftlichen Synthesis oder Vermittlung aus.
Jeder einzelne Mensch hat durch diese Vorgänge Anteil an verschiedenen Massenbildungen, "an der seiner Rasse, des Standes, der Glau-
bensgemeinschaft, der Staatlichkeit usw.", die insgesamt die Gesellschaft ausmachen; er kann sich darüber hinaus, wie FREUD anmerkt,
"zu einem Stückchen Selbständigkeit und Originalität erheben" (FREUD
1963: 144). Übertragung, Identifizierung und zumindest die zielgehemmten Objektbesetzungen sind zumal in der Massenbildung nicht aus
Freiheit zustande gekommen, sondern perpetuieren die ihnen zugrunde
liegende infantile Abhängigkeit als psychische Mechanismen, auch
wenn später die unmittelbare Abhängigkeit von den Eltern beseitigt
ist; die infantile Abhängigkeit setzt sich in diese zur Charakter-
struktur geronnenen psychischen Mechanismen um; auf dieser Basis erscheint gesellschaftliche Vermittlung als durch die verinnerlichte,
zur Psychie selber gewordene Abhängigkeit begründet.

   Nun enthält die bisher dargestellte Konstruktion FREUDs ein un-
aufgeklärtes Moment: wieso lassen sich nämlich die Menschen in die
ihren eigenen Interessen und Bedürfnissen allzuhäufig widersprechen-
de Massenpsychologie drängen? Da es der äußere Zwang nach Freud nicht
sein soll, versucht er dies durch Erinnerung an seine Urgeschichtshypothese, die die andere Konstruktion gesellschaftlicher Vermittlung enthält, zu beantworten. Dieser Rückgriff war auch bereits durch
den Verweis auf die Bedeutung der Regression und durch den Vergleich
der Psyche der Massenindividuen mit der der Primitiven und Kinder
vorbereitet worden.

   In dieser Urgeschichtshypothese, mit welcher FREUD die Anfänge
der Religion, Sittlichkeit und der sozialen Organisation zu klären
trachtete - und die ich gleich noch näher darstellen werde - unterscheidet er einersetis die Psychologie des Oberhauptes der Urhorde,
das sich alle sexuellen Befriedigungen vorbehält, und andererseits
die Psychologie der übrigen Hordenmitglieder. Diese waren vom Urvater in die sexuelle Abstinenz und dadurch zur libidinösen Bindung an
ihn und untereinander gezwungen. Die Masse erscheint FREUD deshalb
"als ein Wiederaufleben der Urhorde" (FREUD 1963: 137). In der menschlichen Psyche aber habe die damalige Situation, da sie eben zum Beginn der Zivilisation geführt habe, "unzerstörbare Spuren in der
menschlichen Erbgeschichte" hinterlassen, und diese "archaische Erbschaft" nun erfahre jedesmal im Verhältnis zum Vater eine "individuelle Wiederbelebung" und werde zur Grundlage sowohl der Hypnoti-
sierbarkeit als auch der Unterwerfung der Massenindividuen unter den
Führer. Für unseren Zusammenhang ist dabei zunächst von untergeord-
neter Bedeutung, ob die "archaische Erbschaft" durch biologische
oder "soziale" Vererbung übermittelt wird. FREUD hält jedenfalls in
"Totem und Tabu" beide Arten der Vererbung psychischer Dispositionen
für möglich (FREUD 1968: 190f ). Der Führer der Masse sei noch immer
der gefürchtete Urvater, "die Masse will noch immer von unbeschränk-
ter Gewalt beherrscht werden..." (FREUD 1963: 142). Nun enthält die
Rückführung der Massenpsychologie auf die Situation der Urhorde neben ihrer Grundlegung noch ein weiteres Moment: nämlich die Indivi-
dualpsychologie des Urvaters und, da dieser in jeder Generation er-

setzt werden muß, die Möglichkeit, aus der Massenpsychologie a u s-
z u t r e t e n.  Darauf aber, so scheint es mir, kam es Freud in
dieser Untersuchung angesichts der Bildung der faschistischen Mas-
senbewegungen und ihrer sich bereits andeutenden Barbarei an: er
wollte zeigen, daß durch die "Möglichkeit der sexuellen Befriedigung"
der Austritt "aus den Bedingungen der Massenpsychologie" eröffnet
ist, indem durch sexuelle Objektbesetzungen und Befriedigungen der
Massenpsychologie die libidinösen Triebenergien, allgemeiner ausgedrückt: die psychische Grundlage, entzogen ist  bzw. gar nicht erst
gegeben ist; das Individuum erhält so ein Stück Freiheit von den
auf die infantile Abhängigkeit gegründeten zwanghaften Wiederholun-
gen eben dieser infantilen Abhängigkeit, die sonst auf die Beziehungen zu allen Menschen übertragen werden. Das Skandalon aber dieser
Schrift ist, wenn ich es einmal provokativ formulieren darf, daß sie
zugleich als Handlungsanweisung für das faschistische Führertum gelesen werden kann und insoweit, als sie die äußeren Bedingungen eines
Widerstandes gegen den Faschismus - so hat es fast den Anschein -
systematisch hintansetzt, subjektiv einen politisch hilflosen Anti-
faschismus darstellt.

In der anderen, historisch früheren Konstruktion schreibt Freud,
daß die Gesellschaft "auf der Mitschuld an dem gemeinsam verübten
Verbrechen, die Religion auf dem Schuldbewußtsein und der Reue darüber, die Sittlichkeit teils auf den Notwendigkeiten dieser Gesellschaft, zum anderen Teil auf den vom Schuldbewußtsein geforderten
Bußen" beruht (FREUD 1963: 176). Wie ist das die Gesellschaft fun-
dierende Schuldbewußtsein zustande gekommen, und um welches Verbrechen handelt es sich hier? FREUD geht in dieser Untersuchung von der
damals heftig diskutierten Frage nach der Bedeutung und Entstehung
des Totemismus, der als die erste Form der Religion angesehen wurde,
und der mit diesem verbundenen Exogamie aus; die Konstruktion seiner ersten Theorie einer psychologischen Vermittlung der Gesellschaft
ergab sich ihm sozusagen als Nebenprodukt. Der Totemismus, dessen
Universalität als einer historischen Stufe der Religions- und Gesellschaftsbildung heute z.T. bestritten wird, dessen objektive Existenz außerhalb der Köpfe einer Anzahl von Forschern, z.B. von LÉVI-
STRAUSS, überhaupt geleugnet wird, ist eine Religion, in der eine
Gruppe von Menschen einer Gesellschaft in einer besonderen Beziehung
zu einer Tier- oder Pflanzenart, seltener zu toten Gegenständen oder
Abstrakta steht. Die Totemclanmitglieder betrachten ihren Totem als
Ahn- und Schutzherrn und fürchten ihn, sich selber aber sehen sie
als dessen Abkömmlinge und damit untereinander als Brüder und Schwestern ohne Berücksichtigung der wirklichen physischen Verwandtschaft
an, weswegen es als eine der größten Versündigungen galt, einen Clan-
genossen zu töten. Den Mitgliedern eines Totemclans ist es in der
Regel auch untersagt, das Totemtier zu töten und zu essen oder sonstwie zu gebrauchen, z.B. im Falle eines Baumes sich in dessen Schatten zu setzen. Mit dem Totemismus, der in Nordamerika, auf den pazi-
fischen Inseln, Australien und Afrika nachzuweisen ist, ist - recht
häufig sogar unmittelbar - die Exogamie verbunden, welche vorschreibt,
daß ein Mann keine Frau seines Totemclans heiraten oder mit ihr auch
nur sexuelle Beziehungen haben darf. Bei dem Paradebeispiel des Totemismus, den zentralaustralischen Aranda, allerdings bilden Totemismus und die Heiratsregulierungen zwei zunächst getrennte Systeme.
Ohne auf die zahlreichen Erklärungsversuche für diese beide gesellschaftlichen Einrichtungen einzugehen, wende ich mich gleich der
Freudschen Ansicht zu.

FREUD wiederum knüpft an der von ihm ernster als von den meisten
Totemismusforschern genommenen Mitteilung der Primitiven an, daß
der Totem der Ahn- und Stammvater sei bzw. als Vater betrachtet wer-

de. Unter diesem Gesichtspunkt aber, daß der Totem einen Vaterersatz
darstellt, zeigt es sich, daß die beiden im Totemismus als die größten angesehenen Verbrechen, nämlich das Totemtier oder einen Clange-
nossen zu töten und unerlaubten, d.h. außerhalb bestimmter kultischer
Veranstaltungen, Geschlechtsverkehr mit einer Frau des eigenen Totemclans zu haben, inhaltlich übereinstimmen mit den beiden im Falle
einer Neurose unerledigten Wünschen, so daß die Erfahrungen der Psychoanalyse zur Aufklärung des Totemismus und damit, wie lange Zeit
angenommen wurde, zugleich der Entstehung der menschlichen Gesellschaft herangezogen werden können. Jedes Kind mache in seiner Entwicklung eine Phase durch, in der es die Mutter zum ersten Sexualobjekt nehme und zugleich eine Strebung entwickle, den Vater, da er
dieser ersten Objektwahl im Wege ist, zu beseitigen. Beide Strebungen können jedoch nicht aufrechterhalten werden und verfallen der
Verdrängung. Im Falle der Neurose nun hatte Freud entdeckt, daß diese beiden Strebungen im Unbewußten festgehalten werden und zur neurotischen Erkrankung bei Vorliegen einer Reihe von zusätzlich ein-
tretenden Bedingungen führen. Im anderen Fall aber werden die libidinösen und feindseligen Strebungen des Ödipuskomplexes aufgegeben
und die Reaktionen der Eltern auf sie verinnerlicht. Sie bilden dann
den Kern des Überichs, das vom Vater die Strenge entlehnt, sein Inzestverbot perpetuiert und so das Ich gegen die Wiederkehr der ödipalen Objektbesetzungen und gegen die Todeswünsche gegenüber dem Vater sichert. Das Überich wird zu einer inneren Instanz, deren wesentlicher Teil auch das genannte Schuldbewußtsein enthält und die zugleich in den verallgemeinerten Reaktionsbildungen auf die ödipalen
Strebungen zu einer Grundlage des sozialen Handelns werden, so wenn
das Verbot, den Vater zu töten, die allgemeine Form "Du sollst nicht
töten" erhält.Im Überich sind die gesellschaftlichen Vorschriften der
Moral usw. aus äußeren Setzungen in die Psyche aufgenommen und zu
einer z.T. unbewußt wirkenden Instanz geworden. Die Differenzierung
der Psyche ist insoweit ein gesellschaftliches Produkt. Die beiden
Gesetze des Totemismus wären durch die Übereinstimmung mit den heute noch von jedem Menschen durchzumachenden Entwicklungen, in denen
soziales Verhalten aus einem Äußeren zu einem Inneren gemacht wird
und als Sittlichkeit eine Grundlage der Gesellschaft bildet, zugleich
die ersten Gesetze der Menschheit. Wie sind nun die Urmenschen auf
die Einführung dieser Gesetze und ihre psychische Verankerung gekommen?

   FREUD versucht dies durch eine von ihm selber später als "Mythos"
oder gar "wissenschaftlicher Mythos" genannte Erzählung zu rekonstruieren, die aber gegenüber anderen Versuchen den Vorzug hat, daß sie
die Entstehung sowohl des Totemismus wie der menschlichen Psyche als
ein historisches und gesellschaftliches Resultat menschlicher Tätigkeit auffaßt und ihre Erfahrungsgrundlage in heute nachzuweisenden
psychischen Prozessen hat. Diese Erzählung geht von der DARWINschen
Konstruktion des vorgesellschaftlichen Lebens der Menschen aus, die
den letzten Naturzustand des Menschen aus den Gesetzen der natürlichen und geschlechtlichen Zuchtwahl, also den allgemeinen Gesetzen
der Evolution, herleitet. Nach dieser Auffassung DARWINs hätten die
Menschen in kleinen Horden gelebt, in denen ein allmächtiger Urvater
über eine Anzahl von Frauen eifersüchtig geherrscht habe. Die männlichen Nachkommen seien entweder getötet, kastriert oder vertrieben
worden, wenn sie sich den Frauen der Urhorde genähert hätten. Da die
Frauen der Urhorde die Mütter und Schwestern der Vertriebenen gewesen seien, sei hier zum ersten Mal de facto das Inzestverbot durchgesetzt worden. Auch die Achtung des Vaters als Gegenstück zu den
aus den Verhältnissen begreiflichen aggressiven Wünschen sei durch
dessen Gewalttätigkeit durchgesetzt worden. Die vertriebenen Brüder
hätten sich in einer Horde zusammengetan und vielleicht mit einer

geraubten oder dem Vater entsprungenen Frau zusammengelebt, vielleicht habe sie auch Homosexualität miteinander verbunden.

Eines Tages nun, so hebt FREUD an, hätten sich die Brüder zusammengetan und gemeinsam den Vater erschlagen und aufgefressen. "Vereint wagten sie und brachten zustande, was jedem einzelnen von ihnen unmöglich gewesen wäre" (FREUD 1963: 171). Als Nebenbedingungen
nennt FREUD noch: "Vielleicht hatte ein Kulturfortschritt, die Handhabung einer neuen Waffe, ihnen das Gefühl der Überlegenheit gegeben". Doch das Ziel der gemeinsamen Tat, sich durch die Ermordung
des gehaßten und bewunderten Urvaters Zugang zu den von ihm eifersüchtig gehüteten Frauen zu verschaffen, war kaum erreicht, da droh-
te die eben geschaffene soziale Organisation der Brüderhorde durch
die gegenseitige Konkurrenz wieder zu zerfallen. Die Brüder richte-
ten deshalb - vielleicht nach Überwindung schwerer Zwischenfälle -
die beiden Verboten des Urvaters wieder auf, indem sie alle auf die
Frauen verzichteten und zugleich festlegten, daß es keinem ergehen
sollte wie dem Urvater. So sei die erste soziale Organisation mit
den beiden Bestimmungen des Inzestverbotes und des Verbotes zu töten
zustande gekommen. Ohne auf die zahlreichen Einwände gegen diese die
menschliche Psyche wie Gesellschaft begründende Konstruktion einzugehen, möchte ich nur einen offensichtlich bislang nicht bemerkten
Konstruktionsfehler FREUDs darlegen. Die FREUDsche Konstruktion hält
nämlich nicht alles, was sie verspricht und behauptet: sie erklärt
die Anfänge der sozialen Organisation nämlich nur zur Hälfte. Nach
der schrecklichen Tat des Urvatermordes bleibt eine Horde von Männern und Frauen zurück,die, von einem Vater stammend, dessen Inzestverbot verinnerlicht haben und deshalb für einander sexuell tabu sind.
Diese Männer und Frauen aber machen keine existenzfähige soziale Organisation aus, denn weder gibt es in der Horde Männer für die Frau-
en noch Frauen für die Männer, d.h., was nach dem Urvatermord übrig-
geblieben ist, ist im besten Falle die zukünftige Hälfte eines Stammes - oder wie FREUD sagt: eines Männerverbandes -, aber noch kein
Stamm, dessen primitivste Organisation (gemäß der Konstruktion) zumindest aus zwei exogamen Hälften (real meist vier Vierteln oder
acht Achteln) besteht und bestehen muß, da sonst die sexuellen Bedürfnisse kein erlaubtes Objekt und damit keine Befriedigung finden
können, überhaupt das physische Weiterbestehen dieser Horde unmöglich scheint. Damit ein Stamm daraus werden kann, bedarf es mindestens einer weiteren solchen Horde, mit der ein B ü n d n i s  geschlossen werden kann oder der Teilung der Horde, so daß ein Bündnis
der einen Hälfte mit der anderen - auch unter Einbeziehung des Vaters - die erste soziale Organisation möglich macht. Dann aber beruht die Gesellschaft - neben ihrer von FREUD in dieser Schrift auch
anerkannten materiellen Basis in der Erfüllung der "Anforderungen
der Selbsterhaltung" - auf einem wahrscheinlich von den Frauen ge-
stifteten Bündnis. Und ich sehe keinen Grund, warum dann nur oder
auch nur primär das Schuldbewußtsein in das die soziale Organisation
begründende und auch repräsentierende Überich eingegangen sein soll
und zur psychischen Grundlage der Gesellschaft wird und nicht auch
dieses Bündnis. Merkwürdigerweise ist FREUD, der zwar an einer Stelle auch auf den Vertragscharakter des Totemismus hinweist, in diesem Punkte einem Hinweis aus der Analyse des "kleinen Hans" nicht gefolgt: "Krankheit und Analyse" des "kleinen Hans" schließlich mit einer
Phantasie ab, nach welcher Hans die Mutter, der Vater aber die Großmutter bekommen soll: "Es geht alles gut aus. Der kleine Ödipus hat
eine glücklichere Lösung gefunden, als ihm vom Schicksal vorgeschrieben ist. Er gönnt seinem Vater, anstatt ihn zu beseitigen, dasselbe
Glück, das er für sich verlangt, er ernennt ihn zum Großvater und
verheiratet ihn auch mit der eigenen Mutter" (FREUD 1966: 364 und
332 ).

Friedr. Vieweg & Sohn Verlag, Braunschweig/Wiesbaden

Die zwei von FREUD bei verschiedenen Gelegenheiten vorgetragenen Versuche, gesellschaftliche Vermittlung psychisch zu bestimmen, sind nicht gleichartig. Die hier zuerst abgehandelte Theorie aus der "Massenpsychologie" behauptet unter Ausklammerung der äußeren Zwänge und unter Hintansetzung der Tatsache, daß die Äußerungen der Selbsterhaltungstriebe auch ein Fundament jeder gesellschaftlichen Vermittlung darstellen, das Bindeglied der Gesellschaft in Liebesbeziehungen oder Gefühlsbindungen zu erkennen, indem durch Identifizierungen, direkte und abgelenkte Objektbesetzungen und durch den Mechanismus der Übertragung die Beziehungen der Menschen untereinander hergestellt werden. Gesellschaft und gesellschaftliche Beziehungen stellen sich dar als universalisierte Übertragung von ursprünglich im Verhältnis zu den Eltern und Geschwistern angeeigneten Verhaltensweisen, Charaktermerkmalen und Triebschicksalen, die alle aus unmittelbaren Abhängigkeitsverhältnissen resultieren. Diese psychischen Strukturen können, wie die Psychoanalyse eindringlich bewiesen hat, nicht ohne weiteres und zum Teil überhaupt nicht, jedenfalls nicht individuell, abgestreift werden, auch wenn später sachliche Beziehungen zu den persönlichen Abhängigkeiten hinzutreten. Auch hier gilt, daß das vergangene Sein - im Unbewußten zeitlos aufgehoben - das gegenwärtige Sein bestimmt und sich - geronnen in der psychischen Struktur - zum Wesen verwandelt hat, wie HEGEL es so eindringlich in seiner "Logik" dargelegt hat (HEGEL 1966, 2. Teil: 3ff.).

Primitive Stämme nun scheinen durch ihre allgemeine Anwendung der Begriffe Vater, Mutter, Bruder usw., d.h. durch ihr klassifikatorisches Verwandtschaftssystem, welches eine Grundlage ihrer gesellschaftlichen Organisation ist, anzudeuten, daß tatsächlich libidinöse Beziehungen eines ihrer wesentlichen Bindeglieder ausmache. Eine moderne Industriegesellschaft mit entfalteten sachlichen Bedürfnissen und einem entsprechend differenzierten System von Produktion und Austausch aber basiert auf eben diesem Austausch von vergegenständlichter Arbeit, damit ebenso auf dem Arbeitsprozeß selber, der die Menschen miteinander vermittelt. Insoweit die Arbeit ihren zufälligen und zugleich zwanghaften Charakter abstreift, wird sie selber zu dem, was Synthesis stiftet. Die Hintansetzung der Arbeitsverhältnisse, die FREUD nur unter dem Gesichtspunkt der sich ihnen auflagernden libidinösen Beziehungen betrachtet, verstellt ihm - jedenfalls in "Massenpsychologie und Ichanalyse" - den Blick für die objektive, das meint hier sachliche Seite gesellschaftlicher Vermittlung; und fast ebenso ergeht es ihm mit dem zwar immer erwähnten, aber nie näher untersuchten äußeren Zwang, der bei ihm - ähnlich wie in den wirklichen sozialen Verhältnissen - mit dem Mantel libidinöser Bindungen zugedeckt wird und dadurch, wie nicht vergesen werden darf, für die Individuen erträglich und zugleich vergessen gemacht wird.

In "Totem und Tabu" hingegen basiert Gesellschaft auf einer kollektiven Tat, die selber durch das "Zusammentreten von egoistischen und erotischen Komponenten zu besonderen Einheiten": den 'sozialen Trieben' (FREUD 1968: 91), entstanden ist. Gesellschaft ruht psychisch auf einer Mischung der Selbsterhaltungstriebe und der Sexualtriebe und ist nur um den Preis regulierter, d.h. auch eingeschränkter Sexualbefriedigung möglich. Die Aufrichtung der beiden Gesetze des Totemismus und deren Introjektion in jeden einzelnen und Verwandlung in eine psychische Instanz ist begriffen als Resultat "kollektiver Arbeit"; diese ist deutlich von neurotischen Phänomenen unterschieden, wenn FREUD schreibt: "die Neurosen" sind "asoziale Bindungen; sie suchen mit privaten Mitteln zu leisten, was in der Gesellschaft durch kollektive Arbeit entstand". In der Massenpsychologie ist gesellschaftliche Vermittlung, wenn ich einmal FREUDs "wissenschaftli-

chen Mythos" zur Leitlinie machen darf, eigentlich noch vor der gemeinsamen Tat der Brüder, der Ermordung des Urvaters, angesiedelt,
in "Totem und Tabu" ist Gesellschaft erst Resultat dieser gemeinsamen Tat. Man kann fast den Eindruck gewinnen, als versuche FREUD,
die Möglichkeit einer kollektiven gesellschaftlichen Veränderung von
sich über ihre Interessen verständigenden Menschen, und als solche
ist der Urvatermord und das Bündnis ohne jeden Zweifel zu interpretieren, gar nicht erst ins Blickfeld geraten zu lassen, indem er nur
noch eine individuelle und keine kollektive Befreiung aus der Massenpsychologie aufsucht. Auch die in Totem und Tabu ausgebreitete Konstruktion gesellschaftlicher Vermittlung basiert auf der Familiensituation, und Gesellschaft stellt sich psychisch gesehen durch die
genannten Mechanismen der Identifizierung, Objektbesetzung und Übertragung her, ihre Begrenztheit ist insoweit bestimmt, als sie die
sachliche Seite der Beziehungen der Menschen immer nur auf unmittelbare persönliche Beziehungen zurückführt.

Was aber leistet diese Theorie? MARX hat einmal in den 'Grundrissen' drei Typen gesellschaftlicher Vermittlung unterschieden; ich
ziehe diese Stelle in extenso als Gegenstück heran, um durch die Differenz die Bedeutung der FREUDschen Konstruktion sichtbar werden zu
lassen. MARX schreibt: "Im Tauschwert ist die gesellschaftliche Beziehung der Personen in ein sachliches Verhalten der Sachen verwandelt; das persönliche Vermögen in ein sachliches. Je weniger gesellschaftliche Kraft das Tauschmittel besitzt, je zusammenhängender es
noch mit der Natur des unmittelbaren Arbeitsproduktes und den unmittelbaren Bedürfnissen der Austauschenden ist, um so größer muß noch
die Kraft des Gemeinwesens sein, das die Individuen zusammenbindet,
patriarchalisches Verhältnis, antikes Gemeinwesen, Feudalismus und
Zunftwesen (...) Jedes Individuum besitzt die gesellschaftliche
Macht unter der Form einer Sache. Raubt der Sache diese gesellschaftliche Macht und ihr müßt sie Personen über Personen geben".

MARX fährt fort: "Persönliche Abhängigkeitsverhältnisse (zuerst
ganz naturwüchsig) sind die ersten Gesellschaftsformen, in denen
sich die menschliche Produktivität nur in geringem Umfang und auf
isolierten Punkten entwickelt. Persönliche Unabhängigkeit auf sachlicher Abhängigkeit gegründet, ist die zweite große Form, worin sich
erst ein System des allgemeinen Stoffwechsels, der universalen Beziehungen, allseitiger Bedürfnisse, und universeller Vermögen bildet. Freie Individualität, gegründet auf die universelle Entwicklung
der Individuen und die Unterordnung ihrer gemeinschaftlichen, gesellschaftlichen Produktivität, als ihres gesellschaftlichen Vermögens, ist die dritte Stufe" (MARX 1953: 75). Die erste der von MARX
genannten Stufen, die persönlichen Abhängigkeitsverhältnisse, bilden einerseits die historische Voraussetzung der zweiten, in der die
Menschen durch den Austausch vergegenständlichter Arbeit und den Arbeitsprozeß selber sich vermitteln, und existieren andererseits in
den Familienverhältnissen, wie die Psychoanalyse in jedem einzelnen
Fall nachweisen kann, schließlich verinnerlicht in der Psyche fort.
Die persönlichen Abhängigkeitsverhältnisse oder, in FREUDs Begriffen, die libidinösen Beziehungen oder Gefühlsbindungen sind nicht
nur die historischen Voraussetzungen der Entwicklung sachlicher Beziehungen, sondern zugleich die aktuelle; denn die Menschen erwerben
nun einmal in den persönlichen Abhängigkeitsverhältnissen der Familie ihren Charakter und die ihr Leben weitgehend bestimmenden psychischen Strukturen, über die sie später im einzelnen nur bis zu
einem je bestimmten Grade sich erheben können, selbst dann, wenn die
persönlichen Abhängigkeitsverhältnisse der elterlichen Familie aufgehoben sind. Auch mit den Mitteln der Psychoanalyse ist die Aufhebung der fortdauernden Herrschaft des vergangenen Seins über das ge

genwärtige nur bis zu einem gewissen Grade möglich, indem an die
Stelle der durch die Übertragungsverhältnisse gekennzeichneten Wie-
derholungen zumindest in Teilbereichen Objektbeziehungen gesetzt
werden.

Die gesellschaftlichen Beziehungen der Menschen scheinen - und
damit möchte ich zum Ende kommen - aus Übertragungsverhältnissen zu
bestehen, wie die Psychoanalyse demonstriert; sachlich basieren sie
aber auf dem Austausch vergegenständlichter Arbeit zur Befriedigung
der Bedürfnisse, doch können die von jedem einzelnen eingegangenen
sachlichen Beziehungen ihre phylogenetische und ontogenetische Voraussetzung, die Übertragung, nicht abstreifen; in jene erfolgreich
einzugreifen, wird ohne deren Veränderung nicht gut möglich sein.


## LITERATUR

FREUD S. 1966. *Analyse der Phobie eines fünfjährigen Knaben.* Gesammelte Werke
Bd. VII, London-Frankfurt a.M.

-- 1968. *Totem und Tabu.* Gesammelte Werke Bd. IX, London-Frankfurt a.M.

-- 1963. *Massenpsychologie und Ichanalyse.* Gesammelte Werke BD. XIII, London-Frankfurt a.M.

HEGEL G.W.F. 1966. *Wissenschaft der Logik.* 2 Tle. Hamburg

LÉVI-STRAUSS C. 1965. *Das Ende des Totemismus.* Frankfurt a.M.

MARX K. 1953. *Grundrisse der Kritik der politischen Ökonomie.* ( Rohentwurf ). Berlin.

Friedr. Vieweg & Sohn Verlag, Braunschweig/Wiesbaden

# Bilder der Wissenschaft. Sieben Geschichten aus einem Satz für George Devereux

## Ulrich Sonnemann

### 1

Das Problem stand so lange im Raum, bis es sich - nur von wenigen unter den Tagenden als es selber erkannt - wieder hinsetzte.

### 2

Dem Verhaltensforscher B., einem auf Objektivität haltenden, konsequenten Methodiker, der, nach jahrelanger Arbeit, soeben eine Schrift: "Grünkohl und Nina Ricci. Zum Verhältnis der Wirkungen differierender Duftnoten auf die Ablaufstrukturen des Sexualverhaltens von Mäusen" in einem so erschöpfenden nächtlichen Endspurt, daß er noch am Schreibtisch in Schlaf fiel, vollendet hatte, erschien eine Maus, die seine Thesen ihren Artgenossen mit verständnisvoller Geduld zu erklären suchte, sich aber nicht durchsetzen konnte, da diese, die sich in ihrem Argwohn gegen alles, was nicht a posteriori sich beriechen läßt, nicht erschüttern ließen, den Gebrauch von Begriffen als eine unwissenschaftliche Voraussetzung auspfiffen.

### 3

Von einer neu erworbenen Quarzlampe ebenso schön gebräunt wie in dem Gedanken befeuert, die Probleme der Kernenergie dadurch der Lösung zu nähern, daß man ihren Müll in die Sonne schösse, hatte die junge Physikerin eben im Traum "man kann ihn doch nicht kompostieren!" gemurmelt, als ihr Freund, der neben ihr wachgelegen und statt "kompostieren" "kompromittieren" verstanden hatte, sie erst aufweckte, dann von Wallungen seiner rasend herumrätselnden Eifersucht so entbrannt war, daß er gar nicht erst nach dem Traum forschte, sondern die Sonne, die auf ihrem Nachttisch stand, in den Müll schoß.[+]

### 4

Nach Lektüre eines wissenschaftlichen Aufsatzes über die Bodenlosigkeit der paradoxen Probleme, die sich aus der mutmaßlichen Rolle von *Tachyonen* im Universum ergeben müssen: kleinsten Teilchen, die sich schneller als Licht bewegen, so daß sich nach der Relativitätstheorie von ihrer Position aus gemessen die Zeit umgekehrt - früher ankommt als abfahren wird, wer mit ihnen reist - hatte Zacha-

rias geträumt, daß man vermittels solcher Tachyonen aus der Zeit
nach seinem Tode ihn antelefoniere, die Verständigung aber zu wünschen lasse; als ihn sein Telefon wirklich weckte, er zu seinem
Leidwesen aber den Anrufer, der mit dem Tonfall dringlicher Frage-
sätze lebhaft in einem unbekannten Idiom sprach, trotz Bemühungen
in fünf Sprachen - nacheinander probiert - nicht verstehen konnte
und der Fremde, offenbar enttäuscht - man hörte es seiner Stimme
an; aber was konnte Zacharias tun? - schließlich auflegte. [*]

5

In alten Kurlisten des berühmten Bades blätternd, in das er sich
zur Heilung eines chronischen Leidens begeben hatte, sah er sich,
als er auf den Namen seiner Mutter stieß, die nach der Familienüber-
lieferung gänzlich unvermutet an seiner Geburt ein dreiviertel Jahr
später gestorben war, in die Lage versetzt, nach ihrer Krankengeschichte zu forschen, was ihn sehr weit verschlug und nach einiger
Zeit zum Ergebnis hatte, daß seine Existenzschuld an ihrem Tode als
Mythologem seines Vaters erwiesen und mit diesem Komplex auch sein
Leiden - als dessen physische Verwandlung durchschaubar geworden -
von ihm genommen war; der jähe Entzug seiner beiden Lebensthemen
ihn aber so entleert, ohne Rat und Richtung, zurückließ, daß er in
letzter Würdigung ihrer notorischen Möglichkeiten in eben jener Heil-
quelle sich ertränkte, die ihn ermöglicht hatte.

6

Seit ihr Mann sie mit der Gleichung - die zu ihrer Erheiterung
gemeint war - verdrossen hatte, selbst das Älterwerden scheine ihrem Aussehen nur so viel anzuhaben wie sie selber zu wenig, testete
sie den Satz auf seine wissenschaftliche Verläßlichkeit, daher in
Feldversuchen, bei denen sie zur Extrapolation der Hypothesenkon-
stante nicht das mindeste anhatte.

7

*Der Urschrei*. Der Urschrei, der auf die gleichnamige Psychotherapie in der Tat eines Tages antwortete, fiel so gellend aus, daß noch
in ihrem Kilometer entfernten Gehege die Elefanten in eine Panik ge-
rieten, von deren herzzerreißenden Schadensfolgen sich der Zoo der
Stadt - die sich mit diesen allein sah, als dem regreßpflichtigen
Therapeuten auch noch das Konto platzte - nach dem Trommelfell - nie
erholt hat.

[*] Vorveröffentlicht ("Epische Epigramme") in: *Akzente* 6/1977, S. 536-539.

Friedr. Vieweg & Sohn Verlag, Braunschweig/Wiesbaden

# Ursprung, Sein und Ewigkeit: der Dualismus als zentrales Problem der menschlichen Existentialität

**Klaus E. Müller**

## 1. Priorität

"Wer zuerst kommt, mahlt zuerst" lautet eine deutsche Spruch-
weisheit, die in dieser Form allerdings ursprünglich dem Sachsen-
spiegel (entstanden um 122o) EIKE von REPKOWs enstammt. Der Anspruch
indessen, dem sie in so lapidarer Weise Ausdruck verleiht, besaß
nicht nur für die mittelalterliche Rechtsprechung, sondern allgemein
auch für das Gewohnheitsrecht naturvölkischer Gesellschaften Geltung,
ja lebt noch in der modernen Jurisdiktion weitgehend ungebrochen
fort und basiert, worin man den Grund für seine Durchsetzungskraft
sehen darf, auf einem *generellen Verhaltensprinzip*, das für das Zusammenleben der Menschen und die Kulturgeschichte immer von schlechthin grundlegender Bedeutung war.

Bevor jemand sich niedersetzen und ungestört "mahlen" kann, muß
bereits viel geschehen sein, was alles erst die Voraussetzung dafür
darstellt, daß er sich dem Genuß seiner Mahlzeit mit gutem Gewissen
zu überlassen vermag. Die Tafel, an der er speist, das Haus, in dem
er lebt, das Land, aus dessen Erträgnissen er seinen Unterhalt be-
streitet, seine Stellung in der Gesellschaft u.v.a.m. bilden immer
schon Rechtspositionen, die bereits lange zuvor in eindeutiger und
gültiger Weise geregelt sein müssen, ehe er die Befugnis besitzt,
sich zu einer bestimmten Zeit an einen bestimmten Tisch zu setzen
und in eine bestimmte Schüssel zu langen.

Einer allgemein bei Naturvölkern gängigen Regel zufolge gehört
einem stets, was man *als erster* gefunden, entdeckt, hergestellt bzw.
produziert oder auch durch Tausch gegen Eigenprodukte erworben hat
(HOEBEL 1968: 81ff). Die wichtigsten Aspekte bilden dabei das Finden bzw. Entdecken und das Herstellen bzw. Gestalten. Besitzrechte
kann so beispielsweise ein Jäger geltend machen, dessen Pfeil bei
einer Gemeinschaftsjagd als erster das Beutewild traf. Er hat dann
etwa Anspruch auf das Fell des Tieres oder einen bestimmten Vorzugs-
bissen und spricht ein entscheidendes Wort bei der Verteilung des
Fleisches mit. Das gleiche gilt für die Entdeckung von Rohstoffquel-
len, Fruchtbäumen, Nutzhölzern, Honignestern usw.  Auf Land
pflegen Individuen oder Gruppen Eigentumsansprüche zu erheben, die
meinen, mit Fug behaupten zu dürfen, daß ihre Vorfahren es als erste
betreten und so eben "in Besitz genommen" haben. Zahlreiche Völker
wissen genau die Stelle anzugeben, an der ihre Urahnen dereinst der
Erde entstiegen, sich an einem Seil vom Himmel herabließen oder von
der Schöpfergottheit erschaffen wurden. Sie befindet sich üblicher-
weise im zentralen Innern ihres Territoriums, bildet eine geheiligte
Stätte - und liefert den sichtbaren Nachweis für die Legitimität ihres Besitzanspruchs. Innerhalb eines Ethnos gehört, entsprechend, den
einzelnen Sippen (Klanen) jeweils das Land, das ihre Vorfahren als
erste besiedelten (vgl. z.B. GRIGSON 1949: 119, Maria Gond, Indien).
Da es sich dabei aber immer nur um einen sukzessiv voranschreiten-
den Landnahmeprozeß handeln konnte, erhebt zumeist eine der Sippen
Anspruch auf die *absolute* Priorität, d.h. gibt vor, daß *ihre* Ahnen
die Erstansässigen im Stammesland waren. Die Ursitze derartiger "Ur-
einwohner-" oder "Gründersippen", wie sie bei Seßhaften überall auf

der Welt bezeugt sind, befinden sich gewöhnlich im - sakralen - Zentralareal des Territoriums, etwa in einem "Urdorf" oder einer Gruppe solcher Erstansiedlungen (vgl. z.B. ZWERNEMANN 1977: 87f., Moba, Togo; ELWIN 1950: 6, Bondo, Indien; LUKESCH 1968: 9, Kayapó , Brasilien; GOLDMAN 1963: 91, Cubeo, Kolumbien); ihre Angehörigen, vor allem aber ihre Oberhäupter,wie beispielsweise die "Erdherren" im Westsudan, besitzen besondere Privilegien, von denen noch die Rede sein wird.

Dergleichen vermag sich indessen tagtäglich und überall, wo Menschen zusammenleben, zu wiederholen. Mythos und "Geschichte" dienen hier lediglich als *ideologischer* Vorwand quasi zur *Letztbegründung* eines offensichtlich *problematischen* Anspruchs. In Wahrheit handelt es sich um ein *zeitunabhängiges Verhaltensprinzip*. Bestimmte begünstigte oder sonstwie ansprechende Plätze, die es sich einzunehmen lohnt, zumal wenn sie zeitweilig "herrenlos" scheinen, bieten sich zwar nicht mehr, wie weiland den Entdeckungsreisenden, Eroberern und Kolonisatoren, in der weiten Welt, wohl aber einem jeden in seinem eigenen engeren Umfeld dar: auf Bänken in Parks, am Strand, in Restaurants, im Eisenbahnabteil, in Seminarräumen und Lesesälen öffentlicher Bibliotheken. Auch hier überall gilt, einer Art Gewohnheitsrecht zufolge: Wer als erster einen derartigen Vorzugsplatz einnimmt, erwirbt sich für die Dauer seines Aufenthaltes, der Reise, des Veranstaltungszyklus usw. ein gewisses *Anrecht* darauf, dessen Verletzung durch andere mit deutlichem Unwillen vermerkt wird (WALTHER 1977: 580). Ja gewöhnlich erhält der Betreffende sogar noch das Privileg zugebilligt, auch über das nähere Umfeld zu verfügen. Hinzutretende pflegen ihn - durch einen Blick, eine Geste oder eine entsprechende Frage - um Erlaubnis zu bitten, ehe sie sich die Freiheit gestatten, in seiner unmittelbaren Nähe Platz zu nehmen. Unter Umständen kann sie die Art der Reaktion, etwa die Andeutung von Befremden oder ein leichtes Zögern bei der Antwort, auch zur Aufgabe ihres Vorhabens veranlassen.

Besitzansprüche bedürfen, um sie für andere unzweifelhaft kenntlich zu machen, einer möglichst markanten Dokumentierung. Auf einen Platz im Eisenbahnabteil kann man, wenn man ihn vorübergehend verläßt, eine Zeitung legen; im Lesesaal ordnet man auf dem Arbeitstisch seine Schreibutensilien und Bücher in einer Weise - etwa in einem rohen Geviert - an, die das okkupierte Territorium dem Nachbarn oder potentiellen Eindringlingen gegenüber eindeutig abgrenzt (EIBL-EIBESFELDT 1971: 90f.). Gegenstände, die einem einzelnen, einer Familie oder Gruppe gehören, werden, wo jedenfalls ihre Zugehörigkeit zweifelhaft sein könnte, mit Eigentumsmarken - den Initialen des Namens, Wappenzeichen, bestimmten Symbolen, Ornamenten usw. - versehen. Häuser, Siedlungen und Landesterritorien hebt man auf analoge Weise als Eigenbereiche hervor, indem man sie förmlich *belegt*, bzw. ausstattet mit Gütern der eigenen Kultur, und zwar mit dinglichen, mit Bauwerken, Bewässerungsanlagen usw. ebenso wie mit Formen der sozialen Organisation, Rechtsnormen, Kulten und Vorstellungstraditionen. Alles dies aber sind Schöpfungen der *eigenen* Götter, Urheroen und Ahnen, sind bewußte *Gestaltungen* und gehen insofern auf Akte zurück, in denen, aus Chaos und Regellosigkeit, aus noch Ungeformtem oder anders Gebildetem, die Formen und Traditionen der heute gültigen Seins- und Lebensordnung *entstanden:* Wieder aufgrund des Prioritätsprinzips begründet ihr Bildeprozeß ihr spezifisches Sosein, erscheinen ihre Schöpfer den Jetztzeitmenschen gegenüber als "höhere", d.h. notwendig transzendente (weil der empirischen Schöpfung vorgeordnete) Wesenheiten und verleihen damit der traditionellen Seinsordnung die allen Zweifeln enthobene sakrosankte Legitimation und sichert schließlich deren Zugehörigkeit zur eigenen Gruppe die Rechtmäßigkeit des Besitzanspruchs - was die eigenen Götter, Urheroen und Ahnen geschaf-

Friedr. Vieweg & Sohn Verlag, Braunschweig/Wiesbaden

fen bzw. eingesetzt haben, bildet das legitime Besitztum ihrer Nach-
fahren; diese setzen nur fort, was jene, vorbildlich, erstinstitu-
tionalisierten. Stellt sich ein Bauer ein Ackergerät her oder baut
sich ein Haus, so zählt beides, der urzeitlich-paradigmatischen Setzung zufolge, zum Kulturgut seiner Gruppe, gehört jedoch, kraft seines persönlichen Schöpfungsaktes, im engeren, konkreteren Sinne ihm
selbst.

Im Zentrum seines Territoriums, umgeben von seinem kulturellen
Besitztum, lebt so der Mensch. Er existiert dort zu Recht, weil sei-
ne Ahnen ebenda als erste ihren Fuß auf die Erde setzten oder von
den Göttern erschaffen wurden. Und wie der Bauer mit seiner Hände
Arbeit die makrokosmische Schöpfung mikrokosmisch perpetuiert, so
pflanzt sich auch die uranfängliche Anthropogonie in jedem einzelnen
Zeugungsakt fort. Nach den - in den Grundannahmen zumindest - weltweit übereinstimmenden naturvölkischen Zeugungstheorien baut sich
Physis des Menschen aus dem mütterlichen Menstruationsblut und dem
Sperma des Vaters auf, und zwar dergestalt, daß durch den *Eintritt*
des Spermas in den Mutterleib das dort befindliche Blut, das sonst
während der Menses abgeht, quasi zum Gerinnen gebracht wird, sich die
staut und zu einer Art Dottermasse *umbildet*, aus der heraus sich
dann der Fetus entwickelt. Da dieser indessen schon Monate vor der
Geburt Leben (Bewegung) zu zeigen beginnt, muß er bereits auch über
Seelenkräfte verfügen. Aus dem Menstruationsblut konnte er sie nicht
beziehen: es gilt immer als äußerst "unreiner" Natur und besitzt insofern eher zerstörerische als  lebenstiftende Potenzen. So blieb
nur das Sperma, dem man ja generell eine besonders hohe Vitalkraft-
haltigkeit zuschreibt, als Trägersubstanz. Wie man vielfach glaubt,
bildet es sich im Kopf oder Rückenmark, also gewissermaßen in der
Achse des Knochengerüsts, das seiner statischen Funktionen und seiner Dauerhaftigkeit wegen ebenfalls als im Höchstmaße lebenskraft-
haltig gilt. So empfing das Kind also seine *Vitalseele*, die dem Organismus die Funktionsfähigkeit verleiht, über das Sperma vom Vater
(man nahm übrigens entsprechend auch umgekehrt an, daß sich aus dem
Sperma dann wieder, neben Haaren und Nägeln, die Knochen, die wei-
chen und flüssigen Bestandteile des Körpers dagegen aus dem mütterlichen Menstruationsblut bilden würden). Leben im vollen Sinne aber
konnte das Kind erst mit der Inkorporierung der - leibunabhängigen,
rein spirituellen - *Freiseele* gewinnen, welcher der Mensch das Bewußtsein, die Erkenntnisfähigkeit und die Unsterblichkeit dankt. Auch
hierbei spielte der Vater gewöhnlich die entscheidende Rolle. Er nämlich "fand" bzw. "entdeckte" sie *als erster:* er träumte etwa von ihr
oder nahm sie an bestimmten, sogenannten "Seelenkeimzentren" (Quellen, Teichen, Bäumen, Felsgruppen usw.) in sich auf und übermittelte sie dann während des Beischlafs an seine Frau (seltener wird sie
vom Himmelsgott oder den - männlichen! - Ahnen unmittelbar in den
Leib der Mutter entsandt).

Den Vätern (Männern) also kommt bei der Zeugung in jeder Beziehung die *schöpferische Priorität* zu: Von ihnen stammt die Vitalkraft,
sie vermitteln dem Kind die Freiseele, den "Geist"(1). Der zweite
Schritt geschieht dann durch den eigentlichen *Bildeprozeß*. Das Sperma leitet im Mutterleib den Aufbau des Fetus  aus der noch formlo-
sen, gewissermaßen "primordial-chaotischen" Materia prima des Men-
struationsbluts  ein, ja vielfach herrscht auch der Glaube, daß aus
ebendem Grunde die Fortsetzung des Geschlechtsverkehrs bis in die

---

(1) Zur geschlechterspezifisch-ideologischen Problematik dieser Zeugungsvorstel-
    lungen vgl. die einschlägigen Kapitel meines Buchs "Die bessere und die schlech-
    tere Hälfte. Zur Ethnologie des Geschlechterkonfliktes. Frankfurt: Campus, 1984

Friedr. Vieweg & Sohn Verlag, Braunschweig/Wiesbaden

letzten Schwangerschaftsmonate hinein eine wesentliche Voraussetzung
für die optimale Entwicklung des Embryos darstelle (vgl. z.B. SCHA-
PERA o.J.: 216, 231, Kgatla, SO-Afrika; BEIDELMAN 1973: 136, Kaguru,
Tansania; MALCOLM 1922: 356, Eghāb, Kamerun; DUBOIS 1944: 1o6, Alor-
Insulaner, SO-Indonesien; LANGNESS 1974: 2o3f., Bena Bena, Neuguinea;
ARMSTRONG 1928: 1oo, Rossel-Insulaner, Melanesien; KARSTEN 1935: 218,
Jibaro, Ecuador). Auch ARISTOTELES war noch überzeugt, daß die Frau
zur Entstehung des Kindes lediglich die rein stoffliche Bildemasse
beisteuere, der Mann ihm jedoch, kraft des ihm eigenen, im Sperma
enthaltenen Bildevermögens, die Gestalt verleihe (De generatione ani-
malium II 4. 738b, 25ff. Vgl. WAGNER 1949: 298, Luyia, Uganda).

Priorität, ob nun im Auffinden oder Gestalten, stellt eines der
gängigsten Kriterien zur Begründung von Besitzansprüchen dar. Ergo
können die Kinder legitim nur dem *Vater* gehören. Die weltweit unter
den Deszendenzsystemen dominierende *Patrilinearität* ist die nachhal-
tigste Manifestation dieses Anspruchs. Verwandt im eigentlichen,
"echten" Sinne, d.h. bluts- oder, wie in manchen Teilen der Welt (in
Inner- und Nordasien z.B.) die Bezeichnung dafür sehr viel treffen-
der lautet, "knochenverwandt" sind einer derartigen Betrachtung der
Dinge zufolge stets nur die Angehörigen der vaterseitigen Abstammungs-
gruppe. Insofern "gehören" die Kinder, nach engerem Verständnis, zwar,
wie das Haus, das er sich baut, dem Vater, weiter gefaßt jedoch,
gleich der Kultur, von der das einzelne Haus jeweils nur einen Teil,
eine spezifische Ausdrucksform darstellt, der väterlichen *Sippe* in
ihrer Gesamtheit. Dabei genießen, konsequenterweise, die *Erstgeboren-*
*en* (bzw. Älteren: vgl. Senioritätsprinzip!) immer besondere Vorzugs-
rechte.

Wie aber ein bestimmtes Apriori ein bestimmtes Aposteriori begründet, wie die *Götter* die Welt und den Menschen erschufen und die
*Seele* dem Leib Gestalt und Leben verleiht, so nimmt man gemeinhin
auch an, beherrsche eine *zeitliche* Ursache-Wirkung-Dependenz, beherrsche *empirische Kausalität* den Gang der Ereignisse und liege,
letztinstanzlich, allem Geschehen auf Erden ein *transzendenter* Ver-
ursachungsantrieb zugrunde.

## 2. Bewährung

"Ein alter Freund ist besser als zwei neue", lehrt ein russisches
Sprichwort. Die Freundschaft, soll damit gesagt sein, wäre längst
zerbrochen, hätte sie sich nicht über so viele Jahre hin *bewährt* und
ein Vertrauensverhältnis geschaffen, das den Partnern die Gewißheit
verleiht, sich unter allen Umständen aufeinander verlassen zu können.
Bei neuen Freunden dagegen, die man noch nicht ausreichend kennt, vermag man sich nie ganz sicher zu sein, wie sie in dem einen oder anderen Fall reagieren werden; es bleibt ein Moment der Unwägbarkeit,
das Zurückhaltung, wenn nicht Mißtrauen evoziert.

Was man einmal besitzt - ob Land, Haus, Beruf oder Kinder - gibt
man nur ungern auf. Es nimmt seinen festen Platz in der gewohnten
Lebensordnung ein, ist einem in hohem Maße vertraut und erfüllt insofern auch und vor allem optimale Orientierungsfunktionen.

Es besteht so das Bedürfnis, das Besitzverhältnis zu sichern. Dafür gibt es in allen Kulturen eine Reihe im einzelnen zwar formal
vielleicht differierender, grundsätzlich jedoch übereinstimmender
Mechanismen. Ein Anspruch etwa wird dadurch *legitimiert*, daß man ihn
auf den Willen der Schöpfermächte (oder Ahnen), also auf eine urzeit-
liche Setzung, zurückführt; die "Geschichte" stellt dann unter Umständen die Verbindung zwischen Schöpfung und Jetztzeit her; sie

sichert die Kontinuität des Anspruchs und seiner Legitimität. "Die
Sippe", äußert sich Irving GOLDMAN in dieser Beziehung z.B. hinsichtlich der Cubeo in Kolumbien, "hält ihre Verbindung mit der Vergangenheit mit Permanenz und Kontinuierlichkeit aufrecht. Man kennt
die 'Geschichte' jeder Sippe und pflegt sie zu allen bedeutenderen
zeremoniellen Anlässen zu rezitieren. Dabei wird säuberlich zwischen
den ältestansässigen, den später hinzugekommenen sowie jenen Sippen
geschieden, die sich erst in neuester Zeit gebildet haben" (GOLDMAN
1963:93). Brauchtum, Recht und Vorstellungswelt gelten vermöge des
ethnozentrischen (bzw. kultursubjektivistischen) *Selbstwertverabsolutierungsprinzips* als schlechthin richtig und wahr; ihre *Dogmati-
sierung*, deren manifestester Ausdruck der für Naturvölker (und nicht
nur sie) so typische Traditionalismus ist, sowie ein Arsenal von Mitteln zur *Normenkontrolle* gewährleisten ihre Aufrechterhaltung. Die
letzten Instanzen in dieser Hinsicht bilden Ahnen, Geister und Götter - also *transzendente Ursprungsmächte*, die vor und über den Menschen stehen und der Anfechtbarkeit durch sie entzogen sind. "Die
Geister", lautet die bekannte Redewendung, die Ethnographen immer
wieder zu hören bekommen, "würden sehr zornig werden, ließen wir es
an Genauigkeit bei der Beobachtung der überkommenen Brauchtümer fehlen" (MALINOWSKI 1936: 25f.). Angehörige traditioneller Gesellschaften, die in Städte übersiedeln und unter den veränderten Lebensumständen oft gar nicht anders können, als etliche ihrer alten Tradi-
tionsgüter aufzugeben, erscheinen daher zwangsläufig vom Unheil verfolgt: sie fordern den Unmut der Ahnen heraus, die nicht zögern, sie
für ihre Unbotmäßigkeit büßen zu lassen (vgl. WILSON und WILSON 1954:
88).

Zu derartigen Unbotmäßigkeiten würde auch zählen, Stammesfremde
zu ehelichen. Generell nämlich herrscht in Naturvolkgesellschaften
das Gebot der *ethnischen Endogamie*. Damit soll der gemeinsame "Bluts-",
oder präziser: der ethnoseigene Vitalkraftbesitz erhalten und die
Kontinuität der Gruppe *in der Zeit*, die ihre biologisch-physische
Identität begründet, gewährleistet werden. In Häuptlingsfamilien und
Herrscherhäusern pflegt man die Bruchlosigkeit der Deszendenz, die
hier der Legitimierung des eigenen Überlegenheits- und Dominanzan-
spruchs dient, mit Hilfe möglichst geschlossener und *weit zurückrei-
chender* Genealogien "unter Beweis zu stellen". Das amharische Kaiser-
haus in Äthiopien leitete sich so beispielsweise vom Geschlecht Da-
vids und Salomos, ja von Christus ab (HABERLAND 1975: 28)!

Auch die Beziehung zu Land und Umwelt intensiviert und verdichtet
sich mit der Dauer der Zeit, für welche eine Gruppe dort ansässig ist. Das
Bewußtsein, daß der Boden bereits Generationen von Ahnen ernährte
und diese nun, aus der Tiefe der Erde heraus, in der sie ruhen, den
Ihren, wachsam und hilfreich, zur Seite stehen, läßt das Vertrauen
in die eigene Überlebenskraft als vollauf *bewährt* erscheinen und
stärkt es so bis zur Unerschütterlichkeit. Die Ahnen stehen dabei
für die Kontinuität der Beziehung, namentlich was den Boden selbst,
die primäre Existenzgrundlage der Menschen, anlangt. "Die Felder",
belehrte ein Dorfoberhaupt der Kabre in Togo die Schweizer Ethnologin Ruth VERMOT-MANGOLD, "stammen von den Ahnen. Sie haben alle verfügbaren Äcker ihren Nachkommen zum Bebauen überlassen und dem Ältesten einer Familie zugedacht... Dieser verwaltet die Felder und
gibt sie weiter" (VERMOT-MANGOLD 1977: 84). In besonderer Weise prä-
disponiert erscheinen in dieser Hinsicht die Angehörigen der schon
erwähnten "Ureinwohnersippen" (bzw. bei Überschichtungsverhältnis-
sen die Altsassen): Sie können nur in einem Höchstmaß mit ihrer Umwelt vertraut sein. Der Vitalkräfteaustausch zwischen ihnen und der
Natur vollzieht sich bereits seit unnennbaren Generationen und hat
enge Beziehungen zwischen ihnen und den Pflanzen, Tieren und lokalen

Geistmächten entstehen lassen; sie müssen insofern also über das
größte und zuverlässigste Wissen, namentlich in allen Fragen der magischen und religiösen Existenzsicherung, verfügen (vgl. etwa EVANS-
PRITCHARD 1937: 425) - ihre maximale "Anciennität" bürgt für ein Op-
timum an *Bewährung*. Dem gleichen Prinzip folgt auch die weitverbrei-
tete Überzeugung, daß die Kraft *erblicher* Magier, Heiler, Schamanen
usw. immer größer als die solcher ist, die ihre Tätigkeit "neu" aufnehmen und dazu bei einem "fremden" Lehrer in die Schule gehen müssen (vgl. ENDICOTT 1970: 14, 17f., Malaien): Die bruchlose Kontinuität im ersteren Falle garantiert sowohl die "Reinheit" der Überlieferung als auch den ungeschmälerten Erhalt des Zugewinns an Erfahrung und Wissen.

Der Traditionalismus stiftet also *Glaubwürdigkeit* und die vertrau-
ensvolle Zuversicht, daß man sich seines Besitztums und der Seinsordnung, nach deren Maximen man allein glaubt sein Leben verläßlich
bestreiten zu können, sicher sein darf. Daß alle Mitglieder einer
Gruppe, dem Prinzip nach zumindest, das gleiche stets auf die gleiche Weise tun (Konventionalismus, aufgrund des Dogmatisierungs- bzw.
Ritualisierungsmechanismus), liefert ihnen die ständige *Bestätigung*
dafür, daß ihr Handeln und Verhalten "richtig" ist; das Bewußtsein,
daß auch ihre Ahnen es schon seit unvordenklichen Zeiten ebenso hielten (Traditionalismus), verstärkt die Gewißheit noch um ein Weiteres
mehr und läßt so das Dasein in seiner überkommenen Ordnung als *doppelt bewährt* erscheinen. Dabei wächst die Geltungskraft des einzelnen schlüssigerweise mit seinem *Alter*. Gegenstände (bestimmte Erb-
stücke, Trachten, Schmuck usw.), Institutionen, Masken und Kultre-
quisiten, die schon seit Generationen im Gebrauch sind, erhalten oft
einen besonderen Sakralwert zugesprochen; alles vollends, was sich
auf "Ursetzungen" während der Schöpfungszeit zu gründen vermag, besitzt einen schlechthin unanfechtbaren Gültigkeitsanspruch - es hat
alle Proben der Zeit unerschüttert bestanden. Dafür glaubt man im
übrigen auch genügend empirische "Beweise" zu haben. Die übliche
Regel bildet dabei, daß man, wie MALINOWSKi das etwa bei den Tro-
briand-Insulanern (Melanesien) beobachtete, die "widersprechenden
Fälle als unbedeutend hinstellt, wegerklärt oder vergißt, während
alle bestätigenden Beispiele als weitere Beweise der gültigen Lehre
angeführt werden" (MALINOWSKI 1927: 271. Vgl. DOUGLAS 1965: 12f.,
Lele, Zaire). So erscheint die Überlieferungskette tatsächlich von
bruchlos-geschlossener Kontinuität.

Hypothesen oder Theorien, so glaubt man auch sonst, die über einen
längeren Zeitraum,vielleicht über Jahrhunderte hin allen Falsifizie-
rungsversuchen erfolgreich widerstanden, besitzen, eben aufgrund ihres besonderen *Bewährungsgrades*, einen optimal hohen Wahrscheinlich-
keitswert, ja "Wahrheitsgehalt".

### 3. Gesundheit

"Vorbeugen", empfiehlt ein französisches Sprichwort, "ist besser
als heilen". In traditionellen Naturvolkgesellschaften, könnte man
sagen, wurde die gesamte Lebensführung als eine einzige Prophylaxe
in diesem Sinne verstanden.

Der gängigen Auffassung nach hatte man die Ursache für eine Verletzung, einen Unfall, eine Erkrankung, ja den Tod nahezu ausnahmslos in einer *exogenen* Einwirkung zu suchen. Das Unheil ging, wie man
meinte, auf die Machenschaften eines mißgünstigen Mitmenschen, auf
Zauber, Hexerei oder den Anschlag einer Geistmacht  zurück. Den *primär* auslösenden Faktor aber bildete immer der Betroffene *selbst:* Er
hatte sich etwa durch anhaltenden Erfolg bei seinen Unternehmungen

den Neid eines weniger glücklichen Nachbarn zugezogen (SELIGMANN
1922: 4f.; vgl. KRIGE und KRIGE 1947: 24o, Lobedu, Südafrika; WIL-
SON 1959: 7f., Nyakyusa, Tansania; NICOLAISEN 1961: 134, Tuareg;
BARTH 1961: 144, Basseri, Iran) oder den Zorn der Ahnen erregt, weil
er es mit seinen Pflichten ihnen gegenüber vielleicht nicht mehr
ganz so genau nahm oder mit einer Verhaltensnorm in Konflikt geraten war. Im Vollbesitz seiner Gesundheit vermochte ein Mensch daher
nur zu sein, wenn er absolut *normengemäß* und in *friedlicher Eintracht*
mit seinen Angehörigen, Nachbarn und Ahnen, bzw. den Mächten des
Jenseits lebte.

Krankheit hatte so immer auch einen wesentlich *sozialen*, ja kos-
mischen Aspekt. "Krank" konnte nicht nur der einzelne, sondern auch
eine Gruppe, konnte das Ganze einer Lebenswelt werden - dann eben,
wenn sozialer Unfriede das Zusammenleben der Menschen vergiftete und
die Normenverletzungen intolerable Ausmaße annahmen. Die Mitglieder
einer derart "erkrankten" Gemeinschaft, charakterisieren die Safwa
im Süden Tansanias den Zustand, "gehen ihre eigenen Wege, verbreiten Unwahrheiten übereinander, bestehlen sich gegenseitig, kümmern
sich nicht um kranke Angehörige und zeigen kein Interesse an der Be-
reinigung ihrer Streitfälle" (HARWOOD 197o: 4o). In der Folge davon
nehmen Schadenszauber und Hexerei überhand, mehren sich Krankheit
und Tod (vgl. DOUGLAS 1965: 8, Lele, Zaire; HARWOOD 197o: XVII, Safwa; TURNBULL 1981: 215, Mbuti, Zaire) und drohen Mißernten, Vieh-
seuchen und Naturkatastrophen, mit denen die Jenseitigen die Frevler
heimsuchen, um sie zur Einsicht zu bringen, die gesamte Seins- und
Weltordnung ins Wanken geraten zu lassen.

Dem nach Kräften zu wehren, ihm *vorzubeugen*, dienten die bereits
genannten Traditionssicherungsmechanismen. Denn schon geringfügige
Abweichungen von der Norm konnten verheerende Folgen nach sich ziehen (vgl. REICHARD 195o: 2oo). Bei Verletzung eines bestimmten Spei-
setabus stand bei den wildbeuterischen Birhor in Indien z.B. gleich
der Jagderfolg auf dem Spiel (ROY 1925: 216f); unterließ es bei den
mährischen Slowaken eine verheiratete Frau, die ihrem Stande zukom-
mende Kopfbedeckung zu tragen, hatte man gewärtig zu sein, daß sich
Hagelstürme erhoben und unter Umständen die gesamte Ernte vernichte-
ten (BOGATYREV 1971: 52)! Es kam daher in allem, insbesondere in allen wichtigen und empfindlicheren Bereichen darauf an, sich engstens
an die altüberlieferten Traditionen zu halten. War dennoch ein Fehlverhalten unterlaufen, ja nur ein Versehen geschehen, hatten, je nach
der Schwere des Vorkommnisses, entsprechende Reinigungs-, Heil- oder
Versöhnungsriten bzw. Kulte die Aufgabe, den Schaden, d.h. gewissermaßen die *Versehrung*, die dem einzelnen oder dem Gemeinwesen wider-
fahren war, möglichst rasch wieder auszugleichen - schon auch, um
sozusagen keine "Weichstelle" entstehen zu lassen, an der erneute
Schadenseinwirkungen leichter ansetzen konnten. Nicht von ungefähr
werden nicht selten, wie bei den Lele in Zaire z.B., Ritualhandlun-
gen und Heilmittel begrifflich in eins gesetzt (DOUGLAS 1965: 8;
vgl. MOWINCKEL 1953: 63).

Und natürlich galt es, mehr noch als im Alltagsverhalten, im Kult,
alles streng traditionsgemäß und mit peinlichster Korrektheit aus-
zuführen (vgl. REICHARD 195o: 198). Die Beteiligten mußten sich im
Zustand makelloser Reinheit befinden, und das hieß zugleich immer
auch: sie sollten physisch möglichst intakt, also "gesund", und keines Vergehens, wie etwa des Ehebruchs, schuldig sein; die Ortswahl,
der Zeitpunkt, Kleidung und Requisiten mußten genauestens den Vorschriften entsprechen; die Opfertiere durften keinerlei Makel, son-
stige Gaben nicht die geringste Beschädigung aufweisen; der Vortrag
von Musik und Texten mußte exakt dem Herkommen folgen. Machte bei

Friedr. Vieweg & Sohn Verlag, Braunschweig/Wiesbaden

den Maya z.B. ein Trommler während eines Rituals einen Fehler, unterbrach man das Ganze sofort: Der "Fehlschlag" hatte die heilige Handlung "verunreinigt" (THOMPSON 197o: 184f.; vgl. a. DOUGLAS 1966: 51ff); er hatte ihre *Vollständigkeit*, die Voraussetzung für den Erfolg war, *verletzt*.

Liefen aber Riten, Kulte und Festlichkeiten korrekt überlieferungsgemäß und fehlerfrei ab, dann galten, nach Überzeugung der Jibaro in Ecuador z.B., "die Fruchtbarkeit der Felder und eine ergiebige Ernte, die Mehrung des Haustierbestandes, reichliche Wildvorkommen sowie Erfolge im Krieg, auf der Jagd, beim Fischfang und in allen häuslichen Verrichtungen" als sicher gewährleistet (KARSTEN 1935: 429). Entsprechend bedeuten ja auch etwa das altnordische "heill" wie das deutsche "Heil" eigentlich "Vollständigkeit", "Ganzheit" – und damit zugleich auch "Glück" und "Gesundheit" (MOWINCKEL 1953: 63).

Um also von Sorgen und Ängsten einigermaßen unbeschwert existieren und zuversichtlich in die Zukunft blicken zu können, mußte man danach trachten, streng traditionsgemäß, und das bedeutete eben: in bruchlosem Einklang mit seinen Mitmenschen, der Natur, ja dem Kosmos und den Mächten des Jenseits zu leben. Das garantierte, nach Auffassung der Navajo im Südwesten der USA etwa, ein "gesegnetes, glückliches, gutes, gesundes und schönes" Dasein, machte entsprechend stark, tapfer und mächtig (REICHARD 195o: 195, 196; vgl. HARWOOD 197o: 4off., Safwa, Tansania; NICOLAISEN 1963: 126, Tuareg).

Je länger aber eine Gruppe unbeirrt dem Beispiel ihrer Väter folgte, desto mehr wuchsen, zunehmend gestärkt durch die ungebrochene Kontinuität ihres "Gesundheits-" bzw. *Unversehrtheitszustandes* im weitesten Sinne, ihre Kraft und Überlebensfähigkeit. Ethnien, die *von Urbeginn an* ihren Traditionen treu blieben, und das pflegen intakte Naturvolkgesellschaften im Prinzip von sich zu behaupten, dürfen daher den legitimen Anspruch erheben, unter allen Völkern den *ersten Rang* einzunehmen, glauben mit Fug berechtigt zu sein, sich selbst als die eigentlichen, wahren Repräsentanten der Menschheit auffassen zu können (Ethnozentrismus) (2). Widerfährt ihnen Unheil, ist die Ursache, primär jedenfalls, in einem *Traditionsbruch* zu sehen. In extremen Fällen erstehen ihnen dann "Propheten", die ihnen ihre "Fehltritte", ihr "Abirren" vom "geraden" Pfad, der gleichsam pfeilartig von der Urzeit in die Zukunft führt, mit aller Nachhaltigkeit vorrücken und sie zur *"Umkehr"* aufrufen (vgl. nativistische und verwandte Bewegungen).

Ansichten und Theorien, so heißt es ja auch, die nicht nur gegenwärtig unwiderlegbar, sondern *seit Jahrhunderten schon* durch zahllose Beispielsfälle bestätigt, also *verifiziert* erscheinen und sich zudem noch auf "klassische" Axiome zu gründen vermögen, besitzen, aufgrund eben dieses Induktionsprinzips (denn darum handelt es sich ja dabei), einen besonders hohen Geltungsanspruch; sie haben sich als *optimal leistungsfähig*, wenn man so will als unverwüstlich "vital" erwiesen.

---

(2) Bekanntlich bedeuten die meisten ethnischen *Eigenbezeichnungen* nichts anderes als schlichtweg "Menschen" (vgl. MÜLLER 1973-74: 1f.).

Friedr. Vieweg & Sohn Verlag, Braunschweig/Wiesbaden

## 4. Autorität

"Ein altes Roß", verbürgt ein russisches Sprichwort, "tut keinen Fehltritt". Es vermag andere sicher zu leiten; man kann nur gut daran tun, sich seiner Führung anzuvertrauen.

Wer älter ist, kann Jüngeren gegenüber Prioritätsansprüche geltend machen. Er verfügt über eine längere und offensichtlich bewährte Erfahrung; denn anders hätte er sich nicht so lange gesund und am Leben erhalten können. Außerdem muß er zeit seines Lebens mit den Mächten des Jenseits auf gutem Fuß gestanden haben. Ein betagter Mann, waren die Kpelle in Liberia z.B. überzeugt, "konnte sein Leben nur so hoch bringen, weil er die Gunst aller auf das Leben einwirkenden Faktoren genoß: der Zauber, der Dämonen, der toten Vorfahren und Gottes" (WESTERMANN 1921: 18o).

In traditionellen Gesellschaften wird das soziale Zusammenleben in aller Regel grundlegend vom Prinzip der *Seniorität* beherrscht. Jüngere sind Älteren, ganz gleich, ob es sich um Geschwister, die Frauen eines Haushalts, eine Gruppe erwachsener Männer oder die Mitglieder eines Ratsgremiums handelt, generell Respekt und Ehrerbietung schuldig. Die Älteren ihrerseits tragen dafür für die Jüngeren ein gut Teil gesellschaftlicher Verantwortung: sie erziehen sie (auch die älteren jeweils schon die jüngeren Geschwister), achten darauf, daß sie sich normengemäß verhalten, stehen ihnen im Bedarfsfall mit Rat und Tat zur Seite, schützen und protegieren sie usw., und, wenn sie es für geboten erachten, machen sie allerdings auch von (unter Umständen recht drastischen) Disziplinierungsmaßnahmen Gebrauch.

Zu alledem sind sie aufgrund ihres höheren Alters, und das heißt eben: vermöge der Geltungskraft des Prioritäts- und des Kontinuitäts- bzw. Bewährungsprinzips, autorisiert. Als "*Älteste*" zumal nehmen sie, ob kollektiv oder als Oberhäupter, praktisch alle führenden Positionen ein, die profanen ebenso wie die sakralen. Sie stehen auf dem Höhepunkt ihrer Erfahrung; ihr weitgehendes Monopol auf die Kontaktpflege mit den Mächten des Jenseits gewährt ihnen Zugang selbst zu den höchsten Erkenntnisquellen, so daß sie über ein *Maximum an Wissen* gebieten, das teils sogar zukünftiges Geschehen mit einschließt. Sie haben sozusagen, wie die Gola in Liberia das sehr treffend ausdrücken, schon halb "ihre Köpfe in der anderen Welt" (D'AZEVEDO 1962: 33, vgl. 18). Das verleiht ihnen "höhere" Einsichten und damit Einfluß und *Autorität*, bei Seßhaften auch ein gerüttelt Maß an Privilegien und *Macht*.

Auch die Stellung der Verwandtschaftsverbände untereinander wird vielfach vom Senioritätsprinzip bestimmt. Den Rang der "Ältesten" nehmen hier die schon genannten "*Ureinwohnersippen*" ein. Ihre Angehörigen, vor allem ihre Oberhäupter (vgl. die "Erdherren" im Sudan!), verfügen, wie man gemeinhin glaubt, über ganz besondere Segenskräfte, deren Besitz ihnen spezifische Vorrechte sichert, gleichzeitig aber auch ein hohes Maß an *Verantwortlichkeit für das Gemeinwohl* aufbürdet. Sie entscheiden etwa über die Vergabe von Landnutzungsrechten, haben für die Fruchtbarkeit des Bodens, stabile Witterungsverhältnisse und zufriedenstellende Ernteerträge zu bürgen, sind hauptverantwortlich für die Pflege des Ahnen- und Erdkults und besitzen gewöhnlich auch das Privileg, alle Tätigkeiten und Unternehmungen des öffentlichen Lebens, die für die Existenz der Gesamtgruppe besonders wichtig erscheinen (Aussaat, Ernte, Inangriffnahme eines Bauwerks usw.), *rituell zu eröffnen* (vgl. z.B. FÜRER-HAIMENDORF, MILLS 1936: 923ff., Angami Naga, Assam; MAJUMDAR 1937: 4, Ho, Indien: Bihar;

DOUGLAS 1963: 85ff., Lele, Bushong, Kele, Zaire; BEIDELMAN 1971: 53,
Kaguru, Tansania; DITTMER 1979: 522, Westsudan; ASWAD 1967: 139ff.,
Araber, SO-Türkei).

Sie wie die Ältesten generell stehen also ein für die Aufrechterhaltung der Ordnung hienieden, d.h. für die gebotene Harmonie im Verhältnis zwischen Diesseits und Jenseits, für den Bestand, die "Gesundheit" und die Wohlfahrt der Gesellschaft in ihrer Gesamtheit.
Ihr Alter ist Ausweis dafür, daß sie die dazu erforderlichen Kenntnisse und Kräfte besitzen. Hinter und über ihnen stehen lediglich
noch *Ahnen, Geister und Götter*, die allein ihnen an Wirkvermögen,
Wissen und Macht überlegen sind und gewissermaßen über Gesundheit
im Höchstmaß verfügen - sie genießen, in der Regel jedenfalls, Unsterblichkeit!

Sogenannte "höhere Einsichten" lassen sich, wie man oftmals hört,
ja lesen kann, nicht mit den üblichen, "schulmäßigen" Mitteln der
Erkenntnis gewinnen; man dankt sie einem glücklichen "Einfall", einer
Intuition, einer "Eingebung" oder gar Offenbarung; sie sind gleichsam "Funken" aus der Lichtwelt der transzendenten Geistigkeit oder
stellen die Gnadengabe einer Jenseitsmacht dar. Gewöhnlich werden
sie nicht jedermann, sondern nur bestimmten, zur Kontemplation nei-
genden und meist frommen alten Männern, Mystikern etwa, oder grüb-
lerischen - wenn nicht "versponnenen" - Denkern zuteil, die den Vorgang dann häufig so empfinden, als habe sie die "Erleuchtung" quasi
"blitzartig" überkommen. Solche Eingebungen können "tiefste Einsichten"  bzw. "letzte Wahrheiten" enthalten und sind manchmal, aufgrund
ihrer metaphysisch-transzendenten Provenienz, schwer verständlich,
auf jeden Fall aber der rationalen Kontrolle entzogen, deren Mittel
allzu unzulänglich erscheinen, um ihre Gehalte adäquat erfassen zu
können. Ihre Aussagen lassen sich, "letztlich", lediglich glauben,
ihre Geltungskraft schöpft zur Hauptsache aus der Art ihres Ursprungs.
Sie bilden überall auf der Welt das Korpus des mündlich von alters
her überlieferten *Weistums* einer Gesellschaft, dessen Pflege und In-
terpretationsprivileg  wiederum  Sache der Alten, der "Weisen" ist;
denn "Weisheit" erlangt man nur mit den Jahren, erlangt eine Gruppe
nur mit den Jahrhunderten, wenn nicht Jahrtausenden ihres Bestehens.
Ihr Ursprung, ihr Alter und die Lebenserfahrung und Würde derer, die
sie repräsentieren, bürgen für ihren "höheren" Wahrheitsgehalt, der
ihr eine gleichsam *überzeitliche Autorität* verleiht, die den Geltungsanspruch der - rein zeitlichen, "flüchtigen", "trügerischen" - wissenschaftlichen Erkenntnisse weit übersteigt.

<u>5. Tod und Ewigkeit</u>

"Wenn das Haus fertig ist", verheißt ein türkisches Sprichwort,
"kommt der Tod". Aller Erwerb materiellen Besitztums, die reichste
Lebenserfahrung, gesammelt und aufgebaut in einer Vielzahl von Jahren, gesellschaftlicher Einfluß und eine gesicherte Machtposition
vermögen nichts gegen den Tod.

Der Tod ist *das* große Problem der menschlichen Existentialität,
das alle Prioritätsansprüche auszulöschen, Kontinuität und Bewäh-
rungsprinzip außer Kraft zu setzen, die Autorität zu vernichten droht
und die Gesundheit endgültig zerstört.

Gängiger naturvölkischer Anschauung nach erfolgt der Tod so gut
wie niemals auf quasi "natürliche" Weise, sondern wird durch bösen
Zauber oder Hexerei verursacht oder stellt die Strafe für ein schwe-
res Vergehen dar, für das die Jenseitigen meinen den Schuldigen eben
mit seinem Leben büßen lassen zu müssen (SCHERKE 1923: 15ff., PREUSS
1930: 4). In jedem Falle also liegt ihm ein *Regelbruch* zugrunde -

ebenso wie ganz offensichtlich die Überzeugung, daß die Menschen,
sollte es in Zukunft einmal dahin kommen, daß niemand mehr Böses tut,
wenn nicht unsterblich sein, so doch zumindest sehr viel länger leben und lediglich noch an Altersschwäche sterben würden!

Ob nun als Ursache oder als Folge: sowohl ein Vergehen als auch
der Tod stehen im Widerspruch zu den Postulaten des Traditionalismus und des Harmonieerhalts im Verhältnis zwischen Diesseits und
Jenseits. Somit bedroht auch der Tod nicht nur im akuten Einzelfall,
sondern auch als *Phänomen generell* die Existenzfähigkeit der Menschen. Es galt daher, ihn in irgendeiner Weise zu "überwinden".

Die Versuche dazu sind ebenso konsequent wie schlicht. Der Ethnologie ist keine Gruppe bekannt, die bereit wäre, den Tod als tatsächliche und endgültige Vernichtung der menschlichen Existenz zu akzeptieren - im Gegenteil: der *Bruch*, den er darstellt, wird als *Über-
gangsprozeß*, als Wechsel von einer in eine andere Seinsform rationalisiert. Die Toten gehen ins Jenseits ein und "leben" dort nicht nur
auf annähernd gleiche Art wie im Diesseits "weiter", sondern setzen,
zumindest als Älteste, die Entwicklung, die ihr Dahinscheiden unterbrach, eher noch fort. Ihre Normenkontrollfunktionen wachsen und weiten sich aus, ihre Segenskräfte, mit denen sie Einfluß auf die Fruchtbarkeit von Boden, Vieh und Menschen und so insgesamt auf die Pro-
sperität ihrer Gruppe zu nehmen vermögen, erfahren eine erhebliche
Steigerung. Die Ahnen sind eben im Grunde nichts anderes als "die
alten Leute" schlechthin, wie etwa die schon erwähnten Cubeo in Kolumbien sie nennen (GOLDMAN 1963: 19o). Nach einer gewissen Zeit pflegen sie sich dann zumeist auch wieder unter ihren Nachgeborenen zu
*reinkarnieren*.

Die Schlüsselrolle bei diesem Triumph über den Tod spielt der *See-
lenglaube*. Über das Sperma werden Anteile der ethnoseigenen Vital-
seelenkräfte, Generation um Generation, vom Vater auf den Sohn übertragen; sie halten sich so in den Patrisippen und der Gesamtheit der
Gruppe quasi konstant und sichern deren physischen Fortbestand, ihre
endosphärisch-historische Kontinuität, in gleichsam *linearer* Beziehung. In eher "*struktureller*", d.h. zeitlos-spiritueller Hinsicht
dagegen eint ein Ethnos der ewige Kreislauf seiner Freiseelen, der
die Verbindung zwischen der Immanenz und der Transzendenz herstellt
und so seine mikrokosmische Zeitlichkeit der Unvergänglichkeit der
makrokosmischen Schöpfungsordnung integriert. Zwiefach scheint dergestalt der Bedrohung des Todes begegnet: Die Gruppe pflanzt sich
kontinuierlich fort, ihr "Leben" bleibt ungeschmälert erhalten; die
Art ihres Daseins ruht fest verankert in der allgemeineren, univer-
sal-kosmischen Seinsordnung, ja stellt, aufgrund der kultursubjektivistischen Optik und des Selbstwertverabsolutierungsprinzips, deren
ideale Konkretisierung dar. Der Prioritätsanspruch, "die ersten" zu
sein, ist so ebenso wie das Kontinuitätspostulat, das ihn absichert,
die Autorität, die daraus erwächst, und das Unversehrtheitsideal,
das Gesundheit verbürgt, gewahrt. Der Tod hat seinen Stachel verloren, er stellt lediglich ein rein zeitliches Phänomen dar; sein
Schrecken verblaßt vor der Majestät der Ewigkeit.

Diese ist die zeitliche Dimension der - absolut exosphärischen -
Transzendenz und insofern, aufgrund des Negationsprinzips, die "Verkehrung" der endosphärischen Zeitlichkeit. Die Realitäten der jenseitigen Welt sind Ausdruck der Wahrheit schlechthin. In Gestalt von
"Ideen" dringt einiges davon, Funken gleich, über das Medium der
Freiseele ins Bewußtsein der Menschen - aber: auf das vielfältigste
gebrochen und entstellt durch das prismatische Gitterwerk der imma-
nenten Materialität.

Friedr. Vieweg & Sohn Verlag, Braunschweig/Wiesbaden

Erkenntnis hienieden ist daher mühsam und fehlbar. Theorien entstehen und werden verworfen oder modifiziert  in dem steten Bemühen
um *Annäherung* an die "Wahrheit". Allein solche, meint man, die sich
über die Zeiten hinweg, dem Tode zahlloser Menschen zum Trotz, zu
behaupten vermochten, die also in besonderem Maße "bewährt" erscheinen, besitzen einen verläßlicheren, "höheren" *Wahrscheinlichkeits-
wert*, ja "Wahrheitsgehalt"; ihnen kommt gesteigerte *Autorität* zu.
Das können Axiome der Logik und Mathematik, "Naturgesetze" oder auch
"Glaubenswahrheiten" sein. Vermöge ihres überirdischen Ursprungs
nehmen sie auf Erden eine spezifische Zwischenstellung ein, bilden
eine eigene, etwa eine "Welt 3", wie der Philosoph Karl POPPER der
Auffassung ist (vgl. POPPER 1982). Und sie bürgen, glaubt man, für
die Realität einer anderen, apriorisch-metaphysischen Wirklichkeit
(vgl. VOLLMER 1981), die der endosphärischen vorgeordnet ist, d.h.
ihr gegenüber *Priorität* besitzt.

Freilich sind derart bewährte Vorstellungskonzepte, gemäß ihrem
besonderen Spiritualitätsgrad, zwangsläufig äußerst *abstrakt*; sie
mögen zwar der Wahrheit näherkommen, entfernen sich aber, proportio-
nal dazu, von den *konkreten* Problemen der Alltäglichkeit. Um ihre
Freiseelen optimal in den Stand für den Erwerb höherer Erkenntnisse
zu setzen, mußten die Menschen der traditionellen Naturvolkkulturen
versuchen, ihre *Körperlichkeit* gleichsam gegen Null hin zu *reduzieren* - durch Schlaf etwa, Askese oder Ekstase.

Das Dilemma ist also dasselbe geblieben. Der Dualismus besitzt
zwar eine eminente, wahrhaft  universale Erklärungskraft und erfüllt damit elementare Funktionen im Leben der Menschen, stellt aber
gleichzeitig auch das *zentrale Grundproblem* ihrer Existentialität
dar. Man möchte meinen, daß die Naturvölker damit, theoretisch wie
praktisch, entschieden besser fertig geworden sind.

## LITERATUR

ARMSTRONG W.E. 1928. *Rossel Island. An ethnological study.* Cambridge.

ASWAD B.C. 1967. Key and peripheral roles of noble women in a Middle Eastern plains
village. *Anthropological Quarterly* 4o: 139-152.

BARTH F. 1961. *Nomads of South Persia. The Basseri tribe of the Khamseh confede-
racy.* London.

BEIDELMAN T.O. 1971. *The Kaguru. A matrilineal people of East Africa.* New York.

BEIDELMAN  T.O. 1973. "Kaguru symbolic classification", in *Right and left. Essays
on dual symbolic classification.* Ed. by NEEDHAM R.,pp. 128-166. Chicago.

BOGATYREV P. 1971. *The functions of folk costume in Moravian Slovakia.* The Hague.

D'AZEVEDO W.L. 1962. Uses of the past in Gola discourses. *The Journal of African
History* 3: 11-34.

DITTMER K. 1979."Die Obervolta-Provinz", in *Die Völker Afrikas und ihre traditionellen Kulturen.* Hrg. von BAUMANN H., Bd. II: 495-542. Wiesbaden.

DOUGLAS M. 1963. *The Lele of the Kasai.* London.

DOUGLAS M. 1965. "The Lele of Kasai", in *African worlds. Studies in the cosmolo-
gical ideas and social values of African peoples.* Ed. by D. Forde. London.

DOUGLAS M. 1966. *Purity and danger. An analysis of concepts of polution and taboo.*
New York.

DUBOIS C.[2]1944. *The people of Alor. A social-psychological study of an East Indian island.* Minneapolis.

**Friedr. Vieweg & Sohn Verlag, Braunschweig/Wiesbaden**

EIBL-EIBESFELD I.⁴1971. *Liebe und Haß. Zur Naturgeschichte elementarer Verhaltensweisen.* München.

ELWIN V. 1950. *Bondo highlander.* Bombay.

ENDICOTT K.M. 1970. *An analysis of Malay magic.* Oxford.

EVANS-PRITCHARD E.E. 1937. *Witchcraft, oracles and magic among the Azande.* Oxford.

FÜRER-HAIMENDORF C., MILLS J.P. 1936. The sacred founder's kin among the Eastern Angami Nagas. *Anthropos* 31:922-933.

GOLDMAN I. 1963. *The Cubeo Indians of the Northwest Amazon.* Urbana.

GRIGSON W. ²1949. *The Maria Gonds of Bastar.* Oxford.

HABERLAND E. 1975. Mündliche Überlieferungen über die Geschichte von Gofa (Süd-Äthiopien) bis 1889. *Zeitschrift für Ethnologie* 100: 27-37.

HARWOOD A. 1970. *Witchcraft, sorcery, and social categories among the Safwa.* Glasgow.

HOEBEL E.A. 1968. *Das Recht der Naturvölker. Eine vergleichende Untersuchung rechtlicher Abläufe.* Freiburg i.B.

KARSTEN R. 1935. *The head-hunters of Western Amazonas. The life and culture of the Jibaro Indians of Eastern Ecuador and Peru.* Helsingfors.

KRIGE E.J., KRIGE J.D. ³1947. *The realm of a rain-queen. A study of the pattern of Lovedu society.* London.

LANGNESS L.L. 1974. Ritual, power, and male dominance. *Ethos* 2: 189-212.

LUKESCH A. 1968. *Mythos und Leben der Kayapo.* Wien.

MAJUMDAR D.N. 1937. *A tribe in transition. A study in culture pattern.* London.

MALCOLM L.W.G.1922. Notes on the religious beliefs of the Eghāb, Central Cameroon. *Folk-Lore* 33:354-379.

MALINOWSKI B. 1927. *Das Geschlechtsleben der Wilden in Nordwest-Melanesien. Liebe, Ehe und Familienleben bei den Eingeborenen der Trobrians-Inseln, Britisch-Neu-Guinea.* Leipzig.

MALINOWSKI B. 1936. *The foundations of faith and morals. An anthropological analysis of primitive beliefs and conduct with special reference to the fundamental problems of religion and ethics.* London.

MOWINCKEL S. 1953. *Religion und Kultus.* Göttingen.

MÜLLER K.E. 1973/74. Die Beziehung zwischen Subjekt und Objekt in der ethnologischen Erkenntnis. *Ethnologia Europaea* 7:1-16.

NICOLAISEN J. 1961. Essai sur la religion et la magie touarègues. *Folk* 3: 113-162.

NICOLAISEN J. 1963. *Ecology and culture of the pastoral Tuareg.* Copenhagen.

POPPER K.E., ECCLES J.C. Ed. 1982. *Das Ich und sein Gehirn.* München.

PREUSS K.T. 1930. *Tod und Unsterblichkeit im Glauben der Naturvölker.* Tübingen.

REICHARD G.A. 1950. Language and cultural pattern. *American Anthropologist* 52: 194-204.

ROY S.C. 1925. *The Birhors. A little known jungle tribe of Chota Nagpur.* Ranchi.

SCHAPERA I. o.J. *Married life in an African tribe.* London.

SCHERKE F. 1923. *Über das Verhalten der Primitiven zum Tode.* Langensalza.

SELIGMANN S.1922. *Die Zauberkraft des Auges und das Berufen. Ein Kapitel aus der Geschichte des Aberglaubens.* Hamburg.

THOMPSON J.E.S. 1970. *Maya history and religion.* Norman.

**Friedr. Vieweg & Sohn Verlag, Braunschweig/Wiesbaden**

TURNBULL C.M. 1981. "Mbuti womanhood", in *Woman the gatherer*. Ed. by F. Dahlberg, pp. 2o5-219. New Haven.

VERMOT-MANGOLD R. 1977. *Die Rolle der Frau bei den Kabre in Nord-Togo*. Basel.

VOLLMER G. [3]1981. *Evolutionäre Erkenntnistheorie. Angeborene Erkenntnisstrukturen im Kontext von Biologie, Psychologie, Linguistik, Philosophie und Wissenschaftstheorie*. Stuttgart.

WAGNER G. 1949. *The Bantu of North Kavirondo*, Bd. I. London.

WALTHER H. 1977. Psychische Gesundheit und aggressives Verhalten beim Menschen. *Universitas* 32:579-585.

WESTERMANN D. 1921. *Die Kpelle. Ein Negerstamm in Liberia, dargestellt auf der Grundlage von Eigeborenen-Berichten*. Göttingen.

WILSON M. 1959. *Divine kings and the "breath of men"*. Cambridge.

WILSON G., WILSON M. [2]1954. *The analysis of social change. Based on observations in Central Africa*. Cambridge.

ZWERNEMANN J. 1977. Mündliche Überlieferungen zur Geschichte der Moba (Togo). *Afrika und Übersee* 60:86-116.

**Friedr. Vieweg & Sohn Verlag, Braunschweig/Wiesbaden**

# Karl Marx und die philosophische Grundlegung einer geschichtsmaterialistischen Kulturtheorie

### Wolfdietrich Schmied-Kowarzik

Als Georges Devereux vor nun schon wieder gut fünf Jahren bei uns in der interdisziplinären Arbeitsgruppe für philosophische Grundlagenprobleme der Gesamthochschule Kassel zu Gast war, hörte er in den ausgiebigen Nachdiskussionen zwar freundlich interessiert, aber eher ungläubig meinen Ausführungen zu, daß mir seine Kritik der Verhaltenswissenschaften in "Angst und Methode..." (DEVEREUX 1976) eine wertvolle Bestärkung für meine eigenen grundlagentheoretischen Bemühungen um eine geschichtsmaterialistische Kulturtheorie bedeute. Ich freue mich nun, Gelegenheit zu haben, Georges Devereux, in einem ihm gewidmeten Band, mit einer programmatischen Skizze ausführlicher antworten und ihm andeuten zu können, was ich unter einer auf der gesellschaftlichen Praxis fundierten geschichtsmaterialistischen Kulturtheorie verstehe.

Die große Perspektive einer die ganze Menschheitsgeschichte erfassenden Kulturtheorie, die Herder einst aufstellte, könnte durch den geschichtsmaterialistischen Ansatz von Karl Marx eingelöst werden, denn er überwindet vom Begriff der gesellschaftlichen Praxis her dialektisch die bisherige polare Trennung von anthropologischer Seinsbestimmung und hermeneutischer Kulturgeschichte. Nach einer knappen Skizzierung der Grundlegung einer geschichtsmaterialistischen Kulturtheorie durch die Marxsche Theorie, werden mit Hinweisen auf darauf aufbauende neuere Ansätze vier Forschungsdimensionen aufgewiesen, in denen das dialektische Verhältnis der gesellschaftlichen Praxis 1. zu den Naturbedingungen, 2. den gesellschaftlichen Produktionsverhältnissen, 3. den Formen der sozialen Beziehungen und 4. zu den symbolischen Formen des Denkens konkreter zu bestimmen sein wird. Eine solche geschichtsmaterialistische Kulturtheorie umfaßt nicht nur die Analyse vergangener und fremder Kulturen, sondern erfaßt auch unsere eigene Gegenwart in ihren grundlegenden Widersprüchen und fordert uns dadurch praktisch zu einer in die Zukunft ausgreifenden bewußteren gesellschaftlichen Praxis heraus.

I

Kultur steht hier in diesen Thesen für alle durch Menschen hervorgebrachte Lebensformen in ihrer geschichtlichen Entwicklung. Gleichwohl wird Kultur nicht in einem bloßen Gegensatz zur Natur gesehen, sondern dialektisch auf sie bezogen, da die Kultur einerseits niemals aus dem Gesamtzusammenhang der Natur heraustritt und die Menschen in ihrer kulturellen Praxis auf die Natur als der Grundlage ihrer Lebenserhaltung und Lebensgestaltung angewiesen sind; andererseits ist aber die kulturelle Praxis der Menschen das, was die natürlichen Voraussetzungen der inneren und äußeren Natur umgestaltet, also gerade dasjenige, was das kulturell je bestimmte Verhältnis *der Menschen* zur Natur selber geschichtlich hervorbringt.

Friedr. Vieweg & Sohn Verlag, Braunschweig/Wiesbaden

## II

Der erste, der in dieser Weise versucht hat, eine umfassende Philosophie der menschlichen Kultur zu entwerfen, war Johann Gottfried HERDER, mit seinem mehrbändigen Werk "Ideen zur Philosophie der Geschichte der Menscheit" (1784-91). Es ist dies der bis heute umfassendste Versuch, alles Wissen vom Menschen, von seiner Natur, der Vielgestaltigkeit seiner Kulturen und seiner vergangenen und noch aufgegebenen Geschichte, zu einem Gesamtbild des kulturellen Menschseins zusammenzufügen. Es gibt kaum eine inhaltliche Thematik der heutigen anthropologischen und kulturgeschichtlichen Diskussion, die nicht schon in Herders "Ideen" anklingt, ja oft sogar darin eine nicht wieder eingeholte grundsätzliche Erörterung gefunden hat. In der Folgezeit fiel das, was bei Herder eine einzige große Fragerichtung war, durch eine Polarisierung der Problemstellung auseinander: zum einen in eine Seinsbestimmung der menschlichen Existenz, wie sie in der philosophischen Anthropologie etwa von Max SCHELER (1928) und Helmuth PLESSNER (1928) bis hin zur fundamental-ontologischen Phänomenologie Martin HEIDEGGERs (1927) und Maurice MERLEAU-PONTYs (1945) unternommen wird, zum anderen im Versuch des Verstehens des Menschen aus seiner Geschichte, wie er bei Wilhelm DILTHEY (1883), Wilhelm WINDELBAND (1894) und Heinrich RICKERT (1899) vorliegt, bis hin zu Richard KRONERs Theorie der Selbstverwirklichung des Geistes (1928) sowie zur wohl bedeutendsten Grundlegung der Kulturphilosophie in Ernst CASSIRERs "Philosophie der symbolischen Formen" (1923-29).

Durch diese Polarisierung gerät eigentümlicherweise die gesamte Thematik archaischer Kulturen und der kulturellen Menschheitsgeschichte aus dem Blickfeld philosophischer Reflexion. Die einen bedenken nur die Besonderheit der menschlichen Existenz in und gegenüber der Natur, während die anderen die menschlichen Objektivationen im Nachvollzug tradierter Geschichte und von der Differenziertheit unserer Kultur her thematisieren.

Natürlich gibt es Annäherungen von beiden Seiten und Versuche eines Brückenschlages, so das bedeutende Werk von Nicolai HARTMANN "Das Problem des geistigen Seins" (1935) oder die Arbeiten von Arnold GEHLEN (1956) und Jürgen HABERMAS (1976). Doch insgesamt gesehen, bleibt es bei der Polarisierung der Fragestellungen zur philosophischen Bestimmung der menschlichen Kultur, die ihr Pendent in der Kommunikationslosigkeit der anthropologischen und historischen Wissenschaften hat.

## III

Einzig die geschichtsmaterialistische Gesellschaftstheorie von Karl Marx erscheint mir grundlegend diese Polarisierung zu überwinden, von ihr her könnte das umfassende Programm Herders wissenschaftlich bewältigt werden; doch bis heute sind die grundlegenden Anregungen von Marx noch nicht voll aufgearbeitet. Mehrfach seither in vulgärmaterialistische Revisionen geraten, ist der offizielle Marxismus von der Erfüllung seines Anspruchs, eine umfassende Theorie der menschlichen Kultur und ihrer Geschichte zu erstellen, noch weit entfernt.

**Friedr. Vieweg & Sohn Verlag, Braunschweig/Wiesbaden**

Ausgangspunkt der Marxschen Theorie ist die gesellschaftliche Praxis, daß die Menschen selber die Produzenten ihres Verhältnisses zur Natur und ihrer sozialen Beziehungen sind. Natürlich gibt es naturgeschichtliche Voraussetzungen des Menschseins, die jedoch durch die gesellschaftliche Praxis selber in der Geschichte verändert werden. Insofern verbietet sich von vornherein jeder ungeschichtliche Ansatz, der rein anthropologisch das Menschsein allein aus seiner Natur zu bestimmen versucht, wie Marx gegenüber dem anthropologischen Materialismus von Ludwig Feuerbach hervorhebt (MARX/ENGELS 3: 44). Andererseits sind die Menschen und so auch ihre gesellschaftliche Praxis in all ihren geschichtlichen Entwicklungsstufen doch auch Teil der Natur; und somit verbietet sich auch ein rein kulturgeschichtlicher Ansatz, der nicht zugleich auch das Verhältnis der gesellschaftlichen Praxis aus der und zur Natur berücksichtigt (MARX E I: 516).

In diesem Ausgangspunkt bei der gesellschaftlichen Produktion und Reproduktion des menschlichen Lebens liegt zweierlei: einmal, daß das gesellschaftliche Leben unabdingbar und unaufhebbar einbezogen ist in die Natur, und der Mensch nur in ständiger Auseinandersetzung mit ihr seine materielle Lebenserhaltung erarbeiten und sichern kann; zum anderen, daß es die Produktion und Reproduktion des gesellschaftlichen Lebens selber ist, durch die das Verhältnis der Menschen zur Natur und ihre gesellschaftlichen Lebensverhältnisse verändert werden.

Die immer schon "in Gesellschaft produzierenden Individuen" - denn "die Produktion des vereinzelten Einzelnen außerhalb der Gesellschaft ... ist ein ebensolches Unding als Sprachentwicklung ohne zusammen lebende und zusammen sprechende Individuen" (MARX: Grundrisse 6) - bringen also selber in ihrer gesellschaftlichen Arbeit und Praxis die Lebensverhältnisse in ihrer kulturellen Bestimmtheit hervor, in denen sie jeweils leben. Aber diese Produktion der Lebensverhältnisse durch die gesellschaftliche Praxis der Individuen vollzieht sich für diese völlig bewußtlos in deren individuell motivierten Handlungen, so daß für das einzelne Individuum die jeweiligen Formen seiner Arbeit und Nahrungsbeschaffung sowie die Formen seiner sozialen Beziehungen und Verhältnisse nicht als produzierte, sondern als - gottgewollte, naturbedingte, sachnotwendige - Gegebenheit erscheinen, die bestimmend zurückwirken auf das Handeln der Indivudien. Die gesellschaftlich bewußtlos hervorgebrachten Produktions- und Herrschaftsverhältnisse sowie deren ideologische Legitimation wirken als fremde Mächte bestimmend auf die handelnden Individuen zurück, die eigentlich deren Produzenten sind: dies ist es, was Marx mit dem Begriff Entfremdung umschreibt (MARX: Grundrisse 111).

Eine solche Entfremdung und Verkehrung liegt allen bisherigen Gesellschaftsformationen zugrunde; von den archaischen Kulturen über die agrarischen Staaten bis hin zu unseren heutigen industriellen Gesellschaften; denn in unserer Produktionsweise fungiert das Kapital, obwohl nichts anderes als vergegenständlichte gesellschaftliche Arbeit, als bestimmende Macht über die lebendige Arbeit der Produzenten und auch im real-existierenden Sozialismus sind noch keineswegs die frei vereinigenden Individuen die Produzenten ihrer Lebensverhältnisse (MARX 23: 247). Erst dort, wo die in Gesellschaft produzierenden Individuen diese Entfremdung durchschauen, die sie entfremdenden Verhältnisse revolutionär umwälzen, d.h. beginnen die Produktion ihrer Lebensverhältnisse b e w u ß t   u n d   g e m e i n - s a m   in ihre Hände zu nehmen, kann eine solidarische Gesellschaft errichtet werden, wie sie noch nirgends verwirklicht ist, gleichwohl als konkret erkannte Möglichkeit uns zur Aufgegebenheit unserer weiteren gesellschaftlichen Praxis wird.

**Friedr. Vieweg & Sohn Verlag, Braunschweig/Wiesbaden**

IV

Diese äußerst knappe Skizzierung der Grundgedanken von Marx zur
Dialektik der geschichtlichen Entwicklung von Gesellschaft und Kultur mögen hier als Ausgangspunkt genügen, die Konturen einer geschichtsmaterialistischen Kulturtheorie in vier Forschungsdimensionen zu umreißen.

1. Zunächst gilt es die Naturabhängigkeit der Kulturen und die Natur-
   bedingtheit kultureller Entwicklungen herauszuarbeiten, ohne dabei den Fehlern der heutigen Kulturökologie und des Kulturmate-
   rialismus zu verfallen, die das Verhältnis von Mensch und Natur
   als ein lineares Anpassungsverhältnis beschreiben. Hier muß vor
   allem an die weiterführenden Arbeiten von Karl August WITTFOGEL
   (1932) erinnert werden.

   Ganz im Sinne von Marx betont auch Wittfogel, daß sich die Abhängigkeit der Gesellschaften von der Natur selber mit den gesellschaftlichen Produktivkräften, d.h. mit den materiellen und geistigen Formen der Naturaneignung, geschichtlich verändert (WITT-
   FOGEL 1932). Es gilt also gerade die bestimmten Formen der "Trans-
   formierung" und der "Aktualisierung" von Natur durch die Produktionsweise einer bestimmten Gesellschaft zu differenzieren, um
   daran wiederum die für diese Kultur bestimmenden Formen der Naturabhängigkeit sowie ihrer Auswirkungen bis in die sozialen Verhältnisse und die mythische Vorstellungswelt hinein bestimmen zu
   können. Eine Loslösung von der Natur als Lebensgrundlage der
   menschlichen Gesellschaft ist prinzipiell nie möglich - wie dies
   Marx schon betont hat (MARX 25: 828; siehe auch 3:28) - aber die
   Formen der Naturabhängigkeit ändern sich mit der Entwicklung der
   gesellschaftlichen Produktivkräfte und gehen daher durch diese
   bestimmt selbst wiederum unterschiedlich bestimmend in die gesellschaftliche Produktionsweise und das gesamte kulturelle Leben
   einer Gesellschaft ein. Wo dieser dialektische Zusammenhang nicht
   bedacht wird, kann das verheerende und katastrophale Folgen für
   unser Überleben als Menschheit haben.

2. Weiterhin geht es um eine differenzierte Analyse der jeweiligen
   Produktionsweisen der verschiedenen Gesellschaften als der bestimmenden Basis des kulturellen Lebenszusammenhangs, ohne dabei in
   die ökonomistischen Verengungen funktionalistischer und vulgär-
   materialistischer Theorien zu geraten, die jeglichen kulturellen
   "Überbau" direkt und unmittelbar aus einer grob typisierten ökonomischen Basis abzuleiten versuchen. Eine solche Erforschung der
   Produktionsweise archaischer Gesellschaften haben insbesondere
   neuere französische Ansätze einer geschichtsmaterialistischen
   Ethnologie und Kulturanthropologie sich zur Aufgabe gemacht (Maurice GODELIER 1973; Claude MEILLASSOUX 1975; Emmanuel TERRAY 1972).
   Um die politische Ökonomie einer Kultur analytisch zu erfassen,
   müssen zunächst detaillierter als dies bisher ethnologische und
   soziologische Untersuchungen vermochten, die verschiedenen Ar-
   beitsprozesse in ihren lebenspraktischen Bezügen und Auswirkungen herausgearbeitet werden. Doch solche Analysen stellen nur die
   eine Seite der Aufgabe dar, denn jeder Arbeitsprozeß vollzieht
   sich in bestimmten gesellschaftlichen Produktionsverhältnissen,
   die *immer schon* eine bestimmte gesellschaftliche Distribution
   nicht nur der Produkte, sondern auch der Produktionsmittel impli-
   zieren und somit bestimmend auf die gesellschaftliche Arbeitsver-
   teilung wirken (MARX: Grundrisse 16f.). Erst die Erfassung beider

Friedr. Vieweg & Sohn Verlag, Braunschweig/Wiesbaden

Seiten kann die Dynamik der materiellen Basis der Produktionsweise einer Gesellschaft erschließen, die in der jeweiligen Spannung
zwischen gesellschaftlicher Arbeit (Produktivkräfte) einerseits
und den das gesellschaftliche Leben beherrschenden Verhältnisse
(Produktionsverhältnisse) andererseits zum Ausdruck kommt.

In der Art und Weise, wie diese Spannung in einer Gesellschaft
ausagiert wird, gleicht keine Kultur der anderen, aber in den
realen Möglichkeiten bestimmter entwickelter Produktivkräfte und
der ihnen korrespondierenden Produktionsverhältnisse sind struk-
turelle Entwicklungspotenzen und -grenzen angebbar, die es erlauben, von  epochalen Produktionsweisen und Gesellschaftsformationen zu sprechen, wie sie von Marx grundlegend für die ganze bisherige Menschheitsgeschichte angedeutet wurden. (MARX 13: 8 f.;
Grundrisse 375ff.). Entscheidend ist es dabei zu sehen, daß damit
weder geschichtliche Universalgesetze nachträglich aus dem Verlauf
der Ereignisse abstrahiert noch irgendwelche Periodisierungssche-
mata der Geschichte übergestülpt werden, sondern die kulturelle
Entwicklung der Menschheit wird hier aus der strukturellen Dynamik der gesellschaftlichen Praxis und ihrer Realisierungsbedin-
gungen in Natur und Gesellschaft selber rekonstruiert. Gerade
deshalb kommt der geschichtsmaterialistischen Analyse des praktischen Lebenszusammenhangs jeder einzelnen Kultur mit all ihren
interkulturellen Verflechtungen eine unersetzbare Bedeutung zu,
denn ihr kulturelles Sein und ihre Geschichte ist ihr nicht von
außen vorgeschrieben, sondern gründet in ihrer je eigenen gesellschaftlichen Praxis im Rahmen des jeweiligen Bedingungsgefüges
realer Verhältnisse. Deshalb liegt grundsätzlich im Bewußtwer-
den der Lebensbedingungen immer auch die Potenz zu einer bewußten Veränderung und Weiterentwicklung der eigenen Kultur begründet.

3. So grundlegend die Analyse der ökonomischen Basis der verschiedenen Gesellschaften auch ist, es kann bei ihr allein nicht stehen
   geblieben werden. Den Anregungen von MARX und ENGELS (3: 29), folgend, geht es weiter darum, die "sozialen Verhältnisse", d.h. genauer die eine Gesellschaft regenerierenden personalen Beziehungen
   der Menschen untereinander "nach den existierenden empirischen
   Daten" geschichtsmaterialistisch zu analysieren und darzustellen
   (vgl. ENGELS 21: 27f.). Einen ersten Schritt in diese Richtung
   hat Claude MAILLASSOUX mit seinem Buch "Die wilden Früchte der
   Frau" (1975) unternommen, in dem er der oft übersehenden häuslichen Produktion der Frau analytisch nachgeht, um die Funktion der
   häuslichen Produktion in archaischen Gesellschaften sowie innerhalb unserer kapitalistischen Gesellschaft zu bestimmen. Doch
   bleibt seine Untersuchung noch allzu ausschließlich auf die Produktion und Reproduktion der materiellen Lebensgrundlage beschränkt.
   Darüber hinaus käme es jedoch genauso darauf an "die Bearbeitung
   der Menschen durch die Menschen" (MARX/ENGELS 3: 36), d.h. die
   gesellschaftliche Regeneration und Sozialisation der Mitglieder
   einer Gesellschaft durch edukative und kommunikative Praxis, wie
   sie zunächst gerade auch in der familialen Sphäre erfolgt, einer
   geschichtsmaterialistischen Analsye zu unterziehen. Hier wäre an
   die frühe Arbeit von Karl August WITTFOGEL "Wirtschaftsgeschichtliche Grundlagen der Entwicklung der Familienautorität" (1936) zu
   erinnern, aber auch an Alfred LORENZER "Materialistische Sozialisationstheorie" (1972) sowie Agnes Heller "Das Alltagsleben" (1978).

Friedr. Vieweg & Sohn Verlag, Braunschweig/Wiesbaden

Von daher könnten dann auch die Pionierarbeiten von Claude LÉVI-
STRAUSS zur Logik von Verwandtschaftsbeziehungen aus ihren formalen Schematismen befreit und auf ihre geschichtsmaterialistische
Grundlage zurückbezogen werden, indem beispielsweise herausgearbeitet wird, daß es sich bei den Verwandtschafts- und Heiratsre-
gelungen archaischer Gesellschaften nicht um rein logische Modelle und "Sprachspiele" handelt, sondern um Praxisformen zur Bewältigung realer gesellschaftlicher Regenerierungsaufgaben, die in
ihrem materiellen familialen und edukativen Kontext untersucht
sehr wohl Entwicklungsgesetze erkennen lassen.

4. Schließlich gilt es auch die Welt der symbolischen Formen, von
   den magisch-mythischen bis zu den rational-wissenschaftlichen Formen des Denkens in die geschichts-materialistische Analyse einzubeziehen (MARX/ENGELS 3: 37ff.). Erste Ansätze dazu hat vor allem
   Maurice GODELIER (1973) vorgelegt. Ausgehend von der strukturali-
   stischen Mythenforschung von Lévi-Strauss hebt Godelier hervor,
   daß die Forschung nicht bei den formalen Strukturen und Transfor-
   mationen des mythischen Denkens stehen bleiben dürfe, da die Mythen vielmehr aus der gesellschaftlichen Praxis begriffen werden
   müssen, die sie reflektieren und in die sie selber bestimmend
   einwirken. (GODELIER 1973: 8o). Allerdings geht Godelier nicht so
   weit, daß er die Denkformen selber aus dem Kontext gesellschaftlicher Praxis bestimmt; nur die Inhalte sind für ihn mit dieser
   verknüpft, während die Form des Denkens wie er meint - hier folgt
   er Lévi-Strauss -, in der naturhaften Basis des menschlichen Geistes wurzeln (GODELIER 1973: 3o6). Die geschichtsmaterialistischen
   Analysen zur Entstehung der abendländischen Rationalität in der
   griechischen Gesellschaft von George THOMSON (1955), Alfred SOHN-
   RETHEL (197o), Jean-Joseph GOUX (1973) haben hier weiterreichende
   Wege gewiesen, die es in die Mythenforschung hinein zu verlängern
   gilt. Letztlich aber wird es darum gehen, die großen Anregungen zu
   einer Theorie der Genese des gesellschaftlichen Bewußtseins und
   Denkens, wie sie in F.W.J. SCHELLINGs "Philosophie der Mythologie"
   und Ernst CASSIRERs "Philosophie der symbolischen Formen" vorliegen, geschichtsmaterialistisch aus dem Gesamtkontext der Genesis
   gesellschaftlicher Praxis erneut zu rekonstruieren.


V

Der auf der Marxschen Theorie aufbauende Ansatz einer geschichtsmaterialistischen Kulturanthropologie und Kulturgeschichte hat sich
in den letzten Jahren und vor allem in der französischen Diskussion
entwickelt. Vieles ist bisher nur Projekt und bedarf nicht nur einer
empirischen Konkretion, sondern einer noch gründlicheren theoretischen Klärung, trotzdem zeichnen sich in diesem Ansatz die Konturen
eines Programms ab, das auf einer philosophisch und wissenschaftlich
fortgeschritteneren Stufenleiter dem genialen Vorentwurf und An-
spruchshorizont Herders genügen könnte, zumal dieser geschichtsmaterialistische Ansatz nicht stehen bleibt bei einer Analyse vergangener und fremder Kulturen, sondern unsere eigene gesellschaftliche
und kulturelle Praxis mit umgreift und uns somit auch p r a k -
t i s c h gegenüber gegenwärtigen gesellschaftlichen Problemen und
kulturellen Auseinandersetzungen zur Entscheidung und Parteinahme
auf eine bewußtere Verwirklichung humaner menschheitlicher Praxis
hin zwingt.

## LITERATURHINWEISE

CASSIERER Ernst 1956. *Philosophie der symbolischen Formen.* 3 Bde.(1923-29). Darmstadt.

DEVEREUX Georges  1976. *Angst und Methode in den Verhaltenwissenschaften.* Frankfurt/Berlin/Wien.

DILTHEY Wilhelm  1923. *Einleitung in die Geistenwissenschaften* (1883). Leipzig/Berlin.

ENGELS Friedrich, s. K. MARX/Fr. ENGELS.

GEHLEN Arnold  1975. *Urmensch und Spätkultur* (1956). Frankfurt.

GODELIER Maurice  1973. *Ökonomische Anthropologie* (1973). Reinbek.

GOUX Jean-Joseph  1975. *Freud, Marx. Ökonomie und Symbolik* (1973). Frankfurt.

HABERMAS Jürgen  1976. *Zur Rekonstruktion des Historischen Materialismus.* Frankfurt

HARTMANN Nicolai  1949. *Das Problem des geistigen Seins* (1932). Berlin.

HEIDEGGER Martin  1963. *Sein und Zeit* (1927). Tübingen.

HELLER Agnes  1978. *Das Alltagsleben. Versuch einer Erklärung der individuellen Reproduktion.* Frankfurt.

HERDER Johann Gottfried  1965. *Ideen zur Philosophie der Geschichte der Menschheit* (1787-91). Berlin.

KRONER Richard  1928. *Die Selbstverwirklichung des Geistes.* Tübingen.

LÉVI-STRAUSS Claude  1981. *Die elementaren Strukturen der Verwandschaft* (1949). Frankfurt.

LÉVI-STRAUSS Claude  1971-75. *Mythologica* 4 Bde. (1964-71). Frankfurt.

LORENZER Alfred  1972. *Zur Begründung einer materialistischen Sozialisationstheorie.* Frankfurt.

MARX Karl  1953. *Grundrisse zur Kritik der politischen Ökonomie.* Berlin (Ost).

MARX Karl  1976. *Die ethnologischen Exzerpthefte.* Hrgs. v. L. Krader, 1972). Frankfurt.

MARX Karl/Friedrich ENGELS  1956ff. *Werke in 39. Bdn. und 2 Erg. Bdn.* Berlin(Ost).

MEILLASSOUX Claude  1976. *Die wilden Früchte der Frau* (1975). Frankfurt.

MERLEAU-PONTY Maurice  1965. *Phänomenologie der Wahrnehmung* (1945). Berlin.

PLESSNER Helmuth  1975. *Die Stufen des Organischen und der Mensch* (1928). Berlin.

RICKERT Heinrich  1899. *Kulturwissenschaft und Naturwissenschaft.* Leipzig.

SCHELER Max  1928. *Die Stellung des Menschen im Kosmos.* Darmstadt.

SCHELLING Friedrich Wilhelm Joseph  1957. *Philosophie der Mythologie,* 2 Bde. (1856). Darmstadt.

SCHMIED-KOWARZIK Wolfdietrich  1981. *Die Dialektik der gesellschaftlichen Praxis.* Freiburg.

SOHN-RETHEL Alfred  1978. *Warenform und Denkform* (1971). Frankfurt.

TERRAY Emmanuel  1974. *Zur politischen Ökonomie der 'primitiven' Gesellschaften* (1972). Frankfurt.

THOMSON George  1961. *Die ersten Philosophen* (1955). Berlin.

WINDELBAND Wilhelm  1894. *Geschichte und Naturwissenschaft.* Freiburg.

WITTFOGEL Karl August  1932. Die natürlichen Ursachen der Wirtschaftsgeschichte. *Archiv f. Sozialwiss. und Sozialpolitik.* Tübingen.

WITTFOGEL Karl August  1936. Wirtschaftsgeschichtliche Grundlagen der Entwicklung der Familienautorität. In HORKHEIMER M. Hrsg. *Studien über die Autorität der Familie.* Paris.

# Anhang 1

## Vorläufige Bibliographie der Schriften von George Devereux
### bearbeitet von Dieter H. Frießem

Friedr. Vieweg & Sohn Verlag, Braunschweig/Wiesbaden

## Vorbemerkungen

George DEVEREUX verdanken wir ein ungemein breit angelegtes,
reichhaltiges und zugleich umfangreiches Oeuvre, welches in Gestalt
neuer Arbeitsvorhaben, anstehender Neupublikationen, Übersetzungen
usw. noch ständig im Wachsen begriffen ist. Seine auf Feldforschungen bei den Hopi (1932) und Sedang (1933-35) zurückgehenden Aufzeich-
nungen sind überhaupt noch unveröffentlicht.

Wenngleich Devereux' Monographien und Aufsatzsammlungen viele
seiner Publikationen bereits erschließen, so lag doch keine Bibliographie vor, welche einen vollständigen Überblick über die bislang
vorliegenden Bücher und Aufsätze geboten hätte. Das Literaturver-
zeichnis in 'Angst und Methode' enthält beispielsweise nur ein Drittel der hier vorgestellten Titel. Dabei wird es gerade für jene,
die sich nur mit  e i n e m  der Themenkreise befassen möchten, denen Devereux' Interesse galt - also etwa mit analytisch-behandlungs-
technischen Fragen oder Themen der Altertumswissenschaft -, unerläßlich sein, dessen einschlägige Schriften möglichst vollständig zu
studieren. Hinzu kommt, daß unvollständige Kenntnis bzw. mangelhaf-
te Erschließung eines Werks bekanntermaßen dessen Rezeption erschweren und einseitige Urteile begünstigen. Bezeichnenderweise rekurrie-
ren die meisten Autoren, die Devereux zitieren, nach der Aufschlüs-
selung der 'Current Contents' auf nahezu immer das gleiche Dutzend
seiner Schriften und scheinen keine anderen Belege verwendet zu haben.

Die hier vorgelegte Bibliographie fußt auf den Angaben, die George
Devereux den Herausgebern dankenswerterweise überlassen hat. Diese
wurden indes anhand bibliographischer Hilfsmittel ergänzt und z.T.
auch korrigiert, wobei die auf den Autor zurückgehende, englisch-
sprachige Form beibehalten wurde. Eine letzte Korrektur selbst vom
Autor noch "fortgeschriebener" Fehler könnte nur ein Vergleich mit
den Originalveröffentlichungen ermöglichen, auf die - zumal auf eine
Vielzahl auch kleinerer und in Deutschland z.T. nicht einmal erhält-
licher Zeitschriften verteilt - nur in Einzelfällen zurückgegriffen
werden konnte.

Die Beschränkung allein auf die Aufzählung der Bücher und Zeit-
schriftenaufsätze gibt dieser Bibliographie den Charakter des Vorläufigen. Innerhalb der einzelnen Publikationsjahre wurde vorerst die
Anordnung des Autors beibehalten, Untertitel wurden nicht durchgehend
und wiederholte Auflagen, Übersetzungen usw. nicht mit allen biblio-
graphischen Daten aufgeführt.

Unberücksichtig blieben die zahlreichen Übersetzungen und Ab-
stracts, die Devereux gefertigt hat, und welche Alexander Grinsteins
'Index auf Psychoanalytic Writings' (vol. I, V, VI u. X., New York,
N.Y.: International Universities Press, Inc. 1956-1971), wenn auch
unvollständig, ebenso erschließt wie die Besprechungen, welche Devereux' Schriften ihrerseits insbesondere im psychoanalytischen Schrift-
tum gefunden haben. Letztere bieten einen allerersten Ansatz für eine
heute nur in Umrissen sichtbar werdende Rezeptionsgeschichte des
Devereuxschen Werks. Eine Bibliographie der sich mit diesem ausein-
andersetzenden Schriften, also gleichsam der Sekundärliteratur, ver-
möchte indes erst höchsten wissenschaftlichen Ansprüchen zu genügen
und damit die Grundlage für eine Auseinandersetzung mit dem Autor
zu bieten.

Dieter H. Frießem

Friedr. Vieweg & Sohn Verlag, Braunschweig/Wiesbaden

## Bibliographie George Devereux' 1933-83

### 1933

001  Guillaume de Hevesy's Publications. *American Anthropologist* 35: 552-554.
     Reprinted in *Journal of the Polynesian Society* 42: 327-329.

002  Recent Anthropological Reports of the Government of Papua... *American An-thropologist* 35: 792-794.

### 1935

003  The Sexual Life of the Mohave Indians. An Interpretation in Terms of Social
     Psychology. Diss. Ph.D. (Masch.) Berkeley: Library of the University of Ca-
     lifornia, 173, VIII S.

003a A Note on the Mechanical Principle of the Outrigger. *American Anthropolo-gist* n.s. 35: 207-209 (George Dobo pseud.).

### 1937

004  Mohave Soul Concepts. *American Anthropologist*  n.s. 39: 417-422.

005  Functioning Units in Hå(rhn)de:a(ng) Society. *Primitive Man* 10: 1-7.

006  Der Betriff der Vaterschaft bei den Mohave-Indianern. *Zeitschrift für Eth-nologie* 69: 72-78.

007  Institutionalized Homosexuality of the Mohave Indians. *Human Biology* 9:
     498-527. Excerpted in MEAD Margaret and N. CALAS (eds.), *Primitive Heritage:
     An Anthropological Anthology*. New York 1953. Revised and expanded in H.M.
     RUITENBEEK, *The Problem of Homosexuality in Modern Society*. New York 1963.
     Also reprinted in R.C. OWEN & al., *The North American Indians*. New York 1967.
     Excerpted and translated in R. ITALIAANDER, *Weder Krankheit noch Verbrechen,*
     S. 91-98. Hamburg 1969.

008  L'Envoûtement chez les Indiens Mohave. *Journal de la Société des America-nistes de Paris,* n.s. 29: 405-412.

### 1938

009  Social Time: A Methodological and Functional Analysis. *Américan Journal of
     Sociology* 43: 967-969 (=Nr.219, Kap.I).

010  Principles of Hå(rhn)de:a(ng) Divination. *Man* 38: 125-127.

### 1939

011  A Sociological Theory of Schizophrenia. *Psychoanalytic Review* 26: 315-342.
     (= Nr.213, franz.Ausg., chap. IX; dtsch.Ausg. Kap.IV).

012  Maladjustment and Social Neurosis. *American Sociological Review* 4: 844-851.

013  Mohave Culture and Personality. *Character and Personality* 8: 91-109.

014  The Social and Cultural Implications of Incest Among the Mohave Indians.
     *Psychoanalytic Quarterly* 8: 510-533.

### 1940

015  A Conceptual Scheme of Society. *American Journal of Sociology* 54: 687-706.
     (= Nr.219, Kap.I).

016  Social Negativism and Criminal Psychopathology. *Journal of Criminal Psycho-pathology* 1: 325-338 (= Nr.213, Kap.III).

017  Primitive Psychiatry (Part 1). *Bulletin of the History of Medicine* 8: 1194-
     1213.

Friedr. Vieweg & Sohn Verlag, Braunschweig/Wiesbaden

018   Religious Attitudes of the Sedang, in OGBURN W.F. and M.F. NIMKOFF. *Sociology*,
      Cambridge, Mass.: Houghton Rifflin.

**1941**

019   Mohave Beliefs Concerning Twins. *American Anthropologist, n.s.* 43: 573-592.

**1942**

020   Motivation and Control of Crime. *Journal of Criminal Psychopathology* 3:
      553-584.

021   Social Structure and the Economy of Affective Bonds. *Psychoanalytic Review*
      29: 303-314.

022   The Mental Hygiene of the American Indian. *Mental Hygiene* 26: 71-84
      (später in Nr.141)

023   Primitive Psychiatry (Part 2). *Bulletin of the History of Medicine* 11: 522-542.

024   The Social Structure of the Prisons and the Organic Tensions (with M.C. MOOS).
      *Journal of Criminal Psychopathology* 4: 306-324.

**1943**

025   Antagonistic Acculturation (with E.M.LOEB). *American Sociological Review*
      7: 133-147 (= Nr.219, Kap.VII).

026   Some Notes on Apache Criminality (with E.M.LOEB). *Journal of Criminal Psy-
      chopathology* 4: 424-430.

027   Letter to the Editor. *American Journal of Sociology* 48: 767.

**1944**

028   A Note on Classical Chinese Penological Thought. *Journal of Criminal Psycho-
      pathology* 5: 735-744.

029   The Social Structure of a Schizophrenia Ward and Its Therapeutic Fitness.
      *Journal of Clinical Psychopathology* 6: 231-265.

**1945**

030   The Logical Foundations of Culture and Personality Studies. *Transactions of
      the New York Academy of Sciences*, Series II, 7: 110-130 (= 219, Kap.IV).

031   The Convergence between Delusion and Motor Behavior in Schizophrenia. *Jour-
      nal of Clinical Psychopathology* 7: 89-96.

**1946**

032   Au Musée de l'Homme. *Off Limits* 5, no 1.

033   Preface, in L. MARS. *Le Vodou et la Psychiatrie Comparée*. Port-au-Prince,
      Haiti.

034   Quelques Aspects de la Psychanalyse aux Etats-Unis. *Les Temps Modernes* 1:
      299-315.

035   La Chasse Collective au Lapin chez les Hopi, Oraibi, Arizona. *Journal de la
      Société des Américanistes de Paris*, n.s. 33: 63-90.

**1947**

036   The Potential Contributions of the Moi to the Cultural Landscape of Indo-
      china. *Far Eastern Quarterly* 6: 390-395.

037   Mohave Orality: An Analysis of Nursing and Weaning Customs. *Psychoanalytic
      Quarterly* 16: 519-546. - Reprinted (abridged) in MUENSTERBERGER, WARNER,
      Man and his Culture*, pp. 211-235, London 1969.

**Friedr. Vieweg & Sohn Verlag, Braunschweig/Wiesbaden**

## 1948

038   Mohave Etiquette. *Southwest Museum Leaflets* No 22.

039   Mohave Pregnancy. *Acta Americana* 6: 89-116.

040   The Mohave Neonate and its Cradle. *Primitive Man* 21: 1-18.

041   Mohave Indian in Infanticide. *Psychoanalytic Review* 35: 126-139.

042   Mohave Indian Obstetrics. *American Imago* 5: 95-139.

043   The Mohave Indian Kamalo:y. *Journal of Clinical Psychopathology* 9: 433-457.

044   Mohave Zoophilia. *Samiksa, Journal of the Indian Psycho-Analytical Society* 2: 227-245.

045   Mohave Coyote Tales. *Journal of American Folklore* 61: 233-255.

046   The Function of Alcohol in Mohave Society. *Quarterly Journal of Studies on Alcohol* 9: 207-251. - Reprinted in DEVEREUX G., *Mohave Ethnopsychiatry and Suicide*, 1961.

047   Smith Ely Jelliffe - Father of Psychosomatic Medicine in America (with K.A. Menninger). *Psychoanalytik Review* 35: 350-363.

## 1949

048   The Mohave Male Puberty Rite. *Samiksa, Journal of the Indian Psycho-Analytical Society* 3: 11-25.

049   The Psychological "Date" of Dreams. *Psychiatric Quarterly, Supplement* 23: 127-130.

050   Some Mohave Gestures. *American Anthropologist,* n.s. 51: 325-326.

051   Mohave Paternity. *Samiksa, Journal of the Indian Psycho-Analytical Society* 3: 162-194.

052   A Note on Nyctophobia and Peripheral Vision. *Bulletin of the Menninger Clinic* 13: 83-93.

053   The Social Structure of the Hospital as a Factor in Total Therapy. *American Journal of Orthopsychiatry* 19: 492-500.

054   Post-Partum Parental Observances of the Mohave Indians. *Transactions of the Kansas Academy of Science* 52: 458-465.

055   Mohave Voice and Speech Mannerisms. *Word* 5: 268-272. - Reprinted in HYMES D.H. (ed.), *Language in Culture and Society*. New York: Harper & Row, 1964.

056   Magic Substances and Narcotics of the Mohave Indians. *British Journal of Medical Psychology* 22: 110-116. - Reprinted in *Mohave Ethnopsychiatry and Suicide,* op. cit., 1961.

## 1950

057   Heterosexual Behavior of the Mohave Indians, in RÓHEIM G. (ed.). *Psychoanalysis and the Social Sciences,* vol. 2, New York.

058   Notes on the Developmental Pattern and Organic Needs of Mohave Indian Children. *Transactions of the Kansas Academy of Science* 53: 178-185.

059   Mohave Indian Autoerotic Behavoir. *Psychoanalytic Review* 37: 201-220.

060   Psychodynamics of Mohave Gambling. *American Imago* 7: 55-65.

061   *A Guide to Psychiatric Books* (with Karl A. MENNINGER). New York.

062   Catastrophic Reactions in Normals. *American Imago* 7: 343-349.

063   Amusements and Sports of Mohave Children. *The Masterkey* 24: 143-152.

064   The Occupational Status of Nurses (with F.R. WIENER). *American Sociological*

*Review* 15: 628-634. - Reprinted (abridged) in  FORM W.H. and G.P. STONE, *The Social Significance of Clothing in Occupational Life.* East Lansing, Michigan 1955.

065   Some Unconscious Determinants of the Use of Technical Terms in Psychoanalytic Writings. *Samiksa, Journal of the Indian Psycho-Analytical Society* 4: 1-6. - Reprinted the same year in *Bulletin of the Menninger Clinic* 14: 202-206.

066   Status, Socialization, and Interpersonal Relations of Mohave Children. *Psychiatry* 13: 489-502.

067   The Psychology of Feminine Genital Bleeding: An Analysis of Mohave Indian Puberty and Menstrual Rites. *International Journal of Psycho-Analysis* 31: 237-257.

068   Education and Discipline in Mohave Society. *Primitive Man* 23: 85-102.

069   Size, Diet and Standard. *Popular Dogs* 23: 60-61.

070   The Validity of Psychoanalysis. *Bulletin of the American Psychoanalytic Association* 6: 30-31.

071   Mohave Indian Personality. *Bulletin of the American Psychoanalytic Association* 6: 33-35.

## 1951

072   *Reality and Dream: The Psychotherapy of a Plains Indian* (Preface by Karl MENNINGER and R.H. LOWIE). New York: International Universities Press; new edition 1969. Translated into German 1981 and French 1983.

073   Mohave Chieftainship in Action. *Plateau* 23: 33-43.

074   Some Criteria for the Timing of Confrontations and Interpretations. *International Journal of Psycho-Analysis* 32: 19-24. - Reprinted in PAUL L., *Psychoanalytic Clinical Interpretation.* London 1963.

075   Mohave Indian Verbal and Motor Profanity, in RÓHEIM G. (ed.). *Psychoanalysis and the Social Sciences,* vol. 3, New York.

C76   Neurotic Crime vs. Criminal Behavoir. *Psychiatric Quarterly* 25: 73-80 (= Nr.213, franz.Ausg., chap.VII).

077   The Primal Scene and Juvenile Heterosexuality, in Mohave Society in *Psychoanalysis and Culture* (RÓHEIM-Festschrift). New York.

078   Cultural and Characterological Traits of the Mohave Related to the Anal Stage of Psychosexual Development. *Psychoanalytic Quarterly* 20: 398-422.

079   Haitian Voodoo and the Ritualization of the Nightmare (with L. MARS). *Psychoanalytic Review* 38: 334-342.

080   Three Technical Problems in the Psychotherapy of Plains Indian Patients. *American Journal of Psychotherapy* 5: 411-423.

081   Atypical and Deviant Mohave Marriages. *Samiksa, Journal of the Indian Psycho-Analytical Society* 4: 200-215.

082   The Oedipal Situation and Its Consequences in the Epics of Ancient India. *Samiksa, Journal of the Indian Psycho-Analytical Society* 5: 5-13.

083   Logical Status and Methodological Problems of Research in Clinical Psychiatry. *Psychiatry* 14: 327-330.

## 1952

084   Practical Problems of Conceptual Psychiatric Research. *Psychiatry* 15: 189-192.

085   Sociology 1950, in FROSCH J. (ed.), *Annual Survey of Psychoanalysis,* vol. 1, New York.

Friedr. Vieweg & Sohn Verlag, Braunschweig/Wiesbaden

086  Psychiatry and Anthropology: ˆSome Research Objectives. *Bulletin of the Men-
     ninger Clinic* 16: 167-177.(=Nr.213, Kap.II bzw.chap.XV d.franz.Ausg. u.
     Kap.VII d. dtsch.Ausg.)

### 1953

087  Obituary: G. RÓHEIM 1891-1953. *American Anthropologist* 55: 420.

088  *Psychoanalysis and the Occult.* (An Anthology, edited by G. DEVEREUX, and
     containing 3 chapters by him). New York: International Universities Press.
     2nd ed. 1970.

089  Psychological Factors in the Production of Paresthesias Following the Self-
     Administration of Codeine: A Case Report. *Psychiatric Quarterly, Supplement*
     27: 43-54.

090  Why Oedipus killed Laius: A Note on the Complementary Oedipus Complex. *In-
     ternational Journal of Psycho-Analysis* 34: 132-141. Unauthorized reprinting
     in RUITENBEEK H.M., *Psychoanalysis and Literature.* New York 1964.

091  Cultural Factors in Psychoanalytic Therapy. *Journal of the American Psycho-
     analytic Association* 1: 629-655 (= Nr. 213, franz.Ausg., chap.XV; dtsch.Ausg.,
     Kap.VII, z.T. auch beide Ausg., Kap.II).

092  Primitive Genital Mutilations in a Neurotic's Dream. *Journal of the American
     Psychoanalytic Association* 2: 483-492.

093  The Denial of the Anus in Neurosis and Culture. *Bulletin of the Philadelphia
     Association for Psychoanalysis* 4:24-27.

094  A Typological Study of Abortion in 350 Primitive, Ancient and Pre-Industrial
     Societies, in ROSEN H. *Therapeutic Abortion.* New York: Julian Press.

095  Belief, Superstition and Symptom. *Samiksa, Journal of the Indian Psycho-Ana-
     lytical Society* 8: 210-215.

096  Social Sciences 1951, in FROSCH J. (ed.). *Annual Survey of Psychoanalysis,*
     vol. 2. New York: International Universities Press.

### 1955

097  The Human Animal: A Rejoinder. *Man* 55: 111-112.

098  Anthropological Data Suggesting Unexplored Unconscious Attitutes toward and
     in Unwed Mothers. *Archives of Criminal Psychodynamics* 1: 564-576.

099  *A Study of Abortion in Primitive Societies.* A Typological, Distributional,
     and Dynamic Analysis of the Prevention of Birth in 400 Preindustrial Socie-
     ties. New York: Julian Press. 2nd edition 1976 (TI.2, 4.Kap.= Nr.219, Kap.III).

100  Charismatic Leadership and Crisis, in MUENSTERBERGER W. (ed.). *Psychoanalysis
     and the Social Sciences,* vol. 4. New York: International Universities Press.

101  A Counteroedipal Episode in Homer's Iliad. *Bulletin of the Philadelphia As-
     sociation for Psychoanalysis* 4: 90-97.

102  Indochina's Moi Medicine Men. *Tomorrow* 4 (no 1): 95-104. Reprinted in GARRETT
     E. *Beyond the Five Senses,* pp. 220-229, Philadelphia: Lippincott, 1957.

103  Notes on the Dynamics of Post-Traumatic Epileptic Seizures. *Bulletin of the
     Philadelphia Association for Psychoanalysis* 5: 61-73.

104  Acting out in Dreams. *American Journal of Psychotherapy* 9: 657-660.

### 1956

105  *Therapeutic Education:* Its Theoretical Bases and Practice. New York: Harper.

106  Mohave Dreams of Omen and Power. *Tomorrow* 4 (no 3): 17-24.

106bis.  Closing Comments. *Science and Psychoanalysis* 1: 171-173.

**Friedr. Vieweg & Sohn Verlag, Braunschweig/Wiesbaden**

107   Bridey Murphy, A Psychoanalytic View. *Tomorrow* 4 (no 4): 15-23.

108   The Origins of Shamanistic Powers as Reflected in a Neurosis. *Revue Interna-
      tionale d'Ethnopsychologie Normale et Pathologique* 1: 19-28.

109   A Note on the Feminine Significance of the Eyes. *Bulletin of the Philadel-
      phia Association for Psychoanalysis* 6: 21-24.

110   Normal and Abnormal: The Key Problem of Psychiatric Anthropology, in CASA-
      GRANDE, J.B. and GLADWIN, T. (eds.). *Some Uses of Anthropology, Theoretical
      and Applied.* Washington, D.C.: Anthropological Society of Washington - Re-
      printed (abridged) in MUENSTENBERGER W.(ed.), *Man and his Culture.*London:
      Rapp & Whiting, 1969.

111   Comment on Lessa's Review. *American Sociological Review*  21: 88-89.

112   Funcion Complementaria de la Psicoterapia y de la Educacion. *Criminalia* 22
      (no 2): 90-94.

### 1957

113   Social and Cultural Studies 1953, in FROSCH J. (ed.). *Annual Survey of Psy-
      choanalysis,* vol. IV.

114   Psychoanalysis as Anthropological Field Work: Data and Theoretical Implica-
      tions. *Transactions of the New York Academy of Sciences,* Series II, 19:
      457-472(= Nr.213, franz.Ausg., chap.XVI; dtsch.Ausg., Kap.VIII).

115   The Criteria of Dual Competence in Psychiatric-Anthropological Studies.
      *Journal of the Hillside Hospital* 6: 87-90.

116   A Primitive Slip of the Tongue. *Anthropological Quarterly* 30: 27-29.

117   Penelope's Character. *Psychoanalytic Quarterly* 26: 378-386. - Translated
      into Greek: O Xarakter tes Penelopes. *Platon* I, A-B: 3-9.

118   Dream Learning and Individual Ritual Differences in Mohave Shamanism. *Ameri-
      can Anthropologist* 59: 1036-1045  (= Nr.219, Kap.IX).

119   The Awarding of a Penis as Compensation for Rape. *International Journal of
      Psycho-Analysis* 38: 398-401.

120   Letter to Editor. *Newsletter: Transcultural Research in Mental Health Pro-
      blems* no 2, February, pp. 33-35.

### 1958

121   The Significance of the External Female Genitalia and of Female Orgasm for
      the Male. *Journal of the American Psychoanalytic Association* 6: 278-286.

122   Finger Nails. *Bulletin of the Philadelphia Association for Psychoanalysis*
      8: 94-96.- Translated into Japanese: *Tokyo Journal of Psychoanalysis* 18
      (no 6): 1-3, 1960.

123   A Regressively Determined Parapraxis. *Bulletin of the Philadelphia Associa-
      tion for Psychoanalysis* 8: 126-131. - Translated into Japanese: *Tokyo Jour-
      nal of Psychoanalysis* 18 (no. 7): 1-5, 1960.

124   Cultural Thought Models in Primitive and Modern Psychiatric Theories. *Psy-
      chiatry* 21: 359-374  (= Nr.219, Kap.X).

125   The Anthropological Roots of Psychoanalysis, in MASSERMAN J.H. (ed.). *Science
      and Psychoanalysis,* vol. 1. New York.

126   Reply to Kardiner, in MASSERMAN J.H. (ed.). *Science and Psychoanalysis,* vol.
      2. New York.

127   Letter to Editor. *Newsletter, Transcultural Research in Mental Health Pro-
      blems,* no 4, July, p. 60.

## 1959

128  A Psychoanalytic Scrutiny of Certain Characteristic Techniques of Direct
     Analysis. *Psychoanalysis and Psychoanalytic Review* 46: 45-65.

129  The Nature of the Bizarre. *Journal of the Hillside Hospital* 8: 266-278.

130  Social and Cultural Studies 1954, in FROSCH H. (ed.). *Annual Survey of Psy-
     choanalysis*, vol. V.

131  The Posthumous Voices. *Contemporary Psychology* 4: 253-254.

132  Adultery. *Sexology* 26: 84-85.

## 1960

133  The Female Castration Complex and its Repercussions in Modesty, Appearance
     and Courtship Etiquette. *American Imago* 17: 1-19.

134  Discussion (of LIPTON, E.L. et al.: Autonomic Function in the Neonate). *Psy-
     chosomatic Medicine* 32: 65-67.

135  Psychoanalytic Reflections on Experiences of "Levitation". *International
     Journal of Parapsychology* 2 (no 2): 39-60.

136  Obsessive Doubt: Concealment or Revelation? *Bulletin of the Philadelphia
     Association for Psychoanalysis* 10: 50-55.

137  The Lifting of a Refractory Amnesia through a Startle Reaction to an Unpre-
     dictable Stimulus. *Journal of the Hillside Hospital* 9: 218-223.

138  Retaliatory Homosexual Triumph over the Father. *International Journal of
     Psycho-Analysis* 41: 157-161 (= Nr.213, franz.Ausg., chap.VI).

139  Schizophrenia vs. Neurosis and the Use of "Premature" Deep Interpretations
     as Confrontations in Classical and in Direct Analysis. *Psychiatric Quarter-
     ly* 34: 710-721.

140  A Psychoanalytic Study of Contraception (Mimeograph), Planned Parenthood
     Federation of America, New York. - Reprinted in *Journal of Sex Research* 1:
     105-134, 1965.

## 1961

141  *Mohave Ethnopsychiatry and Suicide*: The Psychiatric Knowledge and the Psychic
     Disturbances of an Indian Tribe. Smithsonian Institution, Bureau of American
     Ethnology (Bulletin no 175), Washington, D.C.: U.S. Government Printing Of-
     fice (contains 17, 23, 46, 56). Augmented edition: Smithsonian Institution
     Press, City of Washington 1969. Unauthorized reprint of the first edition,
     St. Clair Shores, Michigan, 1976.

142  Two Types of Modal Personality Models, in KAPLAN B. (ed.). *Studying Perso-
     nality Cross-Culturally*. New York, Evanston, London: Harper & Row, 227-241.

143  Art and Mythology: A General Theory, in KAPLAN B. (ed.). *Studying Personali-
     ty Cross-Culturally*. Ebd.
                                                                    Kap.I).
144  Shamans as Neurotics. *American Anthropologist* 63: 1088-1090 (z.T. in Nr.213,

145  The Non-Recognition of the Patient by the Therapist (with F.H. HOFFMAN).
     *Psychoanalysis and Psychoanalytic Review* 48 (no 3): 41-61.

146  A Heuristic Measure of Cultural Affinity. *Anthropological Quarterly* 35: 24-28.

## 1963

147  Primitive Psychiatric Diagnosis: A General Theory of the Diagnostic Process,
     in GALDSTON I. (ed.). *Man's Image in Medicine and Anthropology*. New York:
     International Universities Press (= Nr.213, fr., chap.XIII; dtsch.Ausg., Kap.VI).

148  Sociopolitical Functions of the Oedipus Myth in Early Greece. *Psychoanalytic
     Quarterly* 32: 205-214. - Tanslated into Greek: Koinikopolitikes Leitourgies
     tou Oidipoudeiou Mythou. *Epoches* 17: 18-22. 1964.

Friedr. Vieweg & Sohn Verlag, Braunschweig/Wiesbaden

## 1964


149  Rejoinder to Parsons and Wintrob. *Transcultural Psychiatric Research* 1: 167-169.

150  Chapter 5, in FREEMAN L. and M. THEODORES (eds.). *The Qhy Report.* Purchase, New York.

151  An Ethnopsychiatric Note on Property Destruction in Cargo Cults. *Man* 64: 184-185(= Nr.213, franz.Ausg., chap.XII).

152  Ethnopsychological Aspects of the Terms "Deaf" and "Dumb". *Anthropological Quarterly* 37: 68-71.

153  Los Sueños Patogenos en las Sociedades no Occidentales, in GRUNEBAUM G.E. von and CAILLOIS R. (eds.). *Los Sueños y las Sociedades Humanas, Buenos Aires, Ed. Sudamericana.* - Translated into English: *Pathogenic Dreams in Non-Western Societies,* Berkeley, Calif.: Univ.Calif Press 1966, 213-228. - Translated also into French (Paris: Gallimard 1967), German and Italian (= Nr.213, franz. Ausg., chap.XIV).

154  La Délinquance Sexuelle des Jeunes Filles dans une Société "Puritaine". *Les Temps Modernes* 29: 621-659 (= Nr.213, franz.Ausg., chap. VIII).

155  The Enetian Horses of Hippolytos. *Antiquité Classique* 33: 375-383.

156  Compte-Rendu d'Enseignement. *Annuaire 1963/64, Ecole Pratique des Hautes Etudes* (VIème Section).


## 1965


157  Une Science de la Sexualité: Pourquoi? Préface to F. HENRIQUEZ. *La Sexualité Sauvage.* Paris.

158  La Psychanalyse et l'Histoire: Une Application à l'Histoire de Sparte. *Annales: Economies, Sociétés, Civilisations* 20: 18-44. Repr.in BESANÇON Alain (ed): L'Histoire Psychanalytique, une Anthologie. Paris, La Haye: Mouton 1974.

159  The Voices of Children: Psychocultural Obstacles to Therapeutic Communication. *American Journal of Psychotherapy* 19: 4-19 (= Nr.213, fr.Ausg., chap.IV).

160  Laws to Live By - Not Under. *Community Education* 1: 299-312.

161  The Perception of Motion in Infancy. Related to Development of Physical Theory of Motion. *Bulletin of the Menninger Clinic* 29: 143-147.

162  Weeping, Urination, and Grand Mal. *Journal of the Hillside Hospital* 14: 97-107.

163  Une Théorie Ethnopsychiatrique de l'Adaptation, in BASTIDE R. et RAVEAU F. (eds.). *Table Ronde sur l'Adaptation des Africains en France.* Paris (mimeographed volume).

164  Considérations Ethnopsychanalytiques sur la Notion de Parenté. *L'Homme* 5: 224-247 (= Nr.219, Kap.VII).

165  Les Origines Sociales de la Schizophrénie. *L'Information Psychiatrique* 41: 783-799 (= Nr.213, franz.Ausg., chap.X; dtsch.Ausg., Kap.V).

166  The Displacement of Modesty from Pubis to Face. *Psychoanalytic Review* 52: 391-399.

167  Neurotic Downward Identification. *American Imago* 22: 77-95.

168  Homer's Wild She-Mules. *Journal of Hellenic Studies* 85: 29-32.

169  The Kolaxian Horse of Alkman's Partheneion. *Classical Quarterly* 15: 176-184.

170  The Abduction of Hippodameia as 'Aition' of a Greek Animal Husbandry Rite. *Studi e Materiali di Storia delle Religioni* 36: 3-25.

171  (Intervention). *Revue Française de Psychanalyse* 29: 378.

172  (Intervention). *Revue Française de Psychanalyse* 29: 392-393.

173  Compte-Rendu d'Enseignement. *Annuaire 1964/65, Ecole Pratique des Hautes Etudes* (VIème section, pp. 251-252.

## 1966

174  The Cannibalistic Impulses of Parents. *Psychoanalytic Forum* 1: 114-124. (= Nr.213, franz.Ausg., chap.V).

175  Author's Response. *Psychoanalytic Forum* 1: 129-130.

176  Loss of Identity, Impairment of Relationships, Reading Disability. *Psychoanalytic Quarterly* 35: 18-39.

177  Mumbling. The Relationship between a Resistance and Frustrated Auditory Curiosity in Childhood. *Journal of the American Psychoanalytik Association* 14:478-478-484 (= 213, franz.Ausg., chap.XI).

178  An Unusual Audio-Motor Synesthesia in an Adolescent. *Psychiatric Quarterly* 40: 459-471.

179  Cultural Factors in Hypnosis and Suggestion: An Examination of Primitive Data. *International Journal of Clinical and Experimental Hypnosis* 14: 273-291.

180  Dedans et Dehors: La Nature du Stress. *Revue de Médecine Psychosomatique* 8: 103-113 (= Nr.219, Kap.II).

181  Réflexions Ethno-psychanalytiques sur la Fatigue névrotique. *Revue de Médecine Psychosomatique* 8: 235-241. - Reprinted in *Travaux du 3ème Congrès International de Médecine Psychosomatique,* pp. 159-165. Toulouse. Ed. Privat.

182  (Intervention). *L'Evolution Psychiatrique* 31 (no 3): 507-512.

183  Rapports Cliniques et Phylogénétiques entre les Odeurs et les Emotions dans la Névrose Caractérielle d'un Hottentot Griqua. *Psychopathologie Africaine* 2 (no 1): 65-76.

184  Transference, Screen Memory and the Temporal Ego. *Journal of Nervous and Mental Disease* 143: 318-323.

185  The Enetian Horse of Alkman's Partheneion. *Hermes* 94: 129-134.

186  The Exploitation of Ambiguity in Pindaros O. 3.27. *Rheinisches Museum für Philologie* , N.F. 109: 289-298.

187  (Intervention). *Revue Française de Psychanalyse* 30: 187-188.

188  Compte-Rendu d'Enseignement. *Annuaire 1965/66, Ecole Pratique des Hautes Etudes* (VIème section), pp. 206-208.

## 1967

189  Fausse Non-Reconnaissance. *Bulletin of the Menninger Clinic* 31: 69-78.

190  La Renonciation à l'Identité: Défense contre l'Anéantissement. *Revue Française de Psychanalyse* 31: 101-142.

191  Greek Pseudo-Homosexuality. *Symbolae Osloenses* 42: 69-92. - Translated into French: Pseudo-Homosexualité Grecque. *Ethnopsychiatrica,* 2 (no 2): 211-241, 1979.

192  *From Anxiety to Method in the Behavioral Sciences.* Paris, The Hague: Mouton & Cie. - Translated into German: *Angst und Methode.* München: Hanser (1973). Frankfurt/M., Berlin, Wien: Ullstein (1976). - Translated into Spanish: *De la Ansiedad al Metodo.* Mexico D.F.: Siglo XXI (1977). - Translated into French: *De l'Angoisse à la Méthode.* Paris: Flammarion (1980). - Being translated in Italian.

193  Notes sur une 'Introduction à l'Ethnologie'. *Ethnologia Europaea* 1: 232-237.

194  Preface to Special Issue in Honor of Prof. D. Kouretas. *Psychotherapy and Psychosomatics* 15: vi-vii.

195  Observation and Belief in Aischylos' Accounts of Dreams. *Psychotherapy and Psychosomatics* 15: 114-134 (auch in Philippopoulos, G.S., Dynamics in Psychiatry, Basel/New York: Karger 1968, 30-50).

196  Maladie Mentale et Société, in *L'Aventure Humaine*, 4:115-118. Paris: (Grange Batelière) et Genève (Kister).

197  Homosexuality among the Mohave Indians, in OWEN R.C. and al. *The North American Indians*. New York: Macmillan (=7, 1947).

198  Compte-Rendu d'Enseignement. *Annuaire 1966/67, Ecole Pratique des Hautes Etudes* (VIème section), pp. 183-184.

## 1968

199  L'Image de l'Enfant dans deux Tribus, Mohave et Sedang, et son importance pour la Psychiatrie Infantile. *Revue de Neuropsychiatrie Infantile* 16: 375-375-390.

200  Considérations Psychanalytiques sur la Divination, particulièrement en Grèce, in CAQUOT A. et LEIBOVICI M. (eds.). *La Divination*, vol. II, pp. 449-471. Paris: PUF.

201  The Realistic Basis of Fantasy. Its Relation to Testicular Castration Anxiety and the Unconscious Equation: Testicles = Breasts. *Journal of the Hillside Hospital* 17: 13-20.

202  L'Etat Dépressif et le Rêve de Ménélas (Eschyle, *Agamemnon* 410-419);*Revue des Etudes Grecques* 81: xii-xv.

203  Orthopraxis: The Cancelling of one Parapraxis by Another. *Psychiatric Quarterly* 42: 726-737.

204  Compte-Rendu d'Enseignement. *Annuaire 1967/68, Ecole Pratique des Hautes Etudes* (VIème section), pp. 183-184.

## 1969

205  Compte-Rendu d'Enseignement. *Annuaire 1968/69, Ecole Pratique des Hautes Etudes* (VIème section).

## 1970

206  The Nature of Sappho's Seizure, in Fr. 31 LP. *Classical Quarterly* 20: 17-31.

207  La Naissance d'Aphrodite, in POUILLON J. et MARANDA P. (eds.). *Echanges et Communications* (Mélanges Claude, Lévi-Strauss). Paris, The Hague, Mouton, vol. II, pp. 1229-1252.

208  The Psychotherapy Scene in Euripides' Bacchae. *Journal of Hellenic Studies* 90: 35-48.

209  The *Equus October* Ritual Reconsidered. *Mnemosyne* 23: 297-301.

210  The Structure of Tragedy and the Structure of the Psyche in Aristotle's *Poetics*, in HANLY C. and M. LAZEROWITS (eds.). *Psychoanalysis and Philosophy*. New York: International Universities Press.

211  Preface (to the reprinted ed.), in LINCOLN J.S. *The Dream in Primitive Culture*. New York: Johnson Reprint Corp.

212  Compte-Rendu d'Enseignement. *Annuaire 1968/69, Ecole Pratique des Hautes Etudes*.

213  *Essais d'Ethnopsychiatrie Générale*. Paris: Gallimard. 2e éd. 1973, 3e éd.1977, 4e éd. - Translated into English (Chicago, London: The Univ.of Chicago Press 1980), Spanish, German (Normal and anormal. Aufsätze zur allgemeinen Ethnopsychiatrie. Frankfurt/M.: Suhrkamp 1974, unvollst.), Italian, Teilabdr.v. Kap. II. d.dtsch.Ausg. in WULFF E. (ed.): Ethnopsychiatrie, Wiesbaden: Akad-Verlagsges. 1978, 106-116.

214  Réponse à M. Conte. *Archives Européennes de Sociologie* 11: 286-288.

**Friedr. Vieweg & Sohn Verlag, Braunschweig/Wiesbaden**

## 1971

215  The Psychosomatic Miracle of Iolaos. *La Parola del Passato* 138: 167-195.

216  Table Ronde: Conduite à Tenir à l'Egard des Toxicomanes. *Information Psychiatrique* 47: 627-635.

217  Table Ronde: Thérapie du Couple. *Annales de Psychothérapie* 2, Supplément to no 3: 17-21, 35-36.

218  Compte-Rendu d'Enseignement. *Annuaire de l'Ecole Pratique des Hautes Etudes* (VIème section), pp. 214-216.

## 1972

219  *Ethnopsychanalyse Complémentariste*. Paris: Flammarion- Translated into Spanish, Italian, German (Ethnopsychoanalyse. Die Komplementaristische Methode in den Wissenschaften von Menschen. Frankfurt/M.: Suhrkamp 1978), English. 'Argument' reprinted in *Psychiatrie d'Aujourd'hui* 15: 1-12.

220  Drogues, Dieux, Idéologies. *Medica* 103: 13-20.

221  Ethnopsychiatria. *Italian Encyclopaedia*. Roma: Fabbri.

222  Compte-Rendu d'Enseignement. *Annuaire de l'Ecole Pratique des Hautes Etudes* (VIème section), pp. 265-266.

223  Review of Besançon, Alain: *Histoire et Expérience du Moi*, in *La Quinzaine Littéraire*, no 145, 15 juillet 1972. - Reprinted in *L'Année Littéraire*. Paris 1972.

## 1973

224  Quelques Traces de la Succession par Ultimogéniture en Scythie. *Inter-Nord* 12: 262-270.

225  (with J.W. DEVEREUX): Manifestations de l'Inconscient dans Sophokles *Trachiniai* 923 sqq, in *Psychanalyse et Sociologie comme Méthodes d'Etude des Phénomènes Historiques et Culturels*, pp. 121-152. Bruxelles: University Press.

226  Le Fragment d'Eschyle 62 Nauck: Ce qu'y signifie XAOYNHE. *Revue des Etudes Grecques* 86: 277-284.

227  Stesichoros' Palinodes: Two Further Testimonia and Some Comments. *Rheinisches Museum für Philologie* 116: 206-209.

228  The Self-Blinding of Oidipous in Sophokles *Oidipous Tyrannos*. *Journal of Hellenic Studies* 93: 36-49. - Reprinted in Dodds Festschrift.

229  Compte-Rendu d'Enseignement. *Annuaire 1972/73 de l'Ecole Pratique des Hautes Etudes* (VIème section) pp. 275-277.

## 1974

230  Trance and Orgasm in Euripides *Bakchai*, in ANGOFF A. and D. BARTH (eds.). *Parapsychology and Anthropology*. New York: Parapsychology Foundation. - Translated and reprinted in MÉLIEUX M. and ROSSIGNOL J. (eds.). *Corps à Prodiges*. Paris 1977.

231  Compte-Rendu d'Enseignement. *Annuaire 1973/74 de l'Ecole Pratique des Hautes Etudes* (VIème section).

## 1975

232  *Tragédie et Poésie Grecques*. Paris: Flammarion.

233  Les Chevaux Anthropophages dans les Mythes Grecs. *Revue des Etudes Grecques* 98: 203-205.

234  Time: History vs. Chronicle. *Ethos* 3: 281-292. - Encluded in English and German translations of no. 219 (=Kap.XI).

235  Ethnic Identity: Its Logical Foundations and Its Dysfunctions, in De VOS G.
     and L. ROMANUCCI-ROSS (eds.) *Ethnic Identity*. Palo Alto,California: Mayfield.
     (= Nr.219, Kap.VI, dtsch.Ausg.).

236  Preface (special issue on Ethnopsychiatry) to *Perspectives Psychiatriques*
     13: 251-253.

237  Compte-Rendu d'Enseignement. *Annuaire 1974/75 de l'Ecole Pratique des Hautes
     Etudes* (VIème section), pp. 325-327.

## 1976

238  *Dreams in Greek Tragedy*. An Ethno-Psycho-Analytical Study. Oxford: Blackwell;
     Berkeley and Los Angeles: University of California Press.

239  Autocaractérisations de Quatre Sedang, in *L'Autre et l'Ailleurs*, (Mem. Volume
     for Rober Bastide), pp. 454-468. Paris: Berger-Lévrault.

240  Compte-Rendu d'Enseignement. *Annuaire 1975/76 de l'Ecole Pratique des Hautes
     Etudes* (VIème section).

## 1977

241  Preface to Tobie Nathan. *Sexualité Idéologique et Névrose*. Claix: La Pensée
     Sauvage.

242  Compte-Rendu d'Enseignement. *Annuaire 1976/77 de l'Ecole Pratique des Hautes
     Etudes* (VIème section).

## 1978

243  Preface to Ben Kilborne. *Interprétations du Rêve au Maroc*. Claix: La Pensée
     Sauvage.

244  Culture et Symptomatologie. *Actualités Psychiatriques* 2: 12-17. Korrekte Ori-
     ginalversion in : *Ethnopsychiatrica* 1: 201-212.

245  L'Ethnopsychiatrie. *Ethnopsychiatrica* 1: 7-13.

246  The Cultural Implementation of Defense Mechanisms. *Ethnopsychiatrica* 1:79-116.

247  The Works of George Devereux, in SPINDLER G.D. (ed.). *The Making of Psycho-
     logical Anthropology*, pp. 364-406. Berkeley: University of California Press.

248  Mythodiagnosis. - A Teething ring for curare.*Curare* 1: 70-72.

249  Trois Rêves et une Double Parapraxie. *Ethnopsychiatrica* 1: 243-251.

## 1979

250  The Nursing of the Aged in Classical China. *Journal of Psychological Anthro-
     pology* 2: 1-10.

251  The Suicide of Achilles in the Iliad. *Helios* 49: 5-15.

252  Fantasy and Symbol as Dimensions of Reality, in HOOK R.H. (ed.). *Fantasy
     and Symbol* (Devereux Festschrift). London: Academic Press.

253  Rêve, Grossesse et Régression. *La Psychologie des Peuples* 34: 5-12.

254  Die Verunsicherung der Geisteskranken. *Curare* 2: 215-220.

255  Interpretation as Catheterizing. *Bulletin of the Menninger Clinic* 43:540-546.

256  Breath, Sleep and Dreams (Aischylos *Fragment* 287 Mette). *Ethnopsychiatrica*
     2: 89-115.

257  Preface to E.R. Dodds. *Paiens et Chrétiens dans un Age d'Angoisse*. Claix:
     La Pensée Sauvage.

258  Fantasy vs Schizophrenic Delusion. *Psychocultural Review* 3: 231-237.

259  Preface to M.J. Masson. *The Indian Mind*. Dordrecht: Reider.

**Friedr. Vieweg & Sohn Verlag, Braunschweig/Wiesbaden**

260  La pseudo-homosexualité grecque et le 'Miracle Grec'. *Ethnopsychiatrica*
     2: 211-241 (= frz. Übers. v. Nr. 191)

261  An Undetected Absurdity in Lucian's *A True Story* 2.26. *Helios* 7: 63-68.

262  Compte-Rendu d'Enseignement. *Annuaire 1978/79 de l'E.H.E.S.S.* Paris.

### 1980

263  Preface to Tobie Nathan *Ideologie, Sexualität und Neurose*. Frankfurt/M.:
     Suhrkamp (edition Suhrkamp 975) (=Übers. v. Nr.241).

264  Author's Rejoinder to a Book Review. *Social Science and Medicine* 148: 125.

265  The Family Historical Function, Dysfunction, Lack of Function and Schizo-
     phrenia. *The Journal of Psychohistory* 8 (no 2): 183-193.

266  Freud Discoverer of the Principle of Complementarity. *International Review
     of Psychoanalysis* 7: 521.

267  Interview with George Devereux. *Le Monde Dimanche*, June 1980.

268  Psychanalyse et Homosexualité (reply to readers). *Le Monde Dimanche*, 27 july.

269  Compte-Rendu d'Enseignement. *Annuaire 1979/80 de l'E.H.E.S.S.* Paris.

### 1981

270  Cultural Lag and Survivals, in BOYER B. and MUENSTERBERGER W. (eds.). *The
     Psychoanalytic Study of Society*. New York.

271  Sadism, Superego and the Organizational Mores. *Journal of Psychoanalytic
     Anthropology* 3 (4).

272  Vivre et Rêver, Vivre et Rêver (Propos sur le rêve), en collaboration avec
     Tobie Nathan. *Ethnopsychiatrica* 3: 5-13.

273  Argos et la Castration d'Indra et de Zeus. *Ethnopsychiatrica* 3: 183-193.

274  Preface to Philippe Jeanne. *Classes Sociales et Maladies Mentales à Haiti,*
     3rd edition, Port-au-Prince.

275  *Baubo, die Mythische Vulva*. Frankfurt/M.: Syndikat Verlag. - *Baubo, la vulve
     mythique*. Paris 1983.

### 1982

276  Xanthos and the Problem of Female Eunuchs in Lydia. *Rheinisches Museum für
     Philologie,* N.F. 124: 102-107.

277  Eine alternative Interpretation der Homöostase mit besonderer Berücksichti-
     gung der Schizophrenie, in SCHMIED-KOWARZIK, W. u. G. HEINEMANN (Hrsg.).
     *Sabotage des Schicksals* (Festschrift Ulrich Sonnemann). Tübingen:Konkursbuchvlg.
     Claudia Gehrke, S. 225-235 (entw. 1939; vom Verf. überarb. Übers.d.engl. Mskr.).

278  Mourning and Self-Degradation, in MASSENZIO, M. et al. (eds.). *Religione e
     Civiltà,* pp. 163-169. Roma: Dedalo.

279  Anxieties of the Castrator. *Ethos* 10: 279-297.

280  *Femme et Mythe*. Paris: Flammarion.

281  *Psychothérapie d'un Indien des Plaines*. Paris: Godefroy (frz. Übers.v.Nr.72).

282  Rejoinder (to Wolfgang G. Jilek). *curare* 5, 2:80.

283  Es gibt eine kulturell neutrale Psychotherapie (Gespräch), in HEINRICHS,
     Hans-Jürgen (ed.). *Das Fremde verstehen, Gespräche über Alltag, Normalität
     und Anormalität,* pp. 15-32. Frankfurt/Main: Qumran.

### 1983

284  Les Blessures de Hector et les Messagers vers l'Autre Monde. *L'Homme*
     23:135-137.


**Friedr. Vieweg & Sohn Verlag, Braunschweig/Wiesbaden**

285  Socio-cultural and Reality Factors in Displaced Pubertal Oedipality. *Journal of Psychoanalytic Anthropology* 5: 379-384.

286  The Subjective and the Objective in Freud's Conception of the Oedipus Complex. *Journal of Psychoanalytic Anthropology* 6: 17-23.

287  Die Phantasie der Selbstkastration. *Psychoanalyse* 4: 21-31 (vom Verf. durchges. Übers. d. engl. Mskr. u. d. T. "The Fantasy of Self-Castration").

288  *Freudianism and Greek Myth.* Times Literary Supplement, 27th May 1983, p. 545.

289  La Crise Initiatique du Chaman chez Platon (Phèdre 244d-e). *La Psychiatrie Française* 6: 33-35.

290  Baubo, die personifizierte Vulva, in SCHIEFENHÖVEL, W. u. D. SICH (eds.). *Die Geburt aus ethnomedizinischer Sicht*. Beiträge u. Nachträge zur IV. Int. Fachtagung der Arbeitsgemeinschaft Ethnomedizin über traditionelle Geburtshilfe und Gynäkologie in Göttingen 8.-10.12.1978. *Curare*-Sonderband 1/1983. Braunschweig-Wiesbaden: Vieweg, pp. 117-120.

291  Sur-Moi et Liberté, in HADJIDINAS Jason (ed.). *Premier Colloque d'Athènes*, pp. 289-291.

### Im Druck

292  *Le Caractère du Hippolyte d'Euripide.* Paris: Flammarion.

293  Une Théorie Ethnopsychiatrique de l'Adaptation (in Igor Caruso zum Gedenken, noch o.T.).

294  *Psychanalyse et Histoire* (zusammen mit W.G. FORREST). Paris: Flammarion.

295  Cultural Lag and Survivals. *Journal of Psychoanalytic Anthropology*.

296  Operant and Instrumental Motivation. Theban Politics and the Personality of Pentheus, in De VOS G.A., ATWOOD A.W., and B. KILBORNE (eds.). *Insight and Symbol*. Essays in Honor of Weston La Barre.

## Buchbesprechungen

Die Jahreszahl ist jeweils am Schluß in Klammern angegeben

GRAU R. *Die Gruppenehe.* American Anthropologist 35:173-174 (1933).

TE RANGI HIRON. *Ethnology of Tongareva.* American Anthropologist 35:189-190 (1933).

NOOTEBOOM C. *De boomstamkano in Indonesie.* American Anthropologist 35:383-384 (1933).

HOFFET J.H. *Les Mois de la Chaîne annamitique.* Bulletin de la Société des Etudes Indonésiennes 8(4):47-49 (1933).

VANOVERBERGH M. *The Isneg Life Cycle III.* American Anthropologist 41:631 (1939).

MEIER J. *Illegitimate Births among the Gunantuna.* American Anthropologist 41:632 (1939).

MEIGS PEVERIL III. *The Kiliwa Indians.* American Anthropologist 42:501-502 (1940).

FORTUNE R.F. *Yao Society.* American Anthropologist 42:683-684 (1940).

KARDINER A. *The Individual and his Society.* Character and Personality 8 (1940).

FARIS R.E.L. and DUNHAM H.W. *Mental Disorders in Urban Areas.* Psychoanalytic Review 27:251-252 (1940).

MONEY-KYRLE R. *Superstition and Society.* Psychoanalytic Review 27:251-252 (1940).

YASKIN J.C. *The Psychobiology of Anxiety.* Journal of Criminal Psychopathology 2(4):592-593 (1941).

**Friedr. Vieweg & Sohn Verlag, Braunschweig/Wiesbaden**

ELLIOTT M.A. & MERRILL F.E. *Social Disorganization*. Journal of Criminal Psychopathology 3 (1):165-167 (1941).

DRUCKER Ph. *Culture Element Distributions XVII, Yuman Piman*. American Anthropologist 44:480-481 (1942).

WHITING J.W.H. *Becoming a Kwoma*. American Anthropologist 44, 3:497-499 (1942).

SOROKIN P.A. *Social and Cultural Dynamics IV*. American Anthropologist 44 (1):
507-510 (1942).

MERTON R.K. and ASHLEY-MONTAGU M.F. *Crime and the Anthropologist*. Journal of Criminal Psychopathology 3 (4):745-747 (1942).

SOROKIN P.A. *The Crisis of Our Age*. Journal of Criminal Psychopathology 3 (4):
166-168 (1942).

PRIEST L.B. *Uncle Sam's Stepchildren*. American Sociological Review 8:114-115
(1943).

SIMMONS L.W. *Sun Chief*. Mental Hygiene 27 (2):313-314 (1943).

HENRY J. and Z. *Doll Play of Pilaga Indian Children*. Journal of Clinical Psychopathology 7 (1):202-203 (1945).

MAYOR's COMMITTEE ON MARIHUANA. *The Marihuana Problem in the City of New-York*.
Journal of Abnormal and Social Psychology 40 (4):417-419 (1945).

MORGENSTERN  Sophie. *La Structure de la Personnalité et ses Déviations*. Journal
of Clinical Psychopathology 7 (4):848-849 (1946).

DELAY J. *Dissolutions de la Mémoire*. Journal of Clinical Psychopathology 7(4):
862-863 (1946).

DELAY J. *L'Electroshock et la Psychophysiologie*. Journal of Clinical Psychopathology 7 (4):863-865 (1946).

ALLENDY R. *Journal d'un Médecin Malade*. Journal of Clinical Psychopathology 7(4):
865-866 (1946).

DELAY J. *La Psychophysiologie Humaine*. Journal of Clinical Psychopathology 7(4):
867-868 (1946).

BAUDOUIN Ch. *La Psychanalyse*. Journal of Clinical Psychopathology 7 (4):868 (1946).

CAVE M. *L'oeuvre paradoxale de Freud*. Journal of Clinical Psychopathology 7 (4):
869-887 (1946).

ELWIN V. *The Agaria*. American Anthropologist 48(1):110-111 (1946).

DU BOIS C. *The People of Alor*. Journal of Abnormal and Social Psychology 41(3):
372-374 (1946).

ELWIN V. *Maria Murder and Suicide*. Journal of Abnormal and Social Psychology 42(4):
494-495 (1947).

DELAY J. *Les Ondes Cérébrales et la Psychologie*. Journal of Clinical Psychopathology 8 (4):752-753 (1947).

PAHMER M. *Les Méthodes de choc et autres traitements dans le maladies mentales*.
Journal of Clinical Psychopathology 8 (4):760-761 (1947).

DESHAIES G. *L'Esthétique du Pathologique*. Journal of Clinical Psychopathology
8 (5):887-888 (1947).

RÓHEIM G. *The Eternal Ones of the Dream*. Journal of Clinical Psychopathology
8 (5):900-902 (1947).

WALLON M. *Les origines de la Pensée chez l'Enfant*. Journal of Clinical Psychopathology 8 (5):902-903 (1947).

DESOILLE R. *Le Rêve Eveillé en Psychothérapie*. Journal of Clinical Psychopathology 8 (5):903-904 (1947).

Friedr. Vieweg & Sohn Verlag, Braunschweig/Wiesbaden

RÓHEIM G. *The Origin and Function of Culture*. Bulletin of the Menninger Clinic 11: 137 (1947).

BOREL J. *Les Déséquilibres Psychiques*. Journal of Clinical Psychopathology 9(3): 509-510 (1948).).

BOUTONNIER J. *Les Défaillances de la Volonté*. Journal of Clinical Psychopathology 9(3):510 (1948).

DUMAS G. *Le Surnaturel et les Dieux d'après les Maladies Mentales*. Journal of Clinical Psychopathology 9(3):511 (1948).

DELAY J. *Dérèglements de l'Humeur*. Journal of Clinical Psychopathology 9(4): 608-609 (1948).

KLUCKHOHN C. & LEIGHTON D. *The Navaho*. Mental Hygiene 32(1):114-116 (1948).

LEIGHTON D. & KLUCKHOHN C. *Children of the People*. Mental Hygiene 32(1):485-488 (1948).

RÓHEIM G. (ed.). *Psychoanalysis and theSocial Sciences*. American Anthropologist 50:535-540 (1948).

FROMM E. *Man for Himself*. Bulletin of the Menninger Clinic 13(3):107-108 (1949).

MARS L. *La Lutte contre la Folie*. Bulletin of the Menninger Clinic 14:147 (1950).

MONTAGUE A. *On being Human*. Complex 3:51-55 (1950).

RÓHEIM G. *Psychoanalysis and Anthropology*. American Journal of Orthopsychiatry 21:847-849 (1951).

RÓHEIM G. *Psychoanalysis and Anthropology*. Psychoanalytic Quarterly 20(4):453-457 (1951).

BAILEY F.L. *Some Sex Beliefs & Practices in a Navaho Community*. Psychoanalytic Quarterly 21:121-123 (1952).

RÓHEIM G. *Psychoanalysis and Anthropology*. Bulletin of the Menninget Clinic 16(1): 34-35 (1952).

DODDS E.R. *The Greeks and the Irrational*. American Anthropologist 55:130 (1953).

WORMHOUDT A. *The Muse at Length*. Bulletin of the Menninger Clinic 18:121 (1954).

BETTELHEIM B. *Symbolic Wounds*. Science 120:488-489 (1954).

HENRY G.W. *All the Sexes*. Guide to Psychiatric and Psychological Literature 2(1): 5-6 (1955).

CRESSEY D.R. *Other People's Money*. Explorations in Entreprennerial History 7(3): 184-186 (1955).

*The Search for Bridey Murphy (Record)*. Tomorrow 4(4):57-59 (1956).

EATON J.W. & WEIL R.J. *Culture and Mental Disorder*. American Anthropologist 58: 211-212 (1956).

MOUFANG W. *Magier, Mächte und Mysterien*. Tomorrow 5(3):71-72 (1957).

*Anxiety distortion*. Saturday Review, May 31, p. 3 (1958).

CONDOMINAS G. *Nous Avons Mangé la Forêt*. American Anthropologist 60:400-401 (1958).

LONGWORTH C.G. *The Gods of Love*. Journal of Nervous and Mental Disease 133(3):276 (1961).

BASTIDE R. *Sociologie des Maladies Mentales*. Annales E.S.C. No 3, Mai/Juni, pp. (3):657-659 (1967).

BESANCON A. *Histoire et Expérience du moi*. Quinzaine Littéraire 145:19-20 (1972).

LaBARRE W. *The Ghost Dance*. L'Homme 12: 147-151 (1972).

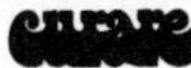

# Anhang 2

## Die Mitarbeiter dieser Festschrift

Friedr. Vieweg & Sohn Verlag, Braunschweig/Wiesbaden

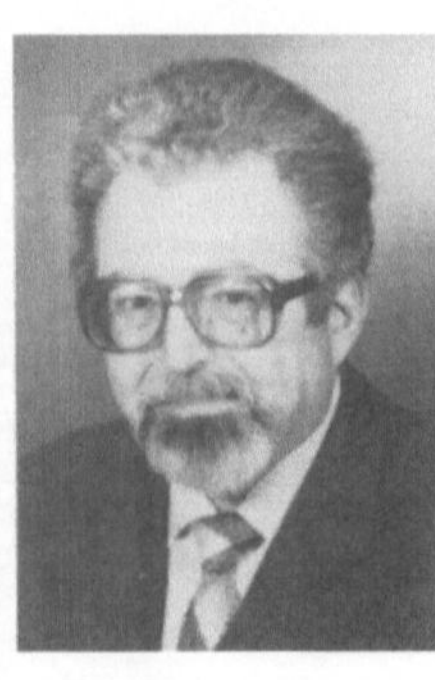

*Eno Beuchelt* * 6.3.1929
Prof. Dr. phil., Diplompsychologe.
Kulturvergl. Psychologie, Touris-
musforschung, Publ. und Feldfor-
schung in Westafrika (57/58),
Korea (61/62) u.a., ord. Prof. der
Univ. Köln
Mayenerstraße 6
5000 Köln 41
S. 241

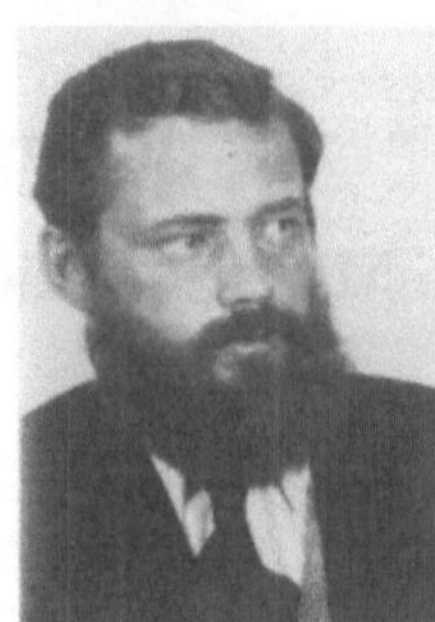

*Werner Bonin* * 18.7.1941
Dr. phil., Völkerkundler und
Psychologe, freiberufl. Lektor.
Sachbücher zur Religion und Lite-
ratur Schwarzafrikas u.a.
Schillerstraße 9
7022 Leinfelden-Echterdingen
S. 53

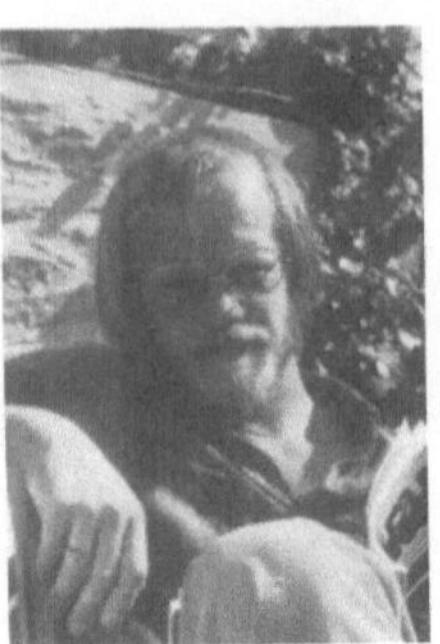

*Wolfgang Bichmann* * 31.3.1949
Dr. med., Koordinator Gesund-
heitsprogramm VR Benin 1980–
83, jetzt Modellversuch 'Lehran-
gebot Medizin in Entwicklungsländern' am Inst. für Tropen-
hygiene u. öff. Gesundheitswesen
der Univ. Heidelberg. Arbeitsgeb.:
Gesundheitsplanung, Medizinethnologie.
Friedrichstraße 21
6000 Frankfurt/M.
S. 177

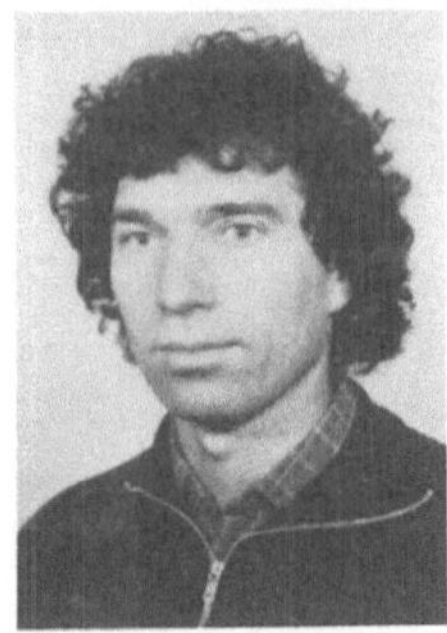

*Horst Bornhütter* * 18.12.1949
Dr. med., in Ausb. zum A. f.
Psychiatrie und Neurologie.
Ethno-medizinische Feldstudien
bei den Aymara Boliviens 1977/78

3500 Kassel
Lindenstraße 11
S. 197

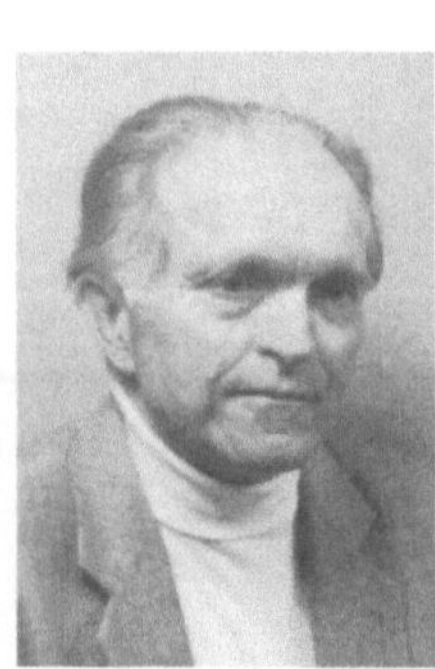

*Wolfgang Blankenburg* * 1.5.1928
Prof. Dr. med., Psychiater. Ar-
beitsgebiete u.a. phänomenolo-
gisch-anthropologische Psychopa-
thologie, daseinsanalytische
Psychotherapie, dazu Publ.,
Klinikdirektor der
Psychiatrischen Universitätsklinik
Ortenbergstr. 8
3550 Marburg
S. 39

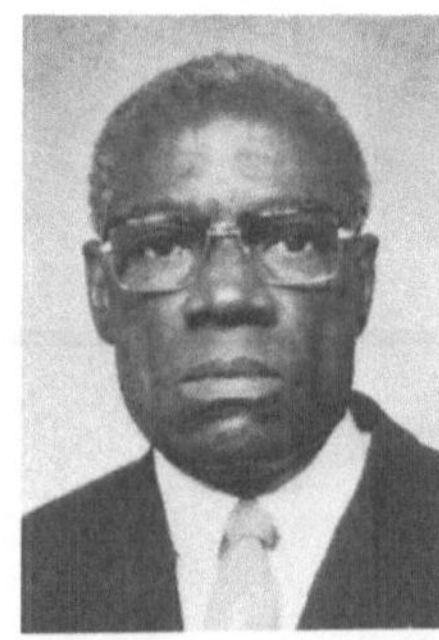

*Bruno G. Claver* * 12.7.1930
Dr. med., Psychiater, Ausb. in
Homburg/Saar und Paris. Spez.
Arbeitsgeb.: Sucht, forensische
Psychiatrie, Ethnomedizin, De-
pression in Afrika. Mitarb. Afr.
J. of Psychiatry, Leiter der
Psychiatr. Klinik von Treichville
08 BP 137 Abidjan
Elfenbeinküste/Côte d'Ivoire
S. 109

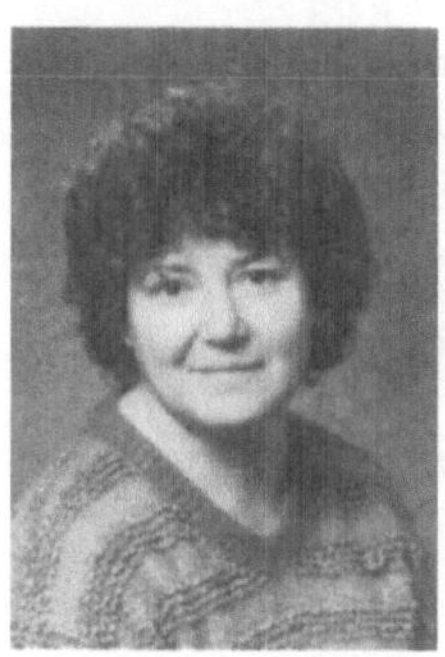

*Charlotte Dengler* * 18.10.1933
Sekretärin am Inst. f. Tropen-
hygiene in Heidelberg und Mitarbeiterin im Redaktionsstab der
curare
Lustgartenstr. 23
6802 Ladenburg

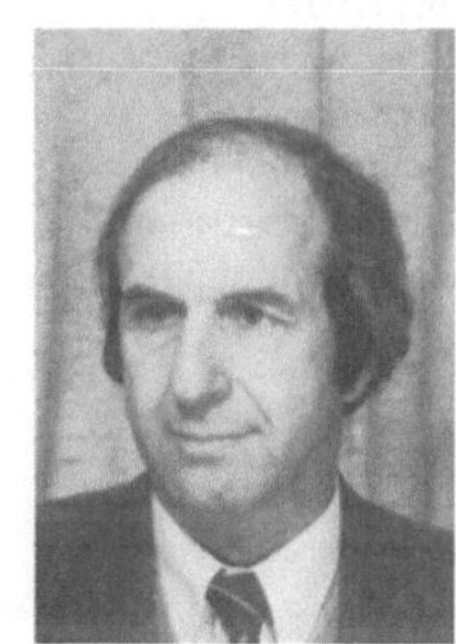

*Michel Erlich* * 19.11.1935
Dr. med., Psychiater. Klinisch
tätig als Nervenarzt in Djibouti
(1965—1976), jetzt Praxis in
Paris, Arb. geb. u.a. rituelle
Mutilationen
54, rue du Mont-Valerien
F-92210 St. Cloud
S. 223

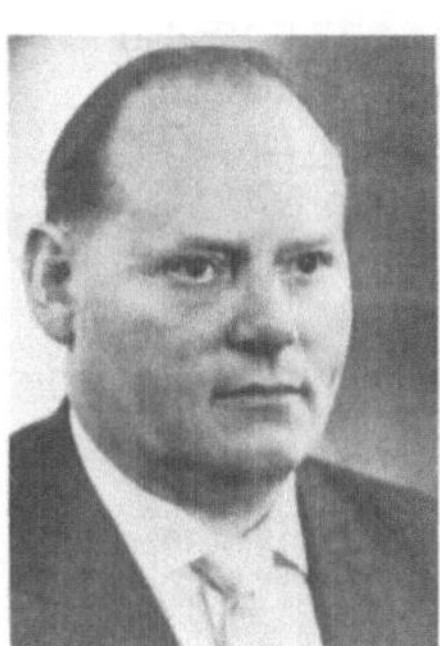

*Alfred Dieck* * 4.4.1906
Dr. phil., Kulturhistoriker und
Moorarchäologe, wissenschaftli-
che Erforschung vorgeschicht-
licher Moorfunde in Europa,
Museologe (Moormuseum). Zahl-
reiche Fachpubl., Ehrenmitglied
der Arbeitsgemeinschaft Ethno-
medizin.
Parkstr. 39
D-2800 Bremen 1
S. 231

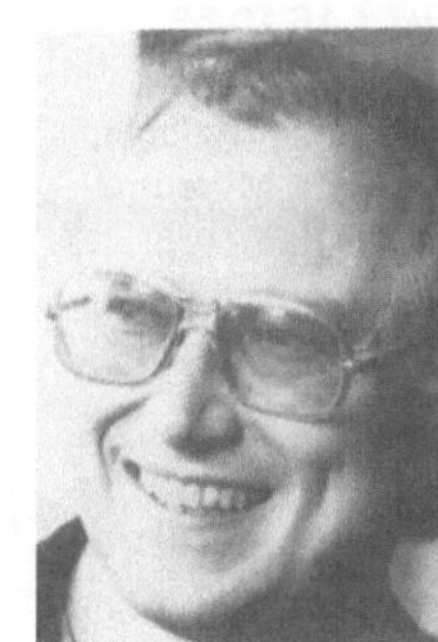

*Dieter H. Frießem* * 11.3.1937
Dr. med., Arzt f. Psychiatrie und
Neurologie, Studien und Publ. zur
Psychiatrie der Migration, trans-
kulturellen Psychiatrie und zu
Suchtkrankheiten. Hrsg.: Krit.
Stichwörter zur Sozialpsychiatrie
(München: Fink)
Psychiatrische Klinik des
Bürgerhospitals
Tunzhoferstr. 14—16
D-7000 Stuttgart
S. 33

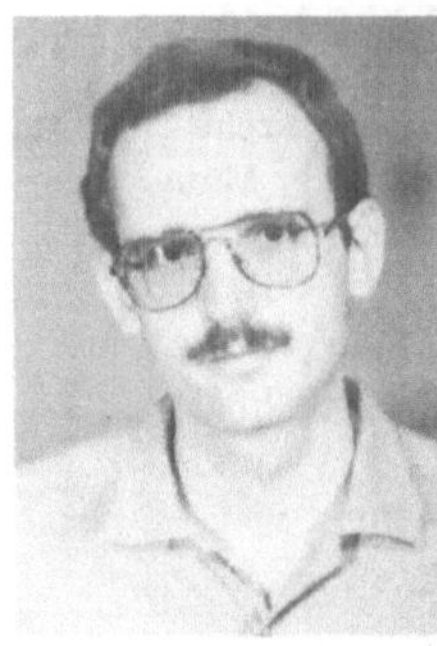

*Winfried Effelsberg* * 30.12.1952
Dr. med., M.P.H. (Johns Hopkins
Univ.), ethnomed. Studien in
Indonesien (Kei-Inseln), ethno-
med. Lehrauftr. am Inst. f. Gesch.
der Med. in Freiburg, jetzt Weiter-
bildung zum A. f. Psychiatrie
Lugostr. 15
7800 Freiburg
S. 171

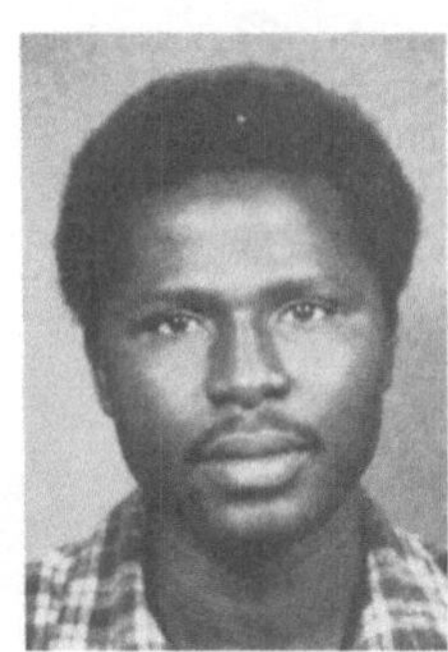

*Momar Gueye* * 4.6.1947
Dr. med., Psychiater. Mitarbeiter
der ,,Psychopathologie africaine'',
sozial-psychiatrische Untersu-
chungen. Leitender Arzt am
Centre Hospitalier Univ.
B.P. 5165 Dakar/Fann
Sénégal
S. 145

Friedr. Vieweg & Sohn Verlag, Braunschweig/Wiesbaden

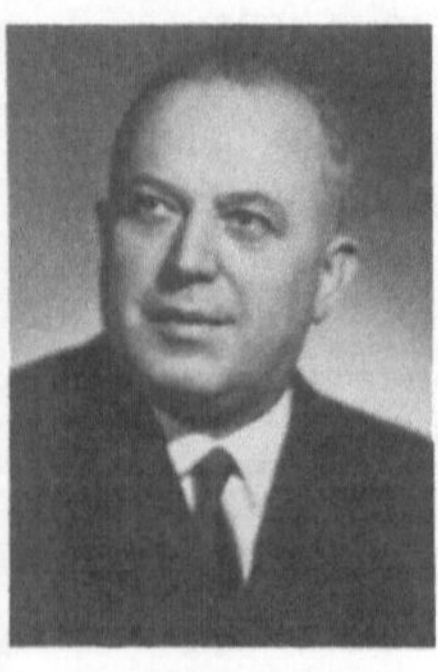

*Béla Gunda* * 25.11.1911
Dr. phil., Ethnologe. Vgl. Ethnol.
Osteuropas und des Balkans
(Wirtschaft, Soziolog.), Feldfor-
schungen und Publ. zu Karpaten-
Europa, zur Fischereiethnologie
der ganzen Welt (1983) u.a.,
Prof. an der
L. Kossuth-Universität
P.O. Box 36
H—4010 Debrecen
S. 257

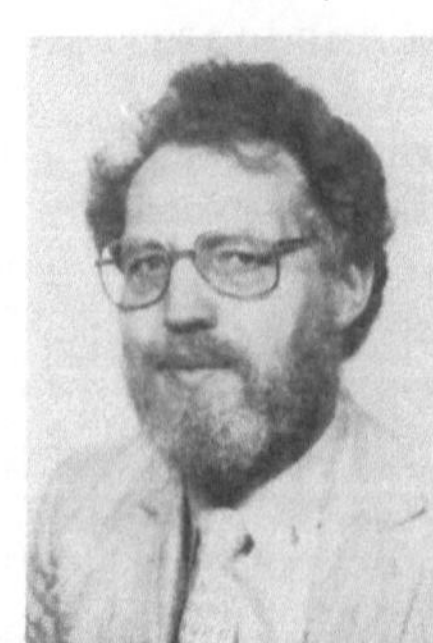

*Hans Kalipke* * 1.8.33
Wissenschaftl. Oberrat im Fach-
bereich Erziehungswissensch. der
Univ. Hamburg. Seit 1978 For-
schungsprojekt „ursprüngliches
Verstehen und Denken", dabei
32 Monate bei den Sakai auf
Sumatra
Hermann-Balk-Str. 113
2000 Hamburg 73
S. 154

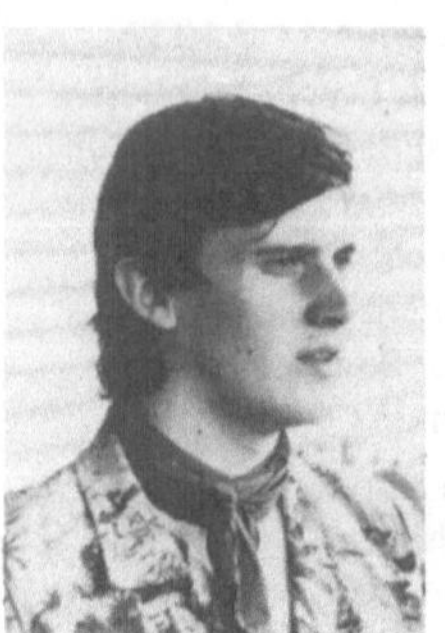

*Thomas Hauschild* * 16.10.55
Dr. phil., Ethnologe, Arb. geb.:
Ethnomedizin, Ethnopsychologie,
Mittelmeer (Süditalien). Museums-
tät. (Ausst. Hexen in Hamburg),
zuletzt Berlin. Z.Z. Feldforsch. in
Südital., Veröff. u.a. zum bösen
Blick.
c/o Peters
Josef-Stelzmannstr. 62
5000 Köln 41
S. 205

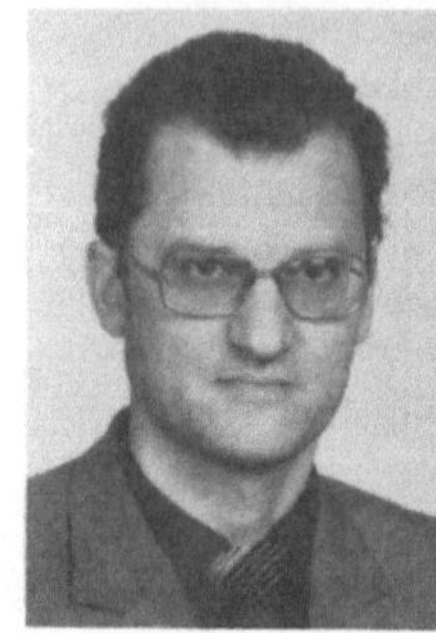

*András Kelemen* * 17.5.1940
Dr. med., Psychiater, anthrop.
und soziol. Studien in Ungarn
und der Türkei, Veröffentl.
soziokultureller und psychopathologischer Untersuchungen
aus Zentralungarn, Anatolien
und zum Schamanismus,
Chefarzt am
Fejér County Central Hospital
and Clinic
Seregélyesi ut 3
H—8001 Székesfehérvár
S. 97

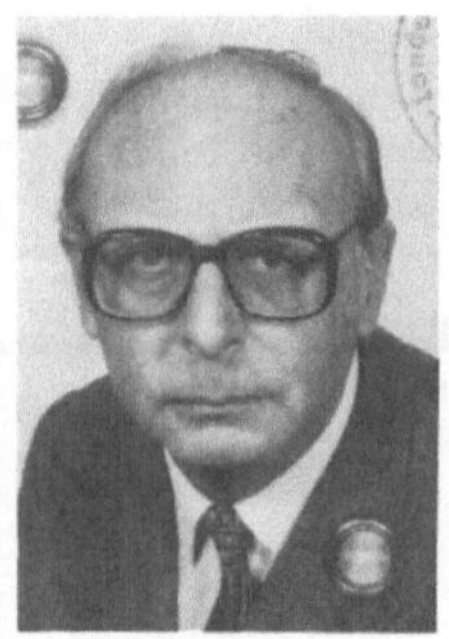

*Gunter Hofer* * 12.5.1923
Prof. Dr. med., Psychiater. Arbeitsgeb. und Publ. zu Grundfragen der Psychopathologie und
zum Grenzgebiet zwischen
Psychiatrie und Kulturanthropologie. Leiter des
Arbeitsbereich Vergleichende
Psychopathologie der med. Hochschule
Postfach 61 01 80
3000 Hannover 61
S. 73

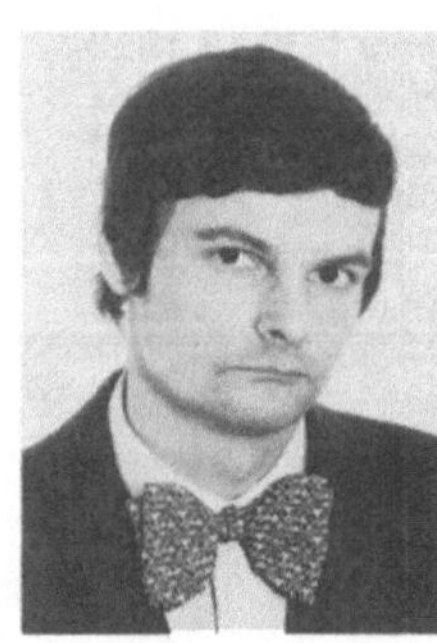

*Michael Knoll* * 11.5.1944
Dr. med., Psychiater. Arbeits-
geb.: u.a. psychoanalytische
Theorienbildung, früher Muta-
genitätsforschungen mit Cyto-
statica und LSD (64—68), jetzt
Oberarzt an der
Psychiatrischen Univ. Klinik
Ortenbergstr. 8
3550 Marburg/Lahn
S. 65

Friedr. Vieweg & Sohn Verlag, Braunschweig/Wiesbaden

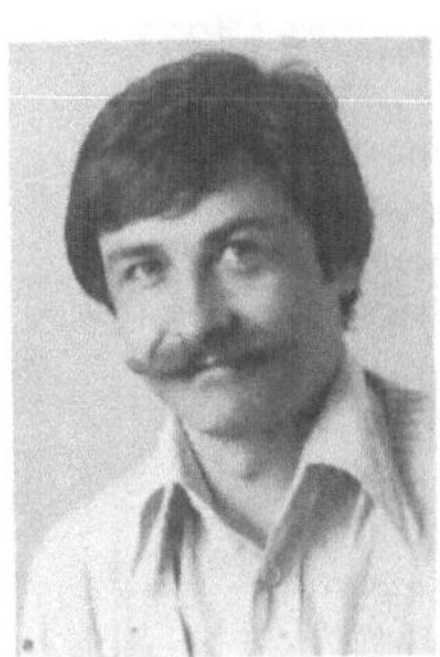

*Norbert Kohnen* * 8.2.1948
Dr. med., A. f. Innere Med.,
Nebenfächer Völkerkunde,
Philosophie. Feldforsch. in
Malaysia (81) u. auf den
Philippinen (81 ff.), z.Zt. Mitarbeiter am Inst. f. Gesch. der
Medizin (Univ. Düsseldorf)
Remigiusstr. 33
5000 Köln 41
S. 163

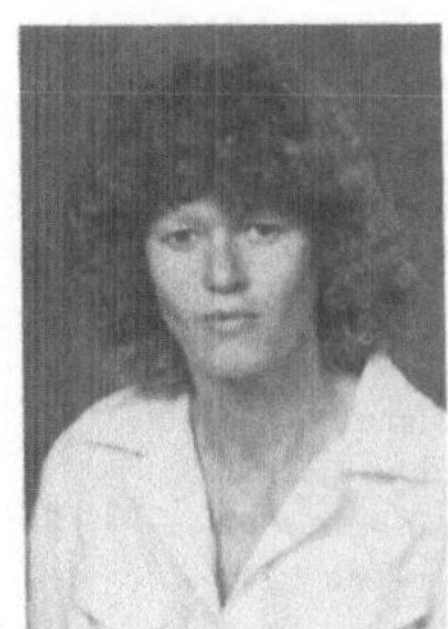

*Beatrix Pfleiderer* * 29.7.1941
Prof. Dr. phil., Ethnologin, NF:
Psychologie u. Prähistorie. Publ.
und Feldforschungen in Tunesien
(soz. Wandel) und Nordindien
(trad. Heiler, Besessenheit), Lehraufträge, derz. Arb.geb.: Psychologische Anthropologie und
transkulturelle Krankheitsforschung. Jetzt Professorin am
Ethnol. Seminar der Univ.
Rothenbaumchaussee 64a
2000 Hamburg 20
S. 125

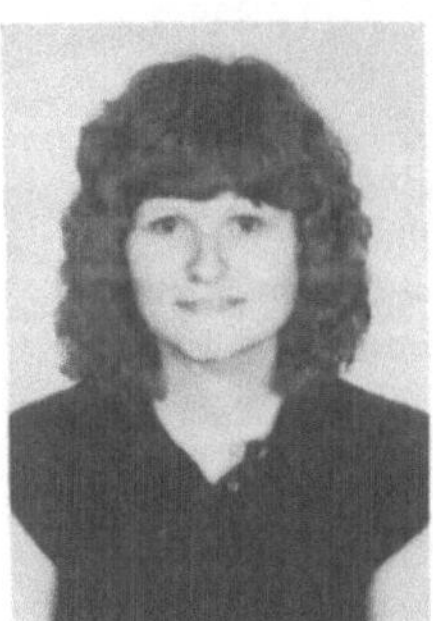

*Barbara Mainzer-Heyers* *18.12.50
M.A., Altamerikanistin. Krankenschwester. Feldforsch. Mexiko
(78), Honduras (79), zul. Huánaco/Peru (80 ff.) über Sozialversicherungssysteme (FU Berlin)
Hornstr. 15
1000 Berlin 61
S. 193

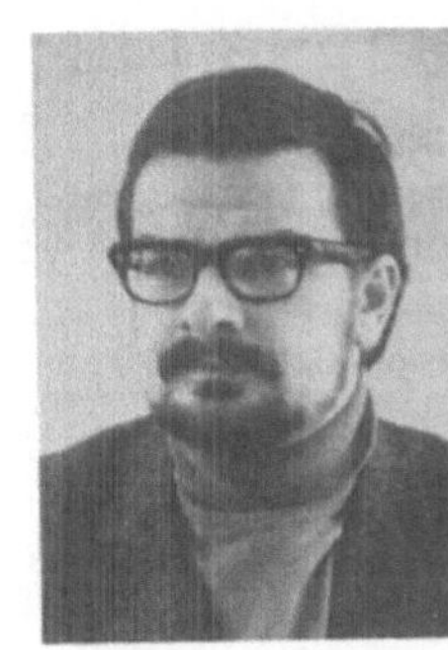

*Wolfdietrich Schmied-Kowarzik*
* 11.3.1939
Prof. Dr. phil., Philosophie und
Ethnologie, Hochschullehrer an
der Gesamthochschule Kassel.
Arbeitsgeb. und Publ. zur Philosophie der Praxis, Kultur- und Bildungsphilosophie, Dialektik,
Wissenschaftstheorie der Kulturwissenschaften u.a.m.
Goethestr. 75
3500 Kassel
S. 289

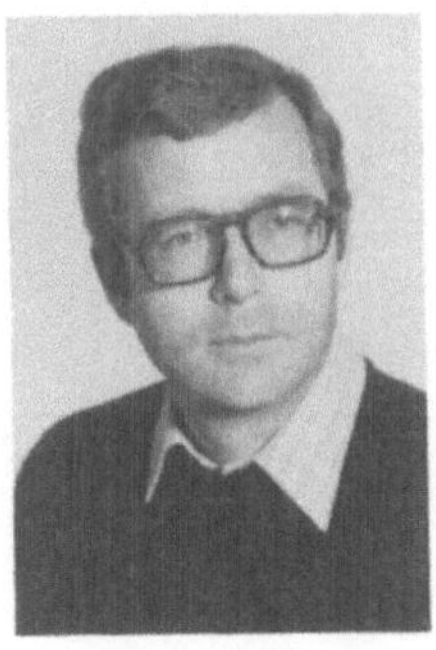

*Klaus E. Müller* * 6.1.1935
Prof. Dr. phil., Ethnologe. Arbeitsgeb. u. Publ. zur Ethnognoseologie, Religionsethnol.,
Verhaltens- u. Entwicklungsethnol., Völkerk. Asiens, Prof.
am Inst. f. Hist. Ethnol. (Univ.
Frankfurt)
Fasanenstr. 16
6233 Kelkheim
S. 275

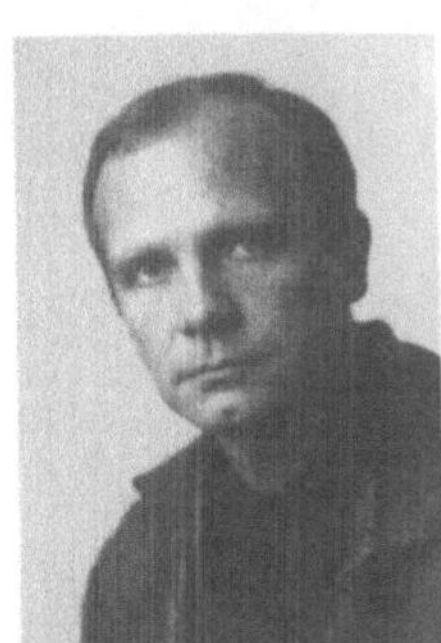

*Ekkehard Schröder* * 24.3.1944
Studium: Ethnologie, Philosophie,
Medizin, z. Zt. Weiterbildung zum
A. f. Psychiatrie und Neurologie.
Interessengeb.: Religions- und
Musikethnologie, Ethnomedizin,
Wissenschaftstheorie. Schriftleiter
der Ztschr. curare
Fasanenweg 6
6601 Saarbrücken-Scheidt
S. 9

Friedr. Vieweg & Sohn Verlag, Braunschweig/Wiesbaden

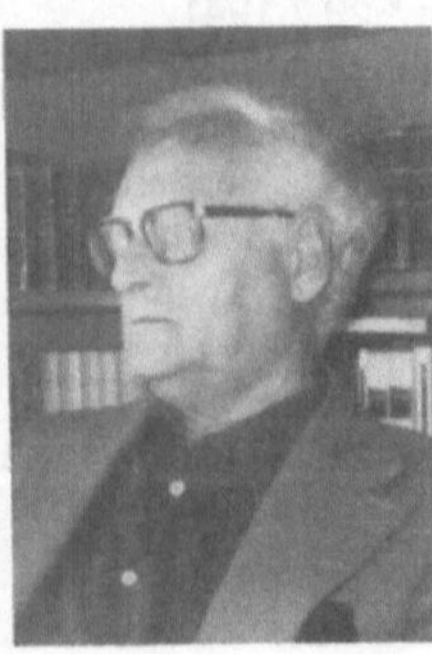

*Ulrich Sonnemann* * 3.2.1912
Prof. Dr. phil., Philosophie, Soziologie, Psychologie. Arbeitsgeb.:
Theorie der Humanwissenschaften, Kritische Theorie, Verhältnis
von Anthropologie und Geschichte, zahlreiche publiz. Tätigkeit,
u.a. „Die Einübung des Ungehor-
sams in Deutschland (Reinbek
1964), zul. Lehrer an der GH
Kassel
Heinrich-Plett-Str. 40
3500 Kassel
S. 273

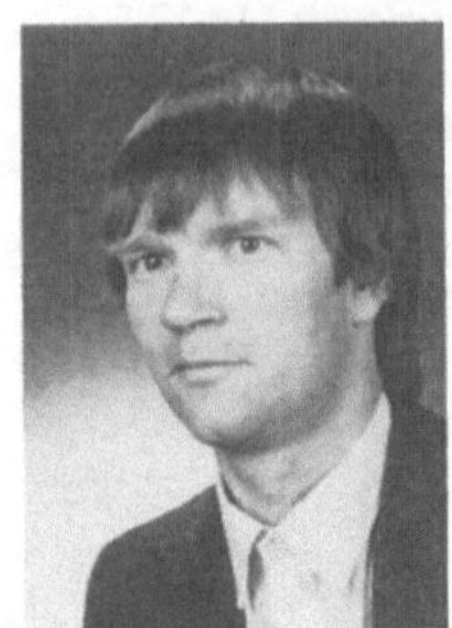

*Emil Zimmermann* * 24.1.1933
Dr. phil., Soziologie, Ethnolgie.
Feldf. in Lappland, Türkei, Iran,
Sizilien; Seminartätigkeit (ISE
in Heidelberg, Freiburg), Psycho-
sozialer Dienst (Heidelberg, Ita-
lien), jetzt Mitarbeiter der
Universitätskinderklinik
Mathildenstr. 1
7800 Freiburg
S. 87

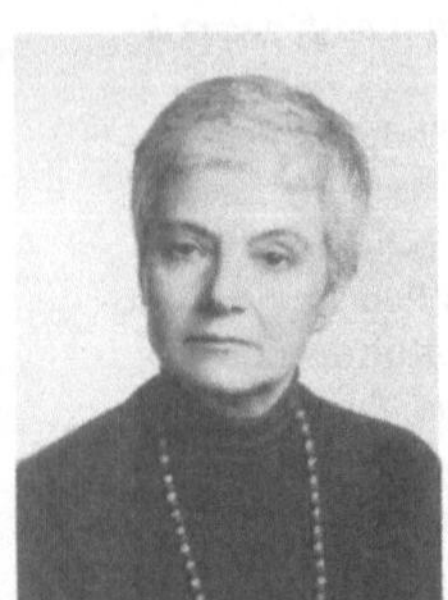

*Rosalba Terranova-Cecchini*
* 13.7.1929
Prof. Dr. med., Psychiatrin.
Klinisch in Madagaskar (1965—
68), dann in der Provinz Mailand
tätig, zul. Leiterin des psycho-
sozialen Dienstes des Saccohosp.,
Fragen der transkulturellen
Psychiatrie, der Ausbildung im
Rahmen der med. Entwicklungs-
hilfe u.a., Publ., seit 1972 Leiterin
des
Istituto di Studi Transculturali
Via de Cristoforis 13
I-20124 Milano
S. 125

*Hartmut Zinser* * 1.11.1944
Dr. phil., M.A., Priv. Doz., Reli-
gionswiss., Soziologie, Geschichte.
Arbeitsgeb.: Mytheninterpreta-
tion, Religionsphilosophie, Bedeutung psychoanalytischer Begriffe
u.a., Mitarbeiter am Rel. wiss.
Inst. FU Berlin
Milowstr. 6
1000 Berlin 33
S. 263

Der Umbruch des Sonderbandes wurde von Ekkehard Schröder besorgt.

Friedr. Vieweg & Sohn Verlag, Braunschweig/Wiesbaden